LINGNAN TESE HUOXUEHUAYU YAO DE
XIANDAI YANJIU YU LINCHUANG YINGYONG

岭南特色
活血化瘀药
的现代研究与临床应用

主编　方显明　赖祥林

SPM 南方出版传媒
广东科技出版社｜全国优秀出版社
·广　州·

图书在版编目（CIP）数据

岭南特色活血化瘀药的现代研究与临床应用/方显明，赖祥林主编．—广州：广东科技出版社，2017.1
ISBN 978-7-5359-6671-1

Ⅰ．①岭…　Ⅱ．①方…②赖…　Ⅲ．①活血祛瘀药—研究　Ⅳ．①R286

中国版本图书馆CIP数据核字（2016）第310737号

责任编辑：丁嘉凌
封面设计：林少娟
责任校对：陈　静　吴丽霞　黄慧怡　蒋鸣亚　梁小帆
责任印制：彭海波
出版发行：广东科技出版社
（广州市环市东路水荫路11号　邮政编码：510075）
http://www.gdstp.com.cn
E-mail: gdkjyxb@gdstp.com.cn（营销中心）
E-mail: gdkjzbb@gdstp.com.cn（总编办）
经　销：广东新华发行集团股份有限公司
排　版：广东科电有限公司
印　刷：广州一龙印刷有限公司
（广州市天河区车陂北街28号之一东面一楼　邮政编码：510665）
规　格：787mm×1 092mm　1/16　印张24.25　字数582千
版　次：2017年1月第1版
2017年1月第1次印刷
定　价：128.00元

《岭南特色活血化瘀药的现代研究与临床应用》编写委员会

主　编　方显明　赖祥林

副主编　赖昌生　杨正腾

编　者（按姓氏拼音排序）

陈建军　陈双英　崔　健　杜俊毅　方显明　冯荣璋
黄恒霞　黄修解　黄智芬　赖昌生　赖科云　赖祥林
李开静　廖庆辉　廖展梅　林华胜　刘功凤　刘宇河
蒙定水　王　丽　杨正腾　郑　苏　郑腊阳　周伟光

主要编者简介

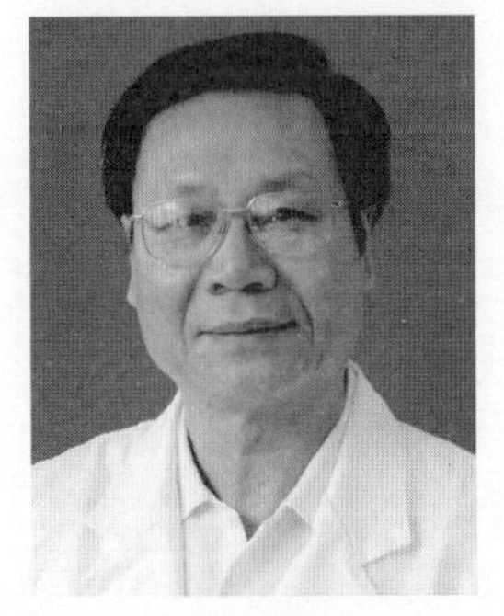

方显明 男，1951年6月生，医学硕士，广西中医药大学二级教授，博士生导师，享受国务院特殊津贴专家，第四批全国老中医药专家学术经验继承指导老师和全国名老中医药专家传承工作室专家，广西首批桂派中医大师。在国内外专业期刊上发表论文200多篇，出版专著5部，国家级教材1部。曾获广西壮族自治区科技进步奖一等奖1项、二等奖2项，广西高校优秀教材二等奖1项。现为《广西中医药杂志》《广西中医药大学学报》常务编委。现任中国中西医结合学会理事、中国中西医结合学会活血化瘀专业委员会常务委员、中国医师协会中西医结合医师分会心血管病学专家委员会委员、中国中西医结合学会心血管病专业委员会委员、广西中西医结合学会心血管病专业委员会主任委员和活血化瘀专业委员会名誉主任委员。

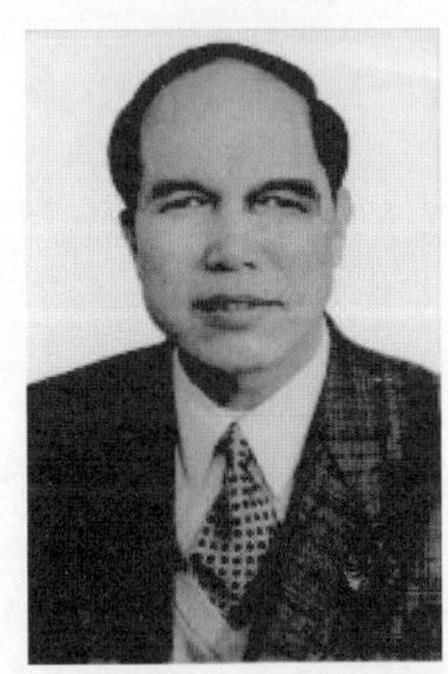

赖祥林 男，1947年7月生，毕业于广西中医学院医疗系，曾到中国中医研究院进修学习。中医内科主任医师，从事临床五十余年，历任广西玉林市中医院副院长、广西玉林市中西医结合骨科医院副院长。在国内外杂志上发表专业论文160多篇，出版专著7部，获科技进步奖10项，曾先后获广西优秀医学科技工作者、广西玉林地区有突出贡献的科学技术人员、广西名老中医、第五批全国老中医药专家学术经验继承工作指导老师等荣誉称号。2014年10月获全国名老中医药专家传承工作室建设项目专家称号。现任广西玉林市老科学技术工作者协会副会长，广西玉林中草药研究会副会长，广西中西医结合活血化瘀专业委员会顾问委员等职。

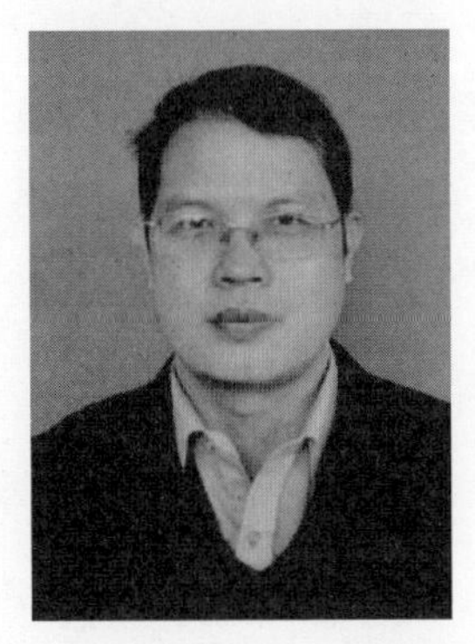

赖昌生 男，1970年2月生，广西玉林市红十字会医院科教科副科长，理学硕士，主任药师，教授，硕士研究生导师。1994年毕业于广西中医学院药学系，2000年毕业于桂林电子工业学院计算机信息管理专业，获管理学学士学位。具有较强的科研能力，共参加十余项科研项目的研究。参与国家科技重大专项“十一五”计划课题“中医药防治艾滋病、病毒性肝炎等疾病临床科研一体化平台构建及应用研究”，国家自然科学基金项目“乳腺癌裸眼可视蓝色纳米靶向造影剂研究”，广西科技厅项目“肿瘤可荧光探针纳米材料的设计合成与性能研究”，广西卫生厅项目“AIDS/HIV生存分析”。获科技成果奖多项，其中，获广西医药卫生适宜技术推广奖1项，获玉林市科技进步一等奖3项，二等奖5项，三等奖3项。编著了《糖尿病方术优选》《中风方术优选》《肝病方术优选》《常见中草药毒副反应与合理应用》《古今治癌偏方精选》等专著；发表论文40余篇，其中大部分为核心期刊论文。现为赖祥林全国名老中医药专家传承工作室主要成员，师承赖老中医。

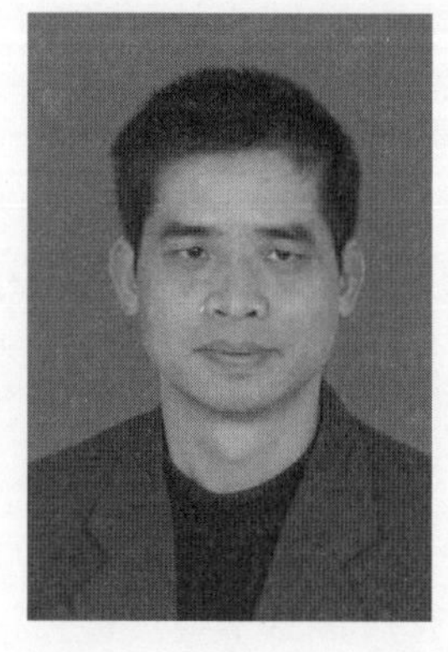

杨正腾 男，1970年9月生，医学硕士，广西中医药大学第一附属医院药学部副主任、副主任中药师/副教授、硕士研究生导师。1993年北京中医学院中药学专业，2006年广西中医学院药理学专业研究生毕业。主要从事中药制剂和中药临床药学，承担省级科技攻关项目1次、局级科研项目3次，发表论文20余篇，参与编写教材1部。现任中华中医药学会中药资源分会、中药炮制分会、中药制剂分会委员，广西药学会委员，广西中医药学会治未病分会副主任委员，南宁药学会常务理事等学术职务，2015年全国中药特色传承人才。

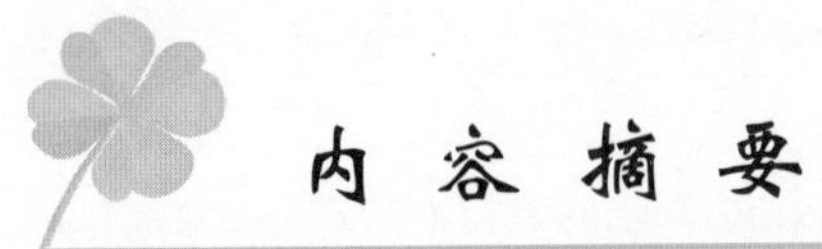

内容摘要

本书主要介绍岭南地区特色活血化瘀药物的现代研究与应用，作者在参阅大量中医药学文献的基础上，结合临床用药经验，总结与整理有关血瘀证及岭南地区活血化瘀药的研究与应用资料撰写而成。

本书分上、下两篇。上篇总论概述血瘀证及活血化瘀研究、岭南地区的地理环境及气候特点、岭南地区药用植物资源分布情况、岭南地区特色活血化瘀药物的分类及岭南活血化瘀药的临床应用等；下篇各论按植物类药物、昆虫类药物、其他动物类药物、矿物类药物分类，具体介绍200种岭南特色活血化瘀药物的研究与应用。根据药物的科属分类，各味药分别从基源、别名、产地、性味功效、主治范围、用法用量、毒副反应及注意事项、现代药理研究、临床应用及参考文献等方面进行介绍。作者集思广益，博采众家之长，广泛收集文献精华，结合个人经验体会，对每味活血化瘀药的应用特色尤其是对疑难病的治疗作了详细介绍，使读者从中获益。

本书是广大中医药爱好者的良师益友，也可作为中医药工作者，中西医结合的临床、教学及科研人员的参考书。

前　言

血瘀证与活血化瘀疗法有着悠久的历史，早在《黄帝内经》一书中就已有记载。《素问·痹论篇》有“心痹者，脉不通”之说，奠定了瘀血致病的理论基础。张仲景《金匮要略·惊悸吐衄下血胸满瘀血病脉证并治》有专篇讨论胸满瘀血的辨证，指出口干燥而渴，漱水不欲咽，烦满如热扰，唇痿舌青，脉稍大但来往涩滞迟缓等，均为内有瘀血之征，提出了瘀血“当下之”（攻下瘀血）的治疗原则，开创了血瘀证的辨证论治理论。后世所谓“百病皆生于瘀”“久病入络”之学说，进一步发展了瘀血致病之理论。这些论述为当今血瘀证与活血化瘀药的研究，提供了思路与方法的借鉴。目前，活血化瘀药已在临床各科广泛应用，尤其是一些具有地方特色的活血化瘀类中草药正逐渐引起重视，成为最为活跃的一个中医药学领域，受到了广大中医药专家学者的青睐。

岭南泛指我国南方大庾岭、骑田岭、都庞岭、萌渚岭、越城岭等五岭山脉以南地域，主要包括广东、广西、海南三省的陆地和海岛。岭南位于祖国南疆，为热带、亚热带季风气候，常年气温较高，气候潮湿，热量丰富，雨量充沛。这种地域生态特点有利于各种动植物生长，药用植物、动物资源极其丰富。岭南地区山岭岩石较多，各种矿物蕴藏量较大，药用矿物较多。这为岭南人民防病治病提供了丰富的药用物质资源，其中就包含了许多特有的活血化瘀类药用植物、动物及矿物。

为了更好地发掘与利用岭南地区宝贵的药用物质资源，特别是活血化瘀类药物，我们收集了具有岭南地区代表性的特色活血化瘀药物 200种，按植物、动物及矿物进行分类，并从药物基源、别名、产地、性味功效、主治范围、用法用量、毒副反应及注意事项、现代药理研究及临床应用等方面，按药物的科属进行归纳与整理，编写成《岭南特色活血化瘀药的现代研究与临床应用》一书，旨在进一步丰富血瘀证和活血化瘀药的研究资料，促进血瘀证及活血化瘀研究学术提高，广泛应用于临床各科疾病，特别是各种奇难杂症，造福于人类健康。

为了做好全国名老中医药专家的传承工作，继承和发扬祖国中医药学的宝贵遗产，我们两个工作室的团队成员通力合作，经过1年多的努力工作，终于撰写成《岭南特色活血化瘀药的现代研究与临床应用》一书，为广大医药工作者、医药院校的广大师生，以及广大的中医药爱好者，献上这本集科研、教学和临床于一体的有关岭南地区特色活血化瘀药物的医药学专著。

全国名老中医传承工作室广西中医药大学
方显明
全国名老中医传承工作室广西玉林市中西医结合骨科医院
赖祥林
2016年9月

目 录

上篇 总论 …… 1

1 血瘀证及活血化瘀研究 …… 1
1.1 瘀血与血瘀证溯源 …… 1
1.2 血瘀证的概念及形成 …… 2
1.2.1 血瘀证的概念 …… 2
1.2.2 血瘀证的形成 …… 3
1.3 血瘀证的临床表现 …… 4
1.3.1 疼痛 …… 4
1.3.2 肿块 …… 4
1.3.3 出血 …… 4
1.3.4 发热 …… 4
1.3.5 心悸怔忡 …… 4
1.3.6 咳喘 …… 4
1.3.7 腹胀 …… 4
1.3.8 麻木 …… 4
1.3.9 手足拘挛 …… 4
1.3.10 月经不调或闭经 …… 4
1.3.11 精神症状 …… 4
1.3.12 睡眠障碍 …… 4
1.3.13 烦渴 …… 5
1.3.14 自汗盗汗 …… 5
1.3.15 二便异常 …… 5
1.3.16 局部颜色改变 …… 5
1.3.17 舌质紫暗 …… 5
1.3.18 脉涩或无脉 …… 5
1.4 血瘀证的相关实验室检查 …… 5
1.4.1 血小板功能失调 …… 5
1.4.2 血管内皮功能损伤 …… 6
1.5 血瘀证的诊断标准 …… 7
1.5.1 临床症状体征 …… 7
1.5.2 实验室检查 …… 7
2 岭南地区的地理环境及气候特点 …… 8

2.1 广东的地理环境与气候特点 …… 8
2.2 广西的地理环境与气候特点 …… 9
2.3 海南的地理环境与气候特点 …… 9
3 岭南地区药用植物资源分布情况 …… 10
3.1 广东地区药用植物资源分布情况 …… 10
3.2 广西地区药用植物资源分布情况 …… 11
3.3 海南地区药用植物资源分布情况 …… 11
4 岭南地区特色活血化瘀药的分类 …… 12
4.1 按药物种类分类 …… 12
4.2 按药物功效分类 …… 12
4.2.1 温经通脉药 …… 12
4.2.2 凉血活血药 …… 12
4.2.3 活血化瘀药 …… 12
4.2.4 破血逐瘀药 …… 12
4.2.5 行气活血药 …… 12
4.2.6 补血活血药 …… 12
4.2.7 清热活血药 …… 12
4.2.8 舒筋通络药 …… 12
4.2.9 活血止血药 …… 13
4.2.10 活血化瘀活性药 …… 13
5 岭南活血化瘀药的临床应用 …… 14
5.1 临床应用原则 …… 14
5.1.1 明确征候诊断 …… 14
5.1.2 注重药物配伍 …… 14
5.1.3 把握用药时间 …… 14
5.1.4 针对患病个体 …… 14
5.2 临床应用范围 …… 14
5.2.1 心血管疾病 …… 14
5.2.2 脑血管疾病 …… 14
5.2.3 血液病 …… 14
5.2.4 骨伤科疾病 …… 14
5.2.5 妇科疾病 …… 15
5.2.6 各种肿瘤 …… 15

下篇 各论 …… 17

1 植物类药物 …… 17
二画 …… 17
1.1 八角枫科 …… 17

八角枫 …… 17

1.2 七指蕨科 …… 19

入地蜈蚣 …… 19

三画 …… 20

1.3 小檗科 …… 20

八角莲 …… 20

1.4 千屈菜科 …… 22

大叶紫薇 …… 22

1.5 大戟科 …… 24

1.5.1 大树跌打 …… 24

1.5.2 小叶双眼龙 …… 25

1.5.3 山乌桕根 …… 25

1.5.4 白背叶 …… 26

1.5.5 叶底珠 …… 29

1.5.6 红鱼眼 …… 31

1.5.7 鸡骨香 …… 32

1.5.8 黑面叶 …… 33

1.6 马鞭科 …… 35

1.6.1 大叶紫珠 …… 35

1.6.2 马鞭草 …… 37

1.6.3 兰香草 …… 39

1.7 马齿苋科 …… 41

1.7.1 马齿苋 …… 41

1.7.2 半支莲 …… 43

1.8 马兜铃科 …… 44

金耳环 …… 44

四画 …… 45

1.9 五加科 …… 45

1.9.1 七叶莲 …… 45

1.9.2 三七 …… 47

1.9.3 五加皮 …… 57

1.9.4 常春藤 …… 60

1.9.5 鹰不扑 …… 61

1.10 木通科 …… 61

1.10.1 大血藤 …… 61

1.10.2 木通根 …… 64

1.11 木兰科 …… 66

1.11.1 南五味根 …… 66

1.11.2 黑老虎 …… 67
1.12 天南星科 …… 69
千年健 …… 69
1.13 无患子科 …… 73
荔枝核 …… 73
1.14 水蕨科 …… 73
水蕨 …… 73
1.15 水龙骨科 …… 74
骨碎补 …… 74
1.16 凤仙花科 …… 78
凤仙花 …… 78
五画 …… 79
1.17 石松科 …… 79
伸筋草 …… 79
1.18 兰科 …… 81
马牙七 …… 81
1.19 冬青科 …… 82
毛冬青 …… 82
1.20 玄参科 …… 85
1.20.1 毛麝香 …… 85
1.20.2 阴行草 …… 87
1.20.3 黑头茶 …… 88
1.21 龙舌兰科 …… 90
山铁树叶 …… 90
1.22 仙人掌科 …… 90
仙人掌 …… 90
1.23 白花丹科 …… 94
白花丹 …… 94
六画 …… 96
1.24 百合科 …… 96
1.24.1 九龙盘 …… 96
1.24.2 大蒜 …… 96
1.24.3 山猫儿 …… 100
1.25 防己科 …… 100
金不换 …… 100
1.26 伞形科 …… 101
积雪草 …… 101
1.27 夹竹桃科 …… 102

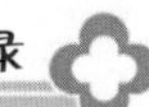

1.27.1 马利筋 …… 102
1.27.2 羊角拗 …… 103
1.27.3 络石藤 …… 104
七画 …… 105
1.28 豆科 …… 105
1.28.1 九龙根 …… 105
1.28.2 九龙藤 …… 107
1.28.3 大麻药 …… 108
1.28.4 大叶千斤拔根 …… 109
1.28.5 广金钱草 …… 110
1.28.6 山蚂蝗 …… 113
1.28.7 千斤拔 …… 113
1.28.8 小牛力 …… 116
1.28.9 半边钱 …… 116
1.28.10 苏木 …… 117
1.28.11 苦石莲 …… 120
1.28.12 鸡骨草 …… 122
1.28.13 鸡血藤 …… 125
1.28.14 葛根 …… 126
1.29 远志科 …… 129
1.29.1 瓜子金 …… 129
1.29.2 大金牛草 …… 130
1.29.3 黄花倒水莲 …… 130
1.30 芸香科 …… 134
1.30.1 九里香 …… 134
1.30.2 三叉苦 …… 136
1.30.3 山小橘 …… 137
1.30.4 山橘叶 …… 138
1.30.5 小芸木 …… 138
1.30.6 飞龙掌血 …… 139
1.30.7 两面针 …… 141
1.30.8 簕欓 …… 144
1.30.9 鹰不泊 …… 145
1.31 报春花科 …… 145
1.31.1 三张叶 …… 145
1.31.2 大田基黄 …… 146
1.31.3 珍珠菜 …… 147
1.32 忍冬科 …… 149

忍冬藤 …… 149
八画 …… 151
1.33 金粟兰科 …… 151
肿节风 …… 151
1.34 金缕梅科 …… 154
檵木 …… 154
1.35 苦苣苔科 …… 156
1.35.1 石吊兰 …… 156
1.35.2 红药 …… 158
1.36 败酱科 …… 159
蜘蛛香 …… 159
1.37 茄科 …… 163
1.37.1 丁茄 …… 163
1.37.2 水茄 …… 164
1.38 卷柏科 …… 165
翠云草 …… 165
九画 …… 166
1.39 秋海棠科 …… 166
1.39.1 水八角 …… 166
1.39.2 裂叶秋海棠 …… 167
1.40 柿科 …… 168
柿叶 …… 168
1.41 茜草科 …… 170
1.41.1 山甘草 …… 170
1.41.2 水团花 …… 171
1.41.3 黄根 …… 173
1.42 胡椒科 …… 175
1.42.1 十八症 …… 175
1.42.2 海风藤 …… 176
1.43 姜科 …… 178
1.43.1 山姜 …… 178
1.43.2 郁金 …… 179
1.43.3 姜黄 …… 181
1.43.4 砂仁 …… 184
1.43.5 莪术 …… 187
1.44 荨麻科 …… 190
1.44.1 大粘药 …… 190
1.44.2 石羊菜 …… 191
1.44.3 石筋草 …… 191

1.45 香蒲科 …… 191
蒲黄 …… 191
十画 …… 195
1.46 桑科 …… 195
1.46.1 广东王不留行 …… 195
1.46.2 五龙根 …… 195
1.46.3 五指毛桃 …… 196
1.46.4 穿破石 …… 198
1.46.5 薜荔 …… 200
1.47 莎草科 …… 201
1.47.1 一箭球 …… 201
1.47.2 三楞筋骨草 …… 202
1.47.3 水蜈蚣 …… 202
1.48 唇形科 …… 203
1.48.1 小叶蛇总管 …… 203
1.48.2 半枝莲 …… 204
1.48.3 石见穿 …… 208
1.48.4 连线草 …… 209
1.48.5 益母草 …… 210
1.48.6 韩信草 …… 214
1.48.7 溪黄草 …… 215
1.49 海桐科 …… 218
海桐树 …… 218
1.50 桃金娘科 …… 220
桃金娘 …… 220
十一画 …… 224
1.51 菊科 …… 224
1.51.1 一点红 …… 224
1.51.2 大蓟 …… 226
1.51.3 三七草 …… 228
1.51.4 广东土牛膝 …… 229
1.51.5 白花蒿 …… 230
1.51.6 白背三七 …… 231
1.51.7 艾纳香 …… 232
1.51.8 金盏银盘 …… 234
1.51.9 菊三七 …… 237
1.51.10 鹿角草 …… 239
1.51.11 鹅不食草 …… 240
1.52 桫椤科 …… 242

飞天蠄蟧 ········ 242
1.53 萝藦科 ········ 243
1.53.1 白叶藤 ········ 243
1.53.2 古钩藤 ········ 244
1.53.3 徐长卿 ········ 245
1.54 野牡丹科 ········ 247
1.54.1 天香炉 ········ 247
1.54.2 地稔 ········ 249
1.54.3 多花野牡丹 ········ 250
1.55 旋花科 ········ 250
1.55.1 马蹄金 ········ 250
1.55.2 白鹤藤 ········ 252
1.56 猕猴桃科 ········ 253
猕猴桃 ········ 253
1.57 银杏叶科 ········ 255
银杏 ········ 255
十二画 ········ 258
1.58 景天科 ········ 258
伽蓝菜 ········ 258
1.59 葫芦科 ········ 258
木鳖子 ········ 258
1.60 葡萄科 ········ 262
1.60.1 四方藤 ········ 262
1.60.2 三叶青 ········ 263
1.60.3 爬山虎 ········ 265
1.61 紫金牛科 ········ 266
1.61.1 大罗伞 ········ 266
1.61.2 血党 ········ 267
1.61.3 朱砂根 ········ 268
1.61.4 走马胎 ········ 269
1.61.5 郎伞木 ········ 270
1.61.6 矮脚罗伞 ········ 271
1.62 紫葳科 ········ 271
紫葳 ········ 271
1.63 鼠李科 ········ 273
1.63.1 下果藤 ········ 273
1.63.2 铁包金 ········ 274
1.63.3 黄鳝藤 ········ 276
十三画 ········ 277

1.64 瑞香科 …… 277
了哥王 …… 277
1.65 锦葵科 …… 280
1.65.1 赛葵 …… 280
1.65.2 磨盘根 …… 281
1.66 蒟蒻薯科 …… 281
水田七 …… 281
1.67 蓝雪科 …… 283
白花丹 …… 283
十四画 …… 285
1.68 蓼科 …… 285
1.68.1 水蓼 …… 285
1.68.2 火炭母 …… 287
1.68.3 火炭母草根 …… 289
1.68.4 石荞草 …… 289
1.69 漆树科 …… 291
干漆 …… 291
1.70 蔷薇科 …… 294
1.70.1 三月泡 …… 294
1.70.2 山楂 …… 296
1.70.3 桃仁 …… 298
1.70.4 桃枝 …… 301
1.70.5 蛇莓 …… 302
1.71 罂粟科 …… 305
1.71.1 血水草 …… 305
1.71.2 岩黄连 …… 306
1.71.3 博落回 …… 307
十五画 …… 309
1.72 樟科 …… 309
1.72.1 桂枝 …… 309
1.72.2 樟木 …… 311
十六画 …… 312
1.73 薯蓣科 …… 312
薯莨 …… 312
1.74 酢浆草科 …… 313
大叶酢浆草 …… 313
十七画 …… 314
1.75 爵床科 …… 314
1.75.1 六月青 …… 314

1.75.2 大驳骨 …… 316
1.75.3 大驳骨丹 …… 317
1.75.4 鸭嘴花 …… 318
十八画 …… 320
1.76 藤黄科 …… 320
小连翘 …… 320
2 昆虫类药物 …… 321
2.1 芫青科 …… 321
斑蝥 …… 321
2.2 虻科 …… 323
虻虫 …… 323
2.3 蚕蛾科 …… 326
白僵蚕 …… 326
2.4 蜚蠊科 …… 329
蟑螂 …… 329
3 其他动物类药物 …… 332
3.1 巨蚓科 …… 332
广地龙 …… 332
3.2 水蛭科 …… 337
水蛭 …… 337
3.3 牛科 …… 339
山羊血 …… 339
3.4 蚶科 …… 340
瓦楞子 …… 340
3.5 蝮蛇科 …… 343
蕲蛇 …… 343
3.6 鲮鲤科 …… 347
穿山甲 …… 347
3.7 鳖蠊科 …… 350
䗪虫（土鳖虫） …… 350
3.8 蟾蜍科 …… 354
蟾蜍 …… 354
3.9 鼯鼠科 …… 358
五灵脂 …… 358
4 矿物类药物 …… 362
4.1 硫化物类 …… 362
黄铁矿族——自然铜 …… 362
4.2 化石样物类 …… 364
古松科—— 琥珀 …… 364

上篇　总　论

1　血瘀证及活血化瘀研究

1.1　瘀血与血瘀证溯源

根据古代文献记载，春秋战国以前，瘀血概念并未有提及，但开始有一些瘀血性质的疾病病名的记载，如《诗经》中“闵（伤痛）”；《山海经》的“痈、疽、痔、蛊、瘿、嗌痛”等；《礼记》的“伤、创、折、断”等。在对瘀血性质疾病的处理上，有砭石来切割痈疡的记载，如《管子·法法》谓：“痤疽之砭石”。相传在尧的时代，人们已经知道舞蹈有舒筋、通络、活血的作用，如《吕氏春秋·古乐篇》说：“昔陶唐之始，阴有多滞伏而湛积，水道壅塞，不行其原，民气郁阏而滞着，筋骨瑟缩不达，故作为舞以宣导之”。

春秋战国时期《黄帝内经》中尚无“血瘀”或“瘀血”之称，但已有“恶血”“血脉凝泣”“衃血”“留血”等记载，此为血瘀证概念的雏形。早在《黄帝内经》一书中就已提出了活血化瘀的治疗原则，如“血实者宜决之”“疏其血气令其调达”“坚者削之”“结者散之，留者攻之”等，且有用活血化瘀的方剂四乌贼骨一藘茹丸治血枯经闭的记载，奠定了“活血化瘀”的理论基础。

先秦两汉时期，《神农本草经》多次提及“主逐瘀血”“下瘀血”等经文，这是“瘀血”一词最早的文字记载。东汉张仲景在《金匮要略·惊悸吐衄下血胸满瘀血病脉证治》第十六篇中指出“病人胸满，唇痿、舌青，口燥，但欲漱水，不欲咽，无寒热，脉微大来迟，腹不满，其人言我满，为有瘀血”“病人如热伏，烦满，口干燥而渴，其脉反无热，此为阴伏，是瘀血也，当下之”，首次提出了瘀血概念及应用下法治疗瘀血证的原则。在《金匮要略》蓄血、血痹、虚劳、癥瘕、产后腹痛等篇中也有较详细的描述，为后世瘀血学说和活血化瘀治法开创了理论先河。

隋唐时期是瘀血学说的成熟时期，巢元方在《诸病源候论》中将血瘀的概念总结为“血行失度”，指出：“血之在身，随气而行，常无停积，若因堕落损伤，即血行失度，随伤损之处即停积，若流入腹内，亦积聚不散，皆成瘀血。”继《黄帝内经》《伤寒论》《金匮要略》之后，不乏血瘀证及活血化瘀方药之论述。如《千金要方》除引述仲景活血化瘀方外，还有用桃仁煎治妇人产后百疾，泽兰丸治产后恶血未尽等记载。《外台秘要》也记载有折腕瘀血方4首及从高坠下瘀血及折伤内治方16首。在《外台秘要·卷十九》治水气肢肿方中还加入了川芎、丹参、牛膝等活血化瘀药物，血水同治，扩大了活血化瘀药的用途，拓宽了瘀血学说的范围。

宋元时期是瘀血学说发展时期，金元医家朱丹溪在《丹溪心法·六郁》中指出“气血冲和，万病不生。一有怫郁，诸病生焉。故人生诸病，多生于郁。”且把凝滞不流结成块的血称为“死血”或“恶血”。杨仁斋《仁斋直指方》则提出“盖气为血帅也，气行则血行，气滞则血滞，气温则血温，气寒则血寒，气有一息不运，则血有一息不行。”指出了血与气之关系，进一步完善了瘀血的概念。这一时期已出现了一些著名的活血化瘀方剂，如失笑散（《苏沈良方》）、乌金散（《圣济总录》）、乳香丸（《永类钤方》）等。朱丹溪治痰的同时不忘化瘀，常痰瘀同治。李东垣重补土，但也强调调和气血，创伤科要药复元活血汤，治疗“从高坠下，恶血留于胁下，疼痛不可忍者”，进一步发展了活血化瘀法的理论及临床应用。

明清时期是瘀血学说发展的鼎盛时期，明代医家王肯堂在《证治准绳·杂病·蓄血篇》中提出“百病由污血者多”，对“血污于下者”，用“桃仁煎、代抵当丸、牛膝膏治之”，认为污秽之血即为蓄血。《景岳全书》则更明确地指出“凡欲活血，或攻或补，皆当以调气为先”“补气活血无如当归”“行气散血无如川芎”“血有蓄而结者，宜破之逐之”“血有虚而滞者，宜补之活之”等，对瘀血证及活血化瘀治法方药均有新的理解。清代叶天士认为“久病入络”，开创了通络之说，是活血化瘀法的进一步应用。王清任重视气血，在理论上和治法方药上丰富和完善了瘀血学说，所创活血化瘀通络法、活血消瘀法、清热凉血消瘀法、祛风除湿化瘀法等22法，通经逐瘀汤、身痛逐瘀汤等活血化瘀22方，主治瘀血病症50余种，为后世活血化瘀的应用留下了宝贵的经验。唐容川之《血证论》则提出了“离经之血便为瘀”的理论，认为“离经之血，与好血不相合，是谓瘀血。”对出血与瘀血的关系进行了阐发，提出了“止血、消瘀、宁血、补血”治血四法，把“消瘀”（即祛瘀）作为治疗血证的重要法则之一，对后世颇有启发。

根据现代医学分析，血瘀证是由于血液循环障碍而造成的全身或局部组织器官供血供氧不足，进而引起组织的水肿、坏死、糜烂、溃疡、变性、炎症、增生、萎缩及血栓、出血等病理变化。目前的研究认为，血瘀证多伴有全血黏度增加、血浆黏度增加、血小板聚集性增强、电泳时间延长、红细胞压积升高、体外血栓形成的干湿量及长度增加、纤维蛋白原增高等病理变化。也有研究认为，瘀血证除与上述病理异常有关外，还与血管内皮细胞的损伤、局部缺血缺氧、血栓形成、微循环障碍、炎症病理过程、免疫功能障碍、内脏及肢体血流量分布异常等病理变化过程有关[1]。活血化瘀中药[2]在临床上已广泛应用于血瘀证及其相关疾病的治疗，其作用机制主要有改善血液流变、改善微循环、抗血栓、抑制血小板的聚集、扩张血管、改善血液动力学、改善内皮细胞功能、清除自由基等。应用现代生物学指标对血瘀证进行辅助诊断，有助于活血化瘀中药更好的应用。

1.2　血瘀证的概念及形成

1.2.1　血瘀证的概念　脉为血之府，血液运行于脉管之中，周而复始，循环无端。如血液渗溢于脉管之外，停蓄体内，即为瘀血，如清代医家唐容川所云："离经之血便为瘀"。血以载气，气以运血。如脉管血液运行失常，迟滞不畅，亦可停积为瘀，即隋唐医家巢元方所谓"血行失度"。所以，血瘀是指脉管内血液运行迟滞，或血溢脉外而停蓄体内的一种血液瘀滞的病理状态，属于病机的范畴。《黄帝内经》已有"恶血""衃血""留血""血脉凝泣""盛血""衄血""唾血""溺血"等称，并提出了"血实者宜决之""疏其血气令其调达"的活血化瘀治疗原则。东汉末年张仲景《金匮要略》始称瘀血，并提出了瘀血"当下之"的治法和以抵挡汤为代表的活血化瘀方药，为血瘀证的辨证论治奠定了基础。

1.2.2　血瘀证的形成　历代医家对血瘀之形成早有论述，认为外因跌仆损伤，内因寒热凝滞、饮食过咸、情志失调及气血阴阳虚损等，皆可致瘀。

（1）跌仆损伤：如巢元方《诸病源候论》有"血之在身，随气而行，常无停积，若因堕落损伤，即血行失度，随伤损之处即停积，若流入腹内，亦积聚不散，皆成瘀血"的记载，指出跌仆损伤是导致血瘀的常见外因。

（2）寒热凝滞：如《素问·调经论》有"血气者，喜温而恶寒，寒则泣不能流，温则消而去之"，《灵枢·痈疽》有"寒邪客于经络之中则血泣，血泣则脉不通"等记载。不仅寒邪可致血瘀，火热之邪亦能致血瘀，如《金匮要略》所说"热之所过，血为之凝滞"。其作用机制"因伏火邪蒸津液，血液被煎熬而成瘀"（见《重订广温热论》），即《圣济总录》所谓"热毒内瘀，则变为瘀血"。清代周学海《读医随笔》中"夫血犹舟也，津液水也""津液为火灼竭，则血行愈滞"都较好地阐明了阴津和血与火热之关系。

（3）饮食不节：水谷入胃，五味各走其脏。若饮食不节，有所偏嗜，食过于咸，亦能致瘀。如《素问·五脏生成篇》有"多食咸，则脉凝泣而变色"，《灵枢·五味论》也有"血与咸相得，则凝"的记载。

（4）情志失调：如《灵枢·百病始生》有"内伤于忧怒，则气上逆，气上逆则六俞不通，温气不行，凝血蕴里而不散，津液涩渗，著而不去"之说。《三因极一病证方论》也认为"因于大怒，……血停著不散，两胁痛，皆由瘀血在内"。《丹溪心法·六郁》则指出"气血冲和，万病不生。一有怫郁，诸病生焉"。可见情志失调、气血失调也可致瘀。

（5）气血阴阳亏损：即气虚、血虚、阴虚、阳虚。若气虚则推动无力，血流迟滞。如《灵枢·经脉》中有"手少阴气绝，则脉不通，脉不通，则血不流"，《医林改错》亦有"元气既虚，必不能达于血管，血管无气，必停留而瘀"等记载，阐述了气虚与血瘀。血的正常运行是血脉畅通的基本保证之一，"血和则经脉流行"（见《灵枢·本脏篇》），血行不利则会导致经脉壅滞，如《成方便读》所说："血虚多滞，经脉隧道不能滑利通畅"。气属阳，血属阴，气虚和血虚的进一步发展，损及阴阳，最终导致阴阳气血不调，如《灵枢·本神》所指出："阴虚则无气"，阐述了阴与气之关系。所以，"阴虚血必滞""阳虚必血凝"。

这些论述充分说明血瘀可由多种因素所造成，是疾病的一个主要病理过程，所以有"百病皆生于瘀"之说。

1.3 血瘀证的临床表现

瘀血是常见的病理性产物，属于内生之病邪；而血瘀证，则是由瘀血引起的各种征候，或处于血瘀状态所表现出相应的外在征象。

1.3.1 疼痛 瘀血引起的疼痛，具有以下特点：

（1）多为卒痛，且恶寒喜暖。

（2）局部疼痛多为瘀血所停部位。

（3）疼痛多呈刺痛性质。

（4）痛处固定不移。

（6）多有跌仆闪挫或击打堕坠史。

1.3.2 肿块 血停于内，淤积不散而凝结，则可形成肿块。在体表常呈青紫色包块，在腹内则为质硬、推之不移的肿块。据《素问・刺禁论篇》所载“血不出为肿”。

1.3.3 出血 瘀血所致出血，不论部位，多由脉络阻塞，血液不能循经运行，溢出脉外而致。因所出之血停聚未行，故血色多暗，或为血块。

1.3.4 发热 瘀血阻滞，气血壅遏，因而发热。因病在血分，属阴，故瘀血发热多在下午或晚间。据《素问・气穴论篇》所载：“荣卫稽留，卫散荣溢，气竭血著，外为发热，内为少气”。

1.3.5 心悸怔忡 脉者，血之府，瘀血阻络或败血冲心，或血虚使心脉运行无力，血行涩滞，心神失养，故可见心悸怔忡。

1.3.6 咳喘 肺主气，司呼吸，主宣发肃降。瘀血郁滞气道，气机升降失调，即会壅而为咳为喘。据《素问・脉要精微论篇》所载：“当病坠若搏，因血在胁下，令人喘逆”。

1.3.7 腹胀 瘀血内阻，气机不畅可见自觉腹内胀满。据《素问・刺缪论篇》所载：“人有所堕坠，恶血留内，腹中满胀，不得前后，先饮利药”。

1.3.8 麻木 脉络瘀阻，肌肤失于濡养，则麻木不仁。据《素问・痹论》所载：“其不痛不仁者，病久入深，荣卫之行涩，经络时疏，故不通，皮肤不营，故为不仁”。

1.3.9 手足拘挛 瘀血阻滞可导致筋脉失养。据《灵枢》所载：“邪气恶血，固不得住留。住留则伤筋络骨节，机关不得屈伸，故病挛也”。

1.3.10 月经不调或闭经 瘀血内阻可导致冲任失调，月经不调，经色黑或挟血块。故《灵枢・水胀》云：“恶血当泻不泻，以流止，……月事不以时下”。《血证论》也有“血滞者，瘀血阻滞，因见身痛腹胀，寒热带漏，散经闭经诸证，总是瘀血阻滞其气”之记载。

1.3.11 精神症状 心主血，血养心，瘀血内阻，心神失养，可见健忘；心窍失灵，心神遂闭塞昏蒙，故可见癫狂神昏等精神症状。

1.3.12 睡眠障碍 中医称之为不寐，可由多种原因引起。瘀血阻滞经脉，神明受扰，清窍不宁，也可见夜睡梦多，或夜不能寐。

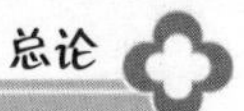

1.3.13　烦渴　津血同源，津（血）以载气，气以运津（血），气血瘀滞，气不布津，津不上承，故见烦渴。

1.3.14　自汗盗汗　肌肉为阳明所主，阳明燥气与瘀血相搏，郁蒸发热，迫津外泄，故可见自汗盗汗[3]。

1.3.15　二便异常　《伤寒绪论》有"大便溏泄如漆者为蓄血，若黑燥者为燥结，非蓄血也"之说，认为内有瘀血，可有大便异常以资鉴别。《医林改错》也有"泻肚日久，百方不效，是总提瘀血过多"之记载。

1.3.16　局部颜色改变　清代医家王清任认为，若见眼白珠红，酒糟鼻色红，牙龈紫色，紫癜风，白癜风，紫印，腹皮上有青筋等皆为内有瘀血。口唇青紫，爪甲紫黑，皮肤瘀斑，肌肤甲错，皆为瘀血之征。据《灵枢・经脉》所载："血不流，则髦色不泽，故其面黑如漆柴者，血先死"，《医学正传》也有"血活则红，血瘀则黑，爪甲黑者，血瘀而不散也"之说。

1.3.17　舌质紫暗　舌为心之苗，心主血脉，开窍于舌，血行不畅，心络瘀阻，故有舌质紫暗，或舌质暗，或舌有瘀点瘀斑，或舌下静脉青黑纡曲。

1.3.18　脉涩或无脉　据《素问・调经论》记载："寒独留，则血凝泣，凝则脉不通，其脉盛大以涩"，认为涩脉为血瘀之征。此外，弦而紧亦为瘀血之征，如王叔和《脉经》所说"弦而紧，胁痛，脏伤，有瘀血"。

1.4　血瘀证的相关实验室检查

血瘀证可发生于全身各处，机制错综复杂，虽然形成过程不尽相同，但却存在着共同的病理特点。有研究发现[4]，不同疾病过程中血瘀证的相关指标存在一定程度上类似的变化趋势，这种相似性说明不同疾病血瘀证必然存在着共同的物质基础。实验室检查可有各种不同的病理特征。

1.4.1　血小板功能失调

（1）血栓素A2（TXA2）与前列环素（PGI2）平衡失调[5, 6]：TXA2可促血栓形成，是目前已知最强的缩血管物质和血小板聚集剂之一；而PGI2主要由肾小球血管内皮细胞产生，抑制血小板聚集和扩张血管，对抗TXA2。二者动态平衡维持血小板正常功能和调节血管壁紧张度。生理状态下，二者活性保持相对平衡。临床试验表明：血瘀证时TXA2-PGI2平衡失调，表现为TXA2升高明显，PGI2变化不大或减少。

（2）血小板活化[7-12]：血小板含有3种颗粒，即α-颗粒、致密颗粒及溶酶体。血小板在正常血液循环中处于静止状态，当血管内皮细胞损伤或在某些病理情况下，血小板被激活，随着血小板脱颗粒与释放反应，导致其颗粒膜与质膜或表面连接小管系统膜相融合，使原来位于颗粒膜上的糖蛋白，即血小板活化分子CD62、CD63、CD41、TSP等得以在质膜上暴露并释放入血浆中，发挥其生物学活性。血小板活化后，血小板活化分子在血小板表面表达明显增强，成为识别活化血小板的特异分子标志物。目前主要反应血小板活化程度的指标有血小板内α-颗粒完整膜蛋白D62P、血小板α-颗粒膜蛋白-140（GMP-140）、溶酶体整合膜糖蛋白（CD63）、凝血酶敏感蛋白（TSP）、血小板膜表面GPⅡb/Ⅲa复合物等。CD62、CD63、TSP是目前所知最能反映血小板活化的特异性指标。

1.4.2 血管内皮功能损伤

（1）一氧化氮（NO）与内皮素（ET）分泌异常[13-16]：血管内皮细胞是血液和血管平滑肌的保护屏障，它能合成多种血管活性物质，对血管的舒缩功能与血液的流动性有不可替代的调节作用，对维持正常血液循环有重要的生理意义。血管内分泌因子NO和ET主要由血管内皮细胞（EC）释放，它们对微循环血管的功能和结构，以及对血细胞的聚集和黏附都有显著作用，在血瘀证形成过程中有着不可忽视的作用。有学者从血瘀证患者和动物实验性血瘀证模型中都观察到血管内皮细胞内分泌功能异常，主要是血浆ET含量明显升高，表明血管内皮细胞损伤与血瘀证有着密不可分的关系，可能是血瘀证发病的病理基础之一。

（2）血栓调节蛋白（Tm）水平降低[17]：Tm是血管内皮细胞合成并表达在内皮细胞膜表面的一种糖蛋白。它作为凝血酶的受体，参与凝血酶-Tm蛋白C系统的功能活动，发挥抗凝和促纤溶作用，还可以通过抑制凝血酶活性而发挥直接抗凝作用。Tm浓度是反映血管内皮细胞损伤的一个敏感指标，可作为血管内皮细胞损伤的可靠标志物，通过血浆Tm水平可判断血管内皮细胞损害的程度。

（3）血液流变学改变[18-20]：血液流变学是研究血液和血管流动与变形的一门学科。血液流变学的主要临床测定指标包括心率、收缩压、舒张压、平均动脉压、心搏量、外周阻力、红细胞比容、纤维蛋白原、全血黏度、血浆黏度、红细胞聚集指数以及血栓形成系数等指标。有研究从“黏”“浓”“凝”“聚”四个特点阐述了血液流变学中血液黏度、血浆黏度、红细胞压积及纤维蛋白原等指标，认为不同病种的血瘀证和血液流变性的改变有关。另外，红细胞变形指数降低，说明红细胞变形运动能力下降，可造成微循环阻力增加，导致血瘀的风险上升；红细胞聚集指数升高，血液出现黏滞，造成微循环灌注不足，也会促进血瘀证的形成。现血液流变学已成为血瘀证诊断的一个重要指标。

（4）炎症与免疫作用[21，22]：有研究认为，血瘀证与C反应蛋白、肿瘤坏死因子、血清白介素-6等炎症细胞因子有密切的关系，炎症反应是血瘀证发生发展中的主要病理过程。应用寡核苷酸基因芯片技术，研究血瘀证患者差异基因表达谱，显示了炎症因子和免疫相关基因的比例和显著性优势，说明炎症和免疫反应在一定程度上介导了血瘀证的发生和发展。

（5）纤溶系统活性变化[23，24]：循环血中组织纤溶酶原激活物（t-PA）和组织纤溶酶原激活物抑制剂（PAI）水平是纤溶系统活性的主要反映，两者活性的变化，直接影响血浆促凝和抗凝功能状态，因而与血瘀证密切相关。有实验表明纤溶系统活性降低是心病血瘀证形成的重要因素。综合分析t-PA、PAI-1、PAI-1/t-PA的水平对心病血瘀证的诊断有一定意义。

（6）相关基因表达：有学者认为[25]，征候是一种多基因参与的，且已超出了人体正常的网络调节能力，这些症状群之间是通过能表达各自症状的相关基因构成一个调节网络来维系的，但每个相关基因在网络调控中的作用及地位是不同的，其差异性既是区

别其他征候的物质基础，又是确定其所代表症状在征候中重要性、贡献度的根据。实验研究表明[26]，水蛭能够调节脂质代谢紊乱进而对血瘀证有一定的治疗作用，其机制可能与水蛭降低血清中TC、TG、LDL-C的含量、增强LDL-R基因和ApoE基因表达水平有关。另外，通过监测血管内皮细胞ET-1 mRNA的表达，显示冠心病心绞痛血瘀证患者ET-1 mRNA的表达增强，而给予复方丹参滴丸治疗后其表达明显减少，由此认为与该基因表达有关[27]。

1.5　血瘀证的诊断标准

中国中西医结合活血化瘀研究学术会议分别在1982年、1986年制定和修改了全国血瘀证诊断标准，此后血瘀证研究国际会议制定了国际血瘀证诊断标准。1988年10月在北京血瘀证研究国际会议上对原血瘀证诊断标准进行了修订，制定了《血瘀证诊断参考标准》。所有的诊断标准都结合了症状体征以及实验室检查依据，这些客观指标为现代血瘀证诊断提供了新的思路。

1.5.1　临床症状体征　根据上述血瘀证症状体征进行诊断，凡具有1项以上临床症状体征者，如疼痛、痛有定处、腹内肿块（癥积）、肌肤甲错、舌质暗或舌有瘀点瘀斑等。

1.5.2　实验室检查　临床多采用血液流变学各项指标作为血瘀证主要参考标准，凡血液流变学指标中有1项以上异常者，可结合临床症状表现，诊断为血瘀证。

2 岭南地区的地理环境及气候特点

在古代，岭南属百越之地，是百越族居住的地方，秦末汉初，它是南越国、闽越国的辖地。所谓岭南，是指中国南方五岭之南的地区。五岭即越城岭、都庞岭、萌渚岭、骑田岭、大庾岭，大体分布在福建（含武夷山）、广西东部至广东东部和湖南、江西五省区交界处，是中国江南最大的横向构造带山脉，是长江和珠江两大流域的分水岭。《晋书·地理志下》将秦代所立的南海、桂林、象郡称为“岭南三郡”，明确了岭南的区域范围。岭南南临南海，西连云贵，东接福建，范围包括了今广东、海南、广西的大部分和越南北部（宋代以后越南北部已分离出去，故已排除岭南之外）。岭南又称岭外、领表，是从不同的地理位置来看，从中原地区看，称为岭外；从珠江三角洲看，又可称为领表。

岭南是中国一个特定的环境区域，这些地区不仅地理环境相近，气候相似，而且，人民生活习惯也有很多相同之处。由于行政区划的变动，福建、湖南、江西已不属于岭南境域，现在提到“岭南”一词时，特指广东、广西和海南三个省区。

岭南属东亚季风气候区南部，具有热带、亚热带季风海洋性气候特点，为典型的季风气候区，风向随季节交替变更。夏季以南至东南风为主，风速较小；冬季大部分地区以北至东北风为主，风速较大；春秋季为交替季节，风向不如冬季稳定。因全年气温较高，年平均温度20～26 ℃，加上雨水充沛，年降雨量在1 500毫米以上；林木茂盛，四季常青，百花争艳，各种果实终年不绝。岭南地区植被覆盖面广，药用植物资源非常丰富，茂密的森林植物也为动物生长提供了有利的条件，所以，岭南动物种类较多，是全国动物最繁盛的地区之一。

2.1 广东的地理环境与气候特点

唐开元二十九年（741年）设岭南东道，宋代广东大部分属广南东路，“广东”一名由此简化而得。明洪武九年（1376年）将“省”改称布政司，设广东布政司，清代改称广东省。

广东位于岭南，地处中国南部，位于北纬20° 12′～25° 31′、东经109° 45′～117° 20′，东西相距约800公里，南北相距约655公里。东邻福建，西连广西，北与江西、湖南交界，东南和南部隔海与台湾、海南两岛相望。海岸线3 368公里（不含岛屿海岸线），仅次于福建（3 752公里），居全国第二。集水面积在100平方公里以上的干支流河道共有640条，分属珠江和沿海诸河水系，主要为东江、北江、西江和韩江。

广东以亚热带季风气候为主，南部为热带季风气候，年平均气温20～26 ℃，境内多年平均降水量1 774毫米。

2.2　广西的地理环境与气候特点

广西壮族自治区地处中国南疆，位于东经104° 26′ ~ 112° 04′，北纬20° 54′ ~ 26° 24′，北回归线横贯全区中部。广西南临北部湾，西南与越南毗邻，东邻广东，北连华中，背靠大西南。大陆海岸线长约1 500公里。土地总面积23.67万平方公里。

广西地处低纬，南濒热带海洋，北接南岭山地，西延云贵高原，属云贵高原向东南沿海丘陵过渡地带，具有周高中低、形似盆地、山地多、平原少的地形特点。属于亚热带季风气候。气候温暖，热量丰富，各地年平均气温16.5 ~ 23.1 ℃，约65%的地区年平均气温在20.0 ℃以上。各地年降水量为1 080 ~ 2 760毫米，大部分地区在1 300 ~ 2 000毫米。

2.3　海南的地理环境与气候特点

海南省位于中国最南端，北以琼州海峡与广东省划界，西临北部湾与越南民主共和国相对，东濒南海与台湾省相望。海南省自1988年从广东省划出，行政区域包括海南岛和西沙群岛、中沙群岛、南沙群岛的岛礁及其海域。全省陆地（包括海南岛和西沙、中沙、南沙群岛）总面积3.5万平方公里，海域面积约200万平方公里。

海南岛位于中国雷州半岛的南部，形似一个呈东北至西南向的椭圆形大雪梨，长轴呈东北—西南向，长300余公里，西北—东南向为短轴，长约180公里，面积3.39万平方公里，是中国仅次于台湾岛的第二大岛。海南岛纬度靠南，在北回归线和赤道之间，南临南海，位于我国东南，西北太平洋，是我国跨纬度最大的省级行政区。

海南省是我国最具热带季风气候特色的地方，全年暖热，雨量充沛，年平均降雨量为1 639毫米，有明显的多雨季和少雨季，各地年平均气温23 ~ 25 ℃。海南岛是一个"四时常花，长夏无冬"的地方，由于位于大陆东岸受季风控制明显，纬度低，年均气温高；离海近，受海陆风和潮汐影响大，海洋性较强，属于海洋性热带季风气候，热带风暴和台风频繁。

3 岭南地区药用植物资源分布情况

岭南泛指我国南方大庾岭、骑田岭、都庞岭、萌渚岭、越城岭等五岭山脉以南地域，主要包括广东、广西、海南三省的陆地和海岛，具有热带、亚热带气候特点，气候潮湿、气温较高、热量丰富、雨量充沛，这种地域生态特点，有利于各种动植物生长，为岭南人民防病治病和卫生保健事业提供了丰富的天然药用物质资源。

岭南地区药用植物种类齐全，独具特色。据统计，岭南地区药用资源4 500种以上，占全国36%。其中植物类约4 000种。

岭南地区南部热带雨林、季雨林中，药用植物分布有槟榔、益智、芦荟、胡椒、荜茇、高良姜、青天癸、南肉桂、苏木、安息香、儿茶、龙血树等；海滩有锦地罗、补血草、厚藤、老鼠簕、龙船花、草海桐、长柄黄花稔等特种分布。在北部亚热带林常绿阔叶林中有穿心莲、山栀子、排草、石斛、山慈姑、何首乌、红芽大戟、通草、朱砂莲、灵香草等。岭南地区药用植物种类繁多，分布具有从中亚热带向南亚热带交汇过渡的显著特征，代表性的药用植物有钩藤、红大戟、走马胎、连州黄精、三尖杉、金毛狗脊、巴戟天、五倍子、广东升麻、山姜、独活、零陵香、青天癸、槲蕨、广防己、金耳环、宽筋藤、广金钱草、毛冬青、桃金娘、黄常山、半枫荷、地稔、鸡血藤、两面针、马蓝、罗汉果、葫芦茶、了哥王、使君子、鸭脚木、半荷枫、金果榄等。这一地区境内山高林密，气候凉爽，为菌类药材如银耳、猴头菇、雷丸、茯苓等培植与生长提供了良好的条件。

岭南地区特产南药、广药，品质优良、久负盛名，如广藿香、巴戟天、春砂仁、高良姜、广豆根、广金钱草、化橘红、益智、鸡血藤、何首乌、槟榔等，畅销国内外。境内还分布有许多珍贵、稀有和濒危植物和药用植物，如长柄双花木、南方铁杉、马蹄荷、短萼黄连、红大戟、八角莲、红豆树、半荷枫、雷公藤、金耳环等。

3.1 广东地区药用植物资源分布情况

据早年中药材资源普查资料，广东省（含今海南省）中药材资源共有2 645种，其中药用植物约2 500种，药用动物120种，药用矿物20种。广东东南部药用植物特点是种类较多、陆海兼有，如阳春砂仁、益智、巴戟天、白豆蔻、儿茶、八角茴香、甜叶菊、槟榔、诃子、马钱子、大枫子、苏木、沉香、千斤拔、苏合香、骨碎补、胖大海、香橼、猫爪草、葛根、莪术等；海洋药用资源有海藻、昆布、海带、海石花、紫菜等。广东西部主要有阳春砂仁、巴戟天、山银花、化州橘、山药、天花粉、郁金、葛根、广藿香等，西南部有千年健、苏木、砂仁、草果、黄精、大果山楂、广豆根、木蝴蝶、龙血树、广金钱草等。

3.2　广西地区药用植物资源分布情况

广西地处岭南地区西南部，药用植物资源丰富，大约有4 623种，约占全国中草药资源1/3，其中药用植物资源4 064种，特色药用植物112种。常用320种药材蕴藏量达6.4万吨。主要种植药材有罗汉果、淮山药、山银花、鸡血藤、田七、青蒿、水半夏、鸡骨草等。

广西东南部是广西南药生产基地，主要有砂仁、八角茴香、蔓荆子、肉桂、鸦胆子、益智、巴戟天、葛根、郁金、山药、高良姜、水半夏、栝蒌、胡椒等。广西北部的石灰岩山地生长着各种喜钙或适钙植物，其中药用植物有地枫皮、千年健、青天葵、广豆根和三七等；石灰岩山区分布的药用乔木有银杏、粉苹婆、木棉、乌臼、石南、皂角、苦楝、红豆树、木蝴蝶等；药用灌木有飞龙掌血、竹叶椒、萝芙木、穿破石、九里香、番石榴、金丝桃、山豆根、山牡荆、南天竹、衡州乌药等；药用藤本有广西马兜铃、朱砂莲、何首乌、华南云实、对叶百部、腺背忍冬、紫藤、山木通等；药用草本有湖南淫羊藿、竹叶柴胡、商陆、紫金牛、德保黄精、黄独、白及、青天葵、黄花石蒜、一枝箭、徐长卿、茜草、野菊花、串钱草、牡蒿等。

3.3　海南地区药用植物资源分布情况

海南地处祖国最南端，据统计，海南省现有药用植物3 100多种，约占我国现有药用植物种类近1/3。海南岛与雷州半岛同属热带区，植被类型与植物种类基本一致。海南岛药用植物大约有2 500种。主要有巴戟天、石斛、青天葵、降香、白丁香、龙血树、见血封喉、广狼毒、无患子、鸡血藤、走马胎、仙茅、救必应、桃金娘、倒扣草、木鳖子、独脚金、山芝麻、钩藤、穿破石等。当地栽培的有槟榔、益智、沉香、安息香、壳砂仁、白豆蔻、海南马钱子、丁香、儿茶、大风子、肉豆蔻、肉桂等名贵药材。

4　岭南地区特色活血化瘀药的分类

4.1　按药物种类分类

岭南地区特色活血化瘀药按其种类的不同，可以分为植物类药、动物类药（包括昆虫类）与矿物类药三大类。

4.2　按药物功效分类

根据药物性味、功效进行归类，可将岭南活血化瘀药分为以下几大类，有的药物原本不属于活血化瘀类药，但现代药理研究发现有类活血化瘀作用，故也归为活血化瘀类药。

4.2.1　温经通脉药　此类药物味辛，药性温热，具有温通经络、温阳散寒或行瘀通脉作用。如桂枝、肉桂等。

4.2.2　凉血活血药　此类药物味苦，药性寒凉，具有凉血活血作用。如大蓟、小蓟、茜草根、线纹香茶菜、侧柏叶、佛甲草、小一口血等。

4.2.3　活血化瘀药　此类药物味多辛、苦，药性温和，具有活血化瘀、散瘀或行瘀作用。如黄根、肿节风、三十六荡、三七、降香、益母草、王不留行、千斤拔、白花丹、黑脚蕨、苏木、红眼鱼（龙眼睛）、鹰不扑、江南星蕨、紫玉盘、红花青藤、八角莲、大血藤、大叶藤、大风艾等。

4.2.4　破血逐瘀药　此类药物味多咸、苦，药性多强烈，具有破血逐瘀作用。一般可分植物类和动物类两种。

（1）植物类：如姜黄、莪术、千金子、松杨等，且多兼有行气作用。

（2）动物类：如水蛭、土鳖虫、斑蝥、穿山甲（通经络）等。

4.2.5　行气活血药　此类药物除活血作用外，还兼有行气作用，如姜黄、莪术、九里香、五指毛桃、大钻、小钻、鸡骨香、降真香、搜山虎、飞天蜈蚣、三块瓦、海南新樟、小花远志、九龙盘等。

4.2.6　补血活血药　此类药物药性平和，除有活血作用外，还有兼补血作用，如鸡血藤、黄花倒水莲、地稔、翼核果、小叶罗汉松、桃金娘等。

4.2.7　清热活血药　此类药物多有清热消肿作用，如瞿麦、紫茉莉、裂叶秋海棠、猕猴桃、南蛇勒、赛葵、鸡骨草、毛冬青、细叶鼠曲草、半枝莲、红毛蛇、三枝标、漆姑草、大叶酢浆草、白背叶等。

4.2.8　舒筋通络药　此类药物多有消肿止痛作用，如膜叶槌果藤、纤枝槌果藤、半枫荷、穿破石、三叶青、血党、藤当归、滇杠柳、灯笼草、铺地蜈蚣、地刷子、梅花

钻、多花瓜馥木、宽筋藤、络石藤、短瓣石竹、红蓼等。

4.2.9　活血止血药　此类药物多兼有活血（或散瘀）、止血两种作用，如木芙蓉、朝天罐、扶芳藤、白背叶、红叶藤、三七、野三七、花叶九节木、水锦树、鹤顶兰、松萝、芒萁、大金花草、苏铁、金粟藤等。

4.2.10　活血化瘀活性药　此类药物本不属于活血化瘀药，但现代药理研究发现该类药具有扩张血管、改善血液循环或血液流变性、抗凝等药理活性，有类似活血化瘀的作用，如葛根、银杏、大蒜等。

5 岭南活血化瘀药的临床应用

5.1 临床应用原则

5.1.1 明确征候诊断 临床上具有典型的血瘀证症状、体征和相关的实验室检查结果，作出血瘀证诊断者，可使用活血化瘀类药物。

5.1.2 注重药物配伍 由于临床各科疾病大多较为复杂，单纯应用活血化瘀药有时难以奏效，需要与他药配伍，临床可根据辨证，酌情选用有益气、温阳、滋阴、清热、行气、泻下等作用的药物配伍，效果会更好。

5.1.3 把握用药时间 活血化瘀药多属于攻邪泻实之品，多应用于血实之证，如疼痛、肿块、痃癖等瘀血阻络、血行不利之征候，容易损伤正气，故应注意中病即止，不能长期使用，以免邪实未去、正气受损，以致病情缠绵难愈。且用量也很有讲究，一般正气未虚，血瘀严重者，可用药性峻猛之破血逐瘀药，因此类药大多有毒性，故用量宜轻，且多用散剂、丸剂，如水蛭、虻虫、土鳖虫、三棱、蓬莪、桃仁等；如正气已虚，瘀血残留者，可用药性平和之活血化瘀药，因此类药大多无毒性，故用量宜重，且多用汤剂、颗粒剂，如郁金、三七、当归、鸡血藤、桂枝等。

5.1.4 针对患病个体 活血化瘀药应用虽很广泛，尤其是对体质尚壮实之患者，但针对不同的患病个体，特别是老年人和妇女患者，应有所区别，用药当慎重。尤其是年过六旬的老年人，脏气渐衰，所谓“六十岁，心气始衰……血气懈惰”之说（《灵枢·天年篇》）。且老年人患病每多挟痰挟瘀之变，临床上多见本虚标实之征候，故应正邪兼顾，既要活血化瘀，也要顾护正气，祛邪而不伤正，使邪去而正安。女性患者，因有孕育期，活血化瘀药当慎用忌用，以免伤及胎气，而有堕胎、滑胎之弊。

5.2 临床应用范围

活血化瘀类药应用范围甚广，临床各科均可以应用，尤其是心血管疾病、脑血管疾病、恶性肿瘤、外伤引起的疾病（如骨折）等。

5.2.1 心血管疾病 如冠心病、高血压病、血脂异常、肺源性心脏病、风湿性心脏病、扩张型心肌病、病毒性心肌炎、慢性心力衰竭等。

5.2.2 脑血管疾病 如脑梗死、脑出血、血管性痴呆、癫痫、帕金森病、侧索硬化症、中风后遗症等。

5.2.3 血液病 如血板减少性紫癜、过敏性紫癜、急性粒细胞性白血病、急性淋巴细胞性白血病、真性红细胞增多症等。

5.2.4 骨伤科疾病 如各种骨折、强直性脊柱炎、骨癌、骨质增生病、骨关节病等。

5.2.5　妇科疾病　如月经不调、痛经、乳腺增生、慢性盆腔炎、子宫内膜异位症、不孕症、卵巢囊肿、宫颈癌等。

5.2.6　各种肿瘤　如肝癌、肺癌、食管癌、胃癌、胰腺癌、结肠癌、膀胱癌等。

参考文献

[1] 刘军莲，宋剑南. 中医血瘀证本质研究概况 [J]. 辽宁中医杂志，2006，33（9）：1091-1093.

[2] 邓礼娟，徐晓玉，杜维平. 常见活血化瘀中药注射液治疗血瘀证的研究进展 [J]. 中国药房. 2013，39：3730-3732.

[3] 刘莺. 中医证候诊断之思考 [J]. 江苏中医药. 2003. 24（7）：4-6.

[4] 马晓娟，殷惠军，陈可冀. 血瘀证患者差异基因表达谱研究 [J]. 中西医结合学报，2008，4（6）：355-359.

[5] 吴雪娣，罗利飞. 川芎嗪对妊娠期高血压综合征患者血浆血栓素A2/前列环素平衡的调节作用 [J]. 临床医学，2008，28（7）：6-7.

[6] 李泓. 血浆TXA2、PGA2水平与血瘀证及活血化瘀研究 [J]. 中国中西医结合杂志，1995，15（11）：701-704.

[7] METZELAAR MI，CLEVERS HC. Lysosomal membrane glycoproteins in platelets [J]. Thromb Haemostas，1992，68：378-382.

[8] 陈永斌. 血瘀证与血小板活化关联的研究进展 [J]. 中国中医基础医学杂志，2004，10（11）：70-72.

[9] MURA KARNI T，KOMIYAMA Y，MASUDA M，et a1. Flow cytomctric analysis of platelet activation markers CD62P and CD63 in patients with coronary artery discase [J]. Eur Clin Invest，1996，26：996-1003.

[10] HANNA J，GOLDMAN WOHL D，HANMANI Y，et al. Decidual NK cells regulate key developmental process at the human fetal-maternal interface [J]. Acta Histochem，2011，113（2）：82-91.

[11] MOFFETT A，HIBY S E. How does the meternal immune system contribute to the development of pre-eclampsia [J]. Placenta，2007，28 SupplA：S51-S56.

[12] CHAOUAT G，LEDEE-BATAILLE N，DUBANCHET S. Immune cells in uter-opla cental tissues throughout pregnancy：a brief review [J]. Reprod Biomed Online，2007，14 Spec No 1：83-89.

[13] 姚美玉，王素霞. 血瘀证客观检测指标的研究进展 [J]. 中医药信息，2002，19（1）：8-10.

[14] 蔡钦朝，汪琼华，吴云智. 血瘀证患者血管内皮内分泌功能的观察 [J]. 安徽中医学院学报，1998，17（2）：61-63.

[15] 陈云波，王奇，王培训. 血瘀证兔模型血管内皮细胞培养的形态结构改变初探 [J]. 中国中医基础医学杂志，1999.

[16] 杜金行，史载祥. 血瘀证及活血化瘀研究回顾与展望 [J]. 福建中医药大学学报，2012，22（4）：1-4.

[17] ASO Y，FUJIWARA Y. TAYAMA K，et al. Relationship between plasma soluble thrombomodul in levels and insulin resistance syndrome in type 2 diabetes：a comparison with von Willebrand factor [J]. Experimental and Clinical Endocrinology and Diabetes，2001，109（4）：210-216.

［18］王淑娟，王建中．血液流变学检验及其临床应用［J］．中国医刊，2008，38（4）：215-216.
［19］时晶，田金洲，王永炎，等．血瘀证的生物学基础研究［J］．中华中医药杂志，2006，21（6）：363-364.
［20］杨晓燕，于戈群．中医血瘀证与血液流变学机理探要［J］．新疆中医药，2009，27（3）：3-4.
［21］廖福龙，陈可冀．活血化瘀功效的生物力药理学诠释［J］．中国中西医结合杂，2006，26（10）：869-870.
［22］马晓娟，殷惠军，陈可冀．血瘀证与炎症相关性的研究进展［J］．中国中西医结合杂志，2007，27（7）：669-670.
［23］陈可冀，史载祥．实用血瘀证学［M］．北京：人民卫生出版社，1999：46.
［24］林雪娟，陈群，莫传伟，等．心病血瘀证与纤溶系统活性的相关性［J］．中华中医药杂志，2009，24（7）：867-869.
［25］王忠，王阶，王永炎．后基因组时代中医证候组学研究的思考［J］．中国中西医结合杂志，2001，21（8）：621.
［26］杨洪雁，张香东，刘可园．水蛭对血瘀证家兔血脂代谢及相关基因表达的影响［J］．中国现代应用药学，2013，28（9）：959-963.
［27］冯培芳，秦南屏，覃宇果，等．复方丹参滴丸对冠心病患者循环内皮细胞的内皮素基因表达的影响［J］．中国中西医结合杂志，1999，19（5）：286-288.

下篇　各　　论

1　植物类药物

二　　画

1.1　八 角 枫 科

八角枫

[基源] 为八角枫科植物八角枫或瓜木*Alangium chinenese*（Lour.）Harms [*Stylidium chinense* Lour]. 的根、须根或根皮。

[别名] 白龙须、白金条、白筋条。

[产地] 分布于陕西、甘肃、江苏、安徽、浙江、江西、福建、河南、湖北、湖南、广东、四川、贵州、云南等地。

[性味功效] 味辛，性微温，小毒。祛风除湿，舒筋活络，散瘀止痛。

[主治范围] 风湿痹痛，跌打损伤，精神分裂症。

[用法用量] 内服：须根1～3 g，根3～6 g，煎汤服或浸酒。外用：适量，捣敷或煎汤洗。

[毒副反应及注意事项] 孕妇、小儿及年老体弱的病人均不宜服用。

[现代药理研究]

（1）肌肉松弛及镇痛作用：从八角枫须根中提出的总生物碱，对兔、大鼠、小鼠及狗均可引起肌肉松弛作用，与琥珀酰胆碱相比，作用较慢，维持时间略长。小鼠腹腔注射煎剂后，除引起肌肉松弛外，尚可使痛觉反应消失（热板法）。其药用部位，以须根作用最强，较细根强3倍左右，较粗根强5倍左右。

（2）避孕作用：小鼠口服八角枫乙醇提液4～6日后，有明显抗早孕、抗着床作用。

（3）对心肌、平滑肌的作用：八角枫须根煎剂或总生物碱对离体蟾蜍心脏、离体或在体兔心，一般均无明显影响，但大剂量则有抑制作用。总生物碱尚可使离体兔肠的节律性收缩增强，因而临床应用可不致引起肠麻痹。对兔离体子宫亦有加强收缩作用。

（4）对心脏、血压及呼吸的影响：兔静脉注射须根煎剂1.25～1.5 g/kg，或八角枫总生物碱5 ~ 6 mg/kg，可引起呼吸抑制以至逐渐停止，此时剖开胸腔可见心脏出现房室传导阻滞，于呼吸停止后，心跳仍能维持半小时左右。麻醉兔静脉注射八角枫总生物碱1 ~ 1.8 mg/kg，呼吸出现短暂兴奋，呼吸幅度加大，此时血压短暂下降；当剂量为2 mg/kg时，则呼吸减慢变弱以至停止，血压逐渐下降，若行人工呼吸，则血压仍能上升。

［临床应用］

（1）治疗跌打损伤：八角枫干根二钱（10 g），算盘子根皮五钱（25 g），刺五加一两（50 g），泡酒服。《贵州草药》

（2）治疗风湿麻木瘫痪：①白金条二钱（10 g），红活麻三钱（15 g），岩白菜一两（50 g），炖肉吃。②白龙须一钱（5 g），野青菜四钱（20 g），猪肉半斤（250 g），将药切碎炖肉，一次服完。（服后12 h内麻木出汗，手脚无力。）《贵阳民间药草》

（3）治疗鹤膝风：白金条五钱（25 g），松节三钱（15 g），红、白牛膝各三钱（15 g），切细，加烧酒一斤（500 g）浸泡，每次服药酒五钱（25 g），常服。《贵阳民间药草》

（4）治疗风湿麻木：白金条男用二钱五分（12.5 g）、女用一钱五分（7.5 g），泡酒六两（300 g），每次服药酒五钱（25 g）。《贵阳民间药草》

（5）治疗半身不遂：白金条一钱五分（7.5 g），蒸鸡吃。《贵阳民间药草》

（6）治疗劳伤腰痛：白金条二钱（10 g），牛膝（醋炒）一两（50 g），生杜仲一两（50 g），酒水各六两（300 g），煎服。《贵阳民间药草》

（7）治疗鼻出血：白金条二钱（10 g），水煎服。《贵州民间方药集》

（8）治腰痛，去风湿麻木，止吐血，兼治疟疾，筋骨疼痛，跌打损伤。《分类草药性》

（9）外洗治疗虚寒浮肿。《南宁市药物志》

（10）治疗风湿性关节炎：据报道[1]，采用八角枫注射液，每次肌注2 ~ 4 mL（每2 mL含生药4 g），每日1 ~ 2次；50%八角枫糖浆，每次口服20 ~ 30 mL，1日2 ~ 3次；八角枫配剂（用八角枫干根洗净切细，按1/3比例，放入白酒中浸泡20日，隔日搅拌1次，密封，去药渣过滤，取上清液），每次10 mL，1日2 ~ 3次，共治疗慢性类风湿性关节炎62例，结果总有效53例（占85.5%）。张淑英[2]采用生草乌60 g，一枝蒿60 g，生川乌60 g，八角枫60 g，透骨草60 g，川椒10 g，煎水外洗，配合内服和粉剂治疗类风湿性关节炎66例，可改善患者的局部疼痛、肿胀有明显疗效。

（11）治疗肩关节周围炎：用八角枫的须根（白龙须）洗净晒干，切碎或研末备用。患者每日早晚各服1次，每次服用0.5 ~ 1 g用开水冲服，服药前后1 h内忌酸冷。连服6日停药2日，年老体弱者服0.5 g即可。另配合手法共治疗56例，总有效率为96.43%。

（12）复合麻醉：用八角枫煎剂口服，或注射剂静脉注射，配合针灸麻醉、中药麻醉50例，均获成功，但镇痛作用不全是其缺点。

（13）作为肌肉松弛剂：八角枫煎剂口服或注射剂肌肉或静脉给药，用于各种外科手术900例，作为肌肉松弛剂，肌肉松弛率为97.9%。

（14）治疗心力衰竭：八角枫煎剂（每10 mL含生药3.3 g）每次10～20 mL，每日3次口服，据临床观察，强心作用明显，能使心率减慢，无异位心率的副作用。对风湿病的活动期有效，可使病人的房性早搏消失及I度房室传导阻滞转为正常，同时可使风湿病的临床表现有所改善。

（15）治疗坐骨神经痛：用八角枫根30 g，研细加蜜适量做成丸剂3粒，每次服1粒，每日3次，亦可做成膏剂或配剂内服，治疗坐骨神经痛数10例，疗效显著，太多在1周之内见效，药量需从小剂量开始，逐渐加大剂量，全出现软弱无力时为度。

参考文献

［1］刘毅，徐筵婷，赵波，等．苗药八角枫的药学研究进展［J］．微量元素与健康研究，2012，29（1）：57-61，66.

［2］张淑英．中药治疗类风湿性关节炎66例临床分析［J］．中国现代药物应用，2010，4（19）：134-135.

1.2 七指蕨科

入地蜈蚣

［基源］为七指蕨科植物七指蕨*Helminthostachys zeylanica*（L.）Hook的根茎或全草。

［别名］倒地蜈蚣、蜈蚣草、倒麒麟、蛇鳞草、地蜈蚣、过路蜈蚣、过路鹅江、假七叶一枝花、七叶一枝枪、水蜈蚣。

［产地］分布于云南、广西、海南、台湾等地。

［性味功效］味苦、微甘，性凉。归肺、肝经。用于清肺化痰、散瘀解毒。

［主治范围］治痨热咳嗽，痢疾，也可用于跌打肿痛，毒蛇咬伤等。

［用法用量］内服：9～15 g，煎汤服。外用：适量，捣敷。

［毒副反应及注意事项］急性毒性实验表明，入地蜈蚣对小鼠并无明显的毒副作用。小鼠口服蛇鳞草的最大耐受量相当于60 kg人临床日用量的646倍，蛇鳞草的急性毒性很小[3]。

［现代药理研究］

（1）抗炎镇痛作用：采用小鼠毛细血管通透性和二甲苯致小鼠耳郭肿胀法观察蛇鳞草的抗炎作用，采用热板法和醋酸扭体法观察蛇鳞草的镇痛作用。结果显示与生理盐水组比较，高剂量蛇鳞草组小鼠毛细血管通透性显著降低，低、中、高剂量蛇鳞草组小鼠耳郭肿胀度显著降低；给药后180 min，中、高剂量蛇鳞草组小鼠痛阈值显著降低，低、中、高剂量蛇鳞草组小鼠扭体次数均显著降低，提示蛇鳞草具有明显的抗炎镇痛作用[1]。

（2）抑菌作用：采用试管一倍稀释法测定蛇鳞草的最低抑菌浓度和最低杀菌浓度，结果显示蛇鳞草提取液具有一定的抑菌和杀菌活性[2]。

[临床应用]

（1）治疗跌打内伤，散瘀止痛：入地蜈蚣，童便浸49日，洗净晒干，研末。每服1.8 g，酒或开水送下。《广西药用植物图志》

（2）治痨热咳嗽：入地蜈蚣15 g，猪肺120 g，水煲汤服。《广西药用植物图志》

参考文献

[1] 钟希文，梅全喜，林慧，等. 蛇鳞草抗炎镇痛作用的实验研究[J]. 山西中医学院，2009，10（9）：14-16.

[2] 钟希文，梅全喜，高玉桥，等. 蛇鳞草提取液体外抑菌作用研究[J]. 时珍国医国药，2010，21（9）：2238-2239.

[3] 钟希文，梅全喜，林慧，等. 蛇鳞草急性毒性实验研究[J]. 今日药学，2009，19（11）：21-22.

三　画

1.3 小 檗 科

八角莲

[基源] 为小檗科植物八角莲、六角莲和川八角莲*Dysosma versipellis*（Hance）M. Cheng ex Ying的根及根茎。

[别名] 鬼臼、害母草、八角乌。

[产地] 分布于广西、广东、云南、四川、贵州等地。

[性味功效] 味苦、辛，性凉，有毒。化痰散结，祛瘀止痛，清热解毒。

[主治范围] 咳嗽，咽喉肿痛，瘰疬，瘿瘤，疔疮，毒蛇咬伤，跌打损伤，痹症。

[用法用量] 内服：3 ~ 12 g，煎汤服，或磨汁，或入丸、散服。外用：适量，磨汁或浸醋、酒涂搽，捣烂敷或研末调敷。

[毒副反应及注意事项] 孕妇禁服，体质虚弱者慎服。

[现代药理研究]

（1）抗肿瘤作用：八角莲所含鬼臼毒素对动物多种肿瘤，如腹水型古田肉瘤、小白鼠S180肉瘤等均有抑制作用。对小鼠移植性肝癌（HepA）和小鼠艾氏腹水癌（EAC）均有一定的抑制作用[1]。

（2）抗免疫作用：八角莲的主要成分鬼臼毒素及其衍生物可降低小鼠脾细胞特异抗体的产生，血清拟集素滴度和溶血素半数溶血值（HC50），抑制小鼠足垫迟发型超敏感性反应，减轻小鼠脾和胸腺重量[1]。

（3）对心血管系统的作用：从八角莲根中提出的结晶性成分对离体蛙心有兴奋作用，可导致心律不齐而使心脏停止于收缩状态，对兔耳血管有扩张作用，对蛙后肢血管、家兔小肠及肾血管有轻度收缩作用[1]。

（4）对平滑肌的作用：八角莲结晶性物质对兔和豚鼠离体子宫有兴奋作用，对兔离体小肠平滑肌有明显的抑制作用[1]。

（5）抗菌、抗病毒作用[2]：八角莲中的山奈酚对金黄色葡萄球菌及伤寒杆菌、绿脓杆菌均有一定的抑制作用。八角莲类中药八角莲、秕鳞八角莲、桃儿七及南方山荷叶根茎的甲醇提取物对单纯疱疹病毒皆有较好的抑制作用。

（6）抗蛇毒作用：八角莲煎剂外用或内服对多种毒蛇咬伤具有解毒作用[2]。

（7）对神经系统的作用：若用鬼臼脂素注射液注入动物体内，能引起中枢神经系统抑制状态的表现，如抽搐、嗜睡、昏迷、瞳孔散大、呼吸麻痹、心跳停搏致死亡[2]。

（8）抗炎作用：金丝猴苷有明显的抗炎作用，大鼠植入羊毛球后每天给20 m/kg腹腔注射7日，可明显抑制炎症过程[3]。

（9）护肝作用：对四氯化碳所致的血清丙氨酸转氨酶升高有明显的抑制作用[3]。

［临床应用］

（1）治疗病毒性脑炎：将79例小儿病毒性脑炎患者随机分组，给药组采用八角莲注射液（生药40 g/100 mL，每支20 mL）治疗，3岁及以下儿童，20 mL/d加入10%葡萄糖注射液500 mL静脉滴注，3岁以上用量40 mL/d，用法同前，体温正常3日后停药。阳性对照组给利巴韦林，每日10 mg/kg静脉滴注[3]，以体温降至37.5 ℃以下所需时间为指标，八角莲组平均退热时间为36 h，最短6 h，最长282 h；利巴韦林组平均为59.17 h，最短12 h，最长144 h。

（2）治疗流行性腮腺炎：将流行性腮腺炎患者67例随机分组，中药给药组采用八角莲注射液（每支20 mL，含生药8 g）治疗，成人40 mL/d，儿童20 mL/d，加入10%葡萄糖注射液250 mL静脉滴注，体温超过39.5 ℃应用1次安乃近口服，疗程5日；阳性对照组采用板蓝根注射液、ABOB、泼尼松三药联合应用，体温超过39.5 ℃应用地塞米松5 mg加10%葡萄糖注射液静脉滴注。两组均不用抗生素，结果表明中药给药组治疗前后比较有明显的退热效果，对照组治疗前后比较未见明显的退热效果，中药给药组体温下降幅度超过对照组[4]。

（3）治疗流行性乙型脑炎：用八角莲注射液（每100 mL含生药40 g提取物）治疗乙型脑炎，成人每日40 mL加10%葡萄糖注射液250 mL静脉滴注，疗程7～10日；儿童每日20 mL加10%葡萄糖注射液250 mL静脉滴注，疗程7日。结果表明该药治疗乙型脑炎具有明显的退热作用，一般3日高热可降至正常，同时昏迷时间缩短，后遗症明显减少，经临床观察未发现明显不良反应[3]。

（4）治疗流行性出血热：将确诊为流行性出血热（EHF）的172例患者按随机分组方法分为治疗组和对照组。两组病例均为发热期2～4日的患者，体温38～40 ℃。对照组应用平衡盐液每日1 000～1 500 mL静脉滴注做基础液体治疗，平衡盐液为复方乳酸钠注射液，每500 mL中含氯化钠0.65%，氯化钾0.03%，氯化钙0.02%，乳酸钠0.31%。治疗组于入院当日起在用平衡盐液做基础液体治疗的同时应用八角莲注射液40 mL（含生药16 g），溶于10%葡萄糖注射液500 mL中，静脉滴注每日1次，5日为1个疗程。两组均不用退热、抗病毒及免疫调节药物。结果显示治疗组发热期平均体温较对照组低；发热平均天数及退热平均天数，治疗组较对照组短，两组比较有非常显著差异（$P<0.01$）[5]。

（5）治疗毒蛇咬伤：内服自拟三莲汤，八角莲15～30 g、半枝莲30～60 g、半边莲30～60 g、七叶一枝花15～30 g、田基黄15～30 g、一支箭15～30 g、两面针15～30 g、白花蛇舌草15～30 g，每日1剂，水煎冲入适量蜜糖或白糖口服。外治法早期（咬伤1 h内）以阻止蛇毒的扩散和吸收为主要原则，外敷中草药，取三莲汤鲜品（干品药量酌减）捣烂外敷伤口周围，每日换药1次，如伤口坏死，可取三莲汤加金银花、蒲公英、紫花地丁各15～30 g，黄柏15～30 g，苍术10～20 g，水煎成500 mL药液外洗，每次2～3 h，临床观察显示三莲汤对各种毒蛇咬伤均有明显疗效[6]。

（6）治疗带状疱疹：应用八角莲注射液（含生药250 mg/mL治疗带状疱疹，成人每次2 mL（儿童减半）肌内注射，每日2次，直至痊愈。20例患者全部治愈，平均显效时间2.2日，平均痊愈时间5日，无1例出现后遗性神经痛，其中2例出现血小板减少，停药后恢复正常[3]。

参考文献

[1] 夏提古丽·阿不利孜，贾晓光，熊元君，等. 八角莲的研究进展[J]. 新疆中医药，2010，28（3）：69-72.

[2] 万明香，张丽艳，何顺志. 八角莲属（小檗科）药用植物的研究进展[J]. 贵阳中医学院学报，2007，29（1）51-54.

[3] 卢军. 八角莲的药理作用和临床应用[J]. 现代医药卫生，2009，25（23）：3608-3609.

[4] 施向程，宋立珍，周友发，等. 八角莲注射液治疗流行性腮腺炎34例[J]. 上海中医药杂志，1989（11）：15-16.

[5] 季青，严润民，周幼雯，等. 八角莲注射液治疗流行性出血热86例疗效观察[J]. 中国中西医结合杂志，1996，16（1）：620-621.

[6] 韦麟. 自拟三莲汤治疗毒蛇咬伤68例[J]. 中国民间疗法，2001，5（9）：43-44.

1.4 千屈菜科

大叶紫薇

[基源] 为千屈菜科植物大叶紫薇*Queen's Crape* Myrtle的根及叶。

[别名] 满堂红、痒痒树、痒痒花、海棠树、百日红。

[产地] 分布在广西、广东、海南、云南、福建等地。

[性味功效] 味微苦，性寒。清热利湿，止血。其中，根兼能活血，叶兼能解毒。

[主治范围] 主治痈疮肿毒，乳痈，痢疾，湿疹，水肿，外伤出血，烧烫伤，跌打损伤，血崩，偏头疼，牙痛，痛经，产后腹痛。

[用法用量] 内服：10～15 g，煎汤服或研末调服。外用：适量，研末敷或煎水洗。

[毒副反应及注意事项] 孕妇禁服。

［现代药理研究］

（1）降血糖作用：Murakami等[1]体外培养肿瘤细胞，发现大叶紫薇提取物具有促进葡萄糖转入脂肪细胞的作用。Kokai等[2]研制了一种含大叶紫薇热水提取物的产品，发现其具有抑制α-淀粉酶的作用。Suzuki等[3]发现大叶紫薇热水提取物和甲醇洗脱物（HPME）具有抑制淀粉酶、异麦芽糖酶、葡萄糖淀粉酶和蔗糖酶等消化酶的作用，能够延缓餐后血糖的上升。Fan[4]等采用体外细胞培养的方法，发现大叶紫薇热水提取物刺激葡萄糖转移的机制同胰岛素相似，不同于目前的商业抗糖尿病药物。

（2）减脂作用：Suzuki等[5]在研究大叶紫薇治疗Ⅱ型糖尿病的作用时发现大叶紫薇提取物具有减脂的作用。

（3）抗氧化作用：Tomonori[6]研究发现大叶紫薇水提取物在亚油酸中具有强烈的抗氧化作用。现代体外研究表明，大叶紫薇叶有很好的抗氧化活性[7-8]。

（4）抗肿瘤作用：Khan等[9]采用大叶紫薇叶等植物提取物培养人肿瘤细胞，发现大叶紫薇叶等提取物对人肿瘤细胞株具有一定的抑制作用。

［临床应用］

（1）治疗痈疮肿毒，刀伤：大叶紫薇鲜叶捣烂外敷。《广西本草选编》

（2）治疗疟疾、急性传染性黄疸型肝炎：大叶紫薇根、叶各15 g，水煎服。《青岛中草药手册》

（3）治疗湿疹：大叶紫薇鲜叶捣烂，纱布包擦，或干叶煎水温洗。《安徽中草药》

（4）治疗创伤出血：大叶紫薇叶30 g，人发灰4.5 g，研极细末，外用。《青岛中药手册》

（5）治疗痈疽肿毒、头面疮疖、手脚生疮：大叶紫薇根研末，醋调服，亦可煎服。《湖南药物志》

（6）治疗疟疾：大叶紫薇根、白头翁各15 g，煎服。《安徽中草药》

（7）治疗痛经：大叶紫薇根、丹参各9 g，制香附，益母草各12 g，川芎4.5 g，煎服。《安徽中草药》

参 考 文 献

［1］MURAKAMI C，MYOGA K，KASAI R，et a1．Screening of plantcon stituents for effect on glucose transport activity in Enrlich ascites tumour cells［J］．Chem Pharm Bulletin，1993，41：2129-2231．

［2］KOKAI T K．Antiobesity agents，α-amylase inhibitors，lipase inhibitors，foods，and beverages containing plant extracts［P］．JP，09227398．1997．

［3］SUZUKI Y，HAYASHI K，SAKANE L，et a1．Sugar decomposition inhibitor，digestive enzyme activity inhibitor，insulin secretion controller，and healthy food and beverage［P］．EP，1166790 A1．

［4］FAN L，KIM J K，LI Y S，et a1．An extract of *Lagerstroemia specious* L．has insulin-like glucose uptake-stimulatory and adipocyte differentitation-inhibitory activities in 3T3-L1 cell［J］．Biochem Mol Action of Nutr，2001，131（9）：2242-2247．

［5］SUZUKI Y，UNNO T，USHITANI M，et a1．Antiobesity activity of extracts from *Lagerstroemia specious* L. leaves on female KK–Ay mice［J］. J Nutri Sci Vitaminol，1999，45（6）：791–95.

［6］TOMONORI U，LWAO Ti，MASUMIZU M K，et al. Antioxidative activity of water extracts of *Lagerstroemia specious* leaves［J］. Biosci Biotechnol Biochem，1997，61（10）：1772–1774.

［7］吴清，黄绢，罗兰欣，等. 15种中草药提取物抗氧化活性的研究［J］. 中国食品学报，2006，6（1）：284–289.

［8］陈林，吴青，韦薇，等. 大叶紫薇叶提取物抗氧化性的研究［J］. 食品与发酵工业，2006，32（3）：47–50.

［9］KHAN M T，LAMPRONTI I，MARTELLO D，et al. Identification of pyrogallol as an antiproliferative compound present in extracts from the medicinal plant *emblica officinalis*：Effects on in vitro cell growth of human tumor cell lines［J］. Inter J Oncol，2002，21（1）：188–192.

1.5 大 戟 科

1.5.1 大树跌打

［基源］为大戟科植物黄桐*Endospermum chinense* Benth. 的树皮及叶。

［别名］黄桐。

［产地］分布于广东、海南、广西、云南等地。

［性味功效］味辛，性热，有毒。归肝、肾经。可祛瘀定痛，舒筋活络，截疟。

［主治范围］主治骨折、跌打劳伤、风寒湿痹、疟疾。

［用法用量］本品多外用，研细末后用棉花垫于患部包上此药，以防刺激皮肤。亦可内服，1～3 g，煎汤服或浸酒。

［毒副反应及注意事项］本品有毒，孕妇与体弱者忌服，外用时应避免直接刺激皮肤。

［临床应用］

（1）治疗跌打损伤：大树跌打、野芦子、吊吊香各适量水煎服或酒引服。《云南思茅中草药选》

（2）治疗骨质增生：大树跌打30 g，金不换叶20 g，桂花跌打30 g，虎杖20 g，接骨树皮20 g，接骨丹20 g，金荞麦20 g，叶下珠10 g，通血香10 g，云南五味子根10 g，血满草10 g，小麻药10 g，鱼子兰10 g，水冬瓜树叶10 g，冲细末，用砂锅炒热加酒，包于患处，3日1剂，9日1个疗程。

（3）治疗肩周炎：虎杖30 g，血满草20 g，大树跌打10 g，桂花跌打10 g，铜锤草30 g，刺痛树皮30 g，酸浆草30 g，3日1剂，6日1个疗程。

（4）治疗风湿病：大仙矛30 g，鱼子兰20 g，血满草20 g，三条筋树皮30 g，黑皮跌打20 g，芦子兰20 g，岩笋20 g，冲细末包于患处，3日1剂，9日1个疗程[1]。

参 考 文 献

［1］彭朝忠，张丽霞，祁建军，等. 傣族民间外治疗法常用植物介绍［J］. 中国民族医药杂志，2011，11（11）：32.

1.5.2　小叶双眼龙

［**基源**］为大戟科植物毛果巴豆*Croton crassifo lius*的叶、根。

［**别名**］桃叶双眼龙、细叶双眼龙、巡山虎、土巴豆、鸡骨香、白养木、串珠林、山猪橇。

［**产地**］分布于福建、台湾、湖南、广东、广西贺州、昭平、平南、金秀等县市、四川、贵州等地。

［**性味功效**］味辛，苦，性温，有毒。归肺经。散寒除湿，祛风活血。

［**主治范围**］治风湿寒痹、瘀血腹痛、产后风瘫、跌打肿痛、皮肤瘙痒。

［**用法用量**］内服：9～15 g，煎汤服或浸酒。外用：适量，捣敷或研末调敷，或水煎洗。

［**毒副反应及注意事项**］本品有毒，内服不可过量。孕妇忌用。

［**临床应用**］

（1）治瘀血腹痛：小叶双眼龙根9 g，水煎服。《湖南药物志》

（2）治风湿性关节痛、跌打肿痛：小叶双眼龙根9～15 g，水煎服或酒浸服。鲜叶捣烂敷。《湖南药物志》

（3）治皮肤瘙痒：小叶双眼龙根或叶煎水外洗。《湖南药物志》

1.5.3　山乌桕根

［**基源**］为大戟科植物山乌桕*Sapium discolor*（Champ. ex Benth.）Muell. Arg. 的根及根皮。

［**别名**］山柳、山柳乌桕、红心乌桕。

［**产地**］分布于浙江、江西、福建、台湾、湖南、广东、海南、广西、贵州、云南等地。

［**性味功效**］味苦，性寒，有小毒。归脾、肾、大肠经。利水通便，消肿散瘀，解蛇虫毒。

［**主治范围**］主大小便不通、水肿、腹水、白浊、疮痈、湿疹、跌打损伤、毒蛇咬伤。

［**用法用量**］内服：3～9 g，煎汤服或捣汁。外用：适量，捣敷或煎汤洗。

［**毒副反应及注意事项**］有小毒。孕妇及体虚者禁用。

［**现代药理研究**］

（1）抑菌作用：Cynthia J. M. Kane等从乌桕中分离得到一种能高效抑制单纯疱疹病毒的物质，并命名为没食子酸，也称五倍子酸（Methyl-3，4，5-trihydroxybenzoate[1]），经实验证明其有抑制单纯疱疹病毒作用。2007年陈国华等探讨了乌桕根皮水提物的抗菌活性，发现水提物对大肠杆菌和志贺氏杆菌具有抑制作用，对枯草杆菌、金黄色葡萄球菌和绿脓杆菌没有活性，并指出乌桕根皮在湖南和广西民间治疗由大肠杆菌引起的腹泻和志贺氏杆菌引起的痢疾确有很好的疗效[2]；2008年对乌桕的药理活性有了更进一步的了解，邓强等研究了乌桕根皮醇提物对绿脓杆菌耐药株抗菌活性，结果表明在乙酸乙酯部位和正丁醇部位对耐药绿脓杆菌具有抑制活性[3]；陈国华等发现乌桕根皮提取物可以在一定程度上防治大肠杆菌引起的猪病[4]。

（2）抗炎作用、降胆固醇作用及促癌作用等：林一天等发现乌桕中常见化合物乌桕素，即大戟二萜醇酯，具有抗白血病活性[5]。乌桕生物活性成分的研究，主要集中于二萜化合物，这类成分最早从大戟科植物巴豆中分离得到，因而称为巴豆二萜，对皮肤、黏膜有强烈的刺激作用，可引起红肿、发炎并有促癌作用[6]；彭小列发现中药乌桕具有清热燥湿、凉血、涩肠止泻、健脾行气之功效，可以用于治疗鸡白痢。

［临床应用］

（1）治大便秘结：山乌桕根30 g，水煎温服。《广西民间常用中草药手册》

（2）治白浊：山乌桕根15 g，猪肉60 g，水煎服。《福建药物志》

（3）治跌打肿痛，肾炎水肿，肝硬化，痈疮：用鲜山乌桕根皮9～15 g，干用3～9 g，米炒，水煎服。《广东中草药》

（4）治毒蛇咬伤：山乌桕9～15 g，水煎1～2 h，冲白糖服。外用鲜叶捣烂，敷伤口周围。《福建药物志》

（5）治痔疮及皮肤湿痒：山乌桕根、铺地粘、金银花各适量，用水煎洗患处。《广西民间常用中草药手册》

（6）治小便淋沥：红山乌桕根60 g，金沙厥藤18 g，车前草30 g，水煎，白糖60 g冲服。《广西民间常用中草药手册》

（7）治尿路结石：山乌桕根15 g，拓树根30 g，鲜石苇30 g，鲜海金沙30 g。每日1剂，水煎服。《江西草药手册》

参考文献

［1］CYNTHIA J. M. KANE，JAY H. MENNA，YUN—CHI YEH. Methyl Gallate，Methyl-3，4，5・trihydroxybenzoate，is a Potent and Highly Specific Inhibitor of Herpes Simplex Virus in vitro. I. Purification and Characterization of Methl Gallate From *Sapium Sebiferum*［J］. Bioscience Reports，1988，8（1）：85-94.

［2］陈国华，邵伟，何晓雯，等. 乌桕根皮水的提物抗菌活性的初步研究［J］. 时珍国医国药，2007，18（9）：2139-2140.

［3］邓强，陈国华，石赛，等. 乌桕根皮醇提物对绿脓杆菌耐药株抗菌活性［J］. 实用医学进修杂志，2008，36（2）：103-105.

［4］陈国华，何晓雯，彭元丽，等. 乌桕根皮醇提物萃取部位抗猪大肠杆菌活性分析［J］. 安徽农业科学，2008，36（18）：7663-7711.

［5］林一天，夏庆. 中国乌桕籽实化学组份药用价值及抗白血病活性［J］. 粮食与油脂，1993（3）：38-42.

［6］陈玉，杨光忠，张世琏，等. 乌桕化学成分研究进展［J］. 天然产物研究与开发，1999，11（5）：114-120.

1.5.4　白背叶

［基源］为大戟科植物白背叶*Mallotus apelta*（Lour.）Muell. Arg. 的叶。

［**别名**］白鹤叶、白面戟、白面风、白桃叶。

［**产地**］分布于云南、广西、湖南、江西、福建、广东、海南等地。

［**性味功效**］味苦，性平。归肝、脾经。清热，解毒，祛湿，止血。

［**主治范围**］主治蜂窝组织炎、化脓性中耳炎、鹅口疮、湿疹、跌打损伤、外伤出血。

［**用法用量**］内服：1.5～9 g，煎汤服。外用：研末撒或煎水洗。

［**现代药理研究**］

（1）抗病毒作用：Ono[1]等通过进行天然药物抗艾滋病毒的筛选中发现白背叶的乙醇提取物能够显著的抑制艾滋病毒的逆转录酶的复制；徐舒[2]等通过白背叶体内抗鸭乙型肝炎病毒实验，表明白背叶根能够抑制鸭乙型肝炎病毒的复制，其治疗作用虽较拉米夫定弱，但药效时间长，安全性高。张晓刚[3]等通过白背叶根体外抗乙型肝炎病毒实验，表明白背叶根体外具有直接的抗乙型肝炎病毒活性的作用。夏星[4]等通过将黄酮类成分灌胃人工感染乙型肝炎病毒的雏鸭，发现该成分具有显著的抑制乙型肝炎病毒DNA复制的作用；夏星[5]等通过细胞体外实验发现该成分能够抑制肝癌细胞中HBsAg和HBeAg的分泌，能够有效抑制乙型肝炎病毒。

（2）保肝作用：赵进军[6]等通过用白背叶根的水煎剂对40%四氯化碳花生油溶液制备的肝纤维化大鼠模型血清中球蛋白和特定氨基酸的影响实验，显示白背叶根水煎液能显著改善肝纤维化大鼠模型的血清中球蛋白和特定氨基酸的水平，并能缓解肝脏内胶原纤维增生和肝脏炎症。

（3）抑菌及驱虫作用：单雪琴[7]等研究表明，白背叶根水煎剂对金黄色葡萄球菌有抑制作用，乙醇提取物能够抑制志贺氏杆菌；从根中分离出的化合物均能在不同程度上抑制金黄色葡萄球菌、枯草杆菌、大肠杆菌及绿脓杆菌。

（4）抗肿瘤活性：张芳红[8]等通过给予小鼠口服白背叶楤木皂苷，发现楤木皂苷在高剂量时对小鼠移植性肿瘤Hep、S180肉瘤的抑制率达到50.5%和47.8%，表明白背叶楤木皂苷具有显著的抗肿瘤活性；伦玉宁以及Xu[9-10]等采用MTT法观察白背叶某单体化合物分别对人体内四大恶性肿瘤细胞，即白血病细胞、宫颈癌细胞、黑色素瘤细胞和乳腺癌细胞进行抗肿瘤活性筛选，发现该单体化合物对这四种肿瘤细胞均有抑制作用；通过RT-PCR技术研究了该化合物的抗癌机制，并发现其抗癌活性具有剂量依赖性[11-12]。

（5）止血作用：谢金鲜[13]等通过复方白背叶的水煎剂与醇提取物作用于小白鼠与家兔，结果发现可明显缩短小白鼠的凝血时间及凝血酶原的作用时间，并能显著减少家兔血浆复钙的时间且对家兔离体主动脉平滑肌有一定的舒张作用；方显明[14]等通过研究白背叶合剂对急性胃、十二指肠出血的止血作用，发现止血率高达94.12%，具有显著的止血作用。

［**临床应用**］

（1）治疗蜂窝组织炎：白背叶、橘叶、桉树叶、乌桕叶各适量，捣烂敷患处。《福建药物志》

（2）治疗化脓性中耳炎：干白背叶30 g，加水250 mL，煎1 h，滤取煎液，先用白醋冲洗患耳，拭干后滴入药液，每次3～4滴，每日3次。《（南药）中草药学》

（3）治疗新生儿鹅口疮：白鹤叶适量蒸水，用消毒棉签，细心拭抹患处，随抹随清。每日3次，连抹2日。《岭南草药志》

（4）治疗皮肤湿疹：白背叶鲜叶水煎，洗患处。《福建中草药》

（5）治疗外伤出血、溃疡：白背叶树叶晒干，搓成棉绒收贮。出血时取适量贴上，外加绷带固定。《岭南草药志》

（6）治疗刀伤出血：取白背叶茎叶上星状毛外敷。《天目山药用植物志》

（7）治疗疮疖溃烂：白背叶3 g，冰片0.3 g，共研细末，撒敷患处。《安徽中草药》

（8）治疗后风：白背叶、艾叶，酒煎服。《江西中草药手册》

（9）治疗手足冻疮[15]："洗四方"煎汤外用熏洗。组方为大罗伞50 g，鸡血藤50 g，鸡骨香50 g，三叉苦50 g，细辛20 g，宽筋藤50 g，白背叶50 g，艾叶20 g，穿破石50 g，川芎50 g等，上药共用水煎得6～8 L置桶中，先以热气熏蒸患足或患手，蒸至药液稍温（40～50 ℃）时，将患处浸洗，共约30 min。每日1～2次，当天汤药可重复煎沸再用，3～5日为1个疗程。

（10）治疗胃、十二指肠出血：方显明等[16-18]采用随机分组方法，观察复方白背叶治疗胃、十二指肠出血100余例，结果表明复方白背叶临床治愈率和总有效率达到92%和96%。止血有效率达到94.12%，大便隐血平均转阴时间3～5日，疗效优于西咪替丁组。

参考文献

[1] ONO K，NAKANE H，MENG Z M，et al. Differential inhibitory effects of various herb extracts on the activities of reverse transcriptase and various deoxyribonucleic acid（DNA）polymerases［J］. Chem Pharm Bull（Tokyo），1989，37（7）：1810–1812.

[2] 徐舒，吕志平，蔡红兵，等. 白背叶根抗鸭乙型肝炎病毒的实验研究［J］. 中西医结合学报，2006，4（3）：285.

[3] 张晓刚，吕志平，谭秦湘，等. 白背叶根抗乙型肝炎病毒的体外实验研究［J］. 时珍国医国药，2006，17（8）：1437.

[4] 夏星，郑作文，谭为. 白背叶黄酮类化合物抗鸭乙型肝炎病毒活性研究［J］. 中国药房，2010，21（7）：590.

[5] 夏星，郑作文，谭为. 白背叶提取物WF对2215细胞分泌HBsAg和HBeAg的影响［J］. 时珍国医国药，2010，21（3）：631.

[6] 赵进军，吕志平，张绪富. 白背叶根对肝纤维化大鼠的实验研究［J］. 现代诊断与治疗，2002，13（5）：257.

[7] 单雪琴，冯廉彬，吴成顺，等. 白背叶化学成分的分析［J］. 植物学报，1985，27（2）：192.

[8] 张芳红，郭红云，谢明仁. 白背叶楤木皂苷对Hep和S180荷瘤小鼠抑制作用的实验［J］. 中国临床康复，2005，9（6）：162.

[9] 伦玉宁，郑作文，郭静. 白背叶提取物A的体外抗肿瘤活性研究［J］. 时珍国医国药，2011，22（1）：33.

[10] XU JIANFU, FENG ZIMING, LIU JIAN, et al. New hepatoprotective coumarinolignoids from *Mallotus apelta* [J]. Chem Biodivers, 2008, 5 (4): 591.
[11] 伦玉宁，郑作文，夏星. 白背叶提取物A的体外抗肿瘤机制的研究 [J]. 时珍国医国药，2010，21 (12): 3052.
[12] 郑作文，伦玉宁，毛健，等. 白背叶提取物A对人肿瘤细胞增殖的抑制作用研究 [J]. 时珍国医国药，2009，20 (12): 3029.
[13] 谢金鲜，林启云，黄启武，等. 复方白背叶的药理研究 [J]. 广西中医药，1994，17 (2): 45-47.
[14] 方显明，程世和，卢玲，等. 白背叶合剂治疗急性胃、十二指肠出血的临床报道 [J]. 中国医药学报，1991，6 (4): 32-34.
[15] 韦秋萍，伍艳靖. 洗四方熏洗治疗手足冻疮63例 [J]. 广西中医药，2009，32 (1): 40.
[16] 方显明，蒙定水，王荣球，等. 白背叶合剂治疗急性上消化道出血的临床观察和实验研究 [J]. 广西中医药，1989，12 (5): 1-3.
[17] 方显明，程世和. 复方白背叶治疗急性胃、十二指肠出血的临床报道 [J]. 中国医药学报，1991，6 (4): 32-34.
[18] 方显明，王荣球. 复方白背叶对急性胃、十二指肠出血的临床观察与实验研究 [J]. 中国中医急症，1993，2 (5): 198-200.

1.5.5 叶底珠

[基源] 为大戟科叶底珠*Securinega suffruticosa* (Pall.) Rehd. 的叶及花。

[别名] 叶下珠、狗杏条、黄根子、一叶萩。

[产地] 分布于江西、浙江、江苏、广西等地。

[性味功效] 味甘、苦，性微温、平。归肝、脾、肾经。祛风活血，补肾强筋。

[主治范围] 面部神经麻痹、小儿麻痹后遗症、眩晕、耳聋、风湿腰痛等疾病。

[用法用量] 内服：6~9 g，煎汤服。

[毒副反应及注意事项] 有毒。

[现代药理研究]

(1) 对中枢神经系统的兴奋作用：刘毅[1]等人研究发现一叶萩碱对脊髓有类似士的宁的兴奋作用，尤其对脊髓的兴奋作用较强，但与士的宁比较作用较弱，为后者强度的1/20~1/5，作用的维持时间也没有士的宁的作用时间长[2]。小剂量应用一叶萩碱能够提高大脑反射的兴奋性，但大剂量应用则会引起强直性惊厥，同时一叶萩碱还可以加强大脑皮层的条件反射，缩短潜伏期，因此可以促进学习和提高记忆重现，改善乙醇溶液造成的记忆获得和重现性障碍。

(2) 对心血管作用：一些学者通过实验研究得出叶底珠叶子的煎剂对蟾蜍和猫的心脏有兴奋作用，小剂量一叶萩碱无此作用；叶底珠叶子的煎剂和硝酸一叶萩碱作用于兔和狗均可引起呼吸兴奋和血压下降的现象。阎应举[3]等人的实验证明一叶萩碱具有使呼吸兴奋和血压下降的功效。叶底珠中的有效成分，如芦丁、槲皮素、葛根素、人工合成的立可定 (recordin) 等均有明显的扩张冠状动脉作用，已用于临床，且对由二磷酸腺苷、胶原或凝血酶引起的血小板聚集及血栓形成也有抑制作用[4]。

（3）对造血干细胞的作用：赵静[5]等人的研究表明一叶萩碱是通过支配骨髓的自主神经，改善骨髓微循环，达到改善骨髓造血功能的作用，或者通过肾上腺素能受体，促进较多干细胞进入细胞周期而产生疗效。

（4）代谢：宋振玉[6]等对一叶萩碱的代谢做了深入的研究，表明大鼠灌服一叶萩碱后，自消化道消失很快，给药15 min即消失一半；以一叶萩碱50 μg与大鼠小肠内容物混合，37 ℃温孵1 h，70%以上一叶萩碱被破坏，说明一叶萩碱口服在肠内大部分被破坏，故主张不宜口服给药；一叶萩碱0.5 mg腹腔注射，在小鼠体内消失很快，30 min后，体内已测不到该药；大鼠静脉注射后，分布以肾脏浓度为最高，心、脑次之，由大鼠的实验证明了血液和肝脏对一叶萩碱的代谢能力最强。

（5）抗肿瘤作用：刘卫军[7]等人发现一叶萩碱可以改善再生障碍性贫血患者造血环境，促使细胞增生，本身也具有一定的抑瘤活性，与环磷酰胺（CTX）合用，有协同抑瘤作用，还可拮抗CTX造成的骨髓抑制。

（6）抗炎作用：据报道叶下珠中的黄酮类化合物，如芦丁及其衍生物羟乙基（hydroxyethylrutin）、二氢槲皮素（taxifolin）以及橙皮苷-甲基查尔酮（HMC）等对角叉菜胶、5-HT及前列腺素诱发的大鼠足爪水肿、甲醛引起的关节炎及棉球肉芽肿等均有明显抑制作用。一些研究表明黄酮类化合物的抗炎作用可能与前列腺素生物合成过程中的脂氧化酶（Li-poxygenase）受到抑制有关[8]。

［临床应用］

（1）治疗慢性再生障碍性贫血：每日肌内注射一叶萩碱8～24 mg，疗程为0.5～6个月。治疗期间除用支持疗法外，不用其他中西药治疗，共观察123例。结果显示基本治愈及缓和18例，明显进步40例，无效65例，总有效率47.1%[5]。张宝松等[9]采用SSL（司坦唑醇、左旋咪唑、一叶萩碱）方案治疗，总有效率可提高至69.3%。

（2）治疗神经源性尿潴留：一叶萩碱注射液8～16 mg，每日1～2次，肌内注射[5]。

（3）抗肿瘤治疗：刘卫军等[10]研究发现一叶萩碱能通过促进外钙内流升高诱导人白血病细胞株K562细胞凋亡。

（4）治疗小儿脊髓灰质炎后遗症：一叶萩碱肌内注射0.8 mg/（kg・d），每日1次；穴位注射0.6 mg/（kg・d），每日1次，每日选穴3个或4个，交替注射。常用穴有足三里、风池、四强、伏兔、阳陵泉、环跳等。14日为1个疗程，间隔3～5日继续1个疗程。3个疗程为一阶段[5]。

（5）治疗更年期综合征：更年期综合征40例，其中肝肾阴虚、虚阳上亢26例，肝肾阴虚8例，肝气失调4例，气血两虚2例。每日口服一叶萩碱片3次，每次2片（每片含一叶萩碱4 mg）。治疗20日，症状全部消失或基本消失15例，症状部分消失21例，症状基本无改变4例。肝肾阴虚型26例，治疗后全部有效，气血两虚效果较差[5]。

参考文献

［1］刘毅，岳志华，张娜．一叶萩碱的研究进展［J］．中国药事，2009，23（8）：817-828.

[2] 陈先瑜. 硝酸一叶萩碱的中枢惊厥作用 [J]. 中华医学杂志，1997，57（6）：334-337.
[3] 阎应举. 一叶萩碱的药理研究 [J]. 青岛医学院学报，1962，1：34-38.
[4] BERE A. Flavonoids and biofavonoids [M]. Amsterdam：Elsevier，1981：421.
[5] 赵艳，杜静. 一叶萩碱的临床新用途 [J]. 中国临床医学，2004，32（9）：40-41.
[6] 宋振玉. 一叶萩碱的代谢 [J]. 中华医学杂志，1973，53（4）：229-235.
[7] 刘卫军，顾振纶，周文轩. 一叶萩碱的抑瘤和拮抗环磷酰胺毒性作用 [J]. 中国药理学通报，1997，13（6）：529-530.
[8] BAUMABB J. Flavonoids and biofavonoids [M]. Amsterdam：Elsevier，1981：411.
[9] 张宝松，于小王，张国俭，等. 自制造髓补血口服液治疗再障性贫血的疗效观察 [J]. 中原医刊，2002，29（3）：12-13.
[10] 刘卫军，顾振纶，周文轩，等. 一叶萩碱诱导K562细胞凋亡 [J]. 中国药理学通报，1999，15（2）：135-138.

1.5.6　红鱼眼

[基源] 为大戟科植物无毛龙眼睛*Phyllanthus reticu-lates* Poir. var. glaber Muell. Arg. 或龙眼睛*Phyllanthus reticulates* Poir. 的干燥茎。

[别名] 龙眼睛、烂头钵、罩捞藤。

[产地] 分布于云南、广东、广西等地。

[性味功效] 味微涩，性平，归肝经。祛风活血，散瘀消肿。

[主治范围] 风湿性关节炎痛，跌打损伤等痹证。

[用法用量] 9 ~ 15 g。水煎服或浸酒服。

[毒副反应及注意事项] 有毒。

[现代药理研究]

（1）消炎镇痛作用：有研究实验[1]发现壮药风湿药酒（含红鱼眼）对二甲苯所致小鼠耳郭肿胀、小鼠醋酸造模的疼痛扭体次数以及大鼠佐剂性关节炎的足趾肿胀度具有抑制作用。

（2）抑菌作用：据报道[2]，红鱼眼提取液对炭疽病菌的抑菌效果较好，对蒂腐病亦有一定的抑菌效果。

（3）抗氧化作用：黄彬彬[3]等研究发现从红鱼眼中提取的黄酮类化合物在一定浓度范围内具有较强的清除自由基和抗氧化能力，是一种较好的天然抗氧化剂。

[临床应用]

（1）治疗风湿性、类风湿性关节炎：滕红丽[4]等常用红鱼眼等十数味药材，采用壮医熨浴疗法治疗类风湿性关节炎、痛风、强直性脊柱炎等。

（2）治疗膝关节骨性关节炎：运用祛风除湿、散瘀消肿的红鱼眼，配合别的药味外用熨洗患处，治疗膝关节骨性关节炎亦有良好效果[5]。

（3）治疗红斑性肢痛症：有报道[6]，用罩捞藤（红鱼眼）生药切碎，加洗米水煎沸后外洗，配合罩捞藤合四妙散加减内服等，治疗红斑性肢痛症，能明显缩短病程。

（4）糖尿病腹泻：朱红梅[7]运用壮药红鱼眼健脾温肾、化湿止泻的功效。治疗糖尿病腹泻，疗效显著，红鱼眼组胃泌素水平明显低于西药治疗组。

（5）皮肌炎：黄鸿诏[8]采用了山风、三叶青藤、九层风、红鱼眼等十数味中草药水煎和药酒内服治疗皮肌炎，取得满意效果。

参 考 文 献

［1］陈毅飞，蒋才武，胡东南．风湿壮药超微粉的消炎镇痛作用研究［J］．时珍国医国药，2009，20（2）：311-312.

［2］杨胜远，邓卫利，熊德元，等．中草药成分对芒果病原菌的抑菌作用［J］．药物生物技术，2001，8（6）：335-338.

［3］黄彬彬，马健雄．壮药红鱼眼黄酮类化合物的提取及其抗氧化活性研究［J］．中国药师，2013，16（7）：952-954.

［4］滕红丽，梅之南，蒋桂江．壮医熨浴疗法在风湿免疫病治疗中的应用研究［J］．四川中医，2009，27（8）：86-87.

［5］钟丽雁，李凤珍，谢爱泽．壮药内服加药熨治疗膝关节骨性关节炎30例观察［J］．实用中医药杂志，2009，25（6）：358.

［6］赖祥林．罩捞藤治疗红斑性肢痛症的临床观察［J］．辽宁中医杂志，2000，27（2）：73-74.

［7］朱红梅．壮药红鱼眼治疗糖尿病腹泻疗效观察［J］．辽宁中医杂志，2004，31（9）：724-725.

［8］黄鸿诏．皮肌炎［J］．广西中医药，1979（04）：46-47.

1.5.7 鸡骨香

［基源］为大戟科巴豆属植物鸡骨香*Croton crassifolius* Geisel.（C. chinensis Benth.）的根。

［别名］山豆根、木沉香、土沉香、驳骨消。

［产地］分布于我国海南、广东、广西、福建等南部地区以及越南、老挝、泰国等国家。

［性味功效］味辛、苦，性温，小毒。理气止痛，祛风除湿，舒筋活络[1]。

［主治范围］风湿痹痛、腰腿痛、胃及十二指肠溃疡、胃肠功能紊乱、胃肠胀气、咽喉肿痛、黄疸、疝痛、跌打肿痛、外治毒蛇咬伤等。

［用法用量］内服：6～15 g；煎汤服或浸酒服、研末冲服。外用：研末调敷。

［毒副反应及注意事项］本品有小毒，内服宜慎。

［现代药理研究］

（1）抗炎：杨敏[2]对鸡骨香复方风湿宁治疗跌打损伤和风湿的机制进行探讨，发现风湿宁对大鼠急性软组织损伤能明显改善瘀斑程度、改善伤肢肿胀程度和肌肉颜色。

（2）镇痛：陈文治等[3]研究鸡骨香复方温经通络方外洗对膝关节创伤性关节炎关节液一氧化氮（NO）、超氧化物歧化酶和丙二醛的影响及临床疗效，探讨其治疗机制，结果表明温经通络方熏洗可减少关节液中NO及丙二醛含量，增加超氧化物歧化酶含量，并有效地缓解创伤性关节炎的临床症状。

（3）抗菌：詹海勇等[4]研究鸡骨香复方胃舒散对功能性消化不良患者血浆胃动素及幽门螺旋杆菌的影响，结果显示胃舒散组的显效率和总有效率优于多潘立酮组。

［临床应用］

（1）治疗胃、十二指肠溃疡：鸡骨香、两面针、高良姜、乌贼骨粉各6 g，石菖蒲、甘草各3 g，共为细末，炼蜜为丸，每丸重6 g，每次服1丸，每日3次，15日为1个疗程。《全国中草药汇编》

（2）治疗慢性胃炎、浅表性胃炎：炮猪蹄、白及、七叶一枝花各30 g，竹节参15 g，单叶铁线莲20 g，海螵蛸、高良姜各10 g，鸡骨香6 g，甘草5 g，共烘干，研极细末，过筛。装入胶囊密封，每次服用6 g，以冷米汤水送服[5]。

（3）治疗跌打损伤、关节炎、关节痛：山栀子、生南星、生半夏、生川乌、生草乌、两面针、白附子、桂枝、归尾、大黄、鸡骨香、没药、桃仁、川连、白芷各1两（50 g），红花、田七、石菖蒲、姜黄、川椒、细辛各5钱（25 g），樟脑、冰片各4钱（20 g），红丹2斤（1 000 g），蓖麻油5斤（1 000 mL）（花生油亦可）[6]。

参考文献

［1］杨先会，陈尚文，林强，等. 鸡骨香的萜类成分研究［J］. 广西植物，2009，29（2）：272–274.

［2］杨敏. 复方风湿宁治疗跌打损伤和风湿机制探讨［J］. 中国当代医药，2010，17（18）：89–90.

［3］陈文治，王慧敏，邓晓强，等. 研究温经通络方外洗对膝关节创伤性关节炎关节液NO、SOD、MDA的影响［J］. 实用医学杂志，2010，26（16）：3041–3042.

［4］詹海勇，黄聪武，李壁宏，等. 胃舒散对功能性消化不良患者血浆胃动素及幽门螺杆菌的影响［J］. 广东药学院学报，2006，22（3）：346–348.

［5］彭南国. 土家族治胃病特效方［J］. 农村新技术，2010（3）：46.

［6］郭朝广. 自制风湿跌打膏止痛效果观察［J］. 广西赤脚医生，1977（3）：35.

1.5.8 黑面叶

［基源］为大戟科植物黑面神*Breyuia*，*fruticosa*（L.）Hook. f. 的干燥嫩枝叶。

［别名］黑面叶、狗脚利、蚊惊树、夜兰、山夜兰、田中逵、四眼叶、夜兰茶、铁甲将军、老鸦写字，庙公仔、青凡木、四眼草、鸡肾叶。

［产地］分布于广东、广西、福建、海南、云南等地。

［性味功效］味微苦，性凉，有毒。清热祛湿，活血解毒。

［主治范围］主要用于腹痛吐泻，湿疹，缠腰火丹，皮炎，漆疮，风湿痹痛，产后乳汁不通，阴痒等症。

［用法用量］内服：0.5～1两（25～50 g），煎汤服。外用：煎水洗、捣敷或研末撒。

［毒副反应及注意事项］尽管黑面神具有广泛的生物活性，但也是有毒中草药，其毒性为枝叶有毒，《中华本草》中记载，黑面叶味微苦，性凉，有毒。黑面神根味苦，性寒，有毒。内服不宜过量、久服，孕妇禁服。《浙江药用植物志》记载："孕妇忌服。黑面神根有毒。内服过量可引起中毒性肝炎"。文献曾报道[1]，4例患者服

30～100 g鲜品（煎剂）后引起中毒性肝炎，表现为头晕、头痛、上腹不适、频繁呕吐、胃纳减退、黄疸、甚至深度昏迷、肝肿大、压痛，肝功能检查明显损伤；1例小孩因肝昏迷而死亡。《中药大辞典》中记载[2]小鼠腹腔注射5%黑面神注射液（去鞣质）每只0.4 mL，观察2星期无死亡。家兔静脉注射40 mL后，再每日注射4次，每次20 mL，连续10日，未见异常。15日后解剖检查，各脏器无任何改变。结果表明因黑面神表皮含有大量鞣质，除去鞣质的黑面神注射液毒性较低。徐荔等人[3]对黑面神药材的水煎浓缩液（生药13.34 g/mL）进行了小鼠急性毒性试验，计算得到小鼠灌胃给予黑面神的半数致死量为生药123.87 g/kg。死亡动物和观察结束后处死的小鼠，肉眼观察除肺部瘀血外，心、肝、脾、肾等各主要脏器色泽、性状、大小等未见异常。

［现代药理研究］

（1）抗炎作用：通过二甲苯致小鼠耳郭肿胀实验及腹腔注射醋酸致小鼠腹腔毛细血管通透性增高实验，观察黑面神枝叶水提物灌胃给药对炎症反应的影响。结果表明黑面神水提液具有明显的抗急性炎症作用[4]。此外，将黑面神枝叶水提物外涂小鼠右耳正反两侧，通过二甲苯致小鼠耳郭肿胀实验，观察黑面神外用给药对炎症反应的影响。结果显示黑面神水提物外用给药对急性炎性肿胀具有明显抑制作用，但不显示剂量依赖性[4]。

（2）抗菌作用：1∶1 200黑面神流浸膏稀释液在试管内对金黄色葡萄球菌、绿脓杆菌、大肠杆菌、福氏痢疾杆菌、甲型链球菌均有很强的抑菌作用，可能与其所含鞣质有关[2]。有文献报道[5]，将健康狗6只分为治疗组和对照组，每只狗每公斤体质量静脉注入4亿绿脓杆菌，造成绿脓杆菌败血症，再应用黑面神进行治疗。实验结果证明，黑面神有较好的抑菌作用。采用纸片扩散法和试管二倍稀释法对比研究黑面神茎、枝叶乙醇和水提取物的体外抑菌作用。结果表明黑面神枝叶抑菌作用明显强于茎，且水提物作用较醇提物强，验证了民间以黑面神干燥嫩枝叶为药用部位治疗各类皮肤疾病的疗效。

（3）抗病毒作用：黑面神全草提取物（100～500 μg/mL）对鼠RNA病毒逆转录酶和人DNA聚合酶有抑制作用[6]。孟正木等[7]研究鸡血藤、赤芍、芡实、白背叶、何首乌、三加皮、肾蕨和青凡木（黑面神）等8种中草药提取物对单纯疱疹病毒Ⅰ型、水疱性口炎病毒、流感病毒A型、腺病毒Ⅲ型及艾滋病毒逆转录酶活性的影响。结果发现，青凡木对腺病毒、水疱性口炎病毒显示较低的CPIE，表明有强的抗病毒活性，但其细胞毒性大。

（4）免疫抑制作用：通过黑面神水提物连续灌胃5日，观察黑面神对正常小鼠免疫器官指数的影响及炭廓清实验法测定小鼠网状内皮系统中巨噬细胞的吞噬功能，结果表明黑面神水提物对小鼠免疫功能有抑制作用。

［临床应用］

（1）治疗疮：黑面叶捣烂敷患处。《岭南草药志》

（2）治疗乳管不通而乳少：黑面叶捣烂，和酒糟、蜜糖服之。《岭南采药录》

（3）治疗湿疹、过敏性皮炎、皮肤瘙痒：黑面叶枝叶煎水洗或鲜叶捣汁涂。《广州空军常用中草药手册》

（4）治烂疮：青凡木叶一两（50 g），半边莲五钱（25 g），黑墨草二钱

（10 g），捣烂敷。《广西中草药》

（5）治蜘蛛咬伤，刀伤出血：青凡木叶捣烂敷。《广西中草药》

（6）治疗慢性支气管炎：黑面叶（鲜）30 g，东风橘、芒果叶各15 g，红糖9 g，水煎服，每日1剂治疗慢性支气管炎。《全国中草药汇编》现代临床应用中，黑面神合剂新复方治疗慢性气管炎262例，服药2个疗程临床控制率为42.37%，其中糖浆剂为40.00%，浸膏片为47.13%；适当延长疗程，疗效继续上升，同时服药后在短期内临床症状缓解迅速，疗效稳定，复发率低，是治疗慢性气管炎疗效较好的方剂，且没有明显副作用[5]。

（7）治疗各类皮肤病：黑面叶、百部各60 g，水煎冲明矾适量，洗患处治疗油漆过敏、湿疹。《福建药物志》现代临床应用中，神矾散对于接触性皮炎、皮肤瘙痒证、脚气病、冻疮、湿热隐疹等症有效，对于接触油漆或红花油引起的皮肤过敏有特效[8]。

（8）治疗各类咬伤：黑面叶、蛇总管、黑骨走马，捣烂取汁，再用洗米水将药煎汤1小碗，加入药汁和服，药渣外敷伤口周围治蛇咬伤。《岭南草药志》

（9）其他方面应用：黑面叶根15 ~ 30 g，水煎服，治疗扁桃体炎，咽喉炎。《常用中草药手册》

参考文献

［1］MCEALLA TM，HASKINS FA．Phytotoxic substances from soil microorganisms and crop residues［J］．Bacteriol Review，1964，28（2）：181-207.

［2］江苏新医学院．中药大辞典：下册［M］．上海：上海科学技术出版社，1977：2386.

［3］范文昌，梅全喜，李楚源．广东地产清热解毒药物大全［M］．北京：中国古籍出版社，2011：615-616.

［4］彭伟文，谭泳怡，梅全喜，等．黑面神水提物抗炎作用实验研究［J］．今日药学，2012，22（3）：145-147.

［5］中国人民解放军第一八七医院．黑面神合剂新复方治疗慢性气管炎262例疗效总结［J］．广东医药资料：慢性支气管炎专刊，1975（3）：37-41.

［6］ONO K，NAKANE H，SHIMIZU S，et al．Inhibition of HIV-reverse transcriptase activity By asterriquinone and its analogues［J］．Chem Pharm Bull，1989，37（7）：1810.

［7］孟正木．八种中草药的抗病毒活性研究［J］．中国药科大学学报，1995，26（1）：33.

［8］姚启华．神矾散的制备与用法［J］．中国中医药信息杂志，1997，4（6）：28.

1.6　马　鞭　科

1.6.1　大叶紫珠

［基源］为马鞭草科植物大叶紫珠*Callicarpa macrophylla* Vahl的根和叶。

［别名］紫珠草、大风叶、赶风紫、红大曰、假大艾。

［产地］分布在广东、广西、福建、贵州、云南等地。

［性味功效］味辛、苦，性平。散瘀止血，消肿止痛，消炎生肌。

[主治范围] 吐血、咯血、鼻出血、便血、化脓性炎症。外用治疗外伤出血、跌打肿痛、风湿骨痛。

[用法用量] 内服：15～30 g，煎汤服。外用：适量，捣敷或研末撒。

[毒副反应及注意事项] 孕妇慎用。

[现代药理研究]

（1）抗炎作用：大叶紫珠总黄酮的提取液对二甲苯引起的小鼠耳郭肿胀有显著抑制作用，且高剂量组抑制小鼠耳郭肿胀度作用明显优于阿司匹林，说明大叶紫珠总黄酮提取液对于急性炎症反应具有较强的抑制作用[1]。

（2）镇痛作用：大叶紫珠总黄酮的提取液能明显抑制冰乙酸诱发的小鼠扭体次数，且呈剂量依赖性。说明大叶紫珠总黄酮提取液有止痛作用[1]。

（3）止血作用：高剂量大叶紫珠总黄酮的提取液能明显缩短凝血时间，并且止血效果优于云南白药[1]。

（4）抑菌作用：实验表明[2]，广东紫珠（大叶紫珠）提取物体外对金黄色葡萄球菌、伤寒沙门杆菌有较强的抑菌作用，对实验性炎症早期渗出有明显的抑制作用。

[临床应用]

（1）治疗褥疮：大叶紫珠的叶晒干，研成粉末撒于褥疮创面，2～3日换药1次，4周内的评估疗效，总有效率达92.5%[3]。

（2）治疗慢性肾炎：慢性肾炎湿热症患者出现血尿为主症时，予白茅根、小槐花、紫珠叶、小蓟、荠菜花、仙鹤草、墨旱莲、苎麻根等药随症加减。紫珠止血不留瘀，活血而无耗散，适用于各种血证[4]。

（3）治疗肺结核：肺结核患者合并咯血予三七血伤宁胶囊（由三七、大叶紫珠及提取物、重楼、冰片、朱砂、生草乌、黑紫藜芦、山药组成）口服，取得较好疗效[5]。

（4）治疗慢性肾功能衰竭：用中医制剂自动结肠透析机进行高位结肠保留灌肠，隔日1次，4周为1个疗程，共2个疗程，取得较好疗效。其药物组成为蒲公英20 g，大黄20 g，生牡蛎30 g，莪术15 g，茺蔚子20 g，血瘀重加皂角刺10 g，便血加槐花20 g，大叶紫珠草30 g[6]。

参考文献

[1] 余行，徐诗强，马冬晴，等. 大叶紫珠总黄酮的提取工艺优选及其抗炎、镇痛及止血作用考察[J]. 中国实验方剂学杂志，2013，19（12）：8-11.

[2] 周伯庭，李新中，钟广蓉，等. 广东紫珠地上部位主要药效学试验[J]. 中国现代医学杂志，2006，16（2）：204-206.

[3] 许伍娣，李宇青. 紫珠叶散治疗压疮的疗效观察[J]. 中医中药，2012，19（21）：154-156.

[4] 吴颢，盛梅笑. 清利药应用于慢性肾炎湿热证的体会[J]. 辽宁中医杂志，2012，39（1）：187-189.

[5] 邵艳新，赵良义，张笑丹，等. 中药在治疗结核病中的作用与临床应用[J]. 现代中西医结合杂志，2009，18（7）：830-832.

[6] 詹继红，王松，王映林，等. 中药结肠透析治疗慢性肾功能衰竭临床观察[J]. 辽宁中医杂

志，2007，34（11）：1591-1592.

1.6.2　马鞭草

［**基源**］为马鞭科植物马鞭草*Verbena officinalis* Linn.的全草。

［**别名**］马鞭、龙芽草、凤颈草、紫顶龙芽、铁马鞭、狗牙草等。

［**产地**］分布于中南、西南及山西、陕西、甘肃、新疆、江苏、安徽、浙江、江西、福建等地。

［**性味功效**］味苦、辛，性微寒。清热解毒，活血通经，利水消肿，截疟。

［**主治范围**］感冒发热、咽喉肿痛、牙龈肿痛、黄疸、痢疾、血瘀经闭、痛经、癥瘕、水肿、小便不利、疟疾、痈疮肿毒、跌打损伤。

［**用法用量**］内服：15～30 g或鲜品30～60 g，煎汤服或入丸、散服。外用：适量，捣敷或煎水洗。

［**毒副反应及注意事项**］孕妇慎用，脾阴虚而胃气弱者勿服，疮疡久而虚者，斟酌用之。

［**现代药理研究**］

（1）抗炎止痛作用：马鞭草水煎液和醇提液（含生药1 mg/mL）具镇痛作用，能显著抑制小鼠扭体反应，提高热板引起的痛阈值。还可明显抑制二甲苯所致小鼠耳郭肿胀和角叉菜胶引起的大鼠足跖肿胀，减少大鼠棉球肉芽肿的重量，提示两种提取物均有明显的抗炎镇痛作用[1，2]。

（2）调节免疫作用：用95%的乙醇提取马鞭草全草并用生理盐水配制成2 mg/mL马鞭草醇提物，研究马鞭草抗感染的免疫活性机制。结果表明[3]，醇提物对小鼠T淋巴细胞增殖能力、抗体形成细胞分泌抗体的能力具有明显的增强效应，对小鼠吞噬细胞功能则具有明显抑制效应，提示醇提物能增强小鼠T细胞、B细胞免疫功能和抑制小鼠吞噬细胞功能。此外，马鞭草醇提物对小鼠白细胞介素-2的生物活性具有增强作用，提示该药在机体的抗感染、抗肿瘤作用可能与其免疫增强作用有关。

（3）抗真菌、抗氧化作用：实验证明[4]，50%马鞭草叶甲醇提取物和咖啡酸衍生物均有良好的抗真菌和抗氧化作用，其挥发油能有效对抗蜡状芽孢杆菌和绿脓杆菌，其中单体成分香芹酚能够完全抑制橘青霉菌。

（4）对子宫平滑肌的作用：马鞭草临床应用及大量的动物整体和体外实验研究证明马鞭草苷能显著增加子宫平滑肌的收缩频率和振幅，马鞭草苷较高浓时对子宫平滑肌呈现先短暂兴奋后持续抑制的作用[5]。

（5）抗早孕作用：其抗早孕作用机制主要为兴奋子宫平滑肌和对滋养细胞的作用[5]。

（6）抗肿瘤作用：马鞭草醇提液对人绒毛膜癌、人肝癌、人胚肺2倍体成纤维细胞株的抑制作用结果显示，其对人绒毛癌细胞有明显抑制作用，而对其他两种细胞无抑制作用[6]。

（7）其他作用：马鞭草水煎剂有镇咳作用，其有效成分为β-谷甾醇和马鞭草苷；对哺乳动物有持久的促进乳汁分泌的作用；可促进家兔的血液凝固，小剂量对交感神经末梢兴奋，大剂量抑制。对疟原虫有抑制作用，可使疟原虫变形。还能显著提高辐射后小鼠的超氧化物歧化酶活性，增加谷胱甘肽含量，降低丙二醛含量，提示马鞭草注射液对辐射损伤小鼠有明显的保护作用[7]。

（8）毒性：其毒性很低，不溶血，有拟副交感作用。

［临床应用］

（1）治疗口腔炎症：取马鞭草新鲜全草100 g（或干草50 g）洗净，加水300 mL。置砂锅中煮沸5～10 min。待药液温度稍降后，用以含漱或含服，每日6～8次，每日1剂，一般2～5日可愈。应用此法已治疗牙龈肿痛及口腔黏膜溃疡百余例[8]。

（2）治疗乳痈：马鞭草全草，加2个青壳鸭蛋，加水500 mL，煮熟。取出鸭蛋用毛巾包裹，乘热外敷于乳房硬结疼痛处，待冷却后与煎煮的马鞭草液一起服下，每日1剂。轻者1～2剂即愈，重者需服4～5剂，不需用抗生素。共治疗180例急性乳腺炎患者，有效率达100%[9]。

（3）治疗血尿：刘百祥等[10]在方剂内加入马鞭草治疗36例小儿急性肾小球肾炎患者，结果36例全部有效，追踪复查2～6个月未见复发者。

（4）治疗阴道炎：戚忠华[11]记录了紫花地丁、马鞭草各30 g，煎液灌洗外阴及阴道，治疗48例霉菌性外阴阴道炎。经观察痊愈44例，好转4例，有效率达100%。

（5）治疗跌打损伤：

①马鞭草100 g，鲜桃树叶50 g，捣烂，加白芷粉20 g，并加入适量黄酒调匀，均匀地敷于患部，效果满意[12]。

②鲜马鞭草100 g，鲜桑叶、樟树叶、韭菜各50 g，用酒少许炒热敷伤处治疗足扭伤[13]。

③鲜马鞭草100 g，鲜桃树叶50 g，捣烂，加香白芷粉15 g，并入米酒适量，调为糊状，先用冷盐水擦洗患部，干后均匀涂马鞭草膏，并外敷以塑料薄膜，再用纱布绷带简单包扎。用此法经治急性软组织扭挫伤60例均痊愈[14]。

（6）治疗妊娠合并血小板减少：用柴胡木贼汤治以疏肝理气，凉血止血，有良好效果。方用柴胡10 g，黄芩10 g，木贼10 g，卷柏15 g，马鞭草15 g，赤芍10 g，白芍10 g，生地黄15 g，白茅根20 g，茜草15 g，仙鹤草20 g，紫草10 g[15]。

（7）治疗肾囊肿：肾囊肿中医诊断为脾肾虚夹湿型腰痛，用参苓白术散加补益肾气药物再加马鞭草、鹿含草、丹参、益母草等健脾补肾，祛湿活血止腰痛，获良效[16]。

（8）治疗慢性病毒性乙型肝炎：慢性乙型肝炎病情迁延不愈，最后导致肝肾阴虚，用养阴柔肝化湿解毒方：生甘草6 g，苍术、苦参各9 g，白芍、茵陈、生地黄、虎杖、川石斛、半枝莲、车前子、北沙参各16 g，猫人参、丹参、岗稔根、马鞭草各30 g，水煎200 mL，每日1剂，早晚口服，总有效率达95%[17]。

（9）预防疟疾及治疗疟疾初起：在疟疾流行季节，可用马鞭草30 g，青蒿15 g后下，甘草8 g，加水煎成300 mL，每日2分次温服。每日1剂，连服2剂，以后每剂服2日，可预防疟疾[18]。

（10）防治钩端螺旋体病和流行性感冒：患者夏秋季曾遇山洪暴发，接触污水，数日后出现头痛，发冷发热，全身肌肉酸痛，尤其是小腿酸痛严重，腓肠肌压痛，舌质红，苔黄厚腻，用马鞭草30 g，青蒿15 g后下，白蔻仁10 g后下，藿香8 g后下，柴胡、贯众、甘草各12 g，黄芩10 g，连翘15 g，加水煎成450 mL，每日分2次温服，见效后再服1剂。此方以马鞭草为主药，用以抗疾，防治疫区钩端螺旋体病，兼防治流行性感冒、登革热等流行性传染病[18]。

参考文献

[1] 王振富．马鞭草抗炎作用的实验研究[J]．中国民族民间医药，2009，18（1）：8-9.

[2] 王振富．马鞭草镇痛作用的实验研究[J]．中国民族民间医药，2009，17（2）：35-36.

[3] 王文佳，王平，俞琦，等．马鞭草醇提物免疫活性的初步研究[J]．贵阳中医学院学报，2008，30（4）：17-18.

[4] De. M. L.，De. F. V.，FRATIANNI，F.，et al. Chemistry，antioxi-dant，antibacterial and antifungal activities of volatile oils and their components[J]．Nat Prod Commun，2009，4（12）：1741-1750.

[5] 张涛，李万，阮金兰．马鞭草化学成分对大鼠离体子宫平滑肌条作用的研究[J]．中国中医药科技，2001，8（5）：313.

[6] 焦中秀，徐小晶，周菁，等．马鞭草醇提液对绒毛膜癌JAR细胞增殖的影响[J]．南京医科大学学报，1999，19（5）：378-380.

[7] 许建安．马鞭草对-（60）Co照射小鼠保护作用的研究[J]．医学信息（上旬刊），2011，24（5）：2550-2552.

[8] 刘学平．马鞭草治牙龈肿痛及口腔黏膜溃疡[J]．中国民间疗法，2002，10（2）：40-41.

[9] 林碧华．马鞭草治疗急性乳腺炎180例[J]．中国民间疗法，2000，8（9）：33.

[10] 刘百祥，谭李红．马鞭草治疗血尿[J]．中医杂志，2001，42（7）：393-394.

[11] 戚忠华．紫花地丁、马鞭草治疗霉菌性外阴阴道炎[J]．四川中医，1988（7）：39.

[12] 陈兴宗，陈秀凤，陈萍．马鞭草膏治急性扭挫伤[J]．中国民间疗法，2005，13（8）：28.

[13] 鲁侠，王红梅．马鞭草治疗跌打损伤12例[J]．中国民间疗法，2001，9（12）：61.

[14] 刘建武，李省慧，王晓慧．马鞭草膏外敷治疗急性软组织扭挫伤[J]．中医外治杂志，2001，10（2）：37.

[15] 刘莉，王汝芹，赵炳鸿．柴胡木贼汤治疗妊娠合并血小板减少的临床观察[J]．中国妇幼保健，2011，26（8）：1276-1277.

[16] 马小青，王耀光．黄文政教授用参苓白术散治疗慢性肾脏病经验[J]．吉林中医药，2010，30（10）：840-841.

[17] 杨浦，徐菁．清热活血马鞭草[N]．上海中医药报，2013-05-31（003）.

[18] 庄克章．癌症验案二则[J]．中国民间疗法，2006，14（10）：13-14.

1.6.3　兰香草

[基源] 为马鞭草科植物兰香草*Caryopteris incana*（Thunb.）Miq. 的全草或带根全草。

[别名] 石将军、莸、婆绒花、石母草、九层楼、野薄荷、茵陈草、节节花、独脚

球、山薄荷、紫罗球、野仙草、避蛇虫、石仙草、小六月寒、血汗草、九层塔。

[产地] 分布于江苏、安徽、浙江、江西、福建、湖北、湖南、广东、广西等地。

[性味功效] 味辛，性温。疏风解表，祛寒除湿，散瘀止痛。

[主治范围] 主风寒感冒，头痛，咳嗽，脘腹冷痛，伤食吐泻，寒瘀痛经，产后瘀滞腹痛，风寒湿痹，跌打瘀肿，痈疽不消，湿疹，蛇伤。

[用法用量] 内服：10～15 g，煎汤服或浸酒服，外用：适量，捣烂敷、绞汁涂或煎水熏洗。

[现代药理研究]

（1）抗菌作用：兰香草素钠（兰素钠）在体外（试管稀释法）对金黄色葡萄球菌和白喉杆菌有明显的抑制作用，对伤寒杆菌、甲型和乙型副伤寒杆菌、绿脓杆菌、大肠杆菌、痢疾（弗氏）杆菌等以及溶血性链球菌也有一定作用；较高浓度为杀菌，较低浓度为抑菌。试验证明对小鼠金黄色葡萄球菌感染有良好的治疗效果，可降低大多数实验动物的死亡率。

（2）止咳作用：口服兰香草煎剂20 g/kg对氨水刺激引起慢性气管炎的小鼠有止咳作用。

孙凌峰[1]等研究认为兰香草挥发油中的一些主要成分，如紫苏醇、香芹酮、马鞭草烯酮及其中所含的酚类化合物都有一定的抑菌、杀菌功效。

[临床应用]

（1）治疗跌打肿痛：鲜兰香草捣敷患处。《广西中草药》

（2）治疗感冒头痛、咽喉痛：兰香草15 g，白英9 g，水煎服。《浙江民间常用草药》

（3）治疗湿疹、荨麻疹：兰香草30 g，炖猪肉服；另取兰香草适量熏洗；再取其鲜品绞汁加雄黄外涂。《福建中草药》

（4）治疗阴疽：鲜兰香草、两面针、算盘子各30 g，水、酒各半炖服。《福建中草药》

（5）治疗疖肿：鲜兰香草捣烂敷患处。《浙江民间常用草药》

（6）治疗气滞胃痛：莸干全草30 g，水煎服。《福建中草药》

（7）治疗产后瘀痛，跌打：兰香草15～45 g，水煎服。《广西本草选编》

或兰香草、黑老虎，煎汤或浸酒服。《广东中药》

（8）治疗时行感冒[2]：治疗组用流感解毒汤，其组成为大青叶、贯众、板蓝根、鱼腥草、兰香草各15 g，水煎服，每日1剂，分2次服，连服3日；对照组用板蓝根冲剂，冲服，每次1袋（10 g），每日2次，早晚分服，连服3日。结果治疗组有效率为96%。

参考文献

[1] 孙凌峰，刘秀娟，新陈，等. 兰香草挥发油的提取及其成分分析［J］. 江西教育学院学报（综合），2004，25（3）：27-28.

[2] 朱雪虹，熊雯雯，王瑾，等. 流感解毒汤治时行感冒90例 [J]. 江西中医药，2009，40（7）：19–20.

1.7 马齿苋科

1.7.1 马齿苋

[基源] 为马齿苋科植物马齿苋*Portulaca oleracea* L. 的全草。

[别名] 马苋、五行草、长命菜、五方草、瓜子菜、麻绳菜、马齿菜、蚂蚱菜。

[产地] 中国南北各地均产，广泛分布于全世界温带和热带地区。

[性味功效] 性寒，味甘酸。清热解毒，活血消肿。

[主治范围] 热痢脓血、热淋、血淋、带下、痈肿恶疮、丹毒、瘰疬。亦用于便血、子宫出血。

[用法与用量] 内服：9 ~ 15 g或鲜品100 ~ 200 g，煎汤服或捣汁饮。外用：捣敷、烧灰研末调敷或水煎外洗。

[毒副反应及注意事项] 凡脾胃虚寒，肠滑作泄者勿用；孕妇忌服，煎饵方中不得与鳖甲同入。

[现代药理研究]

（1）增强免疫作用：马齿苋能提高细胞的免疫功能。动物实验结果表明[1]，马齿苋能显著提高家兔正常淋巴细胞和FVW诱导的淋巴细胞增殖能力，同时家兔脾脏中的巨噬细胞和自然杀伤细胞的阳性细胞数量明显增加。说明马齿苋提取液对家兔的免疫功能确实有一定的增强作用。

（2）降血脂、抗动脉粥样硬化作用：马齿苋能明显降低家兔血清总胆固醇、三酰甘油及低密度脂蛋白胆固醇，并能升高血清高密度脂蛋白胆固醇，使动脉硬化指数下降，还能降低全血低切表观粘度及显著降低血浆中切表观粘度，光镜及电镜观察显示出马齿苋能有效减轻主动脉壁脂质沉积，减轻主动脉内膜增生[2]。

（3）抑菌及抗真菌作用：马齿苋对大肠杆菌、痢疾杆菌、伤寒杆菌均有显著抑制作用，对常见致病性皮肤真菌亦有抑制作用[3]。

（4）降血糖作用：实验表明[4]，马齿苋水煎剂对正常小鼠、四氧嘧啶糖尿病小鼠及肾上腺素高血糖小鼠均有明显的降血糖作用，马齿苋粗制剂还能明显改善2型糖尿病大鼠糖代谢异常。

（5）抗肿瘤作用：马齿苋水提液对S180肉瘤荷瘤小鼠有明显的抑制作用，低剂量组的抑瘤率为的高剂量组的抑瘤率为40.66%，同时具有明显的增强小鼠淋巴细胞的功能[5]。

（6）收缩子宫和血管平滑肌的作用：对豚鼠、大鼠及兔离体及在体子宫均有收缩作用；对血管亦有收缩作用，也可收缩中枢血管和末梢血管[6]。

（7）抗氧化、延缓衰老作用：马齿苋提取液能显著增强肝超氧化物歧化酶、全血谷胱甘肽过氧化物酶和过氧化氢酶的活性，心肌脂褐素明显减少，说明其提取液具有较明显抗氧化、延缓衰老之功效[7]。

（8）其他作用：马齿苋还有预防血小板聚集，对肌肉的松弛作用和对支气管、消化道平滑肌的作用等[8]。

［临床应用］

（1）治疗溃疡性结肠炎：予中药口服及外用灌肠相结合，取得较好疗效。茯苓20 g，白术、党参、薏苡仁、谷芽、马齿苋、地锦草、白及各10 g，黄柏6 g，木香5 g，黄连3 g，煎汤服。马齿苋、地锦草、槐花、炒谷芽各15 g，白头翁、黄柏、赤芍各10 g，黄连、三七各3 g[9]，煎汤灌肠。

（2）高脂血症：马齿苋有降脂及降低血液黏稠度作用。有研究报道马齿苋颗粒治疗高脂血症患者25例，总有效率达88%[10]。

（3）预防化学性静脉炎：鲜马齿苋10～15 g，洗净，捣烂用淀粉调和成糊状，在冰箱冷藏至4 ℃左右，在穿刺点上方3 cm处由近及远面积以4 cm×8 cm大小外敷。10 h后可去除，每日1次，疗程内每日应用。有效率100%，显效率86%[11]。

（4）治疗热痱：有报道取鲜马齿苋100～200 g，加水1 000～1 500 mL，煎汤取汁凉温后外洗患处。每日2～3，每次10 min，7日为1个疗程。25例经上述方法治疗1～2个疗程，有效率99%[12]。

（5）治疗婴儿湿疹：用单味马齿苋外敷治疗婴儿湿疹86例，治愈54例，显效21例，好转8例，无效3例，总有效率达87.21%[13]。

（6）治疗尖锐湿疣：马齿苋20 g，大青叶20 g，黄芪30 g，薏苡仁20 g，甘草15 g，蒲公英30 g，土茯苓20 g，紫草15 g，穿心莲15 g，香附15 g，木贼15 g，水煎服，每日1剂，早晨、晚上各1次，1个疗程为15日。

苦参20 g，白鲜皮20 g，香附20 g，木贼20 g，紫草15 g，百部20 g，枯矾20 g，冰片5 g（后下）。水煎后用于外洗，每日1～2次，每次15～20 min。其中100例患者，治愈75人，有效15人，无效10人，总有效率达90%[14]。

（7）治疗2型糖尿病：马齿苋有降低血糖作用，予马齿苋加逍遥散疏肝调气治疗糖尿病，基本方为马齿苋12 g，柴胡9 g，当归9 g，白芍9 g，川芎9 g，白术9 g，茯苓12 g，荔枝核20 g，葛根9 g，荷叶6 g，黄芪15 g，鬼箭羽12 g，随症加减。治疗2型糖尿病100例，治疗期间停用西药降糖药，显效40例，有效51例，无效9例，总有效率为91%[15]。

（8）治疗药物流产后阴道流血：马齿苋有活血化瘀、促进子宫收缩的作用，予生化汤加马齿苋为基本方，随症加减。治疗药物流产后阴道流血68例，总有效率达98.06%[16]。

参考文献

［1］贺圣文，尤敏，苗乃法，等. 野生马齿苋对家兔淋巴细胞PHA诱导下增殖的影响［J］. 潍坊医学院学报，1996（18）：206-207.

［2］贺圣文，赵仁宏，吴洪娟. 野生马齿苋对家兔动脉粥样硬化形成影响［J］. 中华预防医学杂志，1997，31（2）：91.

［3］马慕英. 马齿苋抑菌作用的探讨［J］. 食品科学，1992，12（1）：36-38.

[4] 林承木，郑幼兰．马齿苋降血糖作用的研究［J］．福建医药杂志，1995，17（4）：85-86.
[5] 王晓波，刘殿武，郭丽莉．马齿苋的抑瘤作用及对免疫功能的影响［J］．中国公共卫生，2004，20（12）：1460-1461.
[6] 李守柔，黄观祥．马齿苋子宫收缩作用成分的分离提取［J］．中草药通讯，1979，10（6）：9.
[7] 施鸿飞，杨立坤，曹晖，等．野菜马齿苋抗氧化美容等保健功效研究［J］．中国医药学报，2000，15（6）：31-33.
[8] 李英霞，孔维兰，陈萍，等．马齿苋药理研究新进展［J］．时珍国医国药，1999，10（9）：9.
[9] 董晓琳．查安生．治疗复发型溃疡性结肠炎经验［J］．安徽中医学院学报，2013，06：53-54.
[10] 毛平安，叶一萍．马齿苋配方颗粒治疗高脂血症的临床疗效观察［J］．中华中医药学刊，2014，07：1669-1671.
[11] 李克华，冯俊霞，张衍．马齿苋外敷预防化疗性静脉炎的临床对照研究［J］．吉林医学，2008（15）：1311.
[12] 张宗霞．马齿苋外洗治疗热痱25例［J］．中国民间疗法，2005，13（2）：25.
[13] 张小可．马齿苋外敷治疗婴儿湿疹86例［J］．中医外治杂志，2003，12（6）：24.
[14] 谢春林．中药内服外洗治疗尖锐湿疣［J］．中医临床研究，2011（12）：29-30.
[15] 朱永娟．从肝论治糖尿病100例临床观察［J］．上海中医药杂志，1999（7）：19-20.
[16] 李志芳．生化汤加减治疗药物流产后阴道出血68例［J］．医学理论与实践，1997（9）：406-407.

1.7.2 半支莲

［基源］为马齿苋科植物大花马齿苋*Scytekarua barbvata* D．Don的全草。

［别名］松叶牡丹、金丝杜鹃、佛甲草、打砍不死、万年草。

［产地］原产南美、巴西。我国各地均有栽培。

［性味功效］味苦，性寒，入心、脾经。清热，解毒，散瘀，止血，定痛。

［主治范围］治咽喉肿痛，烫伤，跌打损伤，湿疹。

［用法用量］外用：捣汁含漱或捣敷。

［现代药理研究］

吕娟涛[1]等研究半支莲醇提物的抗氧化活性，用Fenton反应产生的OH^-诱发大鼠肝、肾组织匀浆产生脂质过氧化，用TBA比色法测定丙二醛。用酵母多糖A刺激中性白细胞产生O_2^-，用NBT还原法测定O_2^-，用H_2O_2诱发红细胞氧化溶血，用比色法测定溶血度。结果75～600 nmol/L EHSB能够浓度依赖性抑制Fe^{2+}抗坏血酸诱导的大鼠肝、肾丙二醛生成，浓度依赖性抑制酵母多糖A刺激大鼠中性白细胞生成O_2^-，对H_2O_2诱发大鼠红细胞氧化溶血具有浓度依赖性作用。结论EHSB是一种有效的自由基清除剂及抗氧化剂。

［临床应用］

（1）治疗婴儿湿疹：鲜半支莲捣烂绞汁，涂患处。《江西民间草药》

（2）治疗湿热烂皮疮：鲜半支莲杵烂敷患处。《江西民间草药》

（3）治疗咽喉肿痛：佛甲草捣烂，绞汁一杯，加硼砂末含漱。《南宁市药物志》

（4）治疗静脉炎[2]：取半支莲干草50 g，白花蛇舌草（干）30 g，洗净晾干，切断，浸泡于75%乙醇1 000 mL中，30日后将药液用纱布过滤去渣即可成为半支莲醇。取药浸湿纱布，间歇滴药以维持纱布潮湿，外敷患处1～2 h，每日2次，5日为1个疗程。结果总共55例，有效率100%。其中治愈45例，治愈率81.8%。

（5）治疗蝮蛇咬伤、张有鑫[3]等使用内服中草药配合治疗，常用金银花、栀子、茯苓、蜈蚣、车前子、川黄连、半夏、半支莲、甘草、大黄等加减。

参考文献

［1］吕娟涛，吕文涛，刘丽春，等. 半支莲的抗氧化活性研究［J］. 临床实践，2004，22（21）：127-128.

［2］温洁贞. 半支莲醇外敷治疗静脉炎55例效果观察［J］. 齐鲁护理杂志，2009，15（1）：13.

［3］张有鑫，徐掌林. 蝮蛇咬伤102例诊治体会［J］. 中国乡村医药杂志，2007，14（6）：63-64.

1.8 马兜铃科

金耳环

［基源］马兜铃科细辛属植物纤梗细辛*Asarum gracilipes* C. S. Yang，mss. 全草。

［别名］土细辛、长花轴细辛、大叶细辛、大叶山茨菇、一块瓦。

［产地］分布于广东、广西等地。

［性味功效］味辛、微苦，性温，有小毒。归肺、心、肾经。温经散寒，祛痰止咳，散瘀消肿，行气止痛。

［主治范围］主风寒咳嗽，风寒感冒，慢性支气管炎，哮喘，慢性胃炎，风寒痹痛，龋齿痛，跌打损伤，毒蛇咬伤。

［用法用量］内服：1.5～3 g，煎汤服或入丸、散服。外用：适量，鲜草捣敷；干全草研末吹鼻，或撒敷、或酒调搽。

［毒副反应及注意事项］孕妇忌服。

［现代药理研究］

（1）止咳祛痰：据夏亚兰[1]等对金耳环药效进行研究，提示了金耳环具有明显的止咳祛痰作用。

（2）其他：魏学军[2]等以金耳环总黄酮提取率为评价指标，经过单项因素预实验考察，结果表明，贵州产金耳环中总黄酮的含量为1.91%～4.68%。总多糖平均得率1.82%。RSD1.93%。黄酮类成分和多糖类成分是中草药中重要的活性物质，对抗氧化、平喘、抗菌、抗衰老、抗病毒、抗抑郁、抗肿瘤、增强免疫和保护心肌以及降血糖降血脂等，有显著的疗效。

［临床应用］

（1）“祛风散寒，平喘止咳，行气止痛，解毒消肿。治风寒咳嗽，支气管哮喘，腹寒痛，龋齿痛，毒蛇咬伤，跌打肿痛。”《广西中草药》

（2）治疗胃痛、腹痛、腹泻、牙痛；捣烂敷患处治骨折，跌打肿痛；研粉敷患处，治刀伤出血。《广西民族药简编》

（3）“温经散寒，祛痰止咳，散瘀消肿。主治慢性胃炎，风寒湿痛。”《全国中草药汇编》

（4）治疗毒蛇咬伤：金耳环、红花、吴茱萸各12 g，两面针、穿心莲、细辛、黄连各9 g，徐长卿、白芷各15 g，共研细末，每服9 g，每日3次，温开水送服。外用以开水调药末涂伤口周围。《全国中草药汇编》

参考文献

［1］夏亚兰，等. 水药骂广瓦提取液对小鼠止咳祛痰作用的实验研究［J］. 重庆医学，2012，41（10）：966.

［2］魏学军，等. 民族药金耳环总多糖的提取工艺优选［J］. 中国实验方剂学杂志，2012，18（10）：41.

四　画

1.9　五　加　科

1.9.1　七叶莲

［基源］五加科鹅掌柴属植物七叶莲（*Tupidanthus calyptratus* Hook. f. & Thoms.）的根、茎、叶。

［别名］小叶鸭脚木、汉桃叶、七叶烂、七叶藤、七加皮、狗脚蹄、没骨消、龙爪叶、大七叶莲、多蕊木。

［产地］分布于福建、广东、台湾等地。

［性味功效］味辛、微苦，性温。可愈骨折，祛风止痛，活血消肿。

［主治范围］主风显痹痛、头痛、牙痛、脘腹疼痛、痛经、产后腹痛、跌打肿痛、疮肿。

［用法用量］内服：9～15 g或鲜品30 g，煎汤服或泡酒服。外用：适量，捣敷。

［毒副反应及注意事项］气血虚弱者、孕妇慎用。

［现代药理研究］

（1）对中枢神经系统的作用：每只小鼠腹腔注射七叶莲注射液0.5 mL（生药2.5 g）使小鼠自发活动减少，深睡眠，持续1～4 h，能延长硫喷妥钠对小鼠的睡眠时间，与戊巴比妥及水合氯醛有协同作用。热板法实验证明，每只小鼠腹腔注射七叶莲注射液2.5 g有明显镇痛作用。小鼠电惊厥实验证明，七叶连注射液腹腔注射有明显抗惊厥作用。

（2）对平滑肌的作用：豚鼠离体器官实验表明，七叶莲注射液能对抗由组胺和己酰胆碱引起的气管收缩；对回肠运动有明显抑制作用并能阻断己酰胆碱、组胺和氯化钡对回肠的收缩作用；对小鼠离体妊娠子宫高浓度时产生兴奋作用，对大鼠离体非妊娠子宫，大剂量时呈现抑制作用。

（3）对心血管系统作用：兔静脉给予七叶莲注射液40 g/kg可使血压下降0.266 kPa

（20 mmHg），切断迷走神经其降压作用不受影响。离体蛙心实验表明，七叶莲注射液能加强心肌收缩力，剂量加大时可出现传导阻滞，最后心肌停止于收缩期。

［临床应用］

（1）治疗风湿关节痛：

①干七叶莲茎500 g，浸酒1 000 g，浸7日后饮，每次15 g。《广东惠阳地区中草药》

②七叶莲、红船花叶、大风艾各适量，共捣烂，用酒炒热后，敷患处，用布包扎。《广西民间常用草药手册》

（2）治疗跌打损伤：

①七叶莲全株30 g，水煎服，或用鲜叶适量捣烂，调酒炒热外敷。《广西本草选》

②七叶莲、满山香、半边旗各适量，共捣烂，酒炒敷患处。《梧州地区中草药》

（3）治疗铁打筋断骨折：汉桃叶、酒糟各适量，共捣烂，用芭蕉叶包好煨暖，敷患处。每2日换药1次，连敷3剂量。《广西民间常用草药手册》

（4）治疗外伤出血：七叶莲适量，捣烂敷患处。《广西民间常用草药手册》

（5）治疗疼痛：

①取七叶莲制成注射液，每毫升含生药6 g，肌内注射，成人每次2 mL，2岁以上小儿每次1 mL，2岁以下每次0.5 mL，必要时重复注射。观察60例，结果疼痛消失25例，明显减轻23例，缓解12例。起效时间最短10 min，绝大部分在半小时内。无明显副作用。

②七叶莲注射液肌内注射，每支2 mL（含生药2 g），痛时注射1支，每日可用2～3次。对顽固性剧烈疼痛，用量加大并可连续应用2星期左右。用于消化系统疾病、神经系统疾病、呼吸系统疾病及结缔组织疾病所致的各种疼痛共1 500余人次，结果止痛效果显著。其中对急性肠胃炎和十二指肠溃疡所致的疼痛，用药后平均20 min止痛，最快10 min，最慢30 min。镇痛持续时间2～24 h，癌肿疼痛，用1支作用不显，需1次注射2支，每日注射2～3次。用药后病人疼痛消失，易于入睡。未见任何不良反应。

③口服七叶莲糖衣片，每次3～5片（每片含七叶莲浸润膏0.3 g），每日3次，个别并用七叶莲注射液，治疗各种疼痛49例，结果显效15例，有效26例，无效8例，总有效率83.7%，其中对坐骨神经痛有效率为80%，对枕神经痛有效率为85.7%。又以七叶莲注射液肌内注射，每次2 mL（相当于生药10 g），每日2次，共治各种疼痛240例。其中坐骨神经痛61例，有效率82.0%；三叉神经痛36例（部分并用片剂），有效率86.0%；胆绞痛21例，有效率90.5%；官能性头痛24例，有效率87.5%；肿瘤痛17例，有效率76.5%；神经性头痛11例，有效率91.0%；腹痛7例，有效率100%。观察表明，七叶莲制剂对胆绞痛及痉挛性胃痛疗效显著，可能与其解痉作用有关；对三叉神经痛有明显止痛作用，可缓解或控制发作，副反应甚小，可反复应用，对其他各种神经痛疗效较好，对术后痛疗效差。

④以每毫升含七叶莲生药1 g的注射液，于中脘穴做穴位注射，治疗消化道疼痛95例。治后疼痛消失者72例，显效14例，好转7例，无效2例。起效时间最短3 min，最长

35 min，平均13 min。有研究报道七叶莲根穴位注射的止痛效果胜于阿托品，且不会产生像阿托品那样的副作用，以其治疗溃疡病49例，有效率98%；肠痉挛21例，肠寄生虫绞痛8例，胆绞痛3例，有效率均为100%；急性肠胃炎14例，有效率99.3%。

⑤以每毫升含生药2 g的注射液做耳穴注射麻醉，用于口腔科拔牙、颌骨囊肿切除术、颌骨骨折复位等112例，麻醉效果满意率为89.4%。

（6）治疗哮喘：哮喘发作时，单用七叶莲注射液治疗，每支2 mL（含原生药10 g），每次肌内注射4 mL，于给药后1 h内判定疗效。共观察218例，其中吸入性哮喘77例，结果显效（哮喘基本止喘或哮喘程度显著减轻达二个等级以上）65例，有效（哮喘有所减轻，中、重型病例减轻一个等级以上）11例，无效（哮喘无缓解）1例，对轻、中型疗效尤佳；感染性哮喘89例，结果显效36例，有效46例，无效7例；慢性气管炎哮喘52例，显效23例，有效27例，无效2例。此药产生止喘作用甚快，各型支气管哮喘于给药后平均10～15 min即开始起效，25～30 min可达显效或基本止喘。4 mL可维持有效止喘3～6 h。注射局部有轻度酸胀感，可迅即消失。个别患者出现嗜睡现象，对心率与血压无明显的直接影响。此外，未见其他不良反应。

（7）治疗带状疱疹：口服七叶莲片（每片含生药2 g），每日3次，每次4～6片，或肌内注射（臀部）七叶莲注射液（每支2 mL，含生药4 g），多数每日1次，少数每日2次，每次2 mL。儿童酌减。同时以浓冷茶叶水调虎杖细粉为泥状，外涂患部，每日1～2次。用药时间2～10日，共观察80例，全部治愈。痊愈时间，最短2日，最长10日。少数病例注射局部短暂胀痛，余未见其他副反应，无遗留神经痛，无继发性感染者。

1.9.2　三七

［基源］为五加科植物三七*Panax pseudoginseng* Wall. var. *notoginseng*（Burkill）Hoo et Tseng. 的根。

［别名］假人参、人参三七、田三七、山漆、三七参、山漆、金不换、血参、佛手山漆、参三七、田七、滇三七、盘龙七。

［产地］分布于江西、湖北、广东、广西、四川、云南等地。云南省文山州为原产地和主产地。野生者已少见，多为栽培。云南、广西、广东（乐昌、南雄、信宜）、福建（长泰、南靖、连城）、江西（庐山）以及浙江等地也有试种。西藏（聂拉木）、尼泊尔也有分布。

［性味功效］味甘、微苦，性温。归肝、胃经。散瘀止血，消肿定痛。

［主治范围］用于咯血，吐血，鼻出血，便血，崩漏，外伤出血，胸腹刺痛，跌打肿痛，血瘀型肝病。

［用法用量］内服：3～9 g，煎汤服；或1～3 g，研末或入丸、散服。外用：适量，磨汁涂或研末调敷。

［毒副反应及注意事项］孕妇忌服。血虚吐衄，血热妄行者禁用。10岁以下儿童不宜长期服用。服用时忌食虾类。

［现代药理研究］

（1）对心脑血管系统的作用：

①三七总皂苷（PNS）和单体皂苷（Rb1、Rg1）对大鼠实验性心肌缺血再灌注损伤的保护作用：在体大鼠心脏缺血再灌注的实验结果表明，PNS呈明显的剂量依赖性地缩小在体大鼠冠状动脉结扎-再通后心肌梗死范围；对离体灌流大鼠心脏缺血再灌注损伤的实验结果表明，PNS、Rb1、Rg1均显著减少再灌注第15 min时的心肌酸磷酸激酶（CPK）释放，以及显著减轻缺血再灌注引起的心肌钙聚集，呈显著的剂量依赖性；对缺血再灌注大鼠心脏超氧化物歧化酶活力和脂质过氧化产物（丙二醛）生成的实验结果表明，PNS、Rb1、Rg1都减轻了超氧化物歧化酶活力降低的程度，都有减少丙二醛生成的作用。

②三七中人参三醇苷（PTS）对大鼠心脏缺血再灌注损伤及心律失常的保护作用：对结扎大鼠冠状动脉诱发缺血性心律失常的实验结果表明，PTS两个剂量组室性早搏数明显减少，心室纤颤及心律失常总持续时间亦较对照组明显缩短；PTS对大鼠缺血再灌注损伤有保护作用，心肌梗死范围明显缩小；PTS对小鼠常压缺氧的实验结果表明，各剂量均可使小鼠存活时间显著延长，300 mg/kg达最大有效剂量；PTS对$CaCl_2$-Ach混合液诱发小鼠心房纤颤或心房扑动的实验结果表明，PTS可明显对抗$CaCl_2$-Ach致房颤或房扑的作用，且无室颤发生，对$CaCl_2$-Ach混合液诱发小鼠心房纤颤或心房扑动具有保护作用；PTS对大鼠心肌释放肌酸激酶（CK）和乳酸脱氢酶（LDH）有抑制作用，说明PTS对心肌缺血及再灌注损伤有明显的保护作用。PTS可抑制其丙二醛的升高，并保护缺血再灌注所致心肌组织超氧化物歧化酶的降低，从而抑制心肌脂质过氧化。

③三七总皂苷（PNS）的抗心律失常作用：对小鼠吸入氯仿诱发室颤实验结果表明，PNS 200 mg/kg组（15只小鼠）室颤发生率为20%，PNS 400 mg/kg（20只小鼠）发生率为15%，给药组与对照组差异非常显著；对大鼠静脉注射$BaCl_2$引起心律失常注射PNS，待心律失常纠正后立即停药，其有效剂量为170 ± 78 mg/kg，有效率为86%；对大鼠静脉注射乌头碱诱发心律失常的实验结果表明，对照组8只鼠在静脉注射乌头碱后2 ± 1 min出现心律失常，持续90 ± 34 min，给药组8只鼠在静脉注射乌头碱后出现心律失常的潜伏期为6 ± 4 min，持续39 ± 20 min，给药组的潜伏期和持续时间与对照组相比差异非常显著；对家兔氯仿-肾上腺素（E）型心律失常的实验表明，静脉注射PNS时对心律失常有预防作用；对家兔心室纤颤阈的实验结果表明，给药组6只兔电致颤阈由给药前的6 ± 3 V提高到10 ± 5 V，提高了4 ± 2 V，对照组4只兔仅提高0.8 ± 0.9 V。两组差异非常显著；对异丙肾上腺素（IPA）加速心率作用的实验结果表明，静脉注射PNS 200 mg/kg和400 mg/kg均使IPA量-效曲线右移，400 mg/kg更为明显，并抑制IPA加快心率的最大效应，仅为给药前的53.6%；对离体豚鼠心房肌具有收缩性、兴奋性、自律性作用；静脉注射PNS可使狗的主动脉压降低，舒张压下降幅度比收缩压大，其降压程度与剂量相关。

④三七三醇苷（PTS）的抗心律失常作用：对实验性心律失常的结果表明，随PTS剂量的增加，心律失常持续时间明显缩短；对麻醉大鼠静脉注射PTS 1 h内，可减慢大鼠心率，延长心电图（ECG）P-R和Q-Tc间期；从给药后5 min开始，离体豚鼠右心房及心室乳头肌细胞电活动自发频率呈剂量依赖性减慢，20 ~ 30 min时作用最强，大剂量

组在60 min时仍有明显作用；对离体豚鼠右心房标本的实验结果显示，PTS 625 μg/mL可使异丙肾上腺素对右心房自发频率的累积量-效曲线右移，并抑制最大反应，使最大效应仅为对照曲线的46.3%。

⑤三七二醇苷（PDS）抗实验性心律失常的作用：对乌头碱诱发大鼠心律失常的实验结果表明，PDS能明显对抗乌头碱诱发的心律失常；PDS对$BaCl_2$诱发大鼠心律失常的实验表明，PDS能明显对抗$CaCl_2$-Ach混合液诱发的心房纤颤或心房扑动；PDS对结扎大鼠左冠状动脉前降支诱发早期心律失常的实验结果表明，PDS能明显减少室性异搏数、室速及室颤发生和心律失常持续时间；PDS对离体大鼠右心房自发频率的实验结果表明，PDS能明显减少大鼠右心房自发频率，其降低程度与剂量有关。

⑥三七总皂苷（PNS）对心脏血流动力学的作用：PNS对猫心脏收缩性、做功耗氧和前后负荷的实验结果表明，给药后心室内压变化速率显著下降，左心室内压上升速率峰值显著延长，说明PNS对心脏收缩性有抑制作用；PNS对猫下肢血管阻力的实验结果表明，给药后下肢血管阻力下降29% ± 13%。

⑦三七根所含人参皂苷Rg1对麻醉犬血流动力学的实验结果表明，Rg1可使血压短时下降，但左心室内压上升速率峰值和心输出量显著增加，并伴外周总阻力明显下降。

⑧三七总皂苷（PNS）对心肌细胞钙离子内流的影响：PNS对离体豚鼠右心室乳头状肌动作电位（AP）和收缩力（Fc）的实验结果表明，PNS在5 ~ 400 μg/mL对离体豚鼠右心房乳头状肌快反应AP的和Vmax未有显著影响，但使心肌快反应AP的复极时程APD90、APD50和APD20均有缩短，心乳头状肌收缩也相应减弱。

⑨三七总皂苷（PNS）的负性变频和变力作用：用离体豚鼠左心房、右心房，右心室乳头状肌，探讨PNS负性变频和变力作用的机制，结果表明PNS 1 ~ 6 mg/mL减慢心率（HR），抑制心肌收缩力，拮抗$CaCl_2$、异丙肾上腺素的正性变频、变力作用和缩短动作电位（AP）2相时程，且表现出明显的剂量依赖性和频率依赖性，PNS的负性变频和变力作用性质与维拉帕米类似，与抗钙离子有关。

⑩三七总皂苷（PNS）对家兔急性脑缺血的保护作用：以低压低灌流方法复制家兔急性脑缺血模型，结果表明，PNS给药组的皮层脑电图（EEG）无1例发生严重性抑制，与对照组比较有显著差异；对照组维持低灌流期的最大失血量明显低于给药组，说明PNS能提高大脑细胞对缺血的耐受性。给药组大脑皮层组织钠离子含量低于对照组，表明PNS对钠泵功能有保护作用。给药组脑静脉血乳酸脱氢酶（LDH）和磷酸肌酸激酶（CPK）活性增高较对照组为轻，提示PNS对缺血脑组织神经细胞膜及血管膜的稳定性有保护作用。

⑪三七总皂苷（PNS）抗失血性休克及对心脏功能的保护作用：PNS对失血性休克的实验结果说明PNS可使机体对失血的耐受性增强，减轻失血性休克失代偿期对机体的损害，增强机体抗失血性休克的能力。PNS对失血性休克失代偿期心功能的保护作用实验结果表明，PNS对失血性休克代偿期的心功能有明显保护作用。

⑫三七注射液（血栓通）对大鼠大脑急性缺血缺氧的实验结果表明，三七注射液对大鼠缺血后的脑细胞有明显的保护作用。

⑬三七总皂苷（PNS）对血管平滑肌的作用：对猫平均颈动脉血压（MBP）、心率

（HR）、肠系膜动脉血流量（MBF）和阻力（MAR）、肾动脉血流量（RBF）和阻力（RAR）的影响实验结果表明，PNS在明显降低MBP时仍明显增加MBF和降低MAR，说明其明显扩张了肠系膜动脉；对RBF，虽使其短暂减少，但仍使RAR降低，说明PNS也扩张了肾动脉，但强度较扩张肠系膜动脉弱。三七总皂苷（PNS）和单体皂苷（Rg1、Rb1）对离体兔血管平滑肌（VSM）的影响实验，结果表明，①PNS对VSM静息张力和B2受体无影响，而对由氯化钙、氯化钾、去甲肾上腺素（NE）诱发的VSM收缩与Ver一样具有非竞争性拮抗作用，且拮抗前二者的作用强于后者。PNS对同一激动剂诱发的不同血管收缩具不同的拮抗强度，即对AA、PA作用较弱，对其他血管作用较强，表明PNS扩张VSM作用具血管选择性。②Rg1、Re、Rb1对VSM的作用性质与PNS相同，但强度弱于PNS，作用机制异于PNS，表明是PNS中扩张VSM的有效成分，且相互间具有协同作用。实验还表明Rb1对VSM的抑制作用强于Rg1，这主要因Rb1能阻断细胞外钙离子内流，Rg1、Re只抑制胞内钙离子释放收缩相，而VSM收缩时对胞外钙离子依赖较大。

⑭三七总皂苷（PNS）对兔主动脉条收缩反应的影响实验结果表明，PNS使NE收缩血管条的量-效曲线右移并抑制最大效应；PNS明显减弱NE收缩反应中钙离子内流依赖性部分。此外，PNS对高钾离子去极化引起的钙离子内流无阻断作用。

⑮三七总皂苷（PNS）对血管平滑肌α受体引起钙离子外溢与内流的影响：PNS对钙离子内流的影响实验结果表明，0.6 g/L浓度的PNS使苯肾上腺素引起的钙离子内流量增高下降到0.14 ± 0.05 mmol/kg（n=7），与不加入PNS的苯肾上腺素组相比，两者有明显差异，同样浓度的PNS对氯化钾引起的钙离子内流无明显影响，而硝苯吡啶几乎完全阻断氯化钾引起的钙离子内流量；对钙离子外溢的影响实验结果表明，0.6 g/L浓度PNS对苯肾上腺素明显增加钙离子丢失率的抑制作用不明显。

⑯三七总皂苷（PNS）的降压作用：对麻醉猫的降压作用实验结果表明，PNS有降低麻醉猫血压的作用，其强度与血压成正比；对麻醉猫降压作用的快速耐受性实验结果表明，PNS对麻醉猫的降压作用无快速耐受性。

⑰三七注射液（每毫升相当于1 g生药）对兔肺动脉压的降压作用实验结果表明，三七注射液有明显的降低肺动脉压和体动脉压作用，降低心率的作用维持时间极短，而降压作用维持时间较长。

⑱三七总皂苷（PNS）升高颈动脉前列腺素I2及降低血小板血栓素A2的作用：对实验性动脉粥样硬化（AS）兔主动脉内膜斑块形成的影响实验表明，PNS组内膜病变比造型组显著减轻，内膜病变覆盖面积比造型组下降81%；对动脉壁前列腺素I2（PGI2）含量及血小板血栓素A2（TXA2）含量的影响实验结果显示，PNS 3个剂量组，动脉壁6-酮-PGF1a含量均比对照组升高（$P<0.05$），而血小板内TXA2含量均下降。

⑲三七总皂苷（PNS）对老年大鼠心脑组织脂褐质及血清过氧化脂质含量的影响：对心脑组织中脂褐质含量的影响实验结果表明，老年组心肌脂褐质含量明显高于青年对照组，老年给药组心肌脂褐质含量明显高于青年对照组，老年给药组心肌和脑组织脂褐质含量显著低于老年对照组，给药前后体重与老年对照组比较均无明显差异；对血清过氧化脂质含量的影响实验结果显示，PNS组血清LPO含量比老年对照组下降了34.5%，

差异非常显著；对血清脂质含量的影响实验结果显示，服用PNS，给药组血清HDLC比对照组高约54.1%，HDLC高128.6%；HDLC/Tch比值亦明显大于对照组，差异均十分显著。但血清Tch和TG含量与对照组比较差异不明显。

⑳三七总黄酮、正丁醇部分和水溶部分对心血管系统和心肌氧代谢的影响实验结果表明，三个提取部位均能降低血压和减慢心率。总黄酮和水溶部分可使冠脉阻力（CR）分别降低32 ± 10%和27 ± 6%，对股动脉则无明显影响。总黄酮和水溶部分使左心室内压和左心室内压上升速率峰值明显降低，以总黄酮作用力强，作用可维持30 min以上；总黄酮和正丁醇部分可不同程度的降低心脏作功指数（LVWI），总黄酮还能明显降低心肌氧消耗量和氧利用率，具有改善心肌氧代谢作用。

㉑三七绒根提取物对心血管的作用：对开胸麻醉猫冠脉流量、心率、血压及心肌耗氧量的影响实验结果显示，给药后3 ~ 5 min冠脉流量增加最明显，最高增加79%。以后流量虽渐减少，但在15 min内，仍比给药前多，但差异不显著。初期，血压呈现暂时性下降，心率也略有减慢。给药后心肌耗氧量明显减少，由8.29 ± 0.43 mL/（100 g · min）减至6.27 ± 4.1 mL/（100 g · min），比给药前平均降低了24.3%；对家兔离体心脏冠脉流量、心率及心肌收缩力的影响实验结果表明，小剂量三七绒根提取物可使冠脉流量立即增加，平均增加17.5%，大剂量给药后5 min和7.5 min分别增加48%和43%，心率有些减慢，但无统计学意义。给药后1 ~ 5 min内，小剂量组心肌收缩振幅峰值由1.58 cm增加到2.34 cm，最高增加48%。

㉒三七培养细胞（SCC）对心血管系统的作用：SCC粗提物腹腔注射能增强小鼠耐缺氧能力，增加冠脉流量及减慢心率，对抗去甲肾上腺素收缩主动脉的作用，对肠平滑肌有解痉作用。SCC粉末混悬液小鼠灌胃可缩短出血和凝血时间。

（2）对血液和造血系统的作用：

①对三七有效成分三七素（dencichine）的止血作用实验结果表明，1 mg止血活性最强，止血效果随着药物剂量减小而降低；增加血小板数的作用实验结果显示，给药组血小板数为（69.6 ± 6.31）× 10^4/μL，和对照组（54.9 ± 3.52）× 10^4/μL相比，血小板数约增加30%；10%三七注射液的止血作用实验中，对小鼠凝血时的影响实验结果显示，给药组凝血时为1.43 ± 0.10 min，比对照组2.32 ± 0.17 min缩短。对小鼠小血管出血时间影响的实验结果显示，给药组出血时为7.28 ± 0.78 min，短于对照组的10.63 ± 0.77 min。

②三七提取物对实验性弥散性血管内凝血（DIC）的作用：三七提取物为三七70%甲醇提取物（Ⅰ）、醋酸乙醋可溶部分（Ⅱ）、正丁醇可溶部分（Ⅲ）、水溶性部分（Ⅳ），其中对内毒素所致实验性DIC的作用血液内变动实验结果显示，200 mg/kg剂量组可见血小板数和纤维蛋白酶原量的减少均被明显抑制；肝脏的组织学变化实验结果显示，与对照组（155 ± 27个）比较，有显著抑制出血性坏死病灶形成的作用；抗凝血酶作用实验显示，500 μg/mL的Ⅰ可使凝固时间显著延长。50 ~ 500 μg/mL的Ⅱ可使凝固时间显著延长。Ⅲ、Ⅳ未见抗凝血酶作用；对纤溶系的作用和对尿激酶的增强作用实验中，在含有血浆蛋白原的纤维蛋白平板上注入尿激酶与被检液的混合液时，可见Ⅰ、Ⅲ及硫酸葡聚糖对尿激酶呈浓度依赖性增强作用，Ⅱ、Ⅳ对该系统未见增强作用。

③生三七溶液对小鼠骨髓粒细胞系体外培养的促进作用实验结果表明，5%生三七

溶液可促进各型细胞团的生长，其中密型细胞团增殖率可提高60%以上；疏散型细胞团增殖率提高1倍以上；混合型细胞团增殖率较低。

（3）抗炎镇痛作用：

①三七总皂苷（PNS）的抗炎作用：对巴豆油诱发大、小鼠耳郭炎症的影响实验结果表明，PNS 1次给药及连续给药8日对巴豆油诱发的大、小鼠耳郭炎症均有明显的抑制作用。PNS对摘除双侧肾上腺小鼠仍有明显的抗炎作用，说明PNS抗炎作用不是通过垂体-肾上腺系统起作用的；对蛋白质加热变性的抑制作用实验结果显示，PNS和安乃近对蛋白质加热变性有显著抑制作用，在一定范围内随药物浓度增加而增强。PNS的绝对用量优于安乃近；对红细胞稳定性的影响实验结果表明，PNS与安乃近对红细胞膜均有稳定作用；对毛细血管通透性增高的影响实验表明，当PNS剂量为120 mg/kg或240 mg/kg时，与生理盐水组比较，对小鼠皮肤和腹腔毛细血管通透性增高均有非常显著的抑制作用；PNS 240 mg/kg约与氢化可的松50 mg/kg效应相当；对二甲苯所致小鼠耳郭炎症的影响实验结果表明，静脉注射PNS 120 mg/kg和240 mg/kg的耳郭炎症肿胀抑制率为44%和30%。PNS灌胃肿胀抑制率为55%，可见PNS对二甲苯诱发的鼠耳郭炎症有非常显著的抑制作用；对大鼠角叉菜胶所致足爪肿胀的影响实验结果显示，腹腔注射PNS和静脉注射PNS组与空白对照组相比较，分别从给药后2 h和1 h起即有非常显著的抑制鼠角叉菜胶性足爪肿胀作用；对大鼠塑料环肉芽增生的影响实验结果显示，皮下注射PNS 120 mg/kg与皮下注射氢化可的松20 mg/kg对大鼠皮下埋植塑料环所致肉芽组织增生均有显著抑制作用，与生理盐水对照组相比；对大鼠肾上腺内抗坏血酸含量的影响实验结果表明，大鼠腹腔注射PNS 120 mg/kg，每100 g肾上腺内抗坏血酸为295 ± 15 mg，低于生理盐水对照组的414 ± 10 mg。

②三七含人参二醇苷（以Rb1为主，简称二醇苷）的消炎镇痛作用：人参二醇苷的抗炎作用实验中，对二甲苯引起的小鼠毛细血管通透性的增加有显著抑制作用；对角叉菜胶引起大鼠踝关节肿的作用实验结果表明，三七人参二醇苷100 mg/kg在致炎后2 h、7 h有非常显著的抵制作用，200 mg/kg在致炎后1 ~ 3 h有非常显著的抑制作用；对磷酸组织胺引起的大鼠踝关节肿的作用实验结果显示，三七人参二醇苷在致炎后30 ~ 180 min内对外源性组胺引起的大鼠踝关节肿有抑制作用，在60 ~ 80 min内抑制作用较显著；对明胶引起大鼠腹腔白细胞移行的影响实验结果表明，三七人参二醇苷200 mg/kg对明胶引起的大鼠腹腔白细胞移行（23 730 ± 980/μL腹腔液）与对照组（46 370 ± 6 150/μL）相比有显著的抑制作用；对棉球引起大鼠肉芽肿的影响实验结果显示，三七人参二醇苷100 mg/kg对棉球引起的大鼠肉芽肿有非常显著的抑制作用，70 mg/kg剂量作用不显著。镇痛作用实验中，对醋酸引起小鼠扭体反应的作用实验结果表明三七人参二醇苷100 mg/kg、200 mg/kg与空白对照组比较均有非常显著性差异，哌替啶组均不出现扭体反应。

③三七皂苷组分（PNS、Rg组、Rb组）镇痛作用：扭体法实验结果表明，PNS组和Rb组与对照组相比能明显抑制扭体反应次数，Rb组还可明显减少发生扭体反应的鼠数；热板法实验结果表明，PNS和Rb组可不同程度地提高小鼠痛阈，Rg组无明显作用。

（4）对内分泌及代谢系统的作用：

①三七含人参皂苷（三七皂苷C1，简称Rg1）对小鼠的降血糖作用：对四氧嘧啶糖尿病小鼠血糖的影响实验中，不同给药方式的结果表明，单剂量Rg1需400 mg/kg才能降低四氧嘧啶糖尿病小鼠血糖，降糖率为34%。连续给药4日后，各剂量组的血糖均明显降低，且从6.22～100 mg/kg呈量-效关系趋势，100 mg/kg达最大降糖率（35%）。与胰岛素降血糖作用的时-效关系比较结果表明，Rg1给药4日降血糖作用可维持4 h以上，未见与胰岛素呈协同或拮抗作；与胰岛素对大鼠分离肝细胞摄取葡萄糖的影响实验结果表明，Rg1能明显促进肝细胞摄取葡萄糖，较大剂量胰岛素与Rg1均能促进肝细胞摄取葡萄糖，但两者合用呈拮抗作用；与胰岛素对小鼠肝匀浆中葡萄糖和琥珀酸钠代谢耗氧量的影响实验结果表明，Rg1能明显增加肝匀浆代谢葡萄糖和琥珀酸钠的耗氧量；对小鼠肝糖原合成的影响实验结果表明，说明Rg1能促进小鼠肝糖原合成。

②三七提取物（主要含由原人参三醇组成的人参皂苷）对小鼠肝糖、血糖含量的影响实验：对正常小鼠肝糖原含量的影响实验结果表明，正常小鼠连续给予三七提取物15日和25日，肝糖原含量明显增加，与对照组相比，分别提高80.8%和71%；对小鼠肝糖原生成的影响实验结果表明，给药组肝细胞内多数呈现糖原颗粒粗大饱满，显示组织化学观察与上述生化测定结果一致；对小鼠空腹血糖的影响实验结果表明空腹对三七提取物有轻度升高血糖的作用；对小鼠葡萄糖性高血糖的影响实验结果显示，腹腔注射葡萄糖后0.5 h和1 h，给药组血糖值比对照组分别下降18.0%和22.0%，2 h后两组血糖均降至正常水平，3 h降至空腹水平，此时给药组血糖含量又比对照组高28%，表明三七提取物对血糖有双向调节作用；对四氧嘧啶所致小鼠高糖血症的影响实验结果显示三七提取物有降低四氧嘧啶所致高糖血症血糖含量的作用。

③三七总皂苷（PNS）及三七皂苷C1（Rg1）对实验小鼠胰高血糖素升血糖作用的影响：实验结果显示，Rg1有明显的拮抗胰高血糖素的升血糖作用；PNS有显著的协同胰高血糖素升血糖作用。

④三七总皂苷PNS对大鼠肾上腺内抗坏血酸含量的影响：实验结果表明，PNS在60～240 mg/kg剂量范围内均使肾上腺内抗坏血酸含量显著下降，腹腔注射PNS使正常大鼠肾上腺抗坏血酸含量显著下降，反映肾上腺皮质功能增强。腹腔注射PNS使豚鼠血浆皮质类固醇浓度增加。但腹腔注射PNS不能使去垂体大鼠的肾上腺抗坏血酸含量显著下降，提示PNS增强肾上腺皮质功能的作用是间接的。

⑤生熟三七总皂苷（PNS，PPNS）对蛋白质合成的影响：实验结果表明，PNS和PPNS每日200 mg/kg，连续7日灌胃，对肝、肾和血清蛋白质的合成都有促进作用。在适当剂量时，两者作用相似。但两者剂量增加为每日300 mg/kg，连续7日灌胃时，则PNS对肝、肾和血清放射活性无明显影响，而PPNS对肾和血清的放射活性明显增加，当皮下注射100 mg/kg，连续7日时，PNS对肾脏放射活性显著抑制，而PPNS则显著增强。

（5）对神经系统的作用：三七皂苷E1（人参皂苷Rb1，简称Rb1）对中枢神经系统的抑制作用实验中，结果显示Rb1协同利血平和氯丙嗪对自主活动的抑制作用，并能明显对抗苯丙胺、咖啡因对自主活动的兴奋作用；对戊巴比妥钠诱发小鼠入睡的影响实验结果显示，较大剂量的Rb1能增强戊巴比妥钠的作用，其作用随剂量的增加而增强。

Rb1协同戊巴比妥钠使小鼠入睡，用寇氏法测定半数有效浓度为76.85（64.73～92.22）mg/kg（95%可信限）；对硫喷妥钠睡眠时间的影响实验结果显示Rb1 100 mg/kg及200 mg/kg均能显著延长硫喷妥钠的睡眠时间。镇痛作用实验中，采用热板法测定小鼠舐后足作为痛反应指标，结果表明，Rb1可使痛反应时间明显延长，强度随剂量的增加而增强，约维持1 h。与吗啡和左旋四氢巴马汀相比，Rb1镇痛作用维持时间短；醋酸扭体法实验结果表明，Rb1明显抑制醋酸所致的小鼠扭体反应，Rb1 100 mg/kg 0～15 min内对小鼠扭体反应发生的抑制率为71%；200 mg/kg时作用强度稍低于氨基比林。

（6）对免疫功能的作用：对小鼠免疫功能的影响实验结果表明，PNS 160 mg/kg时可使小鼠溶血空斑数增加92.0%；PNS 160 mg/kg可显著提高小鼠腹腔巨噬细胞的吞噬率和吞噬指数。三七多糖A能明显降低自然杀伤细胞活性，药物剂量加大时抑制作用加强。三七多糖B低浓度时能明显促进自然杀伤细胞活性，随浓度增加促进作用减弱。三七多糖A在25 mg/kg时使血清溶菌酶含量增加，其他剂量无影响；三七多糖B对溶菌酶亦有促进作用。三七多糖A在5 mg/kg时可使腹腔渗出细胞溶菌酶含量增加，而在25 mg/kg以上时可使胞内酶含量显著增加，三七多糖B低剂量时可使酶含量增加，高剂量则无影响。两种多糖对小鼠抗原结合细胞均有抑制作用，三七多糖A的抑制作用随剂量的增加而加强，三七多糖B在25 mg/kg以上剂量时抑制作用呈平台现象。三七两种多糖对抗体分泌细胞均有明显抑制作用。两种多糖对PFC亦均有明显抑制作用；三七总皂苷（PNS）提高肺泡巨噬细胞吞噬率的作用实验结果表明，给药组肺泡巨噬细胞吞噬率为（82.3±3.5）%，与阳性对照组（86.6±6.2）%相比显著提高，与阳性对照组（86.6±5.8）%相比作用相近。给药组血液白细胞总数（2 515.6±748.6）/L，与空白对照组（1 600.0±651.2）/L相比提高。给药组血液淋巴细胞百分比（74.1±6.5）%比空白对照组（64.8±7.2）%提高。给药组还减少了白细胞移行指数。

（7）对延缓衰老的作用：三七总皂苷（PNS）清除超氧阴离子自由基的作用实验结果显示，PNS有较强的体外清除自由基能力；三七细粉对大鼠LPO及超氧化物歧化酶的影响实验结果表明，脑组织中的LPO量显著减少，肝组织中的LPO量虽有减少但统计学差异不显著。脑组织的超氧化物歧化酶活性亦显著升高，其他组织差别不大；三七醇提物对小鼠记忆的易化作用实验结果表明，三七可使小鼠在跳台法测验中的错误次数显著减少至0.27±0.46次，与$NaNO_2$组比较差异显著，并使避暗法测验反应潜伏期延长为213.1±107.5 s；三七总皂苷（PNS）对抗D-半乳糖所致小鼠虚损的作用实验表明三七总皂苷对D-半乳糖所致小鼠虚损有明显的抑制作用。

［临床应用］

（1）治疗吐血，鼻出血：山漆一钱（5 g），自嚼，米汤送下。《濒湖集简方》

（2）治疗吐血：鸡蛋1枚，打开，和三七末一钱（5 g），藕汁一小杯，陈酒半小杯，隔汤炖熟食之。《同寿录》

（3）治疗咳血，兼治吐衄，理瘀血及二便下血：花蕊石三钱（煅存性）（15 g），三七二钱（10 g），血余一钱（煅存性）（5 g），共研细末，分2次，开水送服。《医学衷中参西录》化血丹

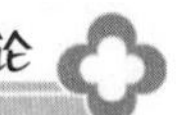

（4）治疗赤痢血痢：三七三钱（15 g），研末，米泔水调服。《濒湖集简方》

（5）治疗大肠下血：三七研末，同淡白酒调一二钱（5～10 g）服。加五分（2.5 g）入四物汤亦可。《濒湖集简方》

（6）治疗产后血多：三七研末，米汤服一钱（5 g）。《濒湖集简方》

（7）治疗赤眼，十分重者：三七根磨汁涂四围。《濒湖集简方》

（8）治疗刀伤，收口：好龙骨、象皮、血竭、人参、三七、乳香、没药、降香各等份，为末，温酒下或掺上。《纲目拾遗》之七宝散

（9）治疗出血：人参、三七、白蜡、乳香、降香、血竭、五倍子、牡蛎各等份，不经火，为末，敷之。《回生集》之军门止血方

（10）治疗无名痈肿，疼痛不止：山漆磨米醋调涂。已破者，研末干涂。《本草纲目》

（11）治疗吐血、鼻出血不止：三七一钱（5 g），口嚼烂，米汤送下。《中药大辞典》

（12）治疗急性扭伤：三七40 g，紫金皮60 g（醋炒），赤芍60 g，当归60 g，川芎40 g，元胡40 g，红花30 g，川白芷30 g（盐水炒），苏木30 g，姜黄30 g，乌药30 g，黄柏30 g（盐炒），生地黄30 g，川牛膝20 g，上药烘干研粉末过80目筛，根据受伤处的大小取适量药粉，用黄酒湿润5～10 min后，加入适量的蜂蜜搅拌均匀成软膏状敷于患处[1]。

（13）治疗肩周炎[2]：桂枝15 g，当归20 g，白芍20 g，黄芪50 g，羌活20 g，川乌6 g，草乌6 g，红花10 g，没药10 g，三七20 g，元胡20 g，全虫6 g，甘草10 g。疼痛重者配炙马钱子2 g；气滞血瘀者配青皮20 g，木香10 g，乳香10 g，血竭5 g；气血虚弱者配党参30 g，白术15 g，熟地黄20 g，龙眼肉15 g；偏阳虚者配干姜10 g，肉桂10 g；脾胃不和者配三仙各20 g，鸡内金15 g；屈伸不利者加伸筋草10 g，透骨草10 g。治疗158例，治愈60例，占38%；显效50例，占32%；有效46例，占29%；无效2例，占1.3%。

（14）治疗外伤性头痛[3]：桃仁12 g，红花12 g，川芎15 g，赤芍15 g，三七12 g，全蝎3 g，蜈蚣1条。头痛重者加入血竭，年老体弱者加黄芪、山药，伤及头后部加用羌活、蔓荆子，伤及头面部加葛根、白芷、知母，伤及两颞部加柴胡、黄芩，伤及顶部加吴茱萸、藁本。水煎取汁600 mL，每次服100 mL，每日3次，2日1剂，4周为1个疗程，间隔3～5日再服1个疗程。其中全蝎、蜈蚣共为细末，分为6份，每次1份，每日3次，用中药煎液冲服。三七研细末，分为6份，每次1份（2～5 g），每日3次，用中药煎液冲服。治疗组34例，总有效率为91.2%。

（15）治疗跌打损伤，瘀血肿痛，闪腰岔气[4]；外治痈肿疮毒，如金疮伤、发背痈疽、恶疮、瘰疬、刑伤、疯犬咬伤、蛇咬伤、蜂蝎蜇伤。三七200 g，血竭200 g，生大黄200 g，阿魏200 g，儿茶200 g，天竹黄200 g，乳香（醋制）200 g，没药200 g，雄黄100 g，冰片25 g，麝香25 g，牛黄25 g，藤黄（制）200 g，以上各药研细末，藤黄用秋荷叶露泡之以取秋露水化，隔汤煮10余次，去浮沉，取中，晒干，拌药捣千余下，加炼蜜少许为丸，每丸3 g，黄蜡封固，制成为棕色的糊丸，具蒜样气，味微凉。用时口服，每服1丸，嚼碎后温开水或黄酒送服，每日2次，或外用，酒调患处。本品有毒，服用不可过量。孕妇忌服。

（16）治疗骨折[5]：黄瓜子100 g，川续断15 g，杜仲15 g，牛膝15 g，三七15 g，乳香15 g，没药15 g，细辛10 g，红花15 g，儿茶10 g，申姜15 g，土鳖虫15 g，地龙10 g，自然铜10 g，狗脊20 g，炙马钱子10 g，琥珀5 g，菟丝子15 g，赤芍15 g，白芍15 g，冰片5 g。以上诸药碾末，饭后服用，每日3次，每次5～6 g，高血压患者忌服（红花过敏者禁服）。

（17）治疗慢性扁桃体炎[6]：夏桑菊冲剂1包，生三七粉0.5 g，冲服。

（18）治疗上消化道出血[7]：三七30 g，大黄粉15 g，白及30 g，煮为稀粥状，冷却后，每次40～50 mL，或缓慢从胃管内注入，每日3次，大便转阴后每日3次，连服1～9周。

（19）天七蛭散，治疗老年性痴呆[8]：天麻、三七、水蛭，研末，装胶囊，每粒胶囊含天麻0.1 g，三七0.1 g，水蛭0.05 g。每次3粒，每日3次，口服，90日为1个疗程。观察治疗180例，1个疗程后痊愈10例，好转160例，总有效率94.4%。天七蛭散治疗老年性痴呆效果较好。

（20）治疗黄疸型肝炎[9]：茵陈30 g，枸杞子15 g，大黄10 g，丹参30 g，赤芍20 g，川芎10 g，三七15 g，研末冲服或水煎服，每日1剂，分早晚服用，连用4周。

（21）治疗心血管疾病[10]：三七经干燥后打粉、过筛，用蒸馏水按100 mL：10 g的比例配成悬浊液，每日服三七悬浊液1次，每次2 mL，持续2周。

（22）隔三七饼灸法治疗气滞血瘀型膝原发性骨性关节炎[11]：三七粉10 g，60%乙醇5 mL，调和成糊状，做成直径约3 cm、厚约0.8 cm的圆形三七饼，中间以针刺10个小孔。选用清艾条内艾绒2 g，去除杂质后于双手掌心反复搓揉，使之紧实，然后置于平板上，用拇指、示指、中指三指边捏边旋转，把艾绒捏成上尖下平的圆锥形艾炷。每燃尽1个艾炷，称为1壮。手工制作艾炷要求搓捻紧实，耐燃而不松散。将新鲜配制的三七饼放在应灸穴位处，上面再放自制艾炷施灸，患者觉烫时可略做移动，药饼烤干时可在上面滴60%乙醇数滴以浸润或直接更换药饼。每次灸5壮，以皮肤红润而不起泡为度。每次选用2～4个穴位。每日1次，10次为1个疗程，连续治疗2个疗程。

参考文献

[1] 赵钢．自拟紫金皮散治疗急性扭伤165例［J］．中国中医药现代远程教育，2012，10（21）：149.

[2] 丁明星，刘国良，许咏，等．中药治疗肩周炎158例临床分析［J］．中国煤炭工业医学杂志，2010，13（5）：783.

[3] 范新成．活血蝎蚣汤治疗外伤性头痛34例观察［J］．实用中医药杂志，2012，28（2）：99.

[4] 潘怡辉．黎洞丸［J］．开卷有益（求医问药），2014（06）：45.

[5] 孙杰．疗伤接骨散治骨折［J］．中国民间疗法，2010，18（5）：25.

[6] 肖梅华．让孩子告别慢性扁桃体炎［J］．中华养生保健，2010（4）：41.

[7] 刘淑丽．三七、白及和大黄粉联合治疗上消化道出血的临床疗效分析［J］．中国医药指南，2013，11（1）：254-255.

[8] 贠熙章. 天七蛭散治疗老年性痴呆180例 [J]. 实用中医药杂志, 2010, 26 (9): 623.
[9] 王保峰. 运用清热利湿活血化瘀疗法治疗黄疸型肝炎临床观察 [J]. 中国社区医师·医学专业, 2010, 12 (252): 161.
[10] 王丽华. 中药三七治疗心血管疾病的临床研究 [J]. 中国民康医学, 2013, 25 (24): 19, 47.
[11] 杨永晖, 孙奎, 苏国宏, 等. 隔三七饼灸治疗气滞血瘀型膝原发性骨性关节炎临床研究 [J]. 中医药临床杂志, 2008, 20 (1): 53-55.

1.9.3 五加皮

[基源] 为五加科植物*Lysionotus aeschynanthoides* W. T. Wang细柱五加、无梗五加、刺五加、轮伞五加等的根皮。

[别名] 南五加皮、五谷皮、刺五加、红五加皮。

[产地] 分布于中南、西南、东北、华北及山西、陕西、江苏、安徽、浙江、江西、福建等地。

[性味功效] 味辛、苦、微甘，性温。归肝、肾经。祛风湿，补肝肾，强筋骨，活血脉。

[主治范围] 主风寒湿痹，腰膝疼痛，筋骨痿软，小儿行迟，体虚羸弱，跌打损伤，骨折，水肿，脚气，阴下湿痒。

[用法用量] 内服：6～9 g，煎汤服，鲜品加倍，或浸酒、入丸、散服。外用：适量，煎水熏洗或为末敷。

[毒副反应及注意事项] 无毒。阴虚火旺者慎服。

[现代药理研究] [1]

（1）对免疫功能的调节：

①研究发现刺五加能够显著提高啮齿类动物巨噬细胞的吞噬作用。刺五加苷A、刺五加苷D、刺五加苷E能显著提高疟鼠腹腔巨噬细胞及单核巨噬系统的吞噬活性，从而提高其免疫功能。Steinmann等发现刺五加对豚鼠腹腔巨噬细胞系统的吞噬功能有促进作用。Han等从刺五加组织培养的果实中分离获得一种均一化多糖，可以明显促进小鼠腹腔巨噬细胞效应分子的产生，对巨噬细胞功能的促进作用与激活Toll样细胞跨膜受体有关。另有研究表明，刺五加及其多糖能促使正常小鼠及荷瘤小鼠巨噬细胞数显著增加。

②对淋巴细胞的影响：动物和细胞实验研究发现，刺五加提取物及其活性成分能够增强淋巴细胞功能。Schmolz等发现刺五加根提取物可以明显刺激人全血培养细胞分泌T细胞活化细胞因子。

③其他影响：研究发现刺五加多糖能增强小鼠脾脏和肠系膜淋巴结的质量、细胞数目，脾脏白髓总体积和淋巴结皮质总体积，能明显对抗环磷酰胺所致的免疫抑制作用。

（2）抗肿瘤作用：刺五加可以明显抑制肿瘤细胞的增殖、促进凋亡以及延缓细胞癌变等。Hibasami等研究发现刺五加水提物可以抑制人胃癌细胞KATOⅢ的生长，促进其凋亡。张松等发现刺五加叶皂苷与冬凌草甲素联合应用对人食管癌Eca-109细胞的增殖具有明显抑制作用，对其细胞周期的影响及诱导细胞凋亡可能是其重要机制之一。

（3）抗有害应激：刺五加的抗应激作用是非特异的和广谱的，即对有害刺激，如疲劳、疼痛、高（低）温、缺氧、辐射、感染、炎症、中毒等具有非特异的抵抗力，具有与人参相似的适应原样作用。Brekhman和Dardymov提出适应原的概念，并于1969年证明刺五加是最好的适应原样的药物之一。Gaffney等认为刺五加中含有的天然配基能够抑制正负反馈应激激素受体的占位，从而发挥其双向调节应激反应的作用。Rhim等发现刺五加能够抑制运动大鼠中缝背核5-羟色胺合成以及色氨酸羟化酶的表达，从而缓解疲劳的产生。

（4）抗氧化作用：有研究发现刺五加根茎的水提物能够抑制氯化亚铁-抗坏血酸诱导的氧化损伤，抑制脂肪氧化和氧自由基的产生。Lee等发现刺五加茎水提物的正丁醇部位具有明显的抗氧化作用，抗氧化酶活性显著增强，进一步分析发现刺五加苷B能够明显清除二苯基苦基苯肼自由基，提示其可能是刺五加抗氧化的活性成分。

［临床应用］

（1）治疗伤科肿痛[2]：当归、川芎、杜仲、红花、桃仁、苏木、土鳖虫、自然铜、续断、五加皮、木香、熟地、骨碎补、伸筋草、鸡血藤各10 g，没药、乳香、儿茶、血竭、怀牛膝各6 g，煅龙骨12 g，上药共为细末，装0.3 g胶囊，以黄酒为引，口服，每次3粒，每日3次。

（2）治疗足跟痛[3]：党参12 g，熟地黄20 g，木瓜12 g，木通10 g，穿山甲10 g，薏苡仁12 g，牛膝12 g，川芎10 g，五加皮10 g，藏红花3 g，秦艽10 g，丹参12 g，水煎服，每日2次。

（3）治疗扳机指[4]：当归、红花、苏木、白芷、威灵仙、羌活、五加皮、海桐皮、牛膝、川楝子、土茯苓各15 g，乳香6 g，花椒9 g，透骨草30 g，上药置于瓷盆中加水2 000 mL煮沸半小时，趁热将患手放在盆口，上盖一毛巾进行熏蒸，待药液温度下降后，将患手置于药液中浸泡，同时配合揉搓拔伸等手法松解，每次1 h左右，每日2次。用完后药液可放置一边，下次用前文火煮沸即可，1剂可用3日，3剂为1个疗程。

（4）治疗急性软组织损伤[5]：乳香、没药、红花、苏木、土鳖虫、五加皮、海桐皮、白芷、麻黄各9 g，威灵仙6 g，伸筋草12 g，青风藤25 g，上药用水煎煮30 min后连同药渣一起，先熏洗患处，亦可待药稍凉后，用药渣敷搽患处，每日2次，每次熏洗患处20 min，7日为1个疗程。急性软组织损伤确诊后应立即冷敷，减少活动，24 h后进行中药熏洗治疗，进行熏洗操作时，注意药液温度适宜，以防烫伤，药凉后要加热，以防影响治疗效果。

（5）治疗坐骨神经痛[6]：制川乌（先煎）6～12 g，制草乌（先煎）6～12 g，麻黄6 g，黄芪30～60 g，白芍24 g，细辛3 g，桂枝12 g，当归12 g，威灵仙15 g，五加皮15 g，川续断15 g，川牛膝12 g，乌梢蛇12 g，甘草6 g，生姜3片，大枣4枚，每日1剂，水煎，分2次服。

（6）治疗强直性脊柱炎[7]：通城虎、两面针、毛老虎、爬山虎、虎杖、九节风、透骨消、五加皮、三七、骨碎补各100 g，土鳖虫、地龙各150 g，桂枝80 g，上药打

成粉过20目钢筛备用，用时将白酒与醋以3：1的比例调和上述药粉，用手抓起药粉稍加握力，以药粉从手指缝挤出而不滴下为适度。再将药粉装入纱布袋压扁成饼，厚度1～1.5 cm即可。视患者情况取俯卧位、侧卧位或坐位，将药饼敷于患病部位，同时用风湿电泳仪进行药物离子导入。每日治疗1次，每次50 min，15次为1个疗程，间隔2日再进行下1个疗程，连续4个疗程。

（7）治疗膝骨关节炎[8]：鸡血藤30 g，艾叶、桂枝各20 g，独活、威灵仙、附子、海桐皮、海风藤、木瓜、五加皮、红花、乳香、没药、防风、牛膝、杜仲各15 g，上药装入无纺布袋后，放入电脑熏蒸床的药缸内，提前加适量的水浸泡40 min。患者治疗时启动机器，温度调为45～52 ℃，根据患者耐受程度确定熏蒸温度。患者俯卧于熏蒸床上，患膝暴露于蒸汽出口处，使中药蒸汽直接熏蒸患处，每次治疗30 min，每日1次，10日为1个疗程。

（8）治疗中老年性骨质疏松症[9]：黄花倒水莲50 g，五加皮30 g，走马胎15 g，骨碎补15 g，仙灵脾15 g，当归身15 g，川芎10 g，甘草10 g，白芍10 g，薏苡仁50 g，川木瓜15 g，牛膝20 g，丹参20 g，两面针15 g，乳香6 g，没药6 g。治疗3个月为1疗程，治疗2个疗程后评定疗效。

（9）治疗骨折后期功能障碍[10]：防己、苍术、红花、当归、白芍、甘草、白芷、艾叶、海桐皮、五加皮、防风、羌活、独活、桂枝、威灵仙、伸筋草、透骨草、石龙子等各20 g。将上药均匀置于搪瓷盆内，加水5 000 mL，浸泡60 min，将药液加热煮沸约10 min，加米醋50 mL，稍煮沸后撤去火，将患肢置于药液上方先用热气熏蒸20 min，待水温降至适宜后，将患处置于药液中浸泡，同时配合患肢功能锻炼。每日3次，每次30 min，15日为1个疗程，共治疗2～6个疗程，平均4个疗程见效。

（10）治疗软组织伤痛[11][12]：川芎30 g，鸡血藤30 g，苏木30 g，红花20 g，牛膝20 g，透骨草20 g，伸筋草20 g，防风15 g，艾叶25 g，细辛10 g，三棱15 g，莪术15 g，乌梅20 g，五加皮20 g。局部红肿热痛者加用土茯苓20 g，大黄20 g，蒲公英20 g；陈旧性扭伤者重用三棱、莪术。将上述药物加冷水3 000 mL，煎开约20 min后将药液滤入盆内，熏洗时，先以热气熏患处，然后用毛巾蘸药液趁热洗患处或热敷患处，可反复进行，若药液温度下降可加温再洗，每次30 min至1 h，每日2～3次。一般熏洗1～2剂后就有明显效果，洗3～5剂即可愈。熏洗完毕后，用毛巾擦干药液避风寒，注意保暖，儿童应在家长陪伴下进行一般熏洗1～2剂后就有明显效果，3剂为1个疗程。

参考文献

[1] 林秋叶，李龙华，金礼吉，等．刺五加化学成分及其药理作用研究进展［J］．中兽医医药杂志，2009（2）：25-28.

[2] 李兴国．跌打散治疗伤科肿痛［J］．新中医，2006，38（12）：70.

[3] 段春红．跟痛方加局部封闭治疗足跟痛40例［J］．中国社区医师，2012（2）：17.

[4] 位向东，盖小刚．活血止痛散熏洗治疗扳机指64例［J］．江西中医药，2007（3）：30.

[5] 高绍方．舒筋方熏洗治疗急性软组织损伤60例［J］．河北中医药学报，2009，24（1）：23-24.

[6] 李建勇. 乌头汤加减治疗坐骨神经痛54例[J]. 河南中医, 2009, 29(11): 1055.
[7] 唐业建. 五虎散外敷加按摩治疗强直性脊柱炎48例[J]. 新中医, 2007, 39(7): 62-63.
[8] 郭瑾, 刘炳芬, 路向星, 等. 熏蒸药方治疗膝骨关节炎疗效观察[J]. 陕西中医, 2014, 35(4): 447-448.
[9] 唐传其, 陆强益. 中西医结合治疗中老年性骨质疏松症97例[J]. 四川中医, 2010, 28(4): 104-105.
[10] 任树军, 杨朝晖, 王原恺. 中药熏洗骨折后期功能障碍66例[J]. 中国民间疗法, 2005, 13(10): 29-30.
[11] 时忠霞, 王红玉, 郭红月, 等. 中药熏洗治疗软组织伤痛134例分析[J]. 中国误诊学杂志, 2008, 8(19): 4673.
[12] 时忠霞. 自拟红花化瘀汤熏洗加穴位按摩治疗四肢软组织伤134例[J]. 中医临床研究, 2014, 6(8): 138-139.

1.9.4 常春藤

[基源] 为五加科植物中华常春藤*Hedera nepalensis k. koch* var. *sinensis*(Tobl.) Rehd. [H. sinensis Tobl.]的茎叶。

[别名] 土鼓藤、龙鳞薜荔、尖叶薜荔、三角风、三角尖、上树蜈蚣、钻天风、爬树龙、岩筋、风藤、追风藤、扒岩枫、上天龙、散骨风、三角、风藤草、三角枫。

[产地] 分布于陕西、甘肃、山东、江苏、浙江、江西、福建、河南、湖北、湖南、广东、西藏等地。

[性味功效] 味苦、辛，性温。活血祛风，消肿止痛。

[主治范围] 用于风湿关节痛，腰痛，跌打损伤，急性结膜炎，肾炎水肿，闭经；外用治痈疖肿毒，荨麻疹，湿疹。

[用法用量] 内服：6～15 g，研末，煎汤服或浸酒，捣汁服。外用：适量，捣敷或煎汤洗。

[现代药理研究]

镇静、抑菌：同属植物苏联产常春藤有镇静作用。另一种常春藤则含皂苷，对真菌生长有抑制作用。

[临床应用]

(1) 治疗关节及腰背酸痛、跌打损伤[1]：常春藤、刺楸各30 g，金耳环15 g，水、酒各半煎服或浸酒服，并用上药煎水洗。

(2) 治疗瘰疬[1]：常春藤、大蓟根、蔓胡颓子根各30 g，血散薯10 g，水煎服，并用常春藤、大蓟根各适量，捣烂调醋外敷患处。

(3) 治疗口眼㖞斜[1]：常春藤15 g，翼核果15 g，双沟钻10 g，米双酒500 mL浸泡，每服15 mL，每日3次。

参考文献

[1] 邹节明. 广西特色中草药资料选编[M]. 北京：科学出版社，2011：572.

1.9.5 鹰不扑

[基源]为五加科植物虎刺楤木*Aralia armata*(Wall.)Seem或黄毛楤木*Aralia decaisneana* Hance的干燥根。

[别名]百鸟不落、雷公木、鸟不企、不安丹、鸟不站、雷公刺。

[产地]分布于江西、广东、海南、广西、云南、贵州等地。

[性味功效]味微苦、辛,性平。散瘀,祛风,利湿,解毒。

[主治范围]跌打损伤,风湿痹痛,湿热黄疸,淋浊,水肿,白带,瘰疬。

[用法用量]内服:9~15 g,煎汤服或浸酒服。外用:煎水洗或外搽,亦可捣敷。

[毒副反应及注意事项]孕妇慎服。

[现代药理研究]

抗炎作用:鹰不扑有兴奋中枢神经、抗炎和抗溃疡作用。树皮中成分香叶木苷腹腔注射,对角叉莱胶引起的大鼠足趾水肿有抗炎作用,半数有效量为100 mg/kg。香叶木苷具有维生素P样作用,降低家兔毛细血管通透性作用较儿茶酚水合物、陈皮苷、槲皮素和芦丁强,还可以增强豚鼠毛细血管的抵抗力和减少肾上腺抗坏血酸的释放。

[临床应用]

治疗冠心病合并前列腺增生症:黄芪30~60 g,地龙9 g,桃仁15 g,红花8 g,当归8 g,川芎8 g,赤芍12 g,鹰不扑20 g,露兜根20 g,白术15 g,桂枝6 g,杜仲15 g,牛膝10 g,基草5 g(补阳还五汤),随证加减,每日1剂,水煎,分3次服[1]。

参考文献

[1]廖展梅. 加味补阳还五汤治疗冠心病合并前列腺增生症临床观察[J]. 湖北中医杂志,2006,28(11):24.

1.10 木 通 科

1.10.1 大血藤

[基源]为木通科植物大血藤*Sargentodoxa cuneata*(Oliv.)Rehd. et Wils. 的茎。

[别名]血藤、过山龙、红藤、千年健、血竭、见血飞、血通、大活血、黄省藤、红血藤、血木通、五花血藤、血灌肠、花血藤、赤沙藤、山红藤、活血藤。

[产地]分布于陕西、安徽、江苏、浙江、江西、福建、四川、贵州、云南等地。中南半岛北部(老挝、越南北部)有分布。

[性味功效]味苦,性平,无毒。归肝、大肠经。解毒消痈,活血止痛,祛风除湿,杀虫。

[主治范围]主肠痈、痢疾、乳痛、痛经、经闭、跌打损伤、风湿痹痛、虫积腹痛。

[用法用量]内服:9~15 g,煎汤服或酒煮、浸酒服。外用:适量,捣烂敷患处。

[毒副反应及注意事项]无毒,孕妇慎服。

［现代药理研究］

（1）镇痛、抗炎：李华[1]等以醋酸致疼痛小鼠模型、二甲苯致小鼠耳郭肿胀模型、棉球致小鼠肉芽肿模型研究大血藤药理作用，实验结果显示，大血藤各剂量组均能延长醋酸致疼痛模型小鼠痛阈潜伏期，减少扭体次数；抑制二甲苯引起小鼠耳郭肿胀，减轻肿胀度和肿胀率；抑制小鼠肉芽组织增生。因此，大血藤具有明显的抗炎、镇痛作用。

（2）免疫活性：汪克蕾等[2]研究发现大血藤复方通过调节局部免疫功能，降低前列腺组织中TNF-α和IL-8水平，减轻慢性非细菌性前列腺炎的炎症反应，减少炎性细胞浸润，抑制间质纤维组织增生，减轻及控制细胞因子级联反应，从而减轻炎症反应的程度，达到治疗目的。

（3）抑菌与抗氧化作用：王宇歆等[3]以总皂苷、绿原酸、没食子酸、生物碱、总黄酮为抑菌的药效物质基础，经体外抗菌实验表明大血藤制剂对大肠埃希菌、肺炎克雷伯杆菌、粪肠球菌、铜绿假单孢菌、金黄色葡萄球菌的标准株、临床株均有抑菌效果，对粪肠球菌和金黄色葡萄球菌的标准株和临床株的抑制作用最强，其中绿原酸和总皂苷的含量相对较多，抑菌效果明确。叶片中总黄酮含量为82.25 mg/g干重[4]。黄酮类化合物是药用植物的一大类有效成分，具有多种生物活性，其主要作用之一是抑菌或杀菌，低浓度抑菌，高浓度杀菌[5]。

（4）对心血管系统的影响：邵以德等[6]把大血藤水提取物分别作用于离体蟾心脏、离体家兔主动脉条、离体猪冠状动脉和麻醉猫时发现，大血藤对离体心脏具有轻度心缩力减弱，心率减慢，心输出量减少等作用。对猫出现一过性降压作用，从而使耗氧量减少。在氯化钾引起的收缩状态下，加入大血藤液，则大血藤原有的血管收缩作用不再出现，而是立即使血管松弛，表明大血藤可能在收缩状态下不显示其收缩作用，对治疗冠脉痉挛更有利。陈鸿兴等[7]通过体内实验发现大血藤水溶性提取物可以提高心肌梗死家兔心电图ST段，心肌梗死范围也相应的缩小，并且能够降低家兔心肌乳酸含量，所以大血藤水溶性提取物不仅具有舒张血管的作用，而且能够改善心肌梗死所致的心肌乳酸代谢紊乱。张鹏等[8]对异丙肾上腺素诱导的心肌坏死大白鼠进行EKG和病理学考察，结果表明大血藤水溶性提取物三种组分（毛柳苷、liriodendrin、大血藤多糖）中多糖对缺血心肌的保护作用最强，liriodendrin有微弱的保护作用，而毛柳苷未见有统计学的显著差异。进一步研究表明，纯化的大血藤多糖对皮下注射垂体后叶素所致的急性心肌缺血大鼠的心电图变化有明显的改善作用，并且大血藤多糖静脉注射给药能够降低异丙肾上腺素诱导的亚急性心肌缺血动物的血清乳酸脱氢酶（LDH）和血清肌酸磷酸激酶（CK）含量，表明大血藤多糖对异丙肾上腺素所致的亚急性心肌缺血损伤有一定的保护作用。

（5）抗病毒和抗肿瘤作用：大血藤中三萜皂苷展现出溶血和抗病毒活性。Ruecker[9]等研究发现其在体内具有明显的抗病毒效应。毛水春[10]等发现，缩合鞣质B2对小鼠乳腺癌（tsFT210）细胞和K562细胞均显示出显著的细胞周期抑制活性（G2/M期），能作为新的细胞周期抑制剂。绿原酸对人慢性髓性白血病K562细胞的半数抑制浓度为97.2 μg/mL，N-（对羟基苯乙基）阿魏酸酰胺在100 μg/mL的浓度下对K562细胞的增殖抑制率为46.6%，均表现出显著的坏死性细胞毒活性。此外大血藤和牡丹皮用水煮醇沉方法制成的20%红丹液，灌入家兔腹腔，不仅有预防损伤性腹腔内粘连的效果，而且在体内有明显抗肿瘤的作用[11-13]。

［临床应用］

（1）治疗跌打损伤：大血藤、骨碎补各适量共捣烂，敷伤处。《湖南农村常用中草药手册》

（2）治疗急、慢性阑尾炎，阑尾脓肿：红藤二两（100 g），紫花地丁一两（50 g），水煎服。《浙江民间常用草药》

（3）治疗风湿筋骨疼痛，经闭腰痛：大血藤六钱至一两（30 ~ 50 g），水煎服。《湖南农村常用中草药手册》

（4）治疗风湿腰腿痛：红藤、牛膝各9 g，青皮、长春七、朱砂七各6 g，水煎服。《陕西中草药》

（5）治疗肠胃炎腹痛：大血藤9 ~ 15 g，水煎服。《浙江民间常用草药》

（6）治疗钩虫病：大血藤、钩藤、喇叭花、凤叉蕨各9 g，水煎服。《湖南农村常用中草药手册》

（7）治疗小儿疳积，蛔虫或蛲虫症：红藤15 g，或配红石耳15 g，共研细末，拌白糖食。《陕西中草药》

（8）治疗小儿蛔虫腹痛：红藤根研粉，每次吞服一钱半（7.5 g）。《浙江中医杂志》

（9）治疗肠痈：生于小肚角，微肿而小腹隐痛不止者，若毒气不散，渐大，内攻而溃，则成大患，可用红藤一两许（50 g），以好酒二碗，煎一碗，午前一服，醉，卧之。午后用紫花地丁一两许（50 g），亦如前煎服，服后痛必渐止为效。然后以当归五钱（25 g），蝉蜕、僵蚕各二钱（10 g），天龙、大黄各一钱（5 g），石礴蚆五钱（25 g），老蜘蛛二个（捉放新瓦上，以酒钟盖定，外用火煅干存性），共为末，每空心用酒调送一钱许（5 g），日逐渐服自消。《景岳全书》

（10）治疗血虚经闭：大血藤五钱（25 g），益母草三钱（15 g），叶下红四钱（20 g），香附二钱（10 g），水煎，配红砂糖适量调服。《闽东本草》

（11）治疗血崩：红藤、仙鹤草、茅根各15 g，水煎服。《湖南药物志》

（12）治疗烧伤疤痕[14]：大血藤250 g，丹参50 g，当归100 g，加水适量，煎熬30 min，取汁备用。疤痕面积在2%者取汁100 mL，面积在5%者取汁250 mL浸泡或湿敷，其他面积视创伤面大小取汁。使用时，药温以30 ~ 40 ℃为宜，最好将疤痕部位置入盆内浸泡，不便浸泡部位应持续湿敷，浸泡或湿敷时间一般在20 ~ 30 min，每日2次。

参考文献

［1］李华，黄淑凤，邓翀，等. 大血藤镇痛作用和抗炎作用研究［J］. 陕西中医，2013（10）：113.

［2］汪克蕾，李淑芳，梁冰，等. 复方大血藤对大鼠慢性非细菌性前列腺炎的作用［J］. 贵阳医学院学报，2009，34（3）：304-307.

[3] 王宇歆，李惠芬，周静，等. 大血藤有效部位含量测定及对腹腔感染细菌的抑制活性的研究［J］. 中成药，2008，30（8）：1230-1232.
[4] 葛明菊，李钧敏，张利龙，等. 大血藤叶片黄酮类化合物的HPLC分析［J］. 浙江中医学院学报，2002，26（6）：71-72.
[5] 俞佩芳. 三种常见药物植物抗菌作用的探讨［J］. 华东师范大学学报（自然科学版），1994（3）：89-93.
[6] 邵以德，张敖珍，张鹏，等. 红藤药理研究［J］. 中草药，1983，14（1）：35.
[7] 陈鸿兴，陈滨凌，邵以德，等. 红藤水提取物对家兔实验性心肌梗塞的影响［J］. 上海第一医学院学报，1984，11（3）：201-204.
[8] 张鹏，颜寿琪，邵以德，等. 红藤水溶性提取物的抗心肌缺学研究［J］. 上海医科大学学报，1988，15（3）：191-194.
[9] Ruecker G，Mayer R，Shin-kim J S，et al. Triterpene saponinsfrom the Chinese drug “Daxueteng”（Caulis Sargentodoxae）［J］. Planta Medica，1991，57（5）：468-470.
[10] 毛水春，顾谦群，崔承彬，等. 中药大血藤中酚类化学成分及其抗肿瘤活性［J］. 中国药物化学杂志，2004，14（6）：326-330.
[11] 鲍思伟，金则新，陈莱明. 天台山不同生境大血藤蛋白质、可溶性糖和脂肪含量的变化［J］. 西南民族学院学报（自然科学版），2003，29（1）：103-104.
[12] 杨伟明，胡月光. 大血藤提取液和右旋糖酐对术后腹腔粘连的预防作用［J］. 医学理论与实践，1994，（7）：10-11.
[13] 胡月光，唐彦萍. 大血藤提取液腹腔灌注预防腹腔术后粘连的实验研究［J］. 遵义医学院学报，1993，16（2）：17-20.
[14] 王玲，王琪. 大血藤洗剂治疗烧伤疤痕的临床观察［J］. 湖北中医杂志，2006，28（2）：36.

1.10.2 木通根

［基源］为木通科植物木通*Akebia quinata*（Thunb.）Decne.、三叶木通*A. Trifoliata*（Thunb.）Koidz. 及白木通*A. Trifoliata*（Thunb.）Koidz. var. *Australis*（Diels）Rehd. 的根。

［别名］八月瓜根。

［产地］

（1）木通分布于陕西、山东、江苏、安徽、江西、河南、湖北、湖南、广东、四川、贵州等地。

（2）三叶木通分布于河北、陕西、山西、甘肃、山东、河南和长江流域各地。

（3）白木通分布于西南及山西、陕西、江苏、浙江、江西、河南、湖北、湖南、广东等地。

［性味功效］味苦，性平，归膀胱、肝经。祛风，利尿，解毒，行气，活血。

［主治范围］治风湿痹痛，跌打损伤，经闭，疝气，睾丸胀疼，小便不利，带下，虫蛇咬伤。

［用法用量］内服：9～15 g，煎汤服，磨汁或浸酒服。外用：鲜品适量，捣烂敷

患处。

[毒副反应及注意事项] 无毒。脾虚腹泻者勿服。

[现代药理研究]

（1）利尿作用：充血性水肿大鼠实验表明，木通具有抗水肿和利尿作用，与保泰松合用，会增加尿量，增强抗水肿作用[1]。三叶木通的水煎剂，水提醇沉剂，灰分对大鼠、家兔利尿作用研究表明，其具有显著的利尿作用。三叶木通能促进电解质排泄，特别是钠离子的排除，这为三叶木通临床用于水钠潴留之水肿病症提供依据。

（2）抗肿瘤作用：白木通种子乙醇提取物对肿瘤细胞有抑制作用，从木通中分离的三萜皂苷对试验细胞均表现显著的细胞毒活性，白木通为三叶木通的变种，研究表明化学成分和药理活[2]性基本一致。

（3）抗菌作用：谢小霞[3]等报道，三叶木通醇浸液（1：20）在体外对革兰阳性菌、革兰阴性菌（如痢疾杆菌、伤寒杆菌）均具有抑制的作用，木通水煎剂（1：5）对毛癣菌有不同程度的抑制作用。据中国中医药出版社《中药药理学》2003年版记载，三叶木通还具有抗真菌、利胆、保肝和强心的作用。

（4）其他作用：木通果实中均检测出钾、钙、钠、镁、锌、铁、锰、铜等8种微量元素，其中铁、锌、铜、锰是人体必需的微量元素，这些元素对人体有重要的调节功能。这使木通果实既具有可食性，又具有药用功能，而且较高含量的锌使木通果实也有可能研制成具有预防和治疗心血管疾病的药物和保健食品[4]。

[临床应用]

（1）治疗关节风痛，陈伤，闭经：三叶木通根15 g，水煎服，或冲黄酒服。《浙江民间常用草药》

（2）治疗尿症：三叶木通根四至五钱（25 g），水煎服。《浙江民间常用草药》

（3）治疗胃肠胀闷：三叶木通根五钱（25 g），红木香五钱（25 g），水煎服。《浙江民间常用草药》

（4）治疗腰痛：三叶木通根30 g，浸酒服。《江西草药》

（5）治疗疝：三叶木通根60 g，猪瘦肉250 g，水煨，服汤食肉，每日1剂。《江西草药》

（6）治疗睾丸肿痛：三叶木通根一至二两（50 ~ 100 g），枸骨根二两（100 g），鸡蛋1个，水煎，服汤食蛋。《江西草药》

（7）治疗小儿疝气，肚痛：八月瓜根唐水少许服。《重庆草药》

（8）治疗风湿，跌打损伤，筋骨痛，腰背痛：八月瓜根、搜山虎、八爪龙、白龙须、见血飞、大小血藤、内红消、海金沙各五钱至一两（25 ~ 50 g），地胡椒减半，泡酒服。《重庆草药》

（9）治疗蝮蛇咬伤：鲜三叶木通根30 ~ 60 g，水煎服；另取全草捣烂外敷伤处。《浙江民间常用草药》

参考文献

[1] 刘桂艳，王晔，马双成，等. 木通属植物木通化学成分及药理活性研究概况［J］. 国药学杂

志，2004，39（5）：330.

[2] JUNG H，LEE C，LEE K，et al. Structure activity relationship of oleanane disaccharides isolated from Akebia quinata versus cytotoxicity against cancer cells and NO inhibition [J]. Biol PharmBull，2004，27（5）：744.

[3] 谢小霞，葛发欢. 三叶木通药学研究现状与展望 [J]. 现代医药卫生，2009，25（14）：2165-2167.

[4] 张晓蓉，杨朝霞，刘世彪，等. 湘西地区木通果实微量元素的测定 [J]. 中国野生植物资源，2003，22（1）：44.

1.11 木 兰 科

1.11.1 南五味根

[基源] 本品为五味子科植物南五味子*Kadsura longipedunculata* Finet et Gagnepepain的干燥根。

[别名] 红木香、紫金藤、紫荆皮、盘柱香、内红消、风沙藤、小血藤、长梗南五味子、盘柱南五味子。

[产地] 产于广西上林、环江、金秀贺州、全州等地；分布于我国西南部、中部、东南部各省份。

[性味功效] 味辛、苦，性温，归脾、胃、肝经。理气止痛，祛风通络，活血消肿。

[主治范围] 用于胃痛，腹痛，风湿痹痛，痛经，月经不调，产后腹痛，咽喉肿痛，痔疮，无名肿毒，跌打损伤。

[用法用量] 水煎剂小鼠灌胃的半数致死量为生药（33.4 ± 42.4）g/kg。

[现代药理研究]

（1）抗胃溃疡作用：长梗南五味子乙醇提取物及其组分在100 mg/kg时对大鼠幽门结扎型溃疡模型有较好的保护作用，但对胃液分泌影响不大。三萜酸和木质素能显著抑制吲哚美辛引起的胃黏膜损伤，抑制率达95%以上；对无水乙醇引起的大鼠胃黏膜损伤也有良好的预防作用[2]。

（2）镇静作用：水煎剂生药66 g/kg给小鼠灌胃对阈下剂量的戊巴比妥钠有协同作用，增加翻正反射的鼠数。能明显延长戊巴比妥钠的睡眠时间。其作用随用药剂量增加而加强[3]。

（3）镇痛和抗炎作用：南五味根水煎剂生药66 g/kg，每12 h灌胃1次，连续2～3次，对乙酸所致小鼠扭体反应，对角叉菜胶引起的小鼠足肿胀均有显著的抑制作用[3]。

（4）镇咳祛痰作用：根皮挥发油中相对含量较高的成分多具镇咳、祛痰作用[1]。

（5）抗菌作用：抑菌实验证明根对金黄色葡萄球菌极度敏感；对痢疾杆菌、伤寒杆菌中度敏感；对大肠埃希菌、铜绿假单孢菌轻度敏感[4]。但有报道，煎剂在体外无抑制细菌作用[3]。

［临床应用］

（1）治疗风湿痹痛：小钻15 g，四方藤15 g，翼核果15 g，酸藤子15 g，常春藤15 g，走马胎15 g，九龙盘15 g，蔓性千斤拔15 g，刺楸15 g，白背清分藤15 g，多花瓜馥木15 g，鸡血藤9 g，粗叶榕15 g，水煎服。

（2）治疗慢性胃炎：小钻15 g，小肠风6 g，大金花草30 g，九龙盘15 g，铺地蜈蚣15 g，饿蚂蟥15 g，铁轴草15 g，水煎服。

（3）治疗急性肠胃炎：小钻30 g，救必应15 g，酸藤子15 g，樟树根15 g，香附子6 g，水煎服。

（4）治疗胃十二指肠溃疡、蛔虫病：小钻30 g，九血管30 g，竹叶椒根10 g，毛蒌6 g，共研细末，每次用6～9 g，开水送服，每日3～4次。

（5）治疗胃炎：小钻、翼核果、蔓性千斤拔、黄花倒水莲、扶芳藤、虎杖、南蛇藤、大血藤、粗叶榕各15 g，大芦根、木贼、草鞋根、阴性草各10 g，水煎服。

参 考 文 献

［1］田恒康，阎文玫．长梗南五味子根皮挥发油的研究［J］．中国中药杂志，1993，18（3）：166.

［2］张守仁．长梗南五味子对实验性大鼠胃溃疡作用的初步观察［J］．中草药，1990，21（9）：411.

［3］张白嘉，李吉珍．三种商品紫荆皮药理作用比较研究［J］．中药材，1991，14（12）：33.

［4］浙江药用植物志编写组．浙江药用植物志［M］．杭州：浙江科学技术出版社，1980：369.

1.11.2　黑老虎

［基源］为五味子科南五味子属植物冷饭团*Kadsura coccinea*（Lem.）A. C. Smith的根和蔓茎。

［别名］过山风、钻地风、风沙藤、透地连珠、十八症、密多罗、过山香、厚叶五味子、鸡肠风、红火风藤。

［产地］主要分布于我国福建、江西、湖南、广东及香港、海南、广西、四川、贵州、云南等地，越南也有分布。

［性味功效］味辛、微苦，性温。行气止痛，散瘀通络。

［主治范围］主要用于治疗风湿痹痛、跌打损伤、骨折、痛经、产后瘀血腹痛、疝气痛胃、十二指肠溃疡、急慢性胃炎等。

［用法用量］内服：藤茎9～15 g，煎汤服或研末粉冲服，或0.9～1.5 g，浸酒服。外用：适量，研末撒，或捣敷，或煎水洗。

［毒副反应及注意事项］孕妇慎服。

［现代药理研究］

（1）抗癌活性：李贺然[1]从黑老虎根中分得3个三萜化合物，通过抗癌活性实验表明，均显示出显著抗人肺癌细胞株A549的活性。

（2）抗HIV活性：Liu等[2]从黑老虎种子中分离出木脂素kadsulignan M，发现其具有显著的抗HIV活性。

（3）保肝作用：屈克义等[3]证明黑老虎的降酶、保护肝细胞和抗肝纤维化作用与其抗脂质过氧化作用有关。Ninh等[4]发现从黑老虎中分得的化合物具有保护叔丁基过氧化氢所致大鼠肝损伤的作用。

（4）抗氧化作用：Sun等[5]采用DPPH法考察了黑老虎果实提取物中的花青素和多酚类成分的抗氧化作用，结果显示抗氧化能力果皮总多酚提取物＞花色素提取物＞果肉多酚提取物。

［临床应用］

（1）治疗跌打损伤，风湿关节痛：冷饭团根15 g，铁箍散15 g，水煎服。外用鲜藤捣烂酒炒敷。《湖南药物志》

（2）治疗风湿骨痛：黑老虎、搽树根、光叶海桐各30 g，鸡血藤、豨莶草各15 g，水煎或酒炒内服，并取少许搽患处。《全国中草药汇编》

（3）治疗病久无力、劳伤腰痛：冷饭团根30 g，铁箍散30 g，酒浸500 g，7日后服，每日1次，每次30 g。《湖南药物志》

（4）治疗慢性胃炎，胃溃疡：黑老虎、救必应、海螵蛸各30 g，共研末服，每日3次，每次6 g。《全国中草药汇编》

（5）治疗胃、十二指肠溃疡，慢性胃炎、急性胃肠炎：冷饭团根9～15 g，水煎服，或0.9～1.5 g研末服。《湖南药物志》

（6）治疗痛经：黑老虎、南五味子根各15 g，凤尾草30 g，乌药8 g，每日1剂，水煎服。《全国中草药汇编》

（7）治疗闭经：冷饭团根茎30～60 g，黄荆枝30 g，鸡血藤15 g，水煎服。《湖南药物志》

（8）治疗产后恶露不净、痛经：冷饭团根30 g，山鸡椒15 g，水煎服。《江西草药手册》

（9）治疗类风湿性关节炎：郭奕文[6]等研究报道，口服虎鳖风湿液（由黑老虎、土鳖虫等16味中药制备），每次30 mL，每日3次，连服4周为1个疗程，12周后观察疗效。治疗类风湿性关节炎结果总有效率83.9%。

（10）治疗原发性痛经：梁立[7]等用驱风痛片（主要成分是黑老虎）治疗原发性痛经，每片规格相当于生药1.8 g，口服，每次4片，每日3次，4日为1个疗程。

（11）治疗早期膝关节骨性关节炎：黎友允[8]等用通痹洗剂治疗早期膝关节骨性关节炎，黑老虎20 g，毛麝香18 g，两面针30 g，毛冬青30 g，三棱18 g，莪术18 g，芒硝30 g，大黄18 g（后下），当归20 g，红花15 g，宽筋藤15 g，威灵仙30 g，陈醋500 mL（后下），上述药物（除大黄及陈醋外）加水3 000 mL浸泡1 h，水煎煮沸后以文火煎35 min，加大黄及陈醋，煮沸后以文火再煎5 min，药液倒入盆内备用。让患者裸露患肢膝关节，根据药液温度依次水蒸、外敷、浸泡，同时可对患处进行按摩。每日1剂烫洗2次（将药液加热即可），每次半小时，4周为1个疗程，治疗总有效率90.0%。

（12）治疗肩周炎：梁成[9]治疗方法，口服壮腰健肾丸（由狗脊、黑老虎、千斤拔、桑寄生、女贞子、鸡血藤、金樱子、牛大力、菟丝子组成）每丸5～6 g，每次2丸，每日2～3次。

（13）治疗功能性消化不良：何金木[10]等自拟消胀方，由厚朴10 g，枳实10 g，法半夏15 g，蒲公英20 g，黄连6 g，苏梗10 g，党参15 g，黑老虎10 g组成，随症加减，水煮服，每日1剂，分2次餐前口服，治疗总有效率为84.5%。

参考文献

[1] 李贺然. 新型羊毛甾烷类化合物、其制备方法及抗癌用途［P］. 中国专利：CN 101607886A，2009-12-23.

[2] LIU J S，LI L. Kadsulignans L-N，three dibenzocyclooctadiene lignans from Kadsura coccinea［J］. Phytochemistry，1995，38（1）：241-245.

[3] SUN J，YAO J Y，HUANG S X，et al. Anti-oxidant activity of polyphenol and anthocyanin extracts from fruits of Kadsura coccinea（Lem.）A. C. Smith［J］. Food Chem，2009，117（2）：276-281.

[4] 屈克义，董艳萍，李守华，等. 冷饭团在实验性肝纤维化中抗氧化作用的实验研究［J］. 中国中医药科技，2004，11（4）：222-223.

[5] NINH K B，BUI V T，PHAN V K，et al. Dibenzocyclooctadiene lignans and lanostane derivatives from the roots of Kadsura coccinea and their protective effects on primary rat hepatocyte injury induced by t-butyl hydroperoxide［J］. Planta Med，2009，75（11）：1253-1257.

[6] 郭奕文，马文良，饶芳，等. 虎鳖风湿液治疗类风湿性关节炎31例［J］. 江西中医药，2005，36（7）：30-31.

[7] 梁立，李灵燕，等. 驱风痛片治疗45例原发性痛经的临床观察［J］. 中国民间疗法，2007，15（11）：40.

[8] 黎友允，罗汀，姚先秀，等. 通痹洗剂治疗早期膝关节骨性关节炎［J］. 广西中医药，2007，30（2）：29.

[9] 梁成. 壮腰健肾丸治疗肩周炎临床观察［J］. 长春中医药大学学报，2011，27（5）：793-794.

[10] 何金木，何世东. 自拟消胀方治疗功能性消化不良的临床研究［J］. 现代消化及介入诊疗，2005，10（2）：106-107.

1.12　天南星科

千年健

［基源］为天南星科植物千年健*Homalomena occulta*的根茎。

［别名］一包针、千年见、千颗针、丝棱线。

［产地］分布于广东、海南、广西、云南等地。

［性味功效］味苦、辛，性温，小毒。归肝、肾、胃经。祛风湿，舒筋活络，止痛，消肿。

［主治范围］主风湿痹痛，腰膝酸软，筋骨痿软，跌打损伤，胃痛，痈疽疮肿。

［用法用量］内服：9～15 g，煎汤服或浸酒服。外用：适量，研末，调敷。

［毒副反应及注意事项］小毒。忌莱菔，阴虚内热者慎服。

［现代药理研究］

（1）抑菌作用：用滤纸片平板法试验表明千年健挥发油具有显著抑制布氏杆菌在平板上生长。

（2）抗炎、镇痛作用：谢丽莎等[1]采用二甲苯致小鼠耳郭肿胀模型、冰醋酸致小鼠扭体试验，实验结果显示千年健药材具有良好的镇痛、抗炎作用。

［临床应用］

（1）自制药酒治疗跌打损伤[2]：红花、归尾、乳香、川续断、血竭、土鳖虫、千年健、桂枝、五加皮、生大黄各15 g，丁香、田七、香附、生地黄、牡丹皮、沉香各10 g，苏木20 g，仙人掌1片。将上药用60度白酒3斤（1 500 mL）泡7日，搽患处。

（2）治疗骨性关节病：杜春华等[3]采用足浴恒温治疗仪，加伸筋草10 g，透骨草10 g，千年健10 g，路路通10 g，桃仁20 g，红花20 g，秦艽10 g，羌活10 g，独活10 g，桂枝20 g，防风20 g，每次足浴30 min，10次为1个疗程，一般1～4个疗程。

（3）治疗风湿性关节炎：王爱萍等[4]使用五加皮、独活、桂枝、杜仲、乳香、没药、续断各9 g，伸筋草、千年健、地龙、青风藤、海风藤、防风、红花、当归、川芎、木瓜、地黄、枸杞子、牛膝各6 g，用黄酒1 500 mL浸泡后，每日2次，适量服用。并用浸泡的药酒按摩关节肿胀处，每次30 min。2周为1个疗程，连用3个疗程。

（4）治疗腰椎间盘突出症：刘雪蓉[5]试验表明，两组均利用腰椎牵引带行骨盆牵引，每日2次，每次1 h。实验组另用中药熟地黄30 g，白芍30 g，川芎20 g，红花20 g，透骨草25 g，刘寄奴30 g，艾叶20 g，威灵仙30 g，桑寄生30 g，络石藤25 g，羌活25 g，独活25 g，土鳖虫25 g，鸡血藤30 g，路路通15 g，续断30 g，狗脊30 g，骨碎补30 g，杜仲20 g，鹿角片30 g，淮牛膝15 g，千年健20 g。将上药加水3 000 mL，放入中药熏蒸自控治疗器，待药物沸腾后产生的蒸气熏蒸腰腿部。每次30～40 min，每日2次，15日为1个疗程。结果，治疗组总有效率为95.7%，明显高于对照组的86.7%，经卡方检验$P<0.05$，两组疗效差异有显著性，实验组疗效优于对照组。

（5）治疗颈椎病：侯筱文等[6]使用药枕治疗，选用侧柏叶、艾叶、野菊花、桑叶、晚蚕砂、仙灵脾、通草、薄荷、苍术、灵仙、羌活、防风、桂枝、葛根、磁石、丁香、官桂、山柰、荜茇、松香、千年健、续断、杜仲、冰片、樟脑等20多味中药各适量，碾成粗末，去除细末及杂质，晾干。用棉布做成直径8 cm，长约60 cm的糖果状小圆枕，将加工好的中药均匀填充成圆柱状，松紧适中，休息时，置于颈后部，使头部悬空，下颏稍抬高向上。10日为1个疗程，亦可常年使用。治疗2个疗程后可见疗效。

（6）治疗肩关节周围炎：王东胜等[7]治疗方法为对所有患者均给予功能锻炼，包括上举、后伸、爬墙、单杠双臂伸直悬垂等，对照组给予穴位注射治疗，选穴膈俞、血海、肩髃、肩髎、臑俞，取穴位附近肿胀压痛最明显处为进针点，从皮肤垂直刺入2～3 cm，患者有酸、麻、胀感后抽无回血，注入药物约1 mL（注射液配制为曲安奈德20 mg，1%利多卡因7 mL），每3日1次，10次为1个疗程。治疗组在此基础上加用中药治疗，方药组成为防风10 g，麻黄6 g，当归10 g，秦艽10 g，肉桂6 g，葛根10 g，茯苓10 g，羌活6 g，白芷10 g，威灵仙10 g，姜黄10 g，川芎10 g，千年健10 g，追地风10 g，甘草5 g，每日1剂，分早晚2次服，30日为1个疗程。结果经过1个疗程治疗，治疗组有效率为93.8%。

（7）治疗坐骨神经痛：裘国明[8]治疗23例，均用自拟温经除痹汤治疗，桂枝、漏芦、葛根、吴茱萸、石菖蒲、千年健、钻地风各15 g，当归、赤芍、生地黄、川芎、广地龙、五加皮、木瓜、透骨草、伸筋草各12 g，北细辛8 g，川牛膝5 g。患肢疼痛剧烈，甚至行走困难者，加制川乌、制草乌各10 g，并加北细辛至10 g；兼有腰痛者，原方去赤芍、广地龙，加金毛狗脊、川续断、地鳖虫。每日1剂，水煎，分2次服。15剂为1个疗程，2个疗程相隔3～5日，停药时间不宜太长。服药期间忌饮酒，尤其禁忌服药前后饮酒，避免重体力劳动。在用中药治疗同时，除3例曾配合应用针灸、理疗外，其余未用其他疗法。治疗结果23例中治愈17例（患肢疼痛完全消失，功能恢复正常），显效3例（患肢疼痛基本消失，功能基本恢复），好转2例（患肢疼痛明显减轻，功能改善），无效1例（患肢疼痛未减，功能无改善）。

（8）治疗风湿性关节炎[9]：千年健、追地风各25 g，白酒500 mL。浸泡7日后即可饮用。每次50 mL，每日1次。共服4剂，即4瓶药酒。如果不能饮用白酒，可以改为黄酒，但黄酒的药力较弱。

（9）治疗压疮：林少莉等[10]将千年健的新鲜带柄叶洗净，切碎，用清水煮沸10 min，冷却后将千年健药液置于灭菌盒中备用，再将桃仁35 g，红花30 g，当归45 g，紫草30 g，黄连30 g，五倍子40 g，白芷40 g，茜草20 g，甘草20 g，浸在1 kg麻油内，24 h后用温火煎至药物呈焦黄色，过滤去渣，然后将白蜡50 g溶于药液内，倒入预先备好盛有纱布的铝盒内，纱布多少以药液浸透为宜，最后高压灭菌制成桃红生肌膏纱布备用。根据分泌物情况对疮面进行处理，常规消毒后用无菌剪清理坏死组织，原则是坏死组织与正常组织结合疏松者先清除，结合紧密者后清除，湿性溃烂者先清除，干性坏死者后清除。清除坏死组织以不损伤正常组织或不出血为宜。然后，将制备好的千年健药液（37～38 ℃），以涡流式冲洗疮面至清洁，有瘘管者彻底清除坏死组织后再用该药液冲洗溃疡面，用无菌纱布蘸干溃疡面的积水，用碘伏消毒周围皮肤，根据不同部位的压疮选择比其直径大2～3 cm的桃红生肌膏纱布覆盖，外面再覆盖一层无菌纱布，包扎固定。压疮合并感染且脓性分泌物多时，每日换药2次，待分泌物减少，炎症得到控制时，每日换药1次或隔日1次，直至疮面愈合。

（10）治疗腰腿痛：宋宇芬[11]用宽筋散方，组方为宽筋藤30 g，千斤拔30 g，千年健30 g，透骨草20 g，制川乌10 g，制草乌10 g，独活20 g，没药20 g，乳香20 g，艾叶15 g，牛膝20 g，桂枝10 g，川椒15 g。上药共捣粗粉，装入15 cm×12 cm小布袋中，袋口扎牢，外层加套一布袋，放入药煲中加水中煮沸1 h至药包完全煮透，加入自制田七跌打酒100 mL。操作者戴橡胶手套，趁热将药包拿至病人床前，嘱其俯卧或取舒适体位，全身肌肉放松，暴露患处。将药包放在患部来回推烫，力量均匀，开始时可提起放下交替，用力轻，速度稍快，可用点、推、滚、揉、搓等手法，随着药温下降，力量可增大，速度可减慢，药烫20～30 min，每日2次。

（11）治疗活动性类风湿性关节炎：张淑英等[12]用加味乌头汤治疗，组方为制川乌、制草乌、细辛、桂枝、蜂房、苍术、白术各12 g，熟地黄、当归、仙灵脾、制乌梢蛇、千年健、元胡、透骨草各15 g，伸筋草、白芍各30 g，炙甘草6 g，随证加减，每日

1剂。关节疼痛以下肢为重者加川牛膝30 g，木瓜20 g；以上肢为重者加桑枝20 g；以脊柱为重者加狗脊30 g，杜仲、川续断各15 g。制川乌、制草乌、细辛先煎50 min，头煎加水1 000 mL，取汁500 mL，总煎药时间超过1 h；第2煎加水500 mL，桂枝后下，煎至300 mL，两煎混合后分2次饭后1 h服用；第3煎加乳香、没药各10 g，加水适量，煎煮后可熏洗患处，每日2次，每次30 min，药温60 ℃左右，2周为1个疗程，2 ~ 4个疗程后见疗效。

（12）治疗慢性膝关节滑膜炎：潘米川[13]用萆薢30 g，薏苡仁30 g，当归20 g，怀牛膝20 g，五加皮20 g，千年健20 g，木瓜20 g，白芍20 g，香附15 g，甘草10 g。若膝关节有外伤史，局部刺痛，皮色紫暗者加制乳香、制没药各10 g；若局部冷痛、喜暖、肌肤无温、拒按者加制川草乌各10 g；若喜按、腰酸无力、四肢凉者加制附子10 g，桑寄生20 g；若局部沉困肿胀突出，其处稍红热者加大黄10 g，木通10 g；红热不明显，纳少、便溏、无力者加茯苓、白术各20 g。上药水煎服，日服1剂，早晚分服，后加水煎药渣，趁热熏洗患处，洗2次，每次20 ~ 30 min，1周为1个疗程。

参考文献

［1］谢丽莎，蒙田秀，欧阳炜，等. 千年健镇痛抗炎药理研究［J］. 宁夏农林科技，2012，53（09）：159-160.

［2］段立鸣，杨登民，李艳玲，等. 自拟麝香灵脂膏治疗椎间盘突出症260例［J］. 实用医药杂志，2008，25（06）：760.

［3］杜春华，杨存芝. 中药足浴治疗骨性关节病60例分析［J］. 人民军医，2008，51（11）：719.

［4］王爱萍，李升玲，王大娟，等. 中药验方治疗风湿性关节炎27例［J］. 中国民间疗法，2012，20（12）：70.

［5］刘雪蓉. 中药熏蒸合骨盆牵引治疗腰椎间盘突出症临床疗效比较［J］. 中医中药，2008（01）：43.

［6］侯筱文，王鹏. 药枕配合综合疗法治疗颈椎病283例［J］. Journal of External Therapy of TCM，2008，17（02）：26-27.

［7］王东胜，冀沛峰. 穴位注射配合中药治疗肩关节周围炎临床研究［J］. 中医学报，2013，28（08）：1261-1262.

［8］裘国明. 温经除痹汤治疗坐骨神经痛23例［J］. 浙江中西医结合杂志，2010，20（09）：573-574.

［9］《快乐养生》编辑部. 千追酒治疗风湿性关节炎［J］. 快乐养生，2012（12）：45.

［10］林少莉，谢育光，招凯旋，等. 千年健加桃红生肌膏治疗压疮的疗效观察［J］. 临床合理用药，2010，3（13）：37.

［11］宋宇芬. 宽筋散加田七酒热烫治疗腰腿痛的观察与护理［J］. 齐齐哈尔医学院学报，2010，31（13）：2178.

［12］张淑英，刘杰. 加味乌头汤治疗活动性类风湿关节炎26例［J］. 中国中医药科技，2010，17（4）：326.

［13］潘米川. 萆薢归膝汤治疗慢性膝关节滑膜炎150例［J］. 中外医疗，2008（21）：103.

1.13　无患子科

荔枝核

[基源] 为无患子科植物荔枝*Litchi chinensis* Sonn. 的干燥成熟种子。

[别名] 荔仁、枝核、大荔核。

[产地] 主产广东、广西。此外台湾、福建、四川亦产。

[性味功效] 味甘、涩，性温。归肝、肾经。温中，理气，止痛。

[主治范围] 主疝气痛，睾丸肿痛，胃脘痛，痛经及产后腹痛。

[用法用量] 内服：6～10 g煎汤服或研末服，或1.5～3 g，入丸、散服。外用：适量，研末调敷。

[毒副反应及注意事项] 荔枝核急性毒性甚低，以20 g/kg的剂量给小鼠灌胃，服药后3日内无一死亡。

[现代药理研究] 降血糖：给饥饿22 h的小鼠皮下注射生药制剂60～400 mg/kg，可使血糖下降，肝糖原含量亦显著降低。荔枝核干浸膏1.3 mg/kg、2.6 mg/kg给四氧嘧啶糖尿病大鼠灌胃，连续30日，每10日测血糖1次，均表明用药组血糖低于对照组。所含次甲基环丙基甘氨酸给小鼠皮下注射230～400 mg/kg，可使血糖从正常的71～103 mg/100 mL降至35～57 mg/100 mL。A-亚甲环丙基甘氨酸给小鼠皮下注射230～400 mg/kg，可使血糖从正常的71～103 mg/100 mL降至35～57 mg/100 mL。还能对抗鼠伤寒沙门菌的诱变作用。

[临床应用]

（1）治疗心腹胃脘久痛，屡触屡发者：荔枝核一钱（5 g），木香八分（4 g），为末，每服一钱（5 g），清汤调服。《景岳全书》荔香散

（2）治疗心痛及小肠气：荔枝核1枚，煅存性，酒调服。《本草衍义》

（3）治疗肾大如斗：舶上茴香、青皮（全者）、荔枝核各等份。锉散，炒，出火毒，为末。酒下二钱（10 g），日三服。《世医得效方》荔核散

（4）治疗疝气肿：荔枝核49个，陈皮（连白）九钱（45 g），硫黄四钱（20 g），为末，盐水打面糊丸绿豆大。遇痛时，空心酒服9丸，良久再服，亦治诸气痛。《坦仙皆效方》玉环来复丹

（5）治疗血气刺痛：荔枝核（烧存性）半两（25 g），香附子一两（50 g）。上药共为末，每服二钱（10 g），盐酒送下。《妇人良方》蠲痛散

1.14　水蕨科

水蕨

[基源] 为水蕨科植物水蕨*Ceratopteris thalictroides*（L.）Brongn. 的全株。

[别名] 龙须菜、龙牙草、水松草、水铁树、水扁柏、水柏、水芹菜、水柏枝。

[产地] 分布于广东、广西、台湾、福建、江西、浙江、山东、江苏、安徽、湖

北、四川、云南等地。也广布于世界热带及亚热带各地，日本也产。

［性味功效］味苦，性寒，无毒。归脾、胃、大肠经。消积，散瘀，解毒，止血。

［主治范围］主腹中痞块、痢疾、小儿胎毒、疮疖、跌打损伤、外伤出血。

［用法用量］内服：15～30 g，煎汤服。外用：适量，捣敷。

［药理作用研究］抗菌：李焱等[1]对水蕨提取物及其应用研究表明，两组提取物对革兰阳性细菌和革兰阴性细菌的生长都有一定的抑制作用，而对真菌无明显抑制；食品保鲜试验显示，水蕨植株的水提取物和孢子的乙醇提取物能延长肉类熟食和新鲜海鲜的一级保鲜期12 h以上，而水蕨植株的乙醇提取物和孢子的水提取物效果一般。

［临床应用］

（1）治跌打损伤：水蕨15 g，水煎服，并取适量捣敷。《中国药用孢子植物》

（2）治痢疾：水蕨15 g，酢浆草15 g，水煎服。《中国药用孢子植物》

参考文献

［1］李焱，孙凌燕，张蕙蕴，等．水蕨提取物的抗菌作用及其应用研究［J］．食品科学，2009（07）：48-51.

1.15　水龙骨科

骨碎补

［基源］为槲蕨科植物槲蕨、秦岭槲蕨及光叶槲蕨、崖姜蕨*Drynaria fortunei*（Kunze）J. Smith的根茎。

［别名］猴姜、猢狲姜、石毛姜、石庵、过山龙、石良姜、爬岩姜、石岩姜、碎补、树蜈蚣、地蜈蚣、黄爬山虎、麻鸡翅膀、搜山虎、肉碎补、猴掌姜、石连、姜、石巴掌、毛姜、申姜、岩姜。

［产地］槲蕨主产于浙江、湖北、广东、广西、四川等地，此外，贵州、江西、福建等地亦产。中华槲蕨产于陕西、甘肃、青海、四川、云南。石莲姜槲蕨产于四川、云南。

［性味功效］味苦，性温。归肝、肾经。补肾强骨，活血止痛。

［主治范围］主肾虚腰痛，足膝痿弱，耳聋，牙痛，久泄，遗尿，跌打骨折及斑秃。

［用法用量］内服：10～20 g，煎汤服或入丸、散服。外用：适量，捣烂敷或晒干研末敷，也可浸酒搽。

［现代药理研究］

（1）促进愈合：周铜水等[1]用大鼠后腿股骨下端实验性骨伤模型研究槲蕨、中华槲蕨以及槲蕨根茎主要成分柚皮苷对骨伤的影响，结果表明对大鼠实验性骨损伤的愈合均有促进作用，提示柚皮苷是槲蕨根茎的主要成分，槲蕨根茎水煎剂（生药20 g/kg，生药30 g/kg）及柚皮苷（相当生药20 g/kg）灌胃对实验性大鼠骨损伤愈合有促进作用。

（2）促细胞增殖：唐琪等[2]制备骨碎补的水、醇提液，考察其作用，结果表明0.01 mg/L骨碎补水提液能促进MC3T3-E1细胞数量增加；0.01 mg/L骨碎补水提液和醇提液能使S期细胞百分率提高，G1期细胞百分率减少；100 mg/L骨碎补醇提液能使细胞ALP的活性升高，能明显促进细胞骨钙素合成和分泌；1 mg/L骨碎补水提液及0.01 mg/L骨碎补醇提液均可促进细胞钙化。提示骨碎补水相和醇相提取物中分别存在较高活性的促成骨细胞增殖、分化和钙化的物质，具有进一步研发成抗骨质疏松或骨质吸收新药的前景。

（3）抑制骨丢失：刘宏泽等[3]在探讨丹参和骨碎补对激素性股骨头坏死的防治机制及其交互作用中发现骨碎补能提高血钙血磷水平，能激活成骨细胞，提高股骨头的骨密度，能预防激素性骨质疏松。骨碎补有部分抑制糖皮质激素引起的骨丢失的作用，在实验剂量下对醋酸可的松引起的骨质疏松虽有抑制作用，但不能完全阻止其发展[4]。

（4）抗炎作用：刘剑刚等[5]采用二甲苯所致小鼠耳郭肿胀实验、醋酸所致小鼠毛细血管渗透实验及大鼠蛋清足趾肿胀实验、大鼠棉球肉芽肿增生实验，观察骨碎补总黄酮的抗炎作用。结果表明骨碎补总黄酮具有抗炎作用，并能抑制毛细血管渗透性的增高。

（5）促进骨质再生作用：陈莉丽等[6]建立实验性大鼠牙槽骨吸收模型，了解中药骨碎补对大鼠牙槽骨吸收的疗效，结果表明骨碎补水提液对大鼠实验性牙槽骨吸收有明确的疗效，能抑制骨质吸收，促进骨质再生。

（6）解毒作用：王玉亮等[7]报道，骨碎补主成分柚皮苷具有脱敏和抗变态反应作用，活血解痉，改善局部微循环和营养供给，促进药物排泄，解除链霉素对第8对脑神经的损害，对缓解链霉素的毒副作用有其独特疗效，作用快，疗效高且确切，安全可靠，无不良反应。张桂茹[8]通过对实验组及对照组动物脑干听觉诱发电位（ABR）Ⅲ波潜伏期、阈值的比较，全耳蜗铺片毛细胞损伤计数统计及对毛细胞超微结构的扫描和透射电镜的观察证明，骨碎补对卡拉霉素的耳毒性有一定的预防作用。另外，从肾脏的石蜡切片观察到，耳毒性与肾损害呈正相关，并认为骨碎补的解毒机制可能是通过肾脏的保护实现的。

（7）降脂作用：王维新等[9-10]报道，骨碎补具有明显的防止动脉粥样硬化斑块的形成，其降脂作用需用药时间稍长，在连续用药5～10周后，才能出现明显的效果。骨碎补对实验性高脂血症有抗血管内皮损伤作用，促进肝肾上腺内胆固醇代谢过程，使无粥样硬化区主动脉壁、肝脏、肾上腺中胆固醇含量明显下降。骨碎补抗动脉硬化的活性成分之一骨碎补多糖酸盐，能保护肝及肾上腺的细胞器，抗细胞内高胆固醇的损伤从而增强细胞功能，改变细胞内胆固醇代谢过程。

（8）强心作用：陈顺等[11]报道骨碎补还有强心作用，增加小鼠耐低氧能力，以及镇痛、镇静作用，有降低家兔血小板聚集的功能。此外骨碎补双氢黄酮苷能诱导激活肝药酶，加速异戊巴比妥钠的代谢，缩短催眠时间，且单独使用可使小鼠产生明显的镇静作用。

［临床应用］

（1）治疗肾虚腰疼、风湿性腰腿疼：骨碎补、桑寄生各15 g，秦艽、豨莶草各9 g，水煎服。《陕甘宁青中草药选》

（2）治疗耳鸣，亦能止诸杂痛：骨碎补去毛细切后，用生蜜拌，蒸，从巳至亥（上午9时至晚上11时），暴干，捣末，用炮猪肾空心吃。《雷公炮炙论》

（3）治疗金疮、伤筋断骨、疼痛不可忍：骨碎补（去毛，麸炒微黄）、自然铜（细研）、虎胫骨（涂酥炙黄）、败龟（涂酥炙微黄）各半两（25 g），没药一两（50 g），上药捣细罗为散。每服一钱（5 g），以胡桃仁半个，一处嚼烂，用温酒一中盏下之，日三四服。《太平圣惠方》骨碎补散

（4）治疗接骨入臼者，先用此药服之，软其筋骨，骨碎补、香附各二钱（10 g），草乌一钱半（7.5 g），川芎一钱半（7.5 g），共为细末，每用姜酒调服，饮醋即可。《伤科汇纂》

（5）治疗链霉素引起的毒副作用：钟以元[12]用骨碎补20 g，枸杞子10 g，水煎服治疗链霉素引起的毒副作用55例，有效率达100%。李惠思[13]用骨碎补20～40 g水煎，每日1剂口服，治疗链霉素引发的毒副作用6例，结果全部有效。

（6）治疗寻常疣、鸡眼：黄培余[14]以骨碎补加甘油、75%乙醇溶液浸1周后治疗寻常疣240例，结果均痊愈。杜连生[15]用蜂蜡骨碎补膏治鸡眼，取得良好疗效。

（7）治疗骨折延迟愈合和骨不连：高焱[16]通过将69例骨折延迟愈合和骨不连病人分为两组比较，发现治疗组的临床症状恢复、骨折愈合率、愈合时间明显优于对照组，经统计学分析，研究认为骨碎补总黄酮配合治疗骨折延迟愈合和骨不连，不仅使病人临床症状恢复快，还可缩短骨折愈合时间，而且无明显不良反应，有利于病人的早日康复。

（8）促进骨发育：马克昌等[17]通过动物实验证明骨碎补提取液对小鸡骨发育生长有明显的促进作用。实验证明用药组股骨的湿重和体积大于对照组，用药组单位长度皮质骨内的钙、磷、羟脯氨酸和氨基已糖都明显高于对照组。

（9）治疗原发性骨质疏松症：顾敏等[18]观察中药骨碎补对82例原发性骨质疏松患者随机分为2组各41例，结果证实对原发性骨质疏松症有疗效。

（10）治疗膝骨性关节炎：周荣魁等[19]：研究中药骨碎补总黄酮对骨关节炎患者的疗效，治疗方法本组病例均采用骨碎补总黄酮口服，每次1粒，每日3次，连续服药12周。治疗前2周及治疗期间患者停用一切非甾体类消炎镇痛药、激素类药及其他物理治疗。结果显示口服中药骨碎补总黄酮后可改善膝骨性关节炎患者的临床症状。

（11）在骨科的应用[20]：骨折复位肿痛，取骨碎补、泽兰各15 g，浸酒服或用骨碎补、生姜各30 g，捣敷。中期骨折病人（2～4周）食疗使用当归10 g，骨碎补15 g，续断10 g，薏苡仁50 g，新鲜猪排骨或牛排骨250 g，炖煮1 h以上，汤肉共进，连用2周。后期骨折病人（5周以上），可用枸杞子10 g，骨碎补15 g，续断10 g，薏苡仁50 g，将骨碎补、续断先煎去渣，再加入其余2味药煎粥进食。每日1次，7日为1个疗程，每个疗程间隔3～5日，可用3～4个疗程。

参考文献

[1] 周铜水，刘晓东，周荣汉．骨碎补对大鼠实验性骨损伤愈合的影响［J］．中草药，1994，25（5）：249-250，258．

[2] 唐琪，陈莉丽，严杰，等．骨碎补提取物促小鼠成骨细胞株MC 3T3-E1细胞增殖、分化和钙化作用的研究［J］．中国中药杂志，2004，29（2）：164-168．

[3] 刘宏泽，王文瑞．丹参与骨碎补注射液防治激素诱发股骨头坏死的实验研究［J］．中国骨伤，2003，16（12）：726-728．

[4] 马克昌，高子范，张灵菊，等．骨碎补对大白鼠骨质疏松模型的影响［J］．中医正骨，1992，4（4）：3-4．

[5] 刘剑刚，谢雁鸣，邓文龙，等．骨碎补总黄酮抗炎作用的实验研究［J］．中国天然药物，2004，2（4）：232-234．

[6] 陈莉丽，唐琪，严杰，等．骨碎补提取液对实验性牙槽骨吸收疗效的研究［J］．中国中药杂志，2004，29（6）：549-553．

[7] 王玉亮，胡增茹，李凤婷，等．骨碎补防治链霉素不良反应的临床应用［J］．临床荟萃，2000，15（158）：694．

[8] 张桂茹．中药骨碎补对卡那霉素耳毒性预防效果的实验研究［J］．白求恩医科大学学报，1993，19（2）：164-165．

[9] 王维新，王敖格．骨碎补降血脂及防止主动脉粥样硬化斑块形成的实验观察［J］．中医杂志，1980，21（2）：56．

[10] 王维新，王敖格．骨碎补对家兔组织内脂质含量的影响［J］．中医杂志，1981，22（7）：67-78．

[11] 陈顺，关延彬．骨碎补药理作用的研究进展［J］．医药导报，2006，25（7）：685-687．

[12] 钟以元．骨碎补枸杞汤治疗链霉素毒副反应55例［J］．湖南中医杂志，1995，11（4）：51．

[13] 李惠思．骨碎补治疗链霉素毒副反应6例报告［J］．新疆中医药，1990，32（4）：37．

[14] 黄培余．骨碎补治寻常疣有奇效［J］．山东中医杂志，1995，14（5）：229．

[15] 杜连生．蜂蜡骨碎补膏治鸡眼好［J］．新中医，1990，22（4）：9．

[16] 高焱．骨碎补总黄酮治疗骨折延迟愈合和骨不连［J］．中医正骨，2007，19（07）：11-12．

[17] 马克昌，高子范，冯坤．骨碎补提取液对小鸡骨发育的促进作用［J］．中医正骨，1990（04）：7-9．

[18] 顾敏，郭加南．骨碎补治疗原发性骨质疏松症［J］．中国康复，2004，19（5）：297．

[19] 周荣魁，陈昌红，李贺，等．口服骨碎补总黄酮治疗膝骨关节炎患者的临床观察［J］．中国医药导报，2011，8（2）：77-78．

[20] 周强．骨碎补在骨伤科临床上的应用［J］．中医正骨，2003，15（11）：59．

1.16 凤 仙 花 科

凤仙花

［**基源**］为凤仙花科植物凤仙花*Impatiens balsamina* L. 的花。

［**别名**］金凤花、灯盏花、金童花。

［**产地**］分布于我国西南部。

［**性味功效**］味甘、苦，性微温。祛风除湿，活血止痛，解毒杀虫。

［**主治范围**］主风湿肢体痿废，腰肋疼痛，妇女经闭腹痛，产后瘀血未尽，跌打损伤，骨折，痈疽疮毒，毒蛇咬伤，白带，鹅掌风，灰指甲。

［**用法用量**］内服：1.5 ~ 3 g，鲜品可用至3 ~ 9 g，煎汤服或研末、浸酒服。外用：适量，鲜品研烂涂，或煎水洗。

［**毒副反应及注意事项**］体虚及孕妇慎服。

［**现代药理研究**］

（1）抗过敏作用：Fukumoto等[1]通过对外源性组胺的ddY小鼠血压测定发现凤仙花存在抗组胺作用以外的其他有效抗过敏反应的作用机制。Ishiguro等[2]采用血压监测法筛选抗过敏成分，结果发现凤仙花花瓣醇提物抑制鸡蛋白溶菌酶特异性过敏症小鼠的血压下降的效果同阳性药物类似，且效果优于黄芩根水提物和南天竹叶的甲醇提取物。从花瓣得到的三种化合物具显著的抗过敏作用。

（2）抗真菌作用：危建安等[3]对凤仙草的不同提取物导致手、足甲癣病的3种主要致病真菌的抑制作用进行了研究，结果说明凤仙草和凤仙花均有抗皮肤真菌的效果。

（3）促透皮作用：对急性子的醇提液进行促透皮实验研究，以不同量的急性子醇提液作为促透皮液，以对乙酰氨基酚（扑热息痛）作为实验药物，采用离体小白鼠皮肤进行研究，发现体积分数75%醇提液对扑热息痛有较好的促透皮作用[4]。

［**临床应用**］

（1）治疗鹅掌风：王庭兆[5]报道取白凤仙花鲜品适量，捣烂外敷患部，范围稍大于患面，厚度约0.5cm，外用油皮纸包裹，每周换药1次。治疗鹅掌风3例，皆1个疗程痊愈。

（2）治疗灰指甲：胡素贤等[6]报道白凤仙花适量浸入米醋内备用。用药时将米醋处理过的白凤仙花外敷，并加塑料薄膜包裹灰指甲，治愈顽固性足癣伴灰指甲31例，临床治愈率为87.1%，好转率为12.9%。

（3）治疗甲癣：邱桂仙[7]报道凤仙花全草、大蒜、白矾各适量，将三药捣成糊状，睡前包甲，次晨取下，治甲癣多例，疗效显著。

（4）治疗甲沟炎：郭笑丽[8]报道凤仙花加盐捣烂如泥，外科常规换药，贴敷于患处，包扎，每日1次，治疗时间最长8次，最短4次，治疗56例甲沟炎，总有效率98.2%。

参 考 文 献

［1］FUKUMOTO H，ISHIGURO K，ISOI K，et al. Antihistamine effects of an ethanol extract from the white petal of *Impatiens balsamina* [J]. Phytotherapy Research, 1995 (9): 567-570.

[2] ISHIGURO K, OHIRA Y, OKU H. Egg-white lysozyme (HEL) -induced decrease in blood flow [J]. Biol Pharm Bull, 2002, 25 (4): 505-508.

[3] 危建安，黄兆胜，黄永焯，等．凤仙草不同提取物对三种皮肤真菌抑制作用的实验研究 [J]．中国中医药科技，2001，8（5）：321.

[4] 郝勇，刘景东，宋国龙．急性子醇提液促透皮实验研究 [J]．现代中西医结合杂志，2005，14（7）：856-857.

[5] 王庭兆．透骨草外敷治疗鹅掌风 [J]．陕西新医药，1974（3）：46.

[6] 胡素贤，陈志英．白凤仙花治愈顽固性足癣伴灰趾甲31例体会 [J]．实用内科杂志，1994，8（3）：39.

[7] 邱桂仙．凤仙花治甲癣 [J]．新中医，1994，26（8）：56.

[8] 郭笑丽．凤仙花治疗甲沟炎56例观察 [J]．实用中医药杂志，1998，14（5）：23.

五 画

1.17 石 松 科

伸筋草

[基源] 为石松科石松属植物石松*Lycopodium japonicum* Thunb. 的全草。

[别名] 石松、过山龙、宽筋藤、火炭葛、金毛狮子草、金腰带、狮子草、狮子毛草、立筋草、舒筋草、铺筋草、抽筋草、分筋草、过筋草、地棚窝草、筋骨草、绿毛伸筋、小伸筋、凤尾伸筋、蜈蚣藤、大地毛公、缠身龙、猫藤草、通伸草、山猫儿、老虎垫坐、盘龙草、烂腰蛇、宽筋草、穿山龙。

[产地] 我国秦岭以南地区均有分布。我国大部分地区均有种植，多在广东、广西等地。

[性味功效] 味微苦、辛，性温。归肝、脾、肾经。祛风散寒，除湿消肿，舒筋活血，止咳，解毒。

[主治范围] 主风寒湿痹，关节酸痛，皮肤麻木，四肢软弱，水肿，跌打损伤，黄疸，咳嗽，疮疡，疱疹，烫伤。

[用法用量] 内服：9～15 g，煎汤服或浸酒服。外用：适量，捣敷。

[毒副反应及注意事项] 无毒。本品炮制时不宜水浸。孕妇及出血过多者忌服。李素萍[1]报道伸筋草捣碎后外敷，敷后2 h感觉局部皮肤疼痛，12 h后，外敷关节处红肿水疱、剧痛。诊断为接触性皮炎，停药后，经抗过敏处理，1周后痊愈。

[现代药理研究]

（1）抗炎、镇痛作用：郑海兴[2]报道伸筋草煎剂具有显著的抗炎、镇痛药理作用。伸筋草煎剂在抗炎作用上对小鼠耳郭肿胀和棉球肉芽肿等急慢性炎症均有很好抑制作用。伸筋草煎剂对小鼠扭体法所致疼痛的镇痛作用不明显，热板法所致疼痛的镇痛作用明显、持久，但起效慢。

（2）免疫功能调节：郑海兴等[3]报道伸筋草煎剂能抑制小鼠脾脏抗体形成细胞产生和分泌抗体能力，降低血清溶血素水平；对紊乱的T细胞CD4+、CD3+亚群及CD4+/CD3+起到双向调节作用。

（3）对类风湿性关节炎治疗作用：尹丽颖等[4]实验发现伸筋草醇提物能有效控制炎性细胞的数量，改善佐剂性关节炎大鼠滑膜细胞线粒体及粗面内质网的功能状态，具有显著的抗炎修复作用。苗兵等[5]实验发现伸筋草乙醇提取物是通过有效地减少炎性细胞因子的产生，从而抑制类风湿因子RF和关节炎指数这一途径，达到治疗风湿性关节炎的目的。

（4）对实验性矽肺作用：贺立中等[6]实验结果表明，用超滤法制备的注射液预防性治疗对大鼠实验性矽肺有较好疗效，还证明了伸筋草药液中的铝含量值特别是“有机铝”的含量值与其抗矽作用密切相关，但铝化合物是否是伸筋草中的抗矽有效成分还需进一步研究证实。

（5）对中枢神经系统药物作用的影响：张百舜等[7]报道100%伸筋草混悬液每只小鼠给0.5 mL灌胃，能显著延长戊巴比妥钠催眠小鼠的睡眠时间，增强小鼠对盐酸可卡因引起的步履歪斜、窜行、环行等毒性反应，而对番木鳖碱等中枢兴奋无抑制作用。

［临床应用］

（1）治疗风痹筋骨不舒：宽筋藤，每用三钱至一两（15～50 g），煎服。《岭南采药录》

（2）治疗关节酸痛：石松三钱（15 g），虎杖根五钱（25 g），大血藤三钱（15 g）。水煎服。《浙江民间常用草药》

（3）治疗关节酸痛，手足麻痹：凤尾伸筋草一两（50 g），丝瓜络五钱（25 g），爬山虎五钱（25 g），大活血三钱（15 g），水、酒各半，煎服。《江西中草药学》

（4）治疗小儿麻痹后遗症：凤尾伸筋、南蛇藤根、松节、寻骨风各15 g，威灵仙9 g，茜草6 g，杜蘅1.5 g，水煎服。《民间常用草药》

（5）消水肿：过山龙五分（2.5 g）（研细末），糠瓢一钱五分（7.5 g）（火煅存性），槟榔一钱（5 g），槟榔、糠瓢煨汤吃过山龙末，以泻为度。气实者用，虚者忌。《滇南本草》

（6）治疗带状疱疹：石松（焙）研粉，青油或麻油调成糊状，涂患处，每日数次。《浙江民间常用草药》

（7）治疗跌打损伤：伸筋草15 g，苏木、土鳖虫各9 g，红花6 g，水煎服。《陕甘宁青中草药选》

（8）治疗跌仆扭伤疼痛：伸筋草、大血藤、一支箭各60 g，红花18 g，白酒泡服，每服9～15 g，每日2次。《四川中药志》

（9）治疗外伤出血：鲜伸筋草捣烂，外包患处。《四川中药志》

（10）伸筋方洗剂联合功能锻炼治疗肘关节术后屈曲畸形：史洁[8]对58例肘关节术后屈曲畸形患者采用伸筋方外洗联合功能锻炼治疗，结果23例痊愈，33例显效，2例无效，总有效率为96.6%，说明伸筋方可有效治疗肘关节术后屈曲畸形。

（11）伸筋草膏治疗小儿肌性斜颈：乔建士等[9]用自制伸筋草膏作介质，对39例小儿肌性斜颈患者进行推拿治疗，结果35例痊愈，收效良好，说明伸筋草膏可增加推拿之功效，提示减少推拿对小儿幼嫩皮肤的损伤。

（12）伸筋通痹丸治疗强直性脊柱炎：杨勇[10]应用伸筋通痹丸（麻黄、青风藤、木瓜、伸筋草、杜仲、当归等）治疗134例强直性脊柱炎患者。结果治愈40例，显效51例，好转31例，无效12例，总有效率为91.04%，说明伸筋通痹丸对强直性脊柱炎具有良好的治疗效果。

（13）风湿Ⅰ号酒合伸筋汤治疗类风湿性关节炎：袁作武等[11]用风湿Ⅰ号酒合伸筋汤治疗类风湿性关节炎患者，风湿Ⅰ号酒为雷公藤制剂，每日24～30 mL，分3次口服，伸筋汤（伸筋草60 g，薏苡仁60 g，木瓜60 g，千年健60 g）配猪蹄同煮，吃猪蹄喝汤，1日内服完。结果80例中，临床缓解4例，显效33例，好转41例，无效2例，总有效率97.5%，表明风湿Ⅰ号酒合伸筋汤具有调节免疫、祛风湿、止痹痛、强筋骨、补肝肾等功效。

参考文献

[1] 李素萍. 伸筋草致接触性皮炎1例［J］. 中国皮肤性病学杂志，1995，9（1）：37.

[2] 郑海兴. 伸筋草煎剂对小鼠抗炎镇痛药理实验研究［J］. 牡丹江医学院报，2005，26（2）：10.

[3] 郑海兴，周忠光. 伸筋草煎剂对小鼠免疫功能影响的实验研究［J］. 中医药学报，2005，33（4）：36.

[4] 尹丽颖，边晓燕，韩玉生，等. 伸筋草醇提物对佐剂性关节炎大鼠滑膜组织的形态学影响［J］. 中医药信息，2008，25（2）：28.

[5] 苗兵，杨金，周忠光，等. 伸筋草乙醇提取物对佐剂性关节炎大鼠类风湿因子和血清细胞因子的影响［J］. 中医药信息，2008，25（3）：22.

[6] 贺立中，黄泽华，王惠茹，等. 伸筋草注射液的制备及其对大鼠实验性矽肺的疗效［J］. 中草药，1996，27（12）：719.

[7] 张百舜，南继红. 伸筋草对中枢神经系统药物作用的影响［J］. 中药材，1991，14（11）：38.

[8] 史洁. 伸筋方外洗联合功能锻炼治疗肘关节术后屈曲畸形58例［J］. 中医研究，2013（5）：50-52.

[9] 乔建士，张家云. 伸筋草膏作递质推拿治疗小儿肌性斜颈39例［J］. 中医外治杂志，1999，8（2）：21.

[10] 杨勇. 伸筋通痹丸治疗强直性脊柱炎134例［J］. 时珍国医国药，2005，23（7）：77.

[11] 袁作武，周祖山，舒勇，等. 风湿Ⅰ号酒合伸筋汤治疗中晚期类风湿性关节炎临床研究［J］. 时珍国医国药，2008（6）：578-579.

1.18　兰　　科

马牙七

［**基源**］为兰科植物流苏虾脊兰和剑叶虾脊兰*Calanthe fimbriata* Franch. 的假鳞茎

和根。

［别名］大仙茅、九子连、背脊七。

［产地］流苏虾脊兰分布于陕西、湖北、甘肃、四川、广西、云南、西藏等地。剑叶虾脊兰分布于我国西南及陕西、湖北、湖南等地。

［性味功效］味辛、苦，性凉，有毒。归心、肺经。散瘀止痛，清热解毒。

［主治范围］主治跌打损伤，腰痛，关节痛，咽喉肿痛，牙痛，脘腹疼痛，瘰疬疮疡，毒蛇咬伤。

［用法用量］内服：6～12 g，煎汤服。外用：适量，捣敷。

［毒副反应及注意事项］有毒。

［现代药理研究］抑菌作用：姜祎等[1]采用琼脂扩散法研究表明，马牙七对痢疾志贺菌、金黄色葡萄球菌、乙型溶血性链球菌有一定的抑菌作用。

［临床应用］

（1）治疗慢性咽炎：

①马牙七一钱（5 g），八爪龙二钱（10 g），水煎服。《陕西中草药》

②背脊七3 g，八爪龙6 g，水煎服。《甘肃中草药手册》

（2）治疗慢性肝炎：流苏虾脊兰6 g，丹参15 g，紫金牛15 g，水煎服，每日1剂，连服2周为1个疗程。

（3）治疗溃疡、胃炎：流苏虾脊兰、延胡索、浙贝母、白及各9 g，乌贼骨6 g，南五味根15 g，水煎服，每日1剂。《全国中草药汇编》

（4）其他作用：薛燕等[2]发明了一种用于B超的中药胃肠助影剂，其组方包括白螺蛳壳、海白石、梧桐子、凤眼果、刺玫花、棠梨枝叶、多穗石柯果、青羊参、寒莓根、仙鹤草、马牙七、天水蚁草、金线包、黑皮根、蛇白蔹、唐古特青兰和黄花紫堇。本助影剂使用安全、无痛苦、无过敏反应，检查时间短，显像率高，使用方便、成本低，为临床诊断提供了有力依据，是较为理想的新型助影剂，而且制备工艺简单、实用。

参考文献

［1］姜祎，徐虹，李稳柱，等．马牙七提取物体外抗菌研究［J］．陕西中医，2015，36（8）：1073-1074.

［2］薛燕，李晓东．一种用于B超的中药胃肠助影剂及其制备方法：CN201410608343.6［P］．2015-1-28.

1.19 冬 青 科

毛冬青

［基源］为冬青科植物毛冬青*Ilexpubescens* Hook. et Arn.［*I. tricheclata* Hayata］的根。

［别名］乌尾丁、痈树、六月霜、细叶冬青、细叶青、苦田螺、老鼠啃、山冬青、

毛披树、茶叶冬青、水火药、喉毒药、米碎丹、高山冬青、猫秋子草、毛雌子、美仔蕉、毛莱、六青、矮梯、耐糊梯、火烙木、山熊胆、毒药、酸味木。

[产地] 广布于长江以南各地。

[性味功效] 味苦、涩，性寒，小毒。清热解毒，活血通络。

[主治范围] 主风热感冒、肺热喘咳、咽痛、乳蛾、牙龈肿痛、胸痹心痛、中风偏瘫、血栓闭塞性脉管炎、丹毒、烧烫伤、痈疽、中心性视网膜炎。

[用法用量] 内服：10～30 g，煎汤服。外用：适量，煎汁涂或浸泡。

[毒副反应及注意事项] 本品略有小毒，不宜大量久服。

[现代药理研究]

（1）对循环系统的作用：

①对心脏影响的实验结果表明[1]，毛冬青根浸膏能显著提高小鼠常压耐缺氧能力，增加大鼠离体心脏冠脉流量，减慢心率，增大心搏幅度；显著增加冠脉流量，降低冠脉阻力，同时减少心肌耗氧量。

②对心律的影响的实验表明[2]，毛冬青甲素能使房室传导时间延迟，降低心传导系统的兴奋性，从而消除了异位搏动以及使心率减慢，产生抗心律失常的效应。

③对血压的影响的实验研究表明[3]，给麻醉猫、犬静脉注射毛冬青制剂或黄酮苷，均能引起血压明显下降，降压作用缓慢而持久，并能为预先注射大量阿托品而阻断，不受剪断迷走神经的影响，也不能对抗肾上腺素的升压反应，因此认为降压与副交感神经有一定的关系。

④对脑血管的影响，铁冬青叶水提液静脉注射能明显增加麻醉兔的脑血流量，降低脑血管的阻力和血压，提示铁冬青对脑血管有一定的扩张作用[4]。

⑤对外周血管的影响，动物实验证明[5]，临床上断肢再植手术后应用毛冬青注射剂每1 mL含有效成分黄酮苷10 mg，成功率88.9%。认为毛冬青有舒张血管及解除血管痉挛的作用。

（2）抗凝作用：研究结果提示[6]，毛冬青甲素可使血栓素A2降低、前列环素升高并可阻止血栓素A2诱导的动脉内膜增厚，毛冬青甲素促进前列环素分泌，抑制血栓素A2释放，保持前列环素/血栓素A2的相对平衡，抑制动脉成形术后的再狭窄。

（3）抗肾炎作用：毛冬青注射液、毛冬青有效成分的灭菌水溶液对甘油所致大鼠急性肾功能衰竭有预防作用[7]。

（4）抗炎免疫作用：

①抗炎作用。研究表明毛冬青口服液对二甲苯致小鼠耳郭肿胀、蛋清致大鼠足跖肿胀、醋酸致小鼠腹腔毛细血管通透性增加及大鼠棉球肉芽肿等均有显著的抑制作用[8]。

②免疫作用。通过毛冬青对小鼠逆转录病毒感染模型脾大症治疗机制的研究，发现毛冬青高剂量组鼠脾重量、脾指数以及白细胞介素-1、白细胞介素-6均显著低于模型对照组，CD4T、CD4T/CD8T以及血清细胞因子白细胞介素-2、干扰素γ（INF-γ）均显著高于模型对照组，提示毛冬青具有治疗逆转录病毒感染所致小鼠脾大症的作用，其机制可能在于其具有一定的抗逆转录病毒及调节机体免疫状态的作用[9]。

［临床应用］

（1）治疗小儿疱疹性咽峡炎：有研究表明应用复方毛冬青颗粒联合康复新液治疗疱疹性咽峡炎，总有效率达93.1%。复方毛冬青由毛冬青、羲术、北芪、丹参4种药材经适当的工艺提取而成，毛冬青提取物毛冬青甲素具有疏通血管，促进气血运行作用，能改善血管内皮细胞功能，有扩张外周血管和消炎作用[10]。

（2）治疗银屑病：中医认为皮肤病多为血热血瘀，临床上多以凉血止血、活血化瘀为主要原则，予以犀角地黄汤加减并配合毛冬青、石上柏、肿节风治疗，对于银屑病急性期、结节性红斑等皮肤病有较好的疗效[11]。

（3）治疗慢性盆腔炎：对湿瘀互结型慢性盆腔炎，采用纯中医外治法，予四黄水蜜脐敷+毛冬青灌肠+盆腔治疗仪腰骶部理疗，效果尚可[12]。

（4）治疗冠状动脉粥样硬化性心脏病：

①毛冬青有效成分能够抑制血小板聚集，减慢心率，增加冠脉流量，减少心肌耗氧量。由毛冬青、黄芪、葛根、川芎、细辛组成宁心痛颗粒，用于治疗气虚血瘀型冠心病，总有效率达85%[13]。

②毛冬青根120 g煎服，每日1剂，或口服相同剂量的片剂、冲剂。绝大部分的病例加用毛冬青根针剂肌内注射，每日2次，每次1支，每支相当于毛冬青黄酮苷20 mg或生药8 g，对治疗冠心病有显著疗效[14]。

（5）治疗血栓闭塞性脉管炎：毛冬青在扩张血管，改善循环的同时，对感染创面还有一定的抗菌消炎作用。毛冬青根加猪手或猪骨适量加水煎服；毛冬青针剂，静脉或动脉推注，加10%葡萄糖注射液；毛冬青片剂以及毛冬青糖浆，并适当辅以中药和抗生素、维生素治疗，结合熏洗、外科处理，治疗409例血栓闭塞性脉管炎，有效率80.2%[15]。

（6）治疗缺血性脑中风：用毛冬青90～120 g，水煎服，每日1剂，可酌情加用毛冬青注射液。毛冬青能改善组织的血液供应，有疏导散瘀，促进恢复和缩短疗程的效应。毛冬青甲素肌内注射以及口服，分脑血栓形成组和脑供血不足组，总有效率98%[15]。

（7）治疗慢性肾炎：毛冬青、黄芪、益母草、白术等，随症加减，配合服用肾炎散，治疗176例，总有效率92.6%[16]。

（8）治疗小儿急性上呼吸道感染：急性上呼吸道感染是小儿最常见的疾病。各种病毒和细菌都可引起上呼吸道感染，尤以病毒为多见，约占原发感染的90%以上，用毛冬青注射液加青霉素治疗，用量1 mL/kg，每日1次，静脉注射，取得较好的疗效[17]。

参考文献

［1］孟广森，邓勇，郑永顺．毛冬青地上部分对大鼠冠脉流量的影响及抗心肌缺血作用［J］．中药药理与临床，1996（3）：34-35.

［2］胡维安，陈治文．毛冬青甲素对家兔希氏束电图的影响［J］．广州中医学院学报，1991（2）：203-206.

［3］董昆山，王秀琴，董一凡．现代临床中药学［M］．北京：中国中医药出版社，1998：504-506.

[4] 朱莉芬，李美珠，钟伟新，等. 铁冬青叶的心血管药理研究［J］. 中药材，1993，16（12）：29-31.
[5] 中山医学院第一附属医院外科. 毛冬青对兔离体器官血管作用的实验及其在断肢再植中的临床应用［J］. 中华医学杂志，1974，54（2）：97-100.
[6] 王瑛，郑明日. 毛冬青甲素对家兔颈总动脉球囊成形术后PGI2和TXA2的作用［J］. 吉林医学，2004，25（4）：61-62.
[7] 陈少刚，陈少如，张少民，等. 毛冬青预防大鼠甘油致急性肾功能衰竭的初步实验研究［J］. 实用医学杂志，1990（4）：5-8.
[8] 王兰兰. 毛冬青口服液抗炎作用实验研究［J］. 医药论坛杂志，2007，28（1）：22-23.
[9] 冯鹰，符林春，肖凤仪. 毛冬青对小鼠逆转录病毒感染模型脾大症治疗机制的研究［J］. 江苏中医药，2007，39（11）：85-86.
[10] 邓利琴. 复方毛冬青颗粒联合康复新液治疗小儿疱疹性咽峡炎的临床观察［J］. 中国医药指南，2014，12（30）：264-265.
[11] 赵巍，吴卿，陈达灿，等. 陈达灿教授运用岭南特色药物治疗皮肤病经验探析［J］. 中华中医药杂志，2014，29（5）：1308-1310.
[12] 王华，黄健萍，杜鹃，等. 中医外治法对湿瘀互结型慢性盆腔炎患者生存质量的影响［J］. 中国妇幼保健，2012，18（10）：1393-1395.
[13] 吴同启，顾宁，王芳芳，等. 宁心痛颗粒对冠心病气虚血瘀证患者左室舒张功能不全的影响［J］. 中国中西医结合杂志，2010，4（30）：357-360.
[14] 中山医学院. 毛冬青治疗冠心病103例观察［J］. 中华医学杂志，1973，53（1）：64.
[15] 罗新海. 毛冬青甲素治疗缺血性脑血管病［J］. 广东医学，1985（4）：26-28.
[16] 刘玺珍，刘印普. 肾炎合剂治疗慢性肾炎176例［J］. 河北中医，1993，15（4）：3-4.
[17] 黄定群. 复方毛冬青注射液治疗急性上呼吸道感染160例疗效观察［J］. 实用医学杂志，1997，13（6）：387.

1.20 玄 参 科

1.20.1 毛麝香

［基源］为玄参科植物毛麝香*Adenosma glutinosum*（L.）Druce的全草。

［别名］五凉草、辣蓟、辣鸡、饼草、凉草、五郎草、蓝花草、香草、麝香草、酒子草、毛老虎、土茵陈。

［产地］分布于江西南部、福建、广东、广西、云南等地。

［性味功效］味辛，性温。祛风湿，消肿毒，行气血，止痛痒。

［主治范围］主风湿骨痛，小儿麻痹，气滞腹痛，疮疖肿毒，皮肤湿疹，跌打伤痛，蛇虫咬伤。

［用法用量］内服：10～15 g，煎汤服。外用：适量，煎水洗或捣敷。

［药理作用研究］抗炎、镇痛：潘文昭[1]报道毛麝香含黄酮苷、酚类物质、氨基酸和挥发油。临床实践证明，毛麝香具有较好的消炎止痛功效。

［临床应用］

（1）治疗风湿病：毛麝香适量，水煎洗患处。《全国中草药汇编》

（2）治疗小儿麻痹、风湿骨痛：毛麝香15～30 g，水煎服。《广州部队常用中草药手册》

（3）治疗毒蛇咬伤，跌打损伤，疮疖肿毒：毛麝香鲜品适量，捣烂外敷或煎水洗患处。《广州部队常用中草药手册》

（4）治疗水田皮炎：毛麝香、飞扬草、旱莲草、毛果算盘子（漆大姑）、黑面叶、两面针、穿心莲各等量，将毛麝香、穿心莲共研细粉，其他药加水煎4～5 h，去渣过滤，加入两药粉末再煎片刻（以1 kg药量煎成1 kg药液为宜），涂患处，每日4～5次。《全国中草药汇编》

（5）缓解癌性疼痛[2]方法药物配制：白药膏1贴，蟾酥0.5 g，金牛皮20 g，制马钱子10 g，毛麝香、寮刁竹各30 g，冰片3 g，其中马钱子用童子尿浸渍，毛麝香用乙醇溶液提取，余药研碎过筛成细末，与白药膏调匀制成膏状，经消毒处理后备用。将86例患者按住院的先后顺序将其分为观察组44例，对照组42例。对照组采用传统的肌内注射镇痛剂法，哌替啶每次5 mg，每日4次。观察组采用上述配制中药软膏局部外敷。依据患者情况酌情换药。然后配合手足部按摩。根据病变部位在手和足相应的“基本反射区”“症状反射区”和“关联反射区”内进行按摩。三个区域的按摩顺序均为：先按摩左手、左足，后按摩右手、右足。按摩的方向为向心性，按摩的时间30 min，力度以感觉有痛感但能忍受为度。按摩后30 min内不进餐，并嘱患者多饮水（约500 mL），每日按摩2次（上、下午或早、晚），或根据患者的病性酌情增减按摩次数。

（6）治疗骨折伤[3]：桃仁八两（400 g），栀子一斤（500 g），侧柏三斤（1.5 kg），生地黄一斤（500 g），红花半斤（250 g），归尾二斤（1 000 g），锦大黄三斤（1.5 kg），毛麝香（岭南草药）二斤（1 000 g），黄连八两（400 g），黄柏一斤（500 g），黄芩一斤（500 g），骨碎补三斤（1.5 kg），薄荷二斤（1 000 g），防风一斤（500 g），牡丹皮二斤（1 000 g），忍冬藤二斤（1 000 g），透骨草二斤（1 000 g），甘草一斤（500 g），三七一斤（500 g），蒲公英一斤（500 g），金钗石斛八两（400 g），鸡骨香二斤（1 000 g），赤芍一斤（500 g），自然铜一斤（500 g），土鳖虫一斤（500 g）。上药为末，用酒、醋、开水等调敷。

（7）治疗骨折、伤筋初期肿痛者[4]：大黄一斤（500 g），扁柏一斤（500 g），栀子四两（200 g），桃仁四两（200 g），泽兰四两（200 g），防风五两（250 g），薄荷五两（250 g），黄芩五两（250 g），骨碎补三斤（1.5 kg），当归尾三斤（1.5 kg），制草乌一两（50 g），制川乌一两（50 g），天南星一两（50 g），制半夏一两（50 g），毛麝香一斤（500 g），千打捶一斤（500 g），血见愁一斤（500 g），透骨消一斤（500 g），田基黄一斤（500 g），入地金牛一斤（500 g）。上药为细末，用水、酒、蜂蜜或凡士林调敷。

（8）治疗掌跖角层松解症及冬季肤痒症[5]：干品寮刁竹、毛麝香、甘草各500 g，50%乙醇溶液5 000 mL，甘油100 mL，冷开水100 mL，梅片0.5 g（先用95%乙醇溶液溶解），香精10滴，前三味药用75%乙醇溶液浸泡15日，去渣过滤备用，取药液300 mL，加入其他药及香精混合摇匀，分装小瓶（20 mL）备用，每日涂擦患处3～4次，临睡前一次尤为重要。

（9）治疗风湿性关节炎[1]：毛麝香13 g（后下，仅煎5 min），生薏苡仁20 g，萆薢、老鹤草各9 g，榕树须12 g，白花蛇6 g，蜈蚣4.5 g，甘草7 g，加水煎成300 mL，每日分2次温服。

参考文献

[1] 潘文昭. 毛麝香的药用功效［J］. 农村新技术，2013（03）：52.

[2] 赵学忠. 局部外敷中药软膏配合手足部按摩缓解癌性疼痛［J］. 中国临床康复，2004，8（29）：6495.

[3] 上海中医学院伤科教研组. 中医伤科学讲义［M］. 北京：人民卫生出版社，1960：12.

[4] 广东中医学院. 外伤科学［M］. 上海：上海人民出版社，1975：8.

[5] 广西中医药验方编辑部. 掌跖角层松解症及冬季肤痒症［J］. 广西中医药，1987，10（06）：封三.

1.20.2 阴行草

［基源］为玄参科植物阴行草*Siphonostegia chinensis* Benth. 的全草。

［别名］北刘寄奴、土茵陈、金钟茵陈、黄花茵陈、铃茵陈、芝麻蒿、鬼麻油、阴阳连。

［产地］在我国分布甚广，东北、内蒙古、华北、华中、华南、西南等地均有分布，日本、朝鲜、俄罗斯也有分布。

［性味功效］味苦，性寒。清热利湿，凉血止血，祛瘀止痛。

［主治范围］主黄疸型肝炎、胆囊炎、蚕豆病、泌尿系结石、小便不利、尿血、便血、产后瘀血腹痛；外用治创伤出血、烧伤烫伤。

［用法用量］内服：3～9 g，煎汤服。外用：适量，研末调敷或撒患处。

［毒副反应及注意事项］气血虚弱，脾虚作泄者忌服。孕妇慎用。对阴行草进行急性毒性实验，阴行草一次性给药130 g/kg，2日后少量小鼠出现轻度腹泻。观察7日，无死亡现象。实验结果表明，小鼠对阴行草的最大耐受量为成人临床用量的206.6倍（成人平均体重以50 kg计算，阴行草以临床常用剂量30 g计算）。阴行草对人体最大耐受量大于100倍，证明临床用药安全[1]。

［现代药理研究］

（1）保肝作用：阴行草水煎剂2.5～5.0 g/kg，7日皮下注射，对四氯化碳肝损伤大鼠有明显降低转氨酶作用[2]。

（2）利胆作用：实验结果证明[3]，阴行草水煎剂可使大白鼠及狗的胆汁分泌增加，有明显的利胆作用，并证明其利胆效应主要与药物对胆囊的作用有关。

（3）降低血清胆固醇作用：阴行草水煎液按10 g/kg灌胃给药，具有明显的降低正常小鼠血清胆固醇的作用[4]。

（4）抗菌作用：阴行草水煎剂在试管内对金黄色葡萄球菌、炭疽杆菌、乙型链球菌、白喉杆菌、伤寒杆菌、绿脓杆菌和痢疾杆菌有不同程度的抑制作用[5]。

（5）活血化瘀：分别取阴行草和南刘寄奴（菊科植物奇蒿）适量，按常规法煎煮成供试液（浓度均为200%），与生理盐水对照，给小鼠灌胃，结果显示，阴行草和南刘寄奴均有活血化瘀功效，且其作用无明显差别[6]。

［临床应用］

（1）治疗外伤：用由北刘寄奴（阴行草）组方而成的跌打丸治疗外伤引起的软组织挫伤、骨折等，取得较好疗效。组方为三七64 g，当归32 g，白芍48 g，北刘寄奴32 g，赤芍64 g，桃仁32 g，红花48 g，骨碎补（烫）32 g，血竭48 g，续断320 g，苏木48 g，三棱（醋制）48 g，姜黄24 g，防风32 g，桔梗32 g，枳实（炒）32 g，甘草48 g，牡丹皮32 g，乳香（制）48 g，没药（制）48 g，甜瓜子32 g，关木通32 g，土鳖虫32 g，自然铜（煅）32 g[7]。

（2）治疗肝炎：用金酸苹合剂和金酸苹注射液治疗急性黄疸型肝炎和重症肝炎，取得满意疗效。每50 mL金酸苹含生药金钟茵陈（阴行草）12 g，酸模根12 g，四叶苹16 g，1个疗程2～4周[8]。

（3）治疗胃柿石：胃柿石是由于不当食用（空腹或与酸性食物及药物同时食用）生柿子而在胃内形成的结石。中医分为脾胃虚寒型和中焦积热型，其中中焦积热型用北刘寄奴（阴行草）为主与小承气汤加减口服，脾胃虚寒型用南刘寄奴为主与香砂六君子汤加减。7日为1个疗程，可取得满意疗效[9]。

参考文献

［1］刘焱文，陈树和，夏曦. 金钟茵陈与茵陈蒿的药理作用比较［J］. 中药材，1994，17（6）：38-40.

［2］肖培根. 新编中药志：第三卷［M］. 北京：化学工业出版社，2002：118-127.

［3］车锡平，米耕英，杨亚慧，等. 刘寄奴对动物高血清谷丙转氨酶及胆汁排泌的影响［J］. 西安交通大学学报（医学版），1983，4（1）：27-29，91.

［4］汪凤山，刘娟. 阴行草化学成分及药理作用研究进展［J］. 黑龙江医药科学，2008，31（6）：61-63.

［5］孙文忠，潘颖宜，郭忻，等. 南北刘寄奴活血化瘀药理作用的比较研究［J］. 成都中医药大学学报，1997，20（3）：51-53.

［6］陈锐. 跌打丸临床应用解析［J］. 中国社区医师，2012（6）：10.

［7］任世祯，方思豪，万涛，等. 金酸苹草药治疗病毒性肝炎动物试验和临床观察［J］. 武汉医学，1982，6（3）：169-171.

［8］于文强. 刘寄奴为主药治疗91例胃柿石临床观察［J］. 中国民族民间医药，2010（22）：10-11.

1.20.3 黑头茶

［基源］为玄参科植物毛麝香*Adenosma glutinosum*（L.）Druce. 的全草。

［别名］毛麝香、五凉草、酒子草、毛老虎、饼草、香草、五凉草、辣蓟、辣鸡等。

［产地］分布于江西南部、福建、广东、广西及云南等地。南亚、东南亚及大洋洲

也有分布。

［**性味功效**］味辛、苦，性温。祛风止痛，散瘀消肿，解毒止痒。

［**主治范围**］主小儿麻痹初期、受凉腹痛、风湿骨痛；外用跌打损伤、肿痛、痈疖肿毒、黄蜂蜇伤、湿疹、荨麻疹。

［**用法用量**］内服：10～15 g，煎汤服。外用：煎水洗或捣敷。

［**毒副反应及注意事项**］本品含有挥发油，煎煮宜后下[1]。

［**现代药理研究**］

（1）具有抗氧化、抗炎、利胆溶石作用：毛麝香（黑头茶）全草挥发油中含有桉叶素、柠檬烯、红没药烯等49种化学成分[1]。其中柠檬烯具有抗氧化、抗炎、利胆溶石作用[2]。

（2）抗肿瘤作用：其中柠檬烯还具有较好的预防和抑制肿瘤活性，在预防和治疗乳腺癌、肺癌、皮肤癌、肝癌等均取得了良好的效果[3-4]。

（3）祛痰、平喘、止痛作用：毛麝香（黑头茶）全草挥发油中桉树醇具有祛痰、平喘、解热、抗炎，并具有镇痛作用[5]。

（4）抑菌和祛风、发汗作用：毛麝香全草挥发油中的红没药烯是生姜挥发油的主要成分，有抑菌和祛风、发汗功效，并可治疗外伤和皮肤疾病[6]。

［**临床应用**］

（1）治疗骨折愈合后肿痛：用毛麝香（黑头茶）13 g（后下），天香炉、赤芍各10 g，川芎6 g，当归8 g，生地黄12 g，白芥子6 g，泽兰、甘草各7 g，水煎服，治疗骨折愈合后局部肿痛，取得较好疗效[7]。

（2）治疗癌性疼痛：笔者予散结祛瘀、攻毒止痛类中药配伍制癌理通药膏外敷治疗癌性疼痛60例，取得较好疗效。药方组成为白药膏1帖，毛麝香（黑头茶）30 g，蟾酥0.5 g，制马钱子10 g，寮刁竹30 g，大梅片3 g，其中马钱子用童子尿浸渍，毛麝香用乙醇溶液提取，余药研末，与白药膏调匀制成膏剂[8]。

（3）治疗皮肤病：钟卫红等[9]予复方毛麝香洗剂（由毛麝香、如意草、土荆芥、山松针组成）外洗治疗湿疹、手足癣、脓疱疮等皮肤病195例，有效率达80%。

（4）治疗胃痛：用毛麝香（黑头茶）10 g（后下），鸡骨香13 g，干姜、桂枝各6 g，甘草8 g，水煎服治疗寒性胃痛，有胃出血者去干姜，加三七粉3 g，地榆炭12 g，大黄炭6 g，疗效佳[7]。

（5）治疗风湿性关节炎：用毛麝香（黑头茶）13 g（后下），生薏苡仁20 g，萆薢、老鹳草各15 g，榕树须12 g，白花蛇6 g，蜈蚣4.5 g，甘草8 g，水煎服[7]。

参考文献

［1］吴修仁．广东药用植物简编［M］．广州：广东高等教育出版社，1989：426.

［2］丛浦珠．天然有机质谱学［M］．北京：中国医药科技出版社，1987：783-921.

［3］RAPHAELI T J，KUTTAN G．Effect of naturally occurring monoterpenes carvone，limnene and perillic acid in the inhibition of experimental lung metastasis induced by B16F-10 melanorna cells［J］．J Exp Clin Cancer Res，2003，22（3）：419-424.

[4] VIGUSHIN D M, POON G K, BODDY A, et al. Phase Ⅰ and pharmacokinetic study of D-limonenel in patients wish advanced cancer [J]. Cancer Chemother Pharmacol, 1989, 42 (2): 111-117.
[5] RIPPLE G H, GOULDG M N, STEWARTS J A, et al. Phase Ⅱ clinical trial of Perillyl alcohol adinistreed daily [J]. Gin Cancer Res, 1989, 4 (5): 1159-1164.
[6] 郝俊蓉，姚雷，袁关心，等. 精油类和观赏类薰衣草的生物学性状和精油成分对比 [J]. 上海交通大学学报（农业科学版），2006，24（2）：146-151.
[7] 潘文昭. 毛麝香的药用功效 [J]. 农村新技术，2013（3）：46.
[8] 田华琴，黄志庆，梁贵文，等. 癌理通外敷治疗癌性疼痛60例 [J]. 陕西中医，2004（3）：237-241.
[9] 钟卫红，莫惠芳，罗英伟. 复方毛麝香洗剂治疗皮肤病疗效观察 [J]. 新中医，1999，31（11）：39.

1.21 龙舌兰科

山铁树叶

[基源] 为龙舌兰科植物小花龙血树*Dracaena cambodiana* Pierre ex Gagnep. 的叶。

[别名] 剑叶木、乌猿蔗。

[产地] 分布于台湾、海南、广西、云南等地。

[性味功效] 味甘、淡，性凉。散瘀止血，止咳平喘。

[主治范围] 主咯血，吐血，鼻出血，尿血，便血，崩漏，跌打损伤，哮喘，痢疾，小儿疳积。

[用法用量] 内服：30～60 g，鲜者30～150 g，煎汤服。外用：适量，捣敷。

[毒副反应及注意事项] 孕妇慎服。《广西中草药》

[临床应用]

（1）治疗大小便出血：鲜山铁树叶150 g，煎汤，白糖调服。《广西中草药》

（2）治疗咯血、吐血、鼻出血：山铁树150 g，龙芽草、白茅根各60 g，水煎，每日分2次服。《广西中草药》

1.22 仙人掌科

仙人掌

[基源] 为仙人掌科植物仙人掌及绿仙人掌*Opuntia stricta*（Haw.）Haw. var. *dillenii*（Ker-Gawl.）Benson的根及茎。

[别名] 凤尾筋、平滤草、龙舌、仙巴掌、霸王树、火焰、火掌、牛舌、观音刺、刺巴掌、霸王、观音掌、避火管、佛手刺。

[性味功效] 味苦，性寒。归胃、肺、大肠经。行气活血，凉血止血，解毒消肿。

[主治范围] 主心胃气痛，痞块，痢疾，痔血，咳嗽，喉痛，肺痈，乳痈，疔疮，汤火伤，蛇伤。

［**用法用量**］内服：鲜者10～30 g，煎汤服，或焙干研末3～6 g冲服。外用：鲜品适量，捣敷。

［**毒副反应及注意事项**］孕妇慎用。

［**现代药理研究**］

（1）抑菌、抗炎作用：仙人掌提取物对金黄色葡萄球菌有抑制作用[1]。仙人掌水煎液10 g/mL，分别灌胃和腹腔给药6日。结果显示，二者均能明显抑制二甲苯所致小白鼠耳郭炎症，并且灌胃组抑制率强于阳性对照药安乃近组[2]。仙人掌水煎液5 mL/kg灌胃给药，对大鼠琼脂性足肿胀有明显的抑制作用，并持续3 h以上[2]。仙人掌水煎液有抑制大白鼠蛋清足肿胀，其抗炎作用与氢化可的松相似[3]。

（2）免疫作用：仙人掌水提取鲜液及仙人掌提取熟液灌胃给药，对小白鼠腹腔巨噬细胞的吞噬功能有明显促进作用[4]。仙人掌提取液对唾液淀粉酶有激活作用[5]，仙人掌中含有的胰淀粉酶激活剂是氯离子[6]。

（3）降血糖作用：仙人掌酸水提取物能显著降低正常小白鼠和四氧嘧啶诱发糖尿病小鼠的血糖，而且其降血糖作用与给药剂量有关[7]。

（4）抗胃溃疡作用：仙人掌提取物Ⅰ为鲜仙人掌压汁1.57 g/mL；仙人掌提取物Ⅱ为仙人掌加水煎煮，浓缩成1.32 g/mL；仙人掌提取物Ⅲ为鲜仙人掌低温干燥后加水煎煮，浓缩成3.7 g/mL膏。实验结果表明，仙人掌提取物Ⅰ、Ⅱ、Ⅲ给大鼠口服，对应激型、消炎痛型、结扎胃幽门型胃溃疡皆有明显的抗溃疡作用，并且可明显提高胃液中前列腺素E_2的含量[8]。

（5）抗癌作用：仙人掌与黄芪等复方制剂2 g/mL灌胃给药，对艾氏腹水癌（EAC）及小鼠S180肉瘤的生长有明显的抑制作用，抑瘤率在30%以上，且能延长荷瘤小鼠的生存期，对血液中白细胞数无明显影响，能显著增加荷瘤小鼠的脾空斑形成细胞数，表明其在抗肿瘤的同时能增强荷瘤小鼠的免疫功能[9]。复方仙人球灌胃给药对Lewis肺癌小鼠实体瘤的生长有明显的抑制作用，抑瘤率在30%左右。体外对人肺腺癌SPC-A-1细胞毒实验证实，无论直接给药或含药血清均能降低肿瘤细胞的存活比率[10]。离体试验发现复方仙人球对S180肉瘤、EAC肿瘤细胞有直接的抑制作用，抑制率分别达39%及64%，含药血清对S180肉瘤、EAC肿瘤细胞抑制率分别达26%及34%。由此可见，复方仙人球制剂对S180肉瘤、EAC肿瘤细胞体外生长确有一定的细胞毒作用[11]。

（6）仙人掌镇痛作用：覃特营等[12]为了探讨仙人掌对小鼠镇痛作用的强度，取新鲜仙人掌，用各种有机溶剂提取、分离后，得到一种白色无定形粉末，用水配制成浓度为0.5 mg/mL，按50 mg/kg给小白鼠腹腔注射，对照组经等量的生理盐水，另一组经腹腹腔注射0.5%硫酸颅通定溶液0.5 mL/10 g，给药1 h后，每只小鼠腹腔注射0.6%醋酸0.2 mL，观察10 min内产生扭体反应的动物数。实验结果显示，仙人掌具有明显的镇痛作用，与颅通定镇痛组比较，差异有高度显著性。

［**临床应用**］

（1）治疗胃痛：仙人掌研末，每次3 g，开水吞服；或用仙人掌30 g，切细，和牛肉60 g炒吃。《贵州草药》

仙人掌、香附各15 g，石菖蒲、高良姜各3 g，制成胃痛粉口服，每次8 g，每日3

次。《福建药物志》

（2）治疗急性胃炎、胃十二指肠溃疡、胃酸过多：仙人掌150 g，海螵蛸30 g，木香60 g，鸡内金15 g，共研末，每次服1.5 ~ 3 g。《河北中草药》

（3）治疗痞块：仙人掌15 ~ 30 g，捣蓉，蒸甜酒吃，再用仙人掌适量，加甜酒炒热，包患处。《贵州草药》

（4）治疗头痛：仙人掌去刺，剖成两片，剖面撒盐，合拢，湿草纸包，细铁线包扎固定，火煨八成熟。将剖面贴额颞部，胶布固定，每次贴4 h，可连续使用。《福建药物志》

（5）治疗急性软组织损伤[13]：治疗组根据患者主诉以及活动受限的情况，在损伤区域寻找压痛点、硬结、肌肉痉挛及活动痛的部位，判断具体损伤肌肉，以及组织损伤部位、范围。取适量新鲜仙人掌，刮去外皮及刺，捣成糊状，加食盐1 ~ 2 g，将配制好的糊状仙人掌均匀涂布于无菌纱布块上，将涂布好的仙人掌泥覆盖于损伤的部位，用保鲜膜覆盖或包扎，再用胶布固定即可，每日2次。

（6）治疗产后乳房胀痛[14]：进行常规手法按摩，按摩时间以10 ~ 15 min为宜，按摩一侧乳房后再换另一侧按摩，每日4 ~ 5次，每次按摩后乳房胀痛时进行正确的挤奶，挤奶时间以20 ~ 30 min为宜。在该基础上另采取仙人掌外敷治疗，取新鲜而饱满的仙人掌片适量，洗净彻底剔除其小刺，切成薄片，敷于乳房红肿、硬结处，纱布覆盖，胶布固定，每日换药3次，每次外敷时间以30 min为宜。

（7）治疗足痛风[15]：两组患者均常规口服秋水仙碱0.5 mg，每日3次，同时使用非甾体抗炎药。观察组在常规用药的基础上加用仙人掌外敷。方法为取新鲜仙人掌50 ~ 100 g，清洗干净，用小刀剔除毛刺，剪碎并捣烂成泥状（不添加任何辅料），盛于容器中备用。把纱布块剪成合适大小，将捣好的仙人掌平抹在上面，然后敷在患处上，范围至肿胀外缘1 cm，盖上无菌纱布，上面盖上保鲜膜，用绷带固定，每日2次。

（8）治疗骨刺与关节炎[16]：取仙人掌1片，把刺处理干净，用冷水洗净捣烂，包在患处，每日换1次，接连4日，不痛就可停用。

（9）治疗肌内注射后硬结[17]：取新鲜仙人掌，用小刀剔除毛刺，清水洗净后剪碎，捣烂成泥状置于广口瓶中备用。治疗时，先将硬结部位用乙醇擦拭，再依硬结大小取适量仙人掌泥外敷于硬结处，厚度为2 cm，范围超过硬结直径1 cm，置清洁纱布，用保鲜膜覆盖，胶布固定，每日更换2次，治疗7日。

（10）治疗足跟疼痛[18]：取仙人掌适量，刮净两面的毛刺，切成两片，先用一片将剖面敷于足跟疼痛部位，外用纱布绷带固定好，12 h后换另一片。或将仙人掌切成大小适宜的片状放于鞋跟处，穿上鞋后正对疼痛点。贴敷2日，休息1日，连用15 ~ 20次。

（11）治疗跌打损伤[19]：取红花、当归尾、乳香、川续断、血竭、土鳖虫、千年健、桂枝、五加皮、生军（即生大黄）各15 g，丁香、三七、香附、生地黄、牡丹皮、沉香各10 g，苏木20 g，仙人掌1片，用60度白酒3斤（1 500 g）泡7日，搽患处。

（12）治疗流行性腮腺炎并发脑膜炎[20]：取新鲜仙人掌，将外层皮撕去，留取内部的肉捣烂成泥状，纱布块剪成合适大小，将捣好的仙人掌泥平抹在上面，然后敷在肿胀的腮腺或颌下腺上，范围至肿胀腮腺的外缘1 ~ 2 cm，用纱布包扎或胶布固定，保持包有仙人掌的纱布始终处于湿润状态，如有脱落或干燥，重新换取仙人掌泥外敷，连用6日，每次1～4 h，每日2～3次。

参考文献

[1] 刘寿山. 中药研究文献摘要［M］. 北京：科学出版社，1975：206.

[2] 陈淑冰，唐雨文，孟华民，等. 仙人掌抗炎作用的研究［J］. 中药药理与临床，1991，7（6）：33-34.

[3] 王桂秋，强苓，张红玫，等. 仙人掌抗炎作用的实验研究［J］. 哈尔滨医药，1991（4）：45.

[4] 张文芝，张江延，阎清莲，等. 仙人掌水提取液对小白鼠巨噬细胞吞噬功能影响的实验研究［J］. 辽宁中医杂志，1990，14（2）：43-44.

[5] 张文芝. 仙人掌提取液对唾液淀粉酶激活作用［J］. 锦州医学院学报，1989（1）：13.

[6] 金学万，郁乃祥. 仙人掌中的胰淀粉酶激活剂的研究［J］. 中国中药杂志，1992，17（5）：298-299.

[7] 蒋建勤，李佩珍，肖文东，等. 仙人掌提取物降血糖作用研究［J］. 基层中药杂志，1996，10（1）：40.

[8] 崔景朝，周瑞玲，陈玉兴. 仙人掌抗溃疡作用实验研究［J］. 时珍国医国药，1998（5）：406.

[9] 陈长勋，金若敏，钟健，等. 复方仙人球抑制恶性肿瘤的药理作用研究［J］. 上海中医药杂志，1997（3）：399-341.

[10] 金若敏，陈长勋，吴佳琪，等. 复方仙人球抗肿瘤作用的实验研究［J］. 中国中医药科技，1997（1）：16-17.

[11] 王力倩，金若敏，孙峥嵘，等. 复方仙人球对肿瘤细胞体外生长影响的实验观察［J］. 上海中医药杂志，1997（4）：44-46.

[12] 覃特营，韦国锋，周传玠，等. 仙人掌三萜皂苷镇痛作用的研究［J］. 右江民族医学院学报，1995，17（4）：399.

[13] 施莱. 仙人掌泥外敷治疗急性软组织损伤45例［J］. 云南中医中药杂志，2009，30（10）：41.

[14] 龙翠燕，于秋梅，唐砒，等. 仙人掌外敷治疗产后乳房胀痛5例［J］. 河南中医，2013，33（10）：1727-1728.

[15] 宋江淮，陈洁，饶一武，等. 仙人掌外敷治疗足痛风的观察与护理［J］. 上海护理，2014，14（3）：54-55.

[16] 杨春霞. 仙人掌治骨刺与关节炎［J］. 医药常识，2010（5）：20.

[17] 肖丽霞. 仙人掌治疗肌肉注射后硬结疗效观察［J］. 中国误诊学杂志，2008，8（6）：1347.

[18] 楚顺庭. 治足跟疼痛单验方［J］. 山西老年，2009（7）：55.

[19] 刘万里. 生命时报编辑. 自制药酒治跌打损伤［J］. 家庭医药（快乐养生），2014（2）：49.

[20] 程丽辉，汪文娟. 中西医结合治疗流行性腮腺炎并发脑膜脑炎49例观察［J］. 实用中医药杂志，2014，30（5）：436.

1.23 白花丹科

白花丹

[**基源**] 为白花丹科植物白花丹*Plumbago zeylanica* Linn. 的全草或根。

[**别名**] 山坡苓、假茉莉、总管、千里及、鸟面马、白雪花、野苜莉、隔布草、千槟榔、照药、天槟榔、白皂药、白花皂药、一见消、白花岩陀、白花九股牛、余笑花、白花铁罗汉、火灵丹、猛老虎。

[**产地**] 分布于我国西南及福建、台湾、广东、广西等地。

[**性味功效**] 味辛、苦、涩，性湿，有毒。祛风除湿，行气活血，解毒消肿。

[**主治范围**] 主风湿痹痛，心胃气痛，肝脾肿大，血瘀经闭，跌打扭伤，痈肿瘰疬，疥癣瘙痒，毒蛇咬伤。

[**用法用量**] 内服：9～15 g，煎汤服。外用：适量，煎水洗，或捣敷，或涂擦。

[**毒副反应及注意事项**] 有毒。孕妇禁服。外用时间不宜过长，以免贴敷部位起水泡。

[**现代药理研究**]

（1）对中枢神经系统的兴奋作用：Bopaiah等[1]以大鼠自发活动能力、纹状体内多巴胺（DA）及其代谢产物高香草酸（HVA）的水平为参数，评价白花丹根50%乙醇提取物对中枢神经系统的兴奋作用。3个实验组雄性SD大鼠分别口服该植物根乙醇提取物100 mg/kg、200 mg/kg和300 mg/kg，90 min后，与对照组相比，实验组大鼠纹状体内的DA和HVA水平显著升高，10 mg/kg剂量组的DA和HVA水平明显高于其他组，20 mg/kg和30 mg/kg剂量组动物的DA和HVA水平虽有下降，但仍高于对照组，运动能力与纹状体内DA水平有逆向相关性，这可能是提取物中化合物在高浓度时调节了它们对纹状体DA系统的作用所致。

（2）肝损伤保护作用：赵铁建等[2]应用四氯化碳建立化学性肝损害动物模型，以血清丙氨酸转移酶、天冬氨酸转氨酶活性和肝指数（HI）为指标，观察不同剂量白花丹水煎液对肝脏损害的保护作用。检测结果表明，不同剂量白花丹水煎液（0.25 g/kg、0.5 g/kg、1.0 g/kg）均显著降低化学性肝损害小鼠血中丙氨酸转氨酶的活性和小鼠肝指数。说明白花丹水煎剂在治疗四氯化碳导致的小鼠急、慢性化学性肝损害方面确有一定疗效，其作用机制可能与白花丹阻碍四氯化碳与肝细胞膜脂质和大分子共价结合，减轻肝细胞膜结构和功能完整性的破坏，缓解炎症细胞浸润和肝细胞变性坏死有关。

（3）抗肿瘤作用：早在1984年，Wurm等[3]指出白花丹具有抗肿瘤作用，这种作用的主要物质基础是白花丹素。Krishnaswamy等[4]进行的体内抑瘤实验表明，白花丹素可抑制P38淋巴白血病细胞瘤的生长，实验测得静脉注射和口服给药抑瘤率分别为70%和60%，且呈剂量依赖性，半数有效量为0.75 mg/kg。

（4）抗氧化作用：印度学者Tilak等[5]研究了白花丹素对小鼠肝、脑、心脏的线粒体的抗氧化作用，并用脂肪氧合酶评价白花丹素的还原能力及抑制脂肪氧合酶的能力。结果表明，白花丹素在一定浓度范围内对自由基有较强的清除作用，能抑制由二价铁离子维生素C引起的小鼠线粒体肿胀。

（5）抑菌作用：Jaber等[6]检测了白花丹素对4种结核分枝杆菌的抗菌作用，显示了较强效果，并且与抗结核药物异烟肼有协同作用。

［临床应用］

（1）治疗风湿关节疼痛、腰腿扭伤：白花丹根1.5～3 g，水煎服或泡酒服，每次5 mL，每日服2次。《云南中草药》

（2）治疗血瘀经闭：白花丹干根30 g，或加瘦猪肉60 g，水煎服。《福建中草药》

（3）治疗跌打损伤：白花丹鲜叶捣烂，调黄酒加热，揉擦患处，或白花丹根12 g，水煎冲酒服。《福建药物志》

（4）治疗跌打扭伤、蛇咬伤、恶疮：白花丹鲜叶2～4片，与他药配合捣烂外敷，一般敷5～30 min除去，以免贴敷部位起水泡。《广州部队常用中草药手册》

（5）治疗肛周脓肿、急性淋巴腺炎、乳腺炎、蜂窝织炎、疖肿：鲜白花丹适量捣烂，用双层纱布包好，敷于患处至痊愈。广西《中草药新医疗法处方集》

（6）治疗脾脏肿大：白花丹根浸酒服，重症并取叶和糯米捣烂，制成汤丸大，蒸熟，晚间及睡醒服1丸。《岭南草药志》

（7）治疗疟疾：白花丹鲜叶7～8片，揉烂，于疟疾未发前2 h缚在手脉上，待有烧灼感时取去。《福建民间草药》

（8）治疗脚底硬结疼痛（胼胝）：白花丹鲜叶1握，稀饭1撮，食盐少许，捣烂涂贴，每日换1次。《福建民间草药》

（9）治疗厚皮癣：白花丹茎叶捣烂擦。《广西药植图志》

（10）治疗瘰疬未溃：白花丹鲜根五钱至一两（25～50 g），酌加猪瘦肉，水炖服。《福建中草药》

（11）治疗扭挫伤：白花丹根90 g，白酒或60%乙醇500 mL，浸酒3～5日，每日搽数次。《湖南药志》

（12）治疗骨折：（白花九股牛）全株研末，糯米饭调敷，每日换药1次。另用（白花九股牛）根15 g，煎服。《红河中草药》

参考文献

［1］BOPAIAH C P，PRADHAN N. Central nervous system stimulatory action from the root extracts of *Plumbago zeylanica* in rats［J］. Phytother Res，2001，15：153-156.

［2］赵铁建，钟振国，方卓，等. 白花丹水煎液对小鼠四氯化碳肝损害的影响［J］. 广西中医学院学报，2004，7（4）：43-45.

［3］WURM G，GRIMM H，CERES U. Plumbagin：reactivity，toxicity，and antimicrobial activity of a *Drosera* and *Plumbago* natural substances［J］. Dtsch. Apoth. Ztg，1984，124（43）：2128-2132.

［4］KRISHNASWAMY M，PURUSHOTHAMAN K K. Plumbagin：A study of its anticancer，antibacterial and antifungal properties［J］. Indian J Exp Biol，1980，18（8）：876-877.

［5］TILAK J C，DEVASAGAYAM T P A，BANERJEE M. Differential antioxidant effects of plumbagin ira tissues［J］. BARC Newslett，2002，225：117-129.

[6] JABER S M, FAROUK S E, MUHAMMAD I. Antimycobacterial constituents from Juniperus proear, Ferula communis and *Plumbago zeylanica* and their vitro synergistic activity with isonicotinic acid hydrazide [J]. Phytother Res, 2004, 15: 934-937.

六 画

1.24 百 合 科

1.24.1 九龙盘

[基源] 为百合科植物蜘蛛抱蛋*Aspidistra lurida* Ker-Gawl. 的根茎。

[别名] 蜘蛛抱蛋、飞天蜈蚣、一帆青。

[产地] 分布于广西、广东、福建、贵州、湖南、浙江、江西等地。

[性味功效] 味辛、甘，性微寒。活血止痛，清肺止咳，利尿通淋。

[主治范围] 主跌打损伤，风湿痹痛，腰痛，经闭腹痛，肺热咳嗽，砂淋，小便不利。

[用法用量] 内服：9～15 g，或鲜品30～60 g，煎汤服或浸酒服。外用：适量，捣敷。

[毒副反应及注意事项] 忌生冷食物，孕妇忌服。《贵州草药》

[临床应用]

（1）治疗跌打损伤：九龙盘煎水服可止痛，捣烂后包患处，能接骨。《贵州民间药物》

（2）治疗关节痛：九龙盘30 g，十大功劳15 g，酒、水各半，炖服。《福建药物志》

（3）治疗多年腰痛：九龙盘45 g，杜仲30 g，白浪稿泡15 g，煎水兑酒服。《贵州民间药物》

（4）治疗经闭腹痛：九龙盘根茎9～15 g，水煎服。《湖南药物志》

（5）治疗肺热咳嗽：九龙盘30 g，水煎，调冰糖服。《福建中草药》

（6）治疗砂淋：九龙盘、大通草、木通，水煎服。《湖南药物志》

（7）治疗急性肾炎：九龙盘根茎、连钱草各30 g，水煎服。《福建药物志》

1.24.2 大蒜

[基源] 为百合科植物大蒜*Allium sativum* L. 的鳞茎。

[别名] 蒜、蒜头、独蒜、胡蒜。

[产地] 可人工栽培，我国南北各省区均产。

[性味功效] 味辛，性温。归脾、胃、肺、大肠经。温中行滞，解毒，杀虫。

[主治范围] 主感冒、白秃癣疮、痢疾、泄泻、肺痨顿咳、蛔虫蛲虫、饮食积滞、脘腹冷痛、痈肿疮疡、带下阴痒。

[用法用量] 内服：5～10 g，煎汤服，或生食、煨食或捣泥为丸服。外用：捣敷、

做栓剂或切片灸。

［毒副反应及注意事项］阴虚火旺者，以及目疾、口齿、喉、舌诸患，流行病后均禁食，慎服熟品。敷剂、栓剂或灌肠均不宜于孕妇，外用对局部有强烈刺激性，可引起灼热、疼痛、发泡，故不可久敷。

［现代药理研究］

（1）对肝脏的保护作用：

①大蒜的各种成分对四氯化碳和半乳糖胺引起的初期培养的大鼠肝细胞的细胞毒性作用的影响实验显示，大蒜挥发油和S-烯丙硫基半胱氨酸（ASSC）对四氯化碳所致的细胞毒性有显著抑制作用。在由半乳糖胺引起的细胞毒性中大蒜挥发油、蒜氨酸、ASSC均有显著抑制作用。

②大蒜素对四氯化碳引起的大鼠肝损伤的作用实验结果表明，大蒜素对四氯化碳诱发大鼠肝损伤血清丙氨酸转氨酶活性升高有明显抑制作用。同时对血清脂质过氧化产物丙二醛的升高也有抑制作用。

③大蒜各种成分的抗氧化作用：大蒜挥发油能显著抑制亚油酸自发性氧化作用，抗氧化能力与维生素E一致。实验证实，大蒜及其水溶性提取物含硒蛋白，含硒多糖GPS2、GPS3，对羟自由基和超氧阴离子自由基等活性氧自由基有较强的清除能力。

（2）大蒜对葡萄糖耐量的影响[1]：实验结果表明，大蒜素可使正常人葡萄糖耐量的各时相血糖下降，具有提高正常人葡萄糖耐量的作用。因葡萄糖耐量可间接反映胰岛P-细胞的功能，大蒜素降血糖的机制可能是促进胰岛素分泌，增加组织细胞对葡萄糖的吸收利用。

（3）抗感染作用：

①对巨细胞病毒的抑制作用[1]。对于免疫功能缺损特别是器官移植和艾滋病患者，巨细胞病毒所致间质性肺炎常有致命的危险。北京医科大学血液病研究所自1981年起，对骨髓移植患者使用静脉点滴大蒜液以预防病毒及霉菌感染，结果二者发病率均较低。

②抗菌作用[1]：大蒜汁、大蒜浸出液及蒜素在试管内对多种致病菌，如金黄色葡萄球菌、脑膜炎、肺炎双球菌、链球菌及白喉、痢疾、大肠杆菌、伤寒、外伤寒、结核杆菌和霍乱弧菌等都有明显的抑制或杀灭作用。对青霉素、链霉素、氯霉素及金霉素耐药的细菌，以及恙虫热立克次体大蒜浸出液也有明显的杀灭作用，紫皮蒜的抗菌作用较白皮蒜为强。大蒜抗菌的原理可能是由于大蒜所含有效成分大蒜素分子中的氧原子与细菌生长繁殖所必需的半胱氨酸分子中的巯基相结合而抑制了细菌的生长和繁殖。

③抗真菌作用。大蒜挥发性物质、大蒜浸出液及大蒜粥体外试验对多种致病真菌包括白色念珠菌有抑制或杀灭作用。低浓度的大蒜提取物主要抑制真菌生长，使迟缓期延长至32 h，高浓度时可完全杀死真菌。有人用大蒜治疗老年人机会致病感染，认为副作用较小。不易产生耐药性，对各种细菌感染或霉菌感染均有一定效果。对难以区别为细菌或霉菌感染的长期卧床的脑血管合并呼吸道感染患者，反复应用，疗效甚为满意。

（4）对机体免疫功能的作用：

①对小鼠腹腔巨噬细胞吞噬功能影响。细胞培养发现，大蒜注射液可提高小鼠腹腔巨噬细胞吞噬指数，镜检可见巨噬细胞胞体扩大，细胞质内空气增多，吞噬小体增多，

被吞噬的鸡红细胞呈各级消化状态。

②对肺泡巨噬细胞溶菌酶活性的影响。实验表明，1：10、1：30的大蒜注射液能使肺泡巨噬细胞的溶菌环直径明显增大，溶菌酶活性显著增加，而当大蒜浓度太低时（如1：100、1：500）则无效。

③对肌体免疫功能的作用[1]。据报道大蒜治艾滋病效果明显，我国援外医疗队医生在乌干达金贾市医院用大蒜治疗98例艾滋病患者，有64例患者的症状出现明显好转。大蒜能够防治艾滋病，其作用机制可能是一方面，大蒜可增强物质代谢，能量转换和促进血液循环，改善体质；另一方面，大蒜含有硒元素，硒是谷胱甘肽过氧化酶的主要组成成分，它的抗氧化能力比维生素E高500倍，对细胞膜有保护作用，参与辅酶A和辅酶Q的合成。实验研究表明，硒元素对细胞免疫反应均有强烈抑制作用，而对于恢复和重建艾滋病患者的免疫系统功能大有裨益。

（5）对心脑血管疾病作用[1]：

①抗血小板聚集作用。大蒜抑制血小板聚集活性的成分是大蒜提取物阿霍烯，它的机制可能是广范围的酶抑制作用，抑制了血小板中脂氧化酶和环氧化酶，阻断了血栓素合成，并且抑制了前列腺素合成。

②大蒜增加纤维蛋白溶解系统活性作用。Bordia发现给予家兔高胆固醇饲料，则其纤维蛋白溶解活性降低7.7%，如果同时给予新鲜大蒜提取物，反而使纤维蛋白溶解系统活性升高19.7%。Bordia另一研究表明大蒜精油能显著增强正常人和冠心病患者的纤维蛋白溶解活性。这种效应在缺血性心脏病人中更为显著。

③大蒜降血脂与防治动脉粥样硬化作用。Bordia发现大蒜油能够明显阻止高胆固醇饲料所致的家兔高脂血症、主动脉脂质的沉积。

（6）抗肿瘤作用[1]：20世纪80年代，Cheng等发现荷瘤小鼠瘤灶注射0.75 mg的蒜氨酸或蒜硫氮素，S180肉瘤的生长就受到显著抑制。Phillioin等报道大蒜提取物能抑制Morris肝癌的生长。Choy等发现接种艾氏腹水癌小鼠每日口服0.6～1.2 g大蒜液，抑瘤率为42%～59%，其生存率亦明显延长。对大蒜素体外抗白血病集落生长作用观察的结果表明大蒜素对白血病细胞有直接的杀伤作用。流行病学资料表明，胃癌低发区人群多从幼童起就常以大蒜为佐餐，有终年生食大蒜的习惯。大量食用大蒜的人，其胃癌发病率明显降低。大蒜含有多种抗癌物质，阻断致癌物亚硝胺的合成，有防治消化道癌的疗效。大蒜中所含的巯基化合物能竞争性地结合亚硝酸盐，这是大蒜阻断亚硝胺化学合成的重要机制之一。也有人认为，大蒜能抑制人体对亚硝胺的合成和回收，并刺激体内产生抗癌干扰素，增强抗癌免疫力。据报道大蒜可能是由于调动了机体的内在抗癌因素cAMP的代谢而抑制肿瘤细胞的过度生长繁殖而发挥抗癌作用。

［临床应用］

（1）治疗鼻出血不止，服药不应：蒜1枚，去皮，研如泥，做钱大饼子，厚一豆许，左鼻血出，贴左足心，右鼻血出，贴右足心，两鼻俱出，俱贴之。《简要济众方》

（2）治疗脑漏鼻渊：大蒜切片，贴足心，取效止。《摘元方》

（3）治疗背疽漫肿无头者（用湿纸贴肿处，但一点先干处，乃是疮头）：用大蒜10颗，淡豉半合，乳香钱许，研烂，置疮上，铺艾灸之，痛者灸令不痛，不痛者灸之令

痛。《外科精要》

（4）治疗皮肤癣[2]：用大蒜擦刀锈再擦癣，每日擦3次，顽癣10日左右即愈。

（5）治疗复发性口腔溃疡[3]：取大蒜1枚，去皮洗净，放石臼内捣成泥状，加食盐少许，食醋调成糊状，滴入芝麻油适量，于清洁餐具中放置15 min，即可食用（用量依个人承受能力而定），每日1～2次，坚持长时间食用。对于溃疡面较大、数量较多者，按上述方法食用，一般1周内可愈合，病程明显缩短，治愈率100%。

（6）防治流感[4]：蒲公英150 g，生姜3片，大蒜3瓣，葱白3茎，调味品适量，将蒲公英洗干净切段，生姜洗净切丝，大蒜洗净切粒，葱白洗净切粒，将蒲公英放入盘中，纳入姜丝、蒜粒、葱白粒、香油、食醋、酱油、鸡精适量拌匀即可服食，每日1剂。

（7）解除胆管术后排尿困难[5]：采用大蒜外敷关元穴，患者取平卧位，以关元穴为中心（关元穴位于腹壁前正中线脐下3寸，约脐下四横指处），用新鲜大蒜10片左右（或将大蒜捣烂均可），敷于关元穴，厚2～3 mm，面积10 cm × 10 cm，用纱布或治疗巾固定，时间为30～60 min。

（8）促进肛瘘术后伤口愈合[6]：常规术后抗感染、支持疗法，将大蒜25 g去皮捣烂，芒硝100 g，大黄50 g，研成细末，三药混匀，自手术后第2日起，常规换药后，于切口周围皮肤搽上一层凡士林油，用3～4层无菌纱布包裹药物，根据切口情况确定药包大小，四周超过切口2～3 cm，厚约1 cm，平摊在切口敷料之上，四周用医用胶布固定。12 h后自行祛除敷料（个别患者根据自己耐受程度去除敷料，若患者感觉刺痛明显且不能忍受时，可增加纱布厚度）。每日1次，直至切口愈合为止。

（9）治疗急性乳腺炎[7]：取去皮、洗净的鲜大蒜头100 g捣烂，加入50 g芒硝搅拌均匀成糊状。取35 cm × 30 cm消毒大纱布4块，每块展开成一层，4块纱布重叠在一起。将混匀的大蒜和芒硝平铺于纱布中央，厚0.3 cm，面积以周围超出红肿面积1 cm即可。如肿块较大，可按照大蒜和芒硝2：1的比例适当增加药量，敷于患处。纱布收口，胶布固定好，外用乳罩托起固定，每24 h更换1次。治疗结果总有效率100%。

（10）治疗灰指甲[8]：用洗净的小玻璃瓶1个，将醋精倒入瓶中约20 mL，再将半头大蒜（不可用新蒜和发芽蒜）捣成糊状泡入瓶中醋精里，放置3日后即可使用。将灰指甲浸泡在醋蒜水中，每日2～3次，每次10 min左右，半个月后即可痊愈。

参考文献

［1］于新蕊，丛月珠．大蒜的化学成分及其药理作用研究进展［J］．中草药，1994，25（3）：155-159.

［2］任志远．治皮肤癣妙法［J］．中国民间疗法，2014，22（4）：23.

［3］齐斌．使用大蒜治疗复发性口腔溃疡［J］．中国民间疗法，2010，18（8）：79.

［4］胡献国．防治流感药膳四方［J］．家庭医学，2014（3）：55.

［5］冯缓，王菊梅，高敏，等．大蒜外敷关元穴解除胆道术后排尿困难的效果观察［J］．护士进修杂志，2014，20（5）：429-431.

［6］曾庆阳，杨向东．大蒜芒硝大黄联合外敷促进肛瘘术后伤口愈合的临床观察［J］．四川中医，

2010，28（5）：103-104.

[7] 张园园. 大蒜加芒硝外敷治疗急性乳腺炎疗效观察［J］. 山东中医杂志，2014，33（5）：369-370.

[8] 张杰军. 醋精大蒜根治灰指甲［J］. 老同志之友，2014（5）：61.

1.24.3 山猫儿

［基源］为百合科植物山菅兰*Dianellaensifolia*（L.）DC. 的全草或根茎。

［别名］碟碟草、老鼠砒、家鼠草、铰剪王、山交剪、天蒜、较剪草、山大箭兰、假射干、蛇王修。

［产地］分布于我国西南、浙江、江西、福建、广东、海南、广西等地。

［性味功效］味辛，性温，有毒。拔毒消肿，散瘀止痛。

［主治范围］主瘰疬、痈疽疮癣、跌打损伤。

［用法用量］外用：适量，捣敷或研粉，醋调敷。

［毒副反应及注意事项］有毒。禁内服。

［临床应用］

（1）去颈疬毒。《生草药性备要》

（2）根茎外用治癣。《广西中药志》

（3）酒蒸外用，治跌打损伤。《陆川本草》

（4）全草治痈疽，无名肿毒。《泉州本草》

1.25 防 己 科

金不换

［基源］为防己科植物千金藤属植物小花地不容*Stephania micrantha*的干燥块根。

［别名］山乌龟。

［产地］分布于广西、云南等地。

［性味功效］味苦，性寒。清热解毒，散瘀消肿，健胃止痛[1]。

［主治范围］主胃脘痛，急性胃肠炎，菌痢，上呼吸道感染，牙痛，神经痛，痈疮肿毒，跌打肿痛[2-3]。

［用法用量］水煎服，9 ~ 15 g。

［毒副反应及注意事项］孕妇应忌服。

［现代药理研究］

（1）镇痛作用：金不换总生物碱具有较强的镇痛作用，其镇痛作用机制与中枢和外周镇痛作用有关[4]。

（2）抗胃溃疡：吴丽萌等[5]研究金不换总碱对幽门结扎型胃溃疡大鼠模型的作用及机制，结果表明金不换总碱有明显抗胃溃疡的作用，对攻击因子胃酸、胃蛋白酶等有一定的抑制作用，对保护因子前列腺素E_2等有明显促进作用，作用机制可能与抗氧化、抗炎和抗菌作用有关。

［临床应用］治疗胃食管反流：以金不换正气汤为基础方随证加减，治疗胃食管反流病73例，总有效率为95.9%，结果表明金不换正气散治疗胃食管反流病疗效显著[6]。

参考文献

［1］广西壮族自治区卫生厅．广西中药材标准［S］．2版．南宁：广西科学技术出版社，1996：153-157.

［2］江苏新医学院．中药大辞典：上册［M］．上海：上海科学技术出版社，1986：1384.

［3］肖培根．新编中药志：第一册［M］．北京：化学工业出版社，2002：384-385.

［4］霍佩琼，马仁强，罗超，等．金不换总生物碱对小鼠的镇痛作用［J］．中国新药杂志，2008，17（14）：1226-1228.

［5］吴丽萌，丘炜霞，赖东梅，等．金不换总碱对幽门结扎型胃溃疡大鼠模型的作用及机理研究［J］．中药材，2012，35（9）：1474-1477.

［6］李晓荣，张慎听．金不换正气汤治疗胃食管反流病临床观察［J］．四川中医，2010，28（12）：80.

1.26　伞　形　科

积雪草

［基源］为伞形科植物积雪草*Centella asiatica*（L.）Urban的全草或带根全草。

［别名］连钱草、地钱草、马蹄草、老公根、葵蓬菜、崩口碗、地棠草、大马蹄草、土细辛、崩大碗、钱凿口。

［产地］多生于路旁、沟边、田坎边稍湿润而肥沃的土地。分布于江苏、安徽、浙江、江西、湖南、湖北、四川、贵州、云南、福建、广东、广西等地。种植于广东、四川、广西、江苏、浙江、江西、福建、湖南等地。

［性味功效］味苦、辛，性寒。清热利湿，消肿解毒。

［主治范围］主痧气腹痛，暑泻，痢疾，湿热黄疸，砂淋，血淋，吐、衄、咯血，目赤，喉肿，风疹，疥癣，疔痈肿毒，跌打损伤。

［用法用量］内服：三至五钱（15～25 g），鲜者半两至一两（25～50 g），煎汤服或捣汁服。外用：捣敷或捣汁涂。

［毒副反应及注意事项］醇提取物对大鼠腹腔注射的半数致死量为1.93 g/kg。苷部分毒性较小，大鼠腹腔注射2 g/kg也不引起死亡。积雪草苷对小鼠、兔皮下注射0.04～0.05 g/kg能产生中毒症状；0.2～0.25 g/kg则增加出血时间，导致出血。口服1 g/kg对小鼠、兔皆能耐受。

［现代药理研究］

（1）中枢作用：其中所含的苷对小鼠、大鼠有镇静、安定作用，此作用主要是对中枢神经系统中的胆碱能系统的影响。醇提取物无镇痛作用。

（2）对皮肤组织的作用：积雪草苷能治疗皮肤溃疡，如顽固性创伤、皮肤结核、麻风等。对小鼠、豚鼠、兔肌内注射或皮下注射可促进皮肤生长，局部白细胞增多、结缔组织盘管网增生、黏液分泌增加、毛及尾的生长加速等。曾有报告用含积雪草0.25%～1%醇提取物（含积雪草酸、积雪草苷）的乳霜剂（其中尚含胚胎的或年幼的牛、猪或羊皮肤、肝、脑的水醇提取物）治疗皮肤病，获良好效果。

（3）抗菌作用：幼芽的水提取物有抗菌作用。积雪草苷能治疗麻风，有人认为其作用为溶解细菌的蜡膜，从而被其他药物或机体防御机能所消灭。

（4）其他作用：醇提取物能松弛大鼠离体回肠。苷部分能降低家兔及大鼠离体回肠的张力及收缩幅度，并能轻度抑制乙酰胆碱的作用。对麻醉犬静脉注射可轻度兴奋呼吸，心率变慢及中度的降低血压，后二者不能被阿托品阻断。

[**临床应用**]

（1）用于止痛：取积雪草晒干研细，每日一钱至一钱半（5～7.5 g），3次分服。治疗胸、背及腰部外伤性疼痛42例，27例止痛，14例好转，1例无效。

（2）治疗传染性肝炎：取鲜积雪草四两（200 g），加水500 mL，浓煎成250 mL，趁热加入冰糖二两（100 g）溶化，分2次空腹服，7日为1个疗程。治疗10例，服药4日黄疸消退、食欲改善、恶心呕吐消失者3例，服药1周黄疸消退、消化道症状好转、胃纳增进者5例。肝肿大于服药2个疗程消退2例，3个疗程消退5例，4个疗程消退3例。

（3）处理流行性脑脊髓膜炎带菌者：积雪草（干）1 000 g，水煎2次，合并滤液，浓缩至1 000 mL，加防腐剂，pH调至8左右。每服10 mL，5岁以下儿童减半，每日3次，空腹服，连服3日。处理30例流行性脑脊髓膜炎带菌者，3日后连续3次做鼻咽分泌物采样培养，结果转阴24例，较磺胺噻唑对照组的转阴率高。

1.27 夹竹桃科

1.27.1 马利筋

[**基源**]为夹竹桃科萝藦亚科植物马利筋属*Asclepias curassavica* L. 的植物。

[**别名**]莲生桂子花、芳草花、金凤花、羊角丽、黄花仔、唐绵（广东）；山桃花、野鹤嘴、水羊角（广西）、盏银台、土常山、竹林标、见肿消、野辣子、辣子七、对叶莲、老鸦嘴、红花矮陀陀（云南）、草木棉（贵州）。

[**产地**]生长于海拔250～2 000 m的地方。国外分布于北美洲、拉丁美洲、西印度群岛，于热带、亚热带地区广泛栽培。我国分布于陕西、江苏、浙江、江西、福建、台湾、湖北、海南、广东、广西、重庆、四川、云南等地。

[**性味功效**]味苦，性寒，有毒。清热解毒，活血止血，消肿止痛。

[**主治范围**]主扁桃体炎、肺炎、支气管炎、尿路炎症、崩漏、带下、创伤出血、咽喉肿痛、肺热咳嗽、热淋、痈疮肿毒、湿疹、顽癣、骨蒸、四肢浮肿、淋痛、月经不调、膀胱炎、骨折、恶疮、止血及驱虫等。

[**用法用量**]内服：6～9 g，煎汤服。外用：鲜品适量，捣敷，或干品研末敷。

[**毒副反应及注意事项**]宜慎服，体质虚弱者禁服。本品全株有毒，其白色乳汁毒

性更大。中毒症状初为头痛、头晕、恶心、呕吐，继而腹痛、腹泻、烦躁、谵语，最后四肢冰冷出冷汗、面色苍白、脉搏不规则、瞳孔散大、对光不敏感、痉挛，随即昏迷、心跳停止而死亡。若毒物未吐出时可催吐、洗胃，中晚期则可导泻，服蛋清，服维生素C，饮大量浓茶，肌内注射阿托品，静脉注射葡萄糖。

［现代药理研究］

（1）毒性作用：马利筋全株有毒，尤其以白色乳汁的毒性最大，但花朵也是马利筋蕴藏丰富花蜜的地方。有不少蝴蝶的幼虫是以马利筋为食物，而马利筋遗留虫体的毒性也帮助它逃过鸟类的攻击。人误食马利筋乳汁会引起衰弱、肿胀、无法站立或行走、发高烧、脉搏加速但微弱，呼吸困难、瞳孔放大等症状。

本属植物多有一定毒性。大鼠每日分别给予本品茎、叶的水、醇、石油醚提取物生药2 g，连续4周，未引起死亡，且对体重及生殖功能也无明显影响。本品的乙醇提取物5 mg/kg腹腔注射连续5日，对家兔未见蓄积中毒。而曾报道静脉注射于大鼠和兔则均可引起肺、肠道苍白，肾脏充血，脑、肺、肠系膜小动脉及脊髓的颈腰部等出血。马利筋苷静脉注射对鸽的最小致死量为生药（54.97 ± 19.4）mg/kg。

（2）强心作用：国产马利筋的根、茎、叶、花、种子、果壳的煎剂可使在体蛙心停止于收缩期；其种子之酊剂，通过在体猫心、心肺装置及心电图实验，均表现强心作用。云南西双版纳产马利筋之全植物中分得粗苷马利筋苷，对冷血、恒温动物心脏表现出强心苷性质，其作用特点与毒毛旋花子苷相似。卡罗托苷的强心效力与毒毛旋花子苷G接近。

（3）蓄积作用与生物活性：马利筋苷蓄积性很小，在鸽24 h已无蓄积，其生物活性（鸽法）为（0.751 ± 0.017）mg/kg，是毒毛旋花子苷G的1/5 ~ 1/4，与洋地黄毒苷接近，马利筋酊剂的生物活性远低于粗苷。

（4）细胞毒作用：卡罗托苷在体外能抑制人的鼻咽癌细胞，可能有抗肿瘤作用。

（5）其他作用：同属植物马利兴山（*Asclepiasincarnata*）等对颈动脉体化学感受器有影响，局部麻醉药可降低其作用，但毒毛旋花子苷G则没有太大影响。马利筋叶、茎煎剂对大鼠子宫有轻度抑制作用，大鼠后肢灌流流量明显增加，对豚鼠回肠无反应。

［临床应用］

（1）治疗乳腺炎、痈疖：竹林标二至三钱（10 ~ 15 g），水煎服。《云南中草药》

（2）治疗刀枪伤：竹林标鲜品捣烂外敷。《云南中草药》

1.27.2　羊角拗

［基源］为夹竹桃科羊角拗属植物羊角拗*Strophanthus divaricatus*（Lour.）Hook. et Arn. 的种子、茎、叶。茎、叶四季可采；种子秋、冬采收。

［别名］阳角右藤、牛角橹、断肠草、羊角藤、大羊角扭蔃（广西）、鲤鱼橄榄（厦门）、羊角黎、黄葛扭、猪屎壳。

［产地］产于贵州、云南、广西、广东和福建等省区。野生于丘陵山地、路旁疏林中或山坡灌木丛中。越南、老挝也有分布。

［性味功效］味苦，性寒，有毒。祛风湿，通经络，解疮毒，杀虫。

［**主治范围**］主风湿肿痛，小儿麻痹后遗症，跌打损伤，痈疮，疥癣。

［**用法用量**］外用：适量，以茎、叶煎汤温洗，或用粉末适量，酒、水调匀温敷患处。

［**毒副反应及注意事项**］全株有剧毒，中毒症状为心跳紊乱，呕吐腹泻，神经性失语，幻觉，神志迷乱。有毒成分为羊角拗苷，毒毛旋花苷等。

（1）有毒，能杀人，不可入口。《本草求原》

（2）有剧毒，不能内服 。《广州部队常用中草药手册》

［**现代药理研究**］

（1）抑菌：程纹等[1]通过实验研究羊角拗根提取物对菌种的抑菌作用。结果显示，羊角拗根的甲醇洗脱物具有一定的体外抑菌活性。

（2）抗氧化：程纹等[2]通过实验研究来分析测定羊角拗叶脂溶性成分的抗氧化活性。结果显示，羊角拗叶的脂溶性成分具有一定的抗氧化活性。

［**临床应用**］

（1）治风湿肿痛，小儿麻痹后遗症，疥癣：羊角拗叶适量，煎汤温洗。《广州空军常用中草药手册》

（2）治多发性脓肿，腱鞘炎，毒蛇咬伤，跌打骨折：羊角拗叶粉末适量，用酒水调和温敷患处。《广州空军常用中草药手册》

（3）治乳痈初期：羊角拗鲜叶、红糖同捣烂，烤热外敷。《福建中草药》

参 考 文 献

［1］程纹，王嵩，王祝年. 羊角拗根的体外抑菌活性研究［J］. 时珍国医国药，2013，24（10）：2383-2384.

［2］程纹，王茂媛，晏小霞，等. 羊角拗叶脂溶性成分抗氧化活性研究［J］. 中成药，2013，35（5）：1014-1016.

1.27.3　络石藤

［**基源**］为夹竹桃科植物络石*Trachelos permum jasminoides*. 的带叶藤茎。

［**别名**］络石、石鲮、鲮石、明石、悬石、云花、云珠、云英、云丹、石蹉、略石、领石、石龙藤、耐冬、络石草、鬼系腰、石薜荔、白花藤。

［**产地**］分布于我国华东、中南、西南及河北、陕西、台湾等地。主产于江苏徐州、南京、镇江，安徽芜湖，湖北孝感，山东青岛；此外，广东、广西亦产。

［**性味功效**］味甘、微酸，性平。归心、肝、肾经。祛风，通络，止血，消瘀。

［**主治范围**］主风湿痹痛，筋脉拘挛，痈肿，喉痹，吐血，跌打损伤，产后恶露不行。

［**用法用量**］内服：6 ~ 15 g单味（可用至30 g）煎汤服，或30 ~ 60 g，浸酒服或入丸、散剂服。外用：适量，研末调敷或捣汁涂。

［**毒副反应及注意事项**］《本草经集注》记载："杜仲、牡丹为之使。恶铁落，畏菖蒲、贝母。"《本草经疏》记载："阴脏人畏寒易泄者勿服。"

［现代药理研究］

（1）化学成分：茎含牛蒡苷、络石糖苷、罗汉松树脂酚苷、降络石糖苷、橡胶肌醇、β-谷甾醇葡萄糖苷、加拿大麻糖等。

（2）抑菌作用：本品50%煎剂用平板挖沟法，对金黄色葡萄球菌、福氏痢疾杆菌及伤寒杆菌有抑制作用。

（3）对血管及中枢神经系统的作用：牛蒡苷可刺激冷血及恒温动物中枢神经系统，使呼吸加快，大剂量引起呼吸衰竭，对心脏作用较弱，可引起血管扩张、血压下降，并使小鼠皮肤发红、腹泻。此外对离体兔肠及子宫有抑制作用，甲醇提取物给大鼠腹腔注射250 mg/kg，对足浮肿有60%以上抑制率；小鼠皮下注射100 mg/kg对醋酸扭体反应有30%以上的抑制率。

［临床应用］

（1）治疗筋骨痛：络石藤一至二两（50～100 g），浸酒服。《湖南药物志》

（2）治疗关节炎：络石藤、五加皮根各一两（50 g），牛膝根五钱（25 g），水煎服，白酒引。《江西草药》

（3）治肺结核：络石藤一两（50 g），地菍一两（50 g），猪肺四两（200 g），同炖，服汤食肺，每日1剂。《江西草药》

（4）治疗吐血：络石藤叶一两（50 g），雪见草、乌韭各五钱（25 g），水煎服。《江西草药》

（5）治疗肿疡毒气凝聚作痛：鬼系腰一两（50 g）（洗净晒干），皂角刺一两（50 g）（锉，新瓦上炒黄），瓜蒌大者一个（杵，炒，用仁），甘草节五分（0.25 g），没药、明乳香各三钱（15 g）（另研），上每服一两（50 g），水酒各半煎。溃后慎之。《外科精要》灵宝散

（6）治喉痹咽塞，喘息不通，须臾欲绝：络石草二两（100 g），切，以水一大升半，煮取一大盏，去滓，细细吃。《近效方》

（7）治外伤出血：络石藤适量，晒干研末，撒敷，外加包扎。《江西草药》

（8）其他：风湿痹痛偏热者较为适宜，可单味浸酒服，也可与木瓜、海风藤、桑寄生、生薏苡仁等同用。治疮疡肿痛之症，常与乳香、没药、瓜蒌、甘草、皂角刺等配伍。《中国药典》

七　画

1.28　豆　科

1.28.1　九龙根

［基源］为豆科植物红毛羊蹄甲*Bauhinia pyrrhoclada* Drake的根。

［别名］九龙薯、龙须藤根、九龙藤根、过岗龙、乌郎藤、乌藤、串鼻藤、燕子尾、猪蹄叉、羊蹄叉、黄开口、子燕藤、五里蘑、双木蟹、夜合草、干打捶、九牛燥、

五花血藤、马脚藤、飞扬藤、羊蹄风。

［**产地**］分布于广东、广西、海南等地。

［**性味功效**］味甘、苦，性温。归脾、肝经。通经，活血。

［**主治范围**］主跌打损伤。

［**用法用量**］内服：9～15 g，鲜品用量加倍，煎汤服或浸酒服。

［**临床应用**］

（1）治疗关节风痛：龙须藤鲜根一至二两（50～100 g），水煎服。《浙江民间常用草药》

（2）治疗偏瘫：龙须藤根一两（50 g），黄酒、猪肉适量，共煮熟，吃猪肉和汤。《浙江民间常用草药》

（3）治疗小儿疳积：

①龙须藤根三至五钱（15～25 g），水煎服。《浙江民间常用草药》

②干九龙藤根三钱（15 g），人字草二钱（10 g），水煎当茶饮，或研末同猪肝、鸡肝蒸吃。《广西中草药》

（4）治疗心胃气痛：干九龙藤根五钱（25 g），水煎服。《广西中草药》

（5）治疗皮肤瘙痒症[1]：银花落、九里明、山苦练根各25 g，地肤子、黄柏、百部、蛇床子、九龙根各20 g，苦参、地榆、地稔、侧柏叶、白鲜皮各15 g，每日1剂加水复煎后取药汁洗浴，治疗4周为1个疗程。并配合中药内服，药用生地黄、土茯苓各30 g，泽泻、茯苓、白术、芍药、牛膝、赤芍、何首乌、旱莲草、白鲜皮各15 g，并随证加减，治疗血液透析后皮肤瘙痒症86例，患者经1个疗程治疗后痊愈42例，显效20例，有效10例，总缓解率83.72%。

（6）治疗类风湿性关节炎[2]：以吊筋草50 g，穿山龙40 g，穿山鸾30 g，九龙根30 g，天青地白草30 g，榕树根30 g，榕树须30 g，天竹杆30 g，天竺根30 g，红花30 g，泽兰叶30 g，当归尾30 g，细辛30 g，薄荷秆30 g，木瓜3个，牛膝30 g，制川乌30 g，醋1～2 kg，黄酒10 kg为基本方治疗类风湿性关节炎46例，结果显效24例，有效17例，无效5例，总有效率89.13%。

（7）治疗慢性颈背肩臂痛[3]：以药酒擦拭治疗慢性颈背肩臂痛100余例，药酒由21味中药组成，为吊筋草（渗透毛孔，医治陈伤）5 kg，穿山龙（窜筋钻骨）40 g，穿山鸾（祛风湿）、九龙根（窜筋钻骨祛风湿）、天青地白草（祛湿热，调和药性）、榕树根（穿透毛孔，医治陈伤）、榕树须（穿透毛孔，医治陈伤）、天竹杆（祛风湿）、天竹根（祛风湿）、天竹叶（祛风湿）、红花（活血破瘀）、泽兰叶（活血破瘀）、当归尾（破血散瘀）、细辛（祛寒湿）、薄荷秆（散风祛湿）、木瓜（行筋）、牛膝（散瘀血）、制川乌（止痛）、制草乌（止痛）各30 g，醋1～2 kg，黄酒10 kg。冬季无新鲜的吊筋草，可改用吊筋草干，但黄酒的分量要加倍。先将上述药物同时加热煮沸5 min，冷却后再煮沸，再冷却，共3次，然后过滤，除去药渣，再煮沸1次便可贮藏备用。治疗2周后疼痛消失，畸形改正，舌动自如。并对50余病例进行观察和随访，疗效满意。

参考文献

[1] 李良，中药内外合治血液透析后皮肤瘙痒症临床观察［J］．中国现代药物应用，2009，3（1）：116-117.

[2] 马辉，郑海鹰，袁敏哲，等．综合干预治疗类风湿性关节炎［J］．辽宁中医药大学学报，2009，11（10）：101.

[3] 马辉，费晓雪．药酒擦疗治疗慢性颈背肩臂痛［J］．辽宁中医杂志，2002，29（3）：171.

1.28.2　九龙藤

［基源］ 为豆科植物龙须藤*Bauhinia championii*（Benth.）Benth. 的根或茎。

［别名］ 过岗龙、过江龙、郅郎藤、乌藤、串鼻藤、飞扬藤、山道藤、九龙根、羊蹄风、黄开口、子燕藤、五里藤、双木蟹、九牛燥、五花血藤、马脚藤、马蹄叶根。

［产地］ 分布于广东、广西、福建、台湾、湖北、湖南、海南、贵州等地。

［性味功效］ 味甘、微苦，性温。归肝、肾经。祛风除湿，行气活血。

［主治范围］ 主风湿痹痛，跌打损伤，偏瘫，胃脘痛，疳积，痢疾。

［用法用量］ 内服：9 ~ 15 g，鲜品用量加倍，煎汤服或浸酒服。

［毒副反应及注意事项］ 切片久煎，用量不可超过30 g，过量服用有恶心反应。

［临床应用］

（1）治疗胃、十二指肠溃疡：九龙藤一至二两（50 ~ 100 g），两面针二至三钱（10 ~ 15 g），水煎，每日1剂，分2 ~ 3次服。《中草药新医疗法处方集》

（2）治疗风湿骨痛，跌打接骨。《南宁市药物志》

（3）治疗风湿关节痛、腰腿痛：

①龙须藤鲜根60 ~ 90 g，酒500 g浸，每次1杯，每日2次；或干根30 g水煎服；或加猪脚1只水炖服。《福建晋江中草药手册》

②龙须藤、骨碎补、南天竹各30 g，酌加酒水煎服。《福建药物志》

（4）治疗跌打损伤：龙须藤干根、茎15 ~ 30 g，水煎调酒服。《福建中草药》

（5）治疗劳伤腰痛：马蹄叶根9 g，蒸猪腰子吃。《贵州草药》

（6）治疗骨折：龙须藤根皮（二层皮）4份，鲜桃树根皮2份，鲜竹叶、鲜椒叶、鲜鹅不食草各1份，共捣烂，调酒敷患处。《全国中草药汇编》

（7）治疗偏瘫：龙须藤根30 g，黄酒、猪肉共煮熟，吃猪肉和汤。《浙江民间常用草药》

（8）治疗心胃气痛：干九龙藤根15 g，水煎服。《广西民间常用中草药手册》

（9）治疗胃、十二指肠溃疡：九龙藤30 ~ 60 g，两面针6 ~ 9 g，水煎，每日1剂，分2 ~ 3次服。《全国中草药新医疗法展览会资料选编》

（10）其他：九龙藤是广西民族特色草药，民间用于治疗腰腿痛、铁打损伤、胃及十二指肠溃疡[1]。九龙藤提取物乙酸乙酯（EBC）有良好的清除自由基和镇痛抗炎作用[2]。

参考文献

[1] 广西壮族自治区食品监督管理局. 广西壮族自治区壮药质量标准 [S]. 南宁：广西科学技术出版社，2008：11.

[2] 高杰，林炜鑫. 九龙藤乙酸乙酯提取物清除自由基、镇痛抗炎作用研究 [J]. 安徽农业科学，2011，39（36）：22305-22306.

1.28.3 大麻药

[基源] 为豆科植物镰扁豆*Dolichos tenuicaulis*（Baker）Craib [D. falcatus auct. non Klein ex Willd.] 的根、叶。

[别名] 大豆荚、大九荚、麻里麻、麻三段、豆叶百步还阳。

[产地] 分布于广东、海南、云南等地。

[性味功效] 味辛，性温，有毒。归肺、心经。祛风通络，止痛止血。

[主治范围] 主风湿痹痛，跌打损伤，外伤出血。

[用法用量] 内服：3～9 g或鲜品15～30 g，煎汤服或浸酒服。外用：适量，研末撒敷或调敷。

[毒副反应及注意事项] 有毒。

[现代药理研究]

（1）抗癌作用：本品根有显著抗癌作用，体外试验中水提物20 mg/mL能明显抑制小鼠艾氏腹水癌、S180肉瘤、S37肉瘤及子宫颈癌U14等细胞的呼吸，而醇提取物40 mg/mL对艾氏腹水癌、S180肉瘤有显著抑制作用。总碱无效，皂苷为主要有效成分，粗皂苷0.2 mg/mL即有明显抑制效果。腹腔注射水提取物可显著抑制S37组织耗氧量，粗皂苷皮下注射对艾氏腹水癌细胞的耗氧量抑制率为62.5%。伊红染色法提示本品总皂苷在体外对S37癌细胞有直接杀伤作用，8 mg/kg腹腔注射连续10日对S37的抑制率为34.9%～43.6%，但对S180肉瘤、U14、艾氏腹水癌腹水型（EAC）及艾氏腹水癌实体型（ESC）无明显作用。本品总皂苷100 mg/kg肌内注射，对大鼠腹腔巨噬细胞吞噬活性无明显影响。

（2）利尿作用：给大鼠皮下注射大麻药煎剂250 mg/kg、大麻药皂苷10 mg/kg或麻醉犬静注大麻药皂苷10 mg/kg后，均或产生显著的利尿作用；用大麻药皂苷200 mg/kg给大鼠灌胃后亦可产生显著的利尿作用。

（3）毒性：本品毒性较小，总皂苷对小鼠灌服的半数致死量为（510±40）mg/kg，腹腔注射为（14.9±1.4）mg/kg，麻醉犬静脉注射10 mg/kg对血压、呼吸无明显影响；8 mg/kg小鼠腹腔注射14日或10 mg/kg大鼠皮下注射14日无明显毒性。

[临床应用]

（1）治疗风湿痛，跌打损防：

①大麻药6 g，泡酒，分次服。《云南中草药》

②大麻药鲜根15～30 g，水煎服，每日2次。《文山中草药》

（2）治疗骨折：

①用三棱针刺破皮肤（开放性骨折不需刺破），取大麻药根粉适量，酒调外敷。《云南中草药》

②大麻药鲜叶适量，捣烂或干粉敷患处。《文山中草药》

（3）治疗外伤出血，骨折复位后：大麻药鲜叶适量捣烂或干粉敷患处，小夹板固定。《文山中草药》

（4）治疗吐血、咯血、鼻出血、便血：大麻药（炒炭）3～9 g，水煎服，每日服2次。《文山中草药》

1.28.4 大叶千斤拔根

[**基源**] 为豆科植物大叶千斤拔*Flemingia macrophylla*（Willd.）Prain的根。

[**别名**] 天根不倒、千斤红。

[**产地**] 分布于云南、四川、广东、广西、江西、福建等地。

[**性味功效**] 味甘、淡，性平。祛风湿，益脾肾，强筋骨。

[**主治范围**] 治风湿骨痛，腰肌劳损，四肢痿软，偏瘫，阳痿，月经不调，带下，腹胀，食少，气虚足肿。

[**用法用量**] 内服：10～30 g，煎汤服或浸酒服。外用：研末撒或捣烂外敷。

[**现代药理研究**]

（1）抗炎、镇痛、抗凝等作用：曾春兰等[1]采用小鼠耳郭肿胀法，0.6%醋酸所致扭体法，四氯化碳所致急性肝损伤法，毛细玻璃管凝血时间法，小鼠负重游泳实验和急性毒性试验，观察大叶千斤拔抗炎镇痛、抗肝损伤、抗凝血、抗疲劳作用及其毒性情况，结果显示大叶千斤拔能减轻小鼠耳郭肿胀，减少小鼠扭体次数；降低肝损伤小鼠转氨酶活性，延长凝血时间和小鼠游泳时间。急性毒性试验表明，大叶千斤拔的小鼠最大给药量为生药160.1 g/kg。因此，大叶千斤拔具有一定的抗炎、镇痛、降转氨酶、抗凝和抗疲劳作用，且药物毒性很小。

（2）抗血栓作用：牛秋艳等[2]用银针损伤大鼠血管内膜的方法，使其形成血栓模型，然后给大鼠灌服大叶千斤拔提取物，结果各项血流变学指标均明显降低，说明大叶千斤拔提取物对大鼠血栓形成具有较好的预防与治疗作用。

（3）对神经系统作用：Shinao等[3]利用β诱导的神经细胞毒性阻断实验来对大叶千斤拔的活性物质进行测试，结果显示明显的神经细胞修复作用。

[**临床应用**]

（1）治疗肾虚阳痿：天根不倒15 g，泡酒服。《贵州民间药物》

（2）治疗骨折：大叶千斤拔鲜根，捣烂敷于患处。《云南中草药》

（3）治疗外伤出血：大叶千斤拔根，研末撒布患处。《云南中草药》

（4）治疗跌打损伤：大叶千斤拔、大罗伞、九节茶各30 g，水煎服。《香港中草药》

（5）治疗慢性腰腿疼：大叶千斤拔、龙须藤、杜仲各15 g，水煎服。《香港中草药》

（6）治疗风湿性关节炎：大叶千斤拔30 g，两面针9 g，水煎服。《香港中草药》

（7）治疗气虚脚肿：大叶千斤拔、黄芪各30 g，川木瓜、牛膝各15 g，水煎冲酒服。《中国民间生草药原色图谱》

（8）治疗慢性气管炎：大叶千斤拔30 g，苏子15 g，白芥子10 g，莱菔子12 g，水煎服。《中国民间生草药原色图谱》

参考文献

［1］曾春兰，钟正贤，卢文杰，等. 大叶千斤拔的药理作用研究［J］. 中医药导报，2011（7）：42.

［2］牛秋艳，关铭，丹虹，等. 大叶千斤拔抗血栓的药理作用研究［J］. 长春医学，2007，55（1）：3-6.

［3］SHINAO Y J，WANG C N，WANG W Y，et al. Neural protective flavonoids from *Flemingia macrophylla*［J］. Planta Med，2005，71（9）：825-840.

1.28.5 广金钱草

［基源］为豆科植物广金钱草*Desmodiumstyracifolium*（Osh.）Merr. 的干燥地上部分。

［别名］金钱草、广金钱草、假花生、马蹄草、银蹄草、落地金钱、铜钱草。

［产地］分布于福建、广东、广西、湖南等地。主产广东，福建、广西、湖南等地亦产。

［性味功效］味甘、淡，性平。清热祛湿，利尿通淋。

［主治范围］主尿路感染，泌尿系结石，胆囊结石，肾炎浮肿，黄疸，疳积，痈肿。

［用法用量］内服：25～50 g，鲜用50～100 g，煎汤服。外用：捣敷。

［现代药理研究］

（1）利胆作用：广金钱草注射液8 g/kg给犬股静脉滴注或相同剂量十二指肠给药，从胆管收集的胆汁流量显著增加。其利胆作用不是通过反射性胆囊收缩，而是促进肝细胞分泌胆汁。肝胆管内胆汁增多，内压增高，胆管口括约肌松弛并排出胆汁。由于其利胆的作用，促使胆管泥沙状结石易于排出，胆管阻塞和疼痛减轻，黄疸消退。以广金钱草为主要成分的石淋通也有较强的利胆作用[1]。刘敬军等[2]给犬灌服广金钱草煎剂，通过B超测量用药前后胆囊大小，并通过放免法测定服药前后犬血浆中胆囊收缩素（CCK）含量，从而探讨它对胆囊运动的影响及其机制。结果表明广金钱草通过增加犬血浆中CCK含量使胆囊明显收缩。

（2）利尿作用：刘学等[1]研究了广金钱草利尿的药理作用。结果表明其水煎剂对大鼠有明显利尿作用；犬静脉滴注广金钱草注射液可明显增加尿量。为探讨其作用是否由于生药中所含钾盐引起，以广金钱草灰分做对照试验，结果证实广金钱草的利水利钠作用均较灰分大。

（3）抗泌尿系结石作用：广金钱草及多种以广金钱草为主药的中成药有显著的抗泌尿系结石作用。金钱草颗粒15 g/kg、30 g/kg对喂结石形成剂的大鼠肾及膀胱结石的形成有显著预防效果，对已形成结石的大鼠还有显著的治疗作用。从广金钱草的水煎液、醇溶部分、醇沉部分和精品多糖对一水草酸钙结晶生成的抑制百分率来看，广金钱草多糖的抑制百分率最高，提示广金钱草多糖对尿石中最常见的一水草酸钙的结晶生长有抑制作用[3]。广金钱草及其制剂对用普通饲料加乙二醇、氯化铵喂养造成的大鼠肾结石及其损伤有较好的防治作用。在体外，广金钱草颗粒、石淋通（含广金钱草干膏0.12 g）、结石通（以广金钱草为主药）皆可不同程度地减慢含一水草酸钙（$CaC_2O_4 \cdot H_2O$）晶体生长速率，减少晶体聚集程度[4]。广金钱草是防治尿石症的常用传统中药。用广金钱草注射液和提取液对草酸钙肾结石模型大鼠进行抑制实验研究，透射电镜显示广金钱草能减轻肾小管细胞在乙二醇诱石过程中的崩解、坏死，肾小管腔内一些空泡状膜性囊和致密小体排入减少。注射液组肾组织中草酸和钙含量分别为（1.397±0.859）μmol/g、（3.993±1.278）μmol/g，提取液组为（5.665±0.696）μmol/g、（8.621±1.441）μmol/g，均明显低于成石组。偏光镜观察显示，注射液组和提取液组肾中草酸钙晶体形成程度比成石组明显减轻[5]。

（4）对心血管系统的作用：用水提钙盐制得的广金钱草总黄酮及水提醇沉法制得的广金钱草酚进行药理实验。结果表明，其总黄酮能明显增加小鼠心肌营养性血流量，增加在体狗冠脉及脑血流量，对小鼠常压缺氧耐受力有显著的增加作用，有缓解家兔离体血管条痉挛的作用，对大鼠急性缺血有明显的保护作用。给麻醉犬静脉注射广金钱草可增加冠脉血流量，降低冠脉阻力指数，降低心肌耗氧量；使脑、肾、股动脉血流量增加，肾血管阻力下降，血压下降。还能对抗垂体后叶素引起的冠脉血流量减少及血压升高，预防垂体后叶素引起的家兔急性心肌缺血和心律失常[4]。

（5）抗炎镇痛及抗菌作用：以广金钱草注射剂（生药50 g/kg）、广金钱草黄酮及酚酸物（3.75 g/kg）腹腔注射于小鼠，对组胺引起的血管通透性增加有明显的抑制作用；另外对由巴豆油引起的小鼠耳郭炎症、由蛋清引起的大鼠关节肿胀呈明显的抑制作用；广金钱草黄酮及酚酸对棉球肉芽肿炎症第三期模型均具有显著的抑制作用[6]。金钱草颗粒灌服，还能显著抑制醋酸所致小鼠扭体反应及提高热板法实验中小鼠痛阈，表明有镇痛作用。此外，广金钱草醇提物对白色念珠菌有一定抑制作用，而广金钱草水煎剂的作用较差。

（6）益智作用：广金钱草水煎剂可明显拮抗樟柳碱所致小鼠记忆获得障碍，可显著改善氯霉素所致小鼠记忆巩固不良，对乙醇所致记忆再现缺失也有一定拮抗作用，提示广金钱草能提高小鼠学习记忆能力。广金钱草还可明显延长断头小鼠的张口呼吸时间，明显延长亚硝酸钠所致小鼠脑缺氧死亡时间，明显延迟小鼠窒息缺氧死亡时间，表明广金钱草有益智效果与保脑作用。

（7）对血液的影响：广金钱草所含黄酮于体外能显著抑制血小板聚集，随药液浓度增加作用增强；对于4 min有效解聚率也因药液浓度增大而作用增强。广金钱草黄酮还能显著拮抗体外血栓形成。

［临床应用］

（1）治疗泌尿系统结石与尿道感染：以金钱草颗粒（广金钱草、车前草、玉米须和石韦等中药组成）治疗尿结石（包括肾绞痛）106例、尿路感染79例。结果，尿石症经15日治疗，82例结石患者，有11例结石排出，排石率为13.4%，治愈率为10.3%，对肾绞痛有明显的缓解止痛作用，总有效率为85.8%；治疗尿路感染总有效率为78.48%，较常用药对照组（尿结石用消石素，尿路感染用三金片）效果为佳[7]。周荣金[8]采用金钱草颗粒结合西药（硝苯地平、阿托品、异丙嗪）治疗尿路结石疼痛50例，其中肾结石30例，输尿管结石15例，膀胱结石1例，尿道结石4例，结果显效38例，有效10例，无效2例，有效率96%。

（2）治疗血尿：金钱草50 g，牡丹皮25 g，磁石40 g，党参30 g，菟丝子25 g，滑石50 g，车前子25 g，桃仁25 g，冬葵果30 g，猪苓25 g，加水600 mL，煎至250 mL，口服。此方于广东省人民医院治疗血尿患者，有效率达85%[9]。

（3）治疗晚期肝硬化：金钱草50 g，丹参25 g，三棱、莪术各7.5 g，鳖甲35 g，牡蛎35 g，茯苓30 g，郁金15 g，白芍15 g，赤芍10 g，绵茵陈40 g，鸡骨草40 g，甘草5 g，水煎服，治疗晚期肝硬化，有效率达71%[9]。

（4）治疗晚期血吸虫病腹水：金钱草100 g，净水煎服，为1次量，每日服2次。以本方治疗1例晚期血吸虫病腹水患者，在50多日内体征改善，腹水消退，食欲增加，一般情况好转出院[9]。

（5）治疗水莽草中毒：以广金钱草为主，配合鸭血、白糖，救治水莽草中毒患者40例，38例均获痊愈[2]。

（6）其他：治疗单腹蛊胀，金钱草、半边莲、枳实、厚朴、陈皮、当归各15 g，北芪、苍术各20 g，川芎10 g，水煎服，服后再服归脾汤3剂。治疗丝虫病乳糜尿，金钱草15 g，萆薢20 g，土茯苓20 g，金银花15 g，荆芥5 g，连翘15 g，黄连10 g，白术10 g，甘草5 g，当归尾15 g，服5剂后小便固定澄清，观察3周，未再发现乳糜尿。治疗小儿疳积，金钱草适量，煮猪瘦肉食。治疗乳腺炎，金钱草、积雪草、酒糟，共捣烂敷患处。治疗口腔炎及喉头炎，用金钱草25～50 g煎水冲蜂蜜服用。治疗断肠草中毒，金钱草捣烂，加入第2次洗米水和捣汁煎服。

参考文献

［1］刘学，崔健，陈新．广金钱草现代研究进展［J］．长春中医药大学学报，2006，22（4）：84.

［2］刘敬军，郑长青，周卓，等．广金钱草、木香对犬胆囊运动及血浆CCK含量影响的实验研究［J］．四川中医，2008，26（4）：31.

［3］李惠芝，庄利民．广金钱草抑制一水草酸钙结晶生长有效部分的研究［J］．沈阳药学院学报，1992，9（3）：194.

［4］梅全喜．现代中药药理与临床应用手册［M］．北京：中国中医药出版社，2008：593.

［5］王涌泉，朱宝军，安瑞华，等．金钱草注射液抑制鼠草酸钙结石形成作用的研究［J］．中华泌尿外科杂志，1999，20（11）：689.

［6］顾丽贞，张白舜，南继红．四川大金钱草与广金钱草抗炎作用的研究［J］．中药通报，1988，13（7）：40.

［7］葛美坚．广金钱草颗粒临床疗效观察［J］．中成药，1989，11（3）：26.

［8］周荣金．金钱草颗粒合西药治疗尿路结石疼痛50例临床观察［J］．中国社区医师，2007，23

（18）：37.
[9] 孔增科，李利军，傅正良. 金钱草、广金钱草的鉴别与合理应用［J］. 河北中医，2008，30（11）：1208.

1.28.6　山蚂蝗

[基源] 为豆科山绿豆属植物山蚂蝗*Desmodium racemosum* Thunb.，以根及全草入药。

[别名] 逢人打、扁草子。

[产地] 分布于安徽、浙江、江西、福建、广东、广西、四川、贵州、云南等地。

[性味功效] 味微苦，性平。祛风活络，解毒消肿。

[主治范围] 用于跌打损伤，风湿性关节炎，腰痛，乳腺炎，毒蛇咬伤。民间也用于治疗风湿痹痛、尿路感染、哮喘和肝炎等。

[用法用量] 内服：9～15 g，煎汤服。外用：适量，鲜品捣敷。

[现代药理研究] 刘超等[1]研究表明，山蚂蝗在抗氧化、抗菌、抗炎、镇痛、保肝护肝等方面有较强的活性。朱组成[2]研究表明，山蚂蝗对物理性、化学性致病因子所致疼痛都有明显的镇痛作用。此外，山蚂蝗还具有较好的抗炎作用。

[临床应用]

（1）治疗疳疾：山蚂蝗12 g，狼把草6 g，羊角豆全草15 g，水煎服。《湖南药物志》

（2）治疗麻疹：山蚂蝗4.5 g，野高粱6 g，黄荆条6 g，野油麻4.5 g，地胡椒6 g，水煎服。《湖南药物志》

（3）治疗风湿骨痛：山蚂蝗9 g，猪蹄1只，水炖至肉烂，食肉喝汤。《安徽中草药》

（4）治疗白带过多：山蚂蝗9 g，煎服，或山蚂蝗、椿根白皮各9 g，车前子12 g（布包），煎服。《安徽中草药》

（5）治疗跌打损伤：鲜山蚂蝗、鲜石胡荽各30 g，白酒、红糖各少许，捣烂敷患处，干则更换。《安徽中草药》

（6）治疗毒蛇咬伤：鲜山蚂蝗、鲜石胡荽各30 g，捣烂加冷开水绞汁服，另取上药各等量，同捣烂敷伤口，干则更换。《安徽中草药》

（7）治疗结膜炎：山蚂蝗鲜叶适量，捣汁和人乳滴眼。《福建药物志》

参考文献

[1] 刘超，吴颖，张前军，等. 山蚂蝗属植物化学成分与生物活性研究进展［J］. 中国中药杂志，2013，38（23）：4006-4014.
[2] 朱组成，山蚂蝗镇痛作用实验研究［J］. 中国民族民间医药，2013（11）：15.

1.28.7　千斤拔

[基源] 为豆科植物蔓性千斤拔*Flemingia philippinensis*（Merr. et Rolfe）Li的根。

[别名] 金鸡落地、土黄鸡、老鼠尾、透地龙、牛大力、千里马、牛顿头、一条根、土黄昏、吊马桩、千斤吊、大力黄、千尾荡、三股丝、金牛尾、千金坠。

[产地] 分布于重庆、云南、四川、贵州、湖北、湖南、广西、广东、海南、江西、福建和台湾等地。

[性味功效] 味甘、微涩，性平。归肝、肾经。祛风利湿，强筋壮骨，活血解毒。

[主治范围] 主风湿痹痛，腰肌劳损，四肢痿软，跌打损伤，咽喉肿痛。

[用法用量] 内服：15～30 g，煎汤服。外用：适量，磨汁涂或研末调敷。

[毒副反应及注意事项] 无毒。虚寒证忌服，孕妇慎服。

[现代药理研究]

（1）镇痛、抗炎作用：陈一等[1]采用蔓性千斤拔乙醇提取物对小鼠进行抗扭体反应和热板试验，研究表明千斤拔乙醇提取物显著抑制小鼠醋酸所致扭体反应；在热板法中显著提高小鼠痛阈，提示具有一定的镇痛作用。试验又采用蔓性千斤拔乙醇提取物对小鼠足肿胀的影响和小鼠巴豆油耳郭水肿的影响来证明其抗炎作用。

（2）修复神经作用：王俊芳等[2]探讨千斤拔抗炎的可能机制，同时探讨千斤拔、芬必得与时间之间是否具有交互效应。结果显示千斤拔具有修复损伤神经的作用，可能是通过抗炎作用实现的，同时降低P物质含量可能是其抗炎的机制之一。且两者具有正交互作用（联合作用）。

（3）对周围神经损伤的保护作用：袁建新等[3]以Wistar大鼠坐骨神经挤压为动物模型，用千斤拔给Wistar大鼠灌胃，于周围神经损伤后的不同时期检测感觉神经传导速度、运动神经远段端潜伏期、坐骨神经功能指数。结果千斤拔能促进Wistar大鼠坐骨神经损伤后有髓神经再生，能促进感觉、运动纤维的恢复。

（4）对脑组织及血脑屏障的保护作用：赵节绪等[4]在家兔口服千斤拔浸出液后，采用视神经孔注入无肝素化自身动脉血的方法建立急性蛛网膜下腔出血模型，造成家兔血脑屏障损害，结果表明千斤拔对实验组家兔脑波频率和振幅的恢复有明显的促进作用，显微镜下可见脑组织也有极少量荧光现象。

（5）抑菌作用：王明煜[5]用蔓性千斤拔提取物对大肠埃希菌、金黄色葡萄球菌、铜绿假单胞菌及白色念珠菌等四种临床常见致病菌的抑制作用，阳性对照药物妇炎康颗粒。结果表明，与阳性对照比较，蔓性千斤拔两种提取物对上述四种致病菌均有较好的抑制作用。

（6）抗血栓作用：张明秋等[6]研究探索了千斤拔黄酮抑制血栓形成及机制，结果表明千斤拔黄酮高剂量组血小板聚集率明显降低。说明千斤拔黄酮具有抑制血栓形成作用，其机制为主要抑制血小板活化和促进纤溶作用。

（7）类雌激素和抗雌激素活性作用：韦丽君等[7]研究壮药千斤拔饮对去卵巢大鼠免疫内分泌的影响。观察各组大鼠血清E2、FSH、LH及IL-2的变化、子宫重量及子宫组织学改变。壮药千斤拔饮高剂量组能够明显增加去势大鼠的子宫重量指数，但子宫内膜并无明显增厚；明显升高去势大鼠血清E2、IL-2水平，降低去势大鼠血清FSH、LH的水平。日本学者[8]曾对千斤拔的提取物进行雌激素活性指导分离，从中分离得到几个活性类黄酮化合物，其中8-（1，1二甲烯丙基）-染料木黄酮活性最强，连续给药14日对卵巢切除大鼠的子宫亦具有明显的增重作用。抗雌激素活性试验显示，5, 7, 3′, 4′-四羟基-6, 8-异戊二烯基异黄酮活性最强。

［临床应用］

（1）治疗跌打损伤：千斤拔20～30 g，酒、水各半煎服。

（2）治疗风湿筋骨痛及产后关节痛：千斤拔每次七钱至一两（35～50 g），同猪蹄1只，以酒、水各半炖烂，去药渣，食肉及汤。

（3）治疗慢性肾炎：千斤拔30～60 g，水煎服。

（4）治疗咳嗽：千斤拔鲜根30～60 g，水煎服。

（5）治疗妇人白带异常：千斤拔20～30 g，同猪瘦肉60～90 g，加水同炖，去药渣，食肉及汤。

（6）治疗黄肿：千斤拔一两（50 g），酒磨服。《湖南药物志》

（7）治疗喉蛾：千斤拔研细末，吹入喉内。《湖南药物志》

（8）治疗肿毒：千斤拔，酒磨搽患处。《湖南药物志》

（9）治疗牙痛，牙痛：千斤拔一至二两（50～100 g），蜂房三至五钱（15～25 g），水煎服。《福建中草药》

（10）治疗蛇咬：千斤拔，水磨搽患处。《湖南药物志》

（11）治疗劳倦乏力：蔓性千斤拔根15 g，秤星树（梅叶冬青）30 g，水煎服。《福建药物志》

（12）治疗更年期综合征：韦丽君等[9]探讨壮药千斤拔饮治疗90例更年期综合征观察疗效。治疗组60例服千斤拔饮，治疗3个月，愈显率为81.66%，有效率为100%。结论是千斤拔饮能有效降低血中卵泡雌激素浓度，提高雌二醇水平，改善更年期症状。

（13）治疗痹症：陆璇霖[10]运用千斤拔、黄芪、桂枝等组成的芪桂千斤拔汤内服外用治疗痹症80例，以芪桂千斤拔汤，即黄芪30 g，桂枝15 g，白芍15 g，白术10 g，千斤拔15 g，藤杜仲15 g，透骨草15 g，扁担藤15 g，九牛力15 g，宽筋藤15 g，鸡血藤15 g，薏苡仁15 g，甘草6 g。上肢疼痛加羌活，下肢疼痛加牛膝、独活，肩周疼痛加葛根、威灵仙，局部红肿发热去桂枝加二妙汤、生石膏。外洗用时，在上方中加生姜20 g，黄酒20 g。将上药用纱布包起放入砂锅或搪瓷锅中，加水500 mL，用武火煎沸后再以文火煎煮10～20 min，取汁200 mL，分2次服用，每日1剂，10日为1个疗程。再将纱布药包放入大砂锅中，加水2 000 mL，加入生姜、黄酒煎煮30 min，取汁1 000 mL，倒入盆中，熏蒸患处，对不易熏蒸处，可取热药包在局部熨烫。至药液降温至不致烫伤皮肤时，即可将患部浸入药液中。每日1次，10日为1个疗程。取得满意效果，总有效率为90%。

参考文献

［1］陈一，李开双，黄凤娇，等．千斤拔的镇痛和抗炎作用［J］．广西医学，1993，15（2）：77-79.

［2］王俊芳，徐应军，阎红，等．千斤拔对钳伤坐骨神经大鼠P物质含量的影响［J］．中国煤炭工业医学杂志，2007，10（5）：590-592.

[3] 袁建新，倪立新，冯凯，等. 千斤拔、人参茎叶皂苷对Wistar大鼠坐骨神经损伤保护作用的实验研究[J]. 中国煤炭工业医学杂志，2002，5(4)：405.
[4] 赵节绪，尹长江，林世和，等. 千斤拔对实验性蛛网膜下腔出血急性期脑组织及血脑屏障的保护作用[J]. 白求恩医科大学学报，1997，23(5)：489-490.
[5] 王明煜. 蔓性千斤拔有效组分提取分离及其抑菌、防止血栓作用[D]. 吉林大学硕士学位论文，2008：10.
[6] 张明秋，关铭，年晓莉，等. 千斤拔黄酮抑制血栓形成机制研究[J]. 中国老年学杂志，2009，29(16)：2074-2076.
[7] 韦丽君，陈惠民，王建慧. 壮药千斤拔饮对去卵巢大鼠免疫内分泌影响的研究[J]. 广西中医药，2009，32(6)：46-49.
[8] AHN E M，NAKAMURA N，AKAO T，et al. Estrogenicand antiestrogentc activities of the roots of *Moghania philippinensis* and their constituents[J]. Biol Pharm Bull，2004，27(4)：548-553.
[9] 韦丽君，罗纳新. 壮药千斤拔饮治疗更年期综合征的临床研究[J]. 北京中医，2007，26(9)：561-563.
[10] 陆璇霖. 芪桂千斤拔汤内服外用治疗痹证80例[J]. 中国民间疗法，2001，9(1)：20-21.

1.28.8 小牛力

[基源] 为豆科植物疏叶美花崖豆藤*Millettia pulchra* Kurz var. *Typica F. laxior* Dunn的根和叶。

[别名] 土甘草、单刀根。

[产地] 分布于江西、福建、湖南、广东、海南、广西、贵州、云南等地。

[性味功效] 味甘、苦、微辛，性平。归肝经。散瘀消肿，补虚宁神。

[主治范围] 主跌打肿痛，风湿关节痛，痔血，疮疡肿毒，风疹发痒，病后虚弱，消化不良。

[用法用量] 内服：3～6 g，煎汤服或磨汁服。外用：适量，捣敷、研末调敷或煎水洗。

[临床应用]

(1) 治疗风湿关节痛：小牛力3～6 g，水煎服或磨水服，并可研末酒调外敷。《湖南药物志》

(2) 治疗痔血：小牛力根6 g，算盘子根、地榆炭、田基黄各30 g，水煎服；或小牛力根6 g，炖猪脚服。《湖南药物志》

(3) 治疗风疹发痒：小牛力根煎水，先熏后洗。内服3～6 g。《湖南药物志》

1.28.9 半边钱

[基源] 为豆科植物铺地蝙蝠草*Christia obcordata*(Poir.) Bahn. f. 的全株。

[别名] 罗藟草、钱凿草、土豆草、纱帽草、蝴蝶草、马蹄金、马蹄香。

[产地] 分布于福建、广东、海南、广西等地。

[性味功效] 味苦、辛，性寒。归肺、心、肾、膀胱经。利水通淋，散瘀止血，清热解毒。

[主治范围] 主小便不利，石淋，水肿，白带，跌打损伤，吐血，咯血，血崩，目赤痛，乳痈，毒蛇咬伤。

[用法用量] 内服：10～30 g，煎汤服。外用：适量，捣敷或煎水洗。

[毒副反应及注意事项] 无毒。孕妇慎用。

[临床应用]

（1）治小便不通：鲜半边钱60～90 g（小儿减半），清水煎，代茶服。《泉州本草》

（2）治慢性肾炎：罗藟草鲜根30～60 g，水煎服。《福建中草药》

（3）治吐血、咯血：罗藟草鲜根45 g，水煎服。《福建中草药》

（4）治跌打损伤：鲜半边钱叶，捣烂敷患处。《泉州本草》

（5）治毒蛇咬伤：鲜半边钱叶60 g，水煎服。另以鲜叶捣敷患处。《泉州本草》

（6）治疥癣：鲜半边钱，水煎外洗。《泉州本草》

（7）治肾盂肾炎：罗藟草研末，每次3 g，鸡蛋1个，白糖适量，用麻油或者茶油烤煎饼，早晚餐各服1次。《福建药物志》

（8）治乳腺炎：半边钱15～30 g，水煎服，并用鲜全草捣烂外敷。《全国中草药汇编》

（9）治石淋：鲜半边钱（全草）15～30 g，水煎服。《全国中草药汇编》

1.28.10　苏木

[基源] 为豆科植物苏木*Caesalpinia sappan* L. 的心材。

[别名] 苏枋、苏方、苏枋木、棕木、赤木、红柴、红苏木、落文树。

[产地] 分布于云南金沙江河谷和红河河谷。福建、台湾、广东、海南、广西、四川、贵州、云南等地有栽培。

[性味功效] 味甘、咸，性平。归心、肝、大肠经。活血祛瘀，消肿定痛。

[主治范围] 主妇人血滞经闭，痛经，产后瘀阻心腹痛，产后血晕，痈肿，跌打损伤，破伤风。

[用法用量] 内服：3～9 g，煎汤服或研末服。外用：适量，研末撒。

[毒副反应及注意事项] 无毒。血虚无瘀者不宜，孕妇忌服。产后恶露已净，由血虚腹痛者不宜用。大便不实者禁用。

[现代药理研究]

（1）对循环系统的影响：对于肾上腺素所致小鼠肠系膜微循环障碍，苏木水煎醇提液能显著促进微动脉血流促进微循环和管径的恢复，但在所试20种活血化瘀药中苏木的作用仅属中等强度[1]。犬静脉注射苏木水煎醇提液还可增加冠脉流量，降低冠脉阻力，减少心率，减低左室做功，但增心肌耗氧量[2]。当以生药20 mg/kg股动脉直接注射时，是所试活血化瘀药中唯一不能显著增加麻醉犬外周血流量的药物[3]。

（2）对血液的影响：对于静脉注射高分子右旋糖酐引起实验性血瘀证家兔的血液，苏木注射液在试管内能显著降低血液黏度，在各种切速下苏木的作用均非常显著，但在所试20种活血药中苏木的作用为较弱者；对于红细胞聚集指数苏木无显著影响[4]。对于二磷酸腺苷诱导的大鼠血小板聚集，100 mg/mL的苏木有抑制作用[5]。巴西苏木素衍生物有抗高胆固醇血症的作用[6]。

（3）抗癌作用：以人早幼粒细胞白血病细胞株HL-60为靶细胞，苏木水提液生药0.5 mg/kg有细胞毒作用，对小鼠淋巴瘤细胞株Yac-1、人红髓白血病细胞株K562及小鼠成纤维细胞株L929苏木煎剂也有较强作用[7-8]。EAC荷瘤小鼠苏木煎剂腹腔注射也能显著延长其生存时间[9]。对于小鼠实验性白血病，苏木也能显著延长P388及L1210的生存时间，1：1煎剂每日腹腔注射0.1 mL及0.2 mL，连续7日的延长百分率分别为97.8%、107.8%（P388）及102.6%、117.5%（L1210）[10]。日本报告苏木于体外对HL-60细胞的最低抑制浓度为0.2%，在此浓度作用3.6 h后抑制率分别为20%及35%，增加苏木浓度，抑制作用增强，但即使苏木浓度仍为0.2%，作用时间延长至24 h，抑制率也可达50%以上。在苏木作用下，HL-60的谷氨酰胺合成酶的活性也受抑制，此作用也随药物浓度增加而加强。此外，苏木还有抑制诱变效果[11]。

（4）其他作用：苏木还有抑制醛糖还原酶作用，其所含山苏查耳酮对该酶的半数抑制浓度为1.2×10^{6} mol/L。另早年曾有报道，苏木对小鼠、兔、豚鼠于不同给药途径均有催眠作用，剂量加大还有麻醉作用，并能对抗士的宁、可卡因的中枢兴奋作用。此外，苏木混剂和煎剂在体外对金黄色葡萄球菌、溶血性链球菌、肺炎链球菌、白喉杆菌、流感杆菌、弗氏痢疾杆菌及副伤寒丙杆菌等多种细菌有较强的抑菌作用，对百日咳杆菌、伤寒杆菌、副伤寒甲杆菌、副伤寒乙杆菌及肺炎杆菌也有抑制作用。

［临床应用］

（1）治疗跌打伤损，因疮中风：苏木（槌令烂，研）二两（100 g）。用酒二升，煎取一升。分三次服，空心、午时、夜卧各一服。《圣济总录》苏木酒

（2）治疗产后气滞作喘：苏木、人参、麦门冬，水煎服。《妇科玉尺》苏木汤

（3）治疗产后血运，腹闷，气喘急欲死：苏枋木（末）二两（100 g），荷叶（炙）一枚，芍药一两半（75 g），桂（去粗皮）一两（50 g），鳖甲（去裙襕，醋炙）一两半（75 g），上五味，锉如麻豆大，以水五盏，藕汁一合。同煎取二盏，去滓，入红雪一两（50 g），分温二服，粥食前，如人行三、五里再服。《圣济总录》苏枋饮

（4）治疗血晕：苏木五钱（25 g），煎水，加童便一杯，顿服。《陆川本草》

（5）治疗妇人月水不通，烦热疼痛：苏枋木二两（100 g）（锉），硇砂半两（25 g）（研），川大黄（末）一两（50 g）。上药，先以水三大盏，煎苏木至一盏半，去滓，入硇砂、大黄末，同熬成膏。每日空心，以温酒调下半大匙。《太平圣惠方》苏枋木煎

（6）治疗破伤风：苏枋木不拘多少，捣为细散。每服三钱匕，酒调服之。《圣济总录》独圣散

（7）治疗指断，亦治其余皮肤刀矢伤：真正沉重苏木，为细末，敷断指间，外用

蚕茧包缚完固。《摄生众妙方》接指方

（8）治疗偏坠肿痛：用苏木二两（100 g），好酒一壶，煮熟频饮。《濒湖集简方》

（9）治疗风湿性关节炎：用（苏木）树干30 g，水煎服。《广西本草选编》

（10）治疗宫颈癌（气滞血瘀）：苏木10 g，斑庄根30 g，小红参30 g，马鞭草15 g，水煎服。《云南抗癌中草药》

（11）治疗骨关节强直[12]：苏木20 g，红花20 g，伸筋草30 g，透骨草30 g，生川乌20 g，生草乌20 g，威灵仙20 g，防风15 g，鸡血藤20 g，胆南星15 g，海桐皮15 g，秦艽30 g，黄柏30 g，附片15 g，土茯苓20 g，土元20 g，勾丁15 g，食醋250 mL，为煎熏洗，每日2次，每次30 min，3 日1剂；亦可上药共为末，置于生布袋中加适量醋，铁锅内蒸30 min后，热敷关节。15日为1个疗程。

（12）治疗急性关节扭伤[13]：取新鲜虎杖100 g 晾干后碾粉，红花20 g，苏木50 g，浸泡于55%乙醇200 mL 中（量大以此比例类推），6个月后取其上清液备用，根据受伤部位面积大小，每次取5 ~ 15 mL，用药棉浸湿、涂擦患处，时间为10 ~ 15 min，初期每日3次，连用5 ~ 7日。

（13）治疗跖筋膜炎[14]：苏木30 g，大黄15 g，连翘30 g，乌药10 g，荆芥10 g，桂枝10 g，防风10 g，红花3 g，当归10 g，川芎10 g，艾叶15 g，芒硝30 g，每剂药用前先置搪瓷盆中，加水适量（约1 500 mL），以高过药物5 cm为宜，浸泡30 min左右，置火上加热，待水煮沸后，再小火煎煮3 ~ 5 min。趁热熏洗或泡洗患足，每次30 min，每日2 ~ 3次；每剂药可连续使用3日，再洗时将药物及药液一起加热至沸腾即可，如果药物装在药袋内煎煮，也可将药袋趁热外敷患处，或待水温降至能够耐受时再泡洗患足。

（14）治疗膝关节非感染性滑膜炎：韩艳等[15]外用透骨苏木公英汤治疗膝关节非感染性滑膜炎26例，痊愈20例，有效3例，无效3例。透骨草、苏木、红花等中药外敷，配以拔罐，治疗腰背筋膜炎57例，治愈29例，显效17例，有效9例，无效2例。

参考文献

[1] 翁维良，王汀华，王怡，等. 20种活血化瘀药对实验性微循环障碍影响的观察［J］. 中西医结合杂志，1984，4（9）：55.

[2] 李连达，刘建勋，尚晓泓，等. 二十种活血化瘀中药对麻醉犬心脏血流动力学的影响［J］. 上海中医药杂志，1984（02）：47.

[3] 徐理纳，曹立德，尹钟诛，等. 22种活血化瘀药对狗外周血流量的作用［J］. 新医药学杂志，1976（05）：230.

[4] 翁维良，王怡，马惠敏，等. 20种活血药对血液黏滞性作用的比较观察［J］. 中医杂志，1984（02）：149.

[5] 肖培根，夏光成. 藏医常用药物整理研究［J］. 新医学杂志，1976（2）：81.

[6] FUKE C，YAMAHARA J，SHIMOKAWA T，et al. Two aromatic compounds related to brazilin from *Caesalpinia sappan*［J］. Phytochemistry，1985，24（10）：2403-2405.

[7] 郭素堂，乔丽娟. 苏木提取液抑制肿瘤作用的研究［J］. 肿瘤研究与临床，1989（3）：15.

[8] 马俊英，徐建国，任连生. 苏木等15种中草药水提液体对HL-60，Yac-1，K562，L929的细胞毒作用［J］. 天津医药，1990，18（1）：41.

[9] 任连生，徐建国，马俊英，等. 苏木抗癌作用的研究［J］. 中国中药杂志，1990，15（5）：306.

[10] 徐建国，马俊英，任连生，等. 苏木煎液抗小鼠白血病作用的研究［J］. 中国中药杂志，1991，16（5）：306.

[11] 文锦华，史天良，张华，等. 苏木抑制诱变效应的初步研究［J］. 癌变，1993，5（1）：33.

[12] 王书湘，王冉. 骨科舒筋散治疗骨关节强直的体会［J］. 实用骨科杂志，2005，11（3）：287-288.

[13] 朱悦萍，周海平. 民间验方治疗急性关节扭伤57例［J］. 现代中西医结合杂志，2005，14（20）：2655.

[14] 侯玉文，宋晓勇，苏木洗剂治疗跖筋膜炎疗效观察［J］. 中国现代医生，2012，50（24）：75-78.

[15] 韩艳，郑世成，张根印，等. 透骨苏木公英汤外用治疗膝关节非感染性滑膜炎26例［J］. 陕西中医学院学报，2006，29（1）：38.

1.28.11　苦石莲

［基源］为豆科植物喙荚云实*Caesalpinia minax* Hance的种子。

［别名］石莲子、老鸦枕头、土石莲子、青蛇子、猫儿核、广石莲子、石花生、盐棒头果。

［产地］分布于广东、广西、四川、贵州、云南等地，福建也有栽培。

［性味功效］味苦，性凉。归大肠、脾经。散瘀止痛，清热化湿。

［主治范围］主风热感冒，痢疾淋浊，哕逆，痈肿，疮癣，跌打损伤，毒蛇咬伤。

［用法用量］内服：6～9 g，煎汤服。外用：适量，煎水洗，或捣敷。

［毒副反应及注意事项］无毒。虚寒无火者忌用。大便燥结者忌用。

［现代药理研究］

（1）抗炎、镇痛作用：邹氏[1]实验表明，苦石莲提取物具有显著的抗炎和镇痛功效。

（2）抗病毒活性：Jiang等[2]研究了喙荚云实种子中caesalmin C、caesalmin D、caesalmin E、caesalmin F、caesalmin G和豆甾醇的抗病毒作用。结果表明，上述化合物有抗Para 3病毒（副流感病毒模型3）的活性，其中四环呋喃二萜化合物对Para 3病毒的抑制活性最佳，其次是呋喃二萜内酯，而豆甾醇的抑制作用最弱。

（3）抗肿瘤（癌）活性：余旭亚等[3-4]最早从苦石莲中分离纯化出相对分子质量为19 800的南蛇簕蛋白（CMP）。当CMP浓度为22.0 μg/mL时，CMP可抑制黑色素瘤细胞增殖60%，抑制率为96%，表明CMP对黑色素瘤细胞K1735M2的增殖具有抑制作用。苦石莲中的minaxinA化合物对人肝癌细胞HepG2也表现出一定的生长抑制作用，其半数抑制浓度为（56.8 ± 1.2）μmol/L[5]。

（4）抑菌活性及保肝作用：有文献报道了苦石莲95%乙醇提取物对大肠杆菌、金黄色葡萄球菌、绿脓杆菌和镰刀菌有抑制作用，尤其对绿脓杆菌的抑菌效果较好，最低抑菌浓度为0.25%，最低杀菌浓度为0.5%[6]。刘明等[7]研究了苦石莲60%乙醇提取物对四氯化碳所致小鼠急性肝损伤的保护作用。结果表明，苦石莲各剂量组均能对抗四氯化碳引起的急性肝损伤小鼠血清丙氨酸氨基转移酶、天门冬酸氨基转移酶及肝脏系数升高，且这些作用均呈剂量依赖性，但具体的护肝作用机理尚不清楚。

［临床应用］

（1）治疗水肿实证：苦石莲3 g（研碎），玉米须30 g，薏苡仁30 g，接骨木花6 g，水煎服。

（2）治疗疮肿，毒蛇咬伤：苦石莲适量研末，醋调敷患处。

（3）治疗胃痛[8]：取苦石莲种子2粒，用微火烤至脆，除去外层黑壳，碾细开水送服，或用微火烤脆后，用开水煮服，每日饭前服用3次，对急性胃炎、慢性胃炎有很好的疗效。刘某，男，46岁，1997年4月至1999年6月一直胃疼，在此期间，经住院诊断为糜烂性胃炎，服用了大量的西药，但一直未得到根治，1999年7月开始服用该方，服药3日见效，15日后痊愈。

（4）治疗无名肿痛[8]：取采集好的紫花地丁干品60 g，用开水煮沸，再取苦石莲种子4粒，用火烤至外壳变黑，加5 g生姜，合煮1 h服用，每日服2剂。

（5）治疗扁桃体炎[8]：苦石莲种子4粒同上法与生姜煎煮，在服用前加少许红糖。1剂见效，3日可痊愈。张某，女，29岁，自述咽喉肿痛1周，伴有感冒发烧，食水不进，诊断为扁桃体炎。经服上方，1日2剂，当日见效，3日痊愈。

（6）治疗乙肝[9]：苦石莲、蛇总管、蝉翼藤、蛇见软、平地木、叶下珠各30 g，党参、黄芪、仙茅根、龙胆草、板蓝根、白花舌蛇草、茵陈、虎杖、半枝莲、田基黄各20 g，黄柏、五味子、陈皮、丹参、土茯苓、柴胡、乌梅、路边菊、黄精、猪苓、鳖甲、甘草各15 g，藏红花4 g。根据病情加减药物，肝区疼痛加元胡、郁金，腹胀加莱菔子，肝脾肿大加鳌甲、龟板、桃仁，正气不足加红参。水煎每日1剂，分早晚2次服，1个月为1个疗程。结合壮医药线点灸乙型肝炎30例，结果临床症状和体征基本消失，两次复查肝功能及乙肝表面抗原转阴，B超检查肝脾肿大缩小至正常13例；临床症状及体征明显好转，肝功能基本正常，乙肝表面抗原转阴，肝脾肿大未见明显好转14例；无效3例。

（7）治疗乳糜尿[10]：湿热下注型用石莲子（打碎）、草薢各30 g，石菖蒲、竹叶、栀子各10 g，黄柏12 g，灯心草3扎，生地黄、甘草梢各15 g。乳糜血尿加白茅根、旱莲草各30 g。脾肾虚弱型用石莲子（打碎）、黄芪各30 g，草薢、茯苓、益智仁、熟地黄、党参各15 g，金樱子、白术各12 g，山茱萸10 g。乳糜血尿加乌豆衣10 g，鹿角霜30 g。阴虚内热型用石莲子（打碎）、生地黄各30 g，知母、牡丹皮、泽泻、山茱萸各10 g，黄柏、山药、甘草梢各12 g，茯苓、旱莲草各15 g。乳糜血尿加阿胶（烊服）l0 g，旱莲草加至30 g。以上各型均为每日1剂，水煎500 mL，分2次服，7日为1个疗程。同时嘱病人治疗期间多卧床休息，忌食高脂肪和油类食物，多饮水。

（8）治疗带状疱疹[11]：苦石莲180 g，加水1 000 mL煎煮2次，合并煎液成500 mL

外洗，每日2～3次（炎症明显者用汤液湿敷），治疗10日。同时用炉甘石洗剂外涂，配合使用阿昔洛韦治疗带状疱疹93例，59例痊愈，31例好转，总有效率为96.8%。

（9）治疗艾滋病[12]：灭艾1号水丸由苦石莲、毛冬青、西洋参、冬虫夏草、乌梅、砂仁、天花粉、双花、黄芪组成，结合必要抗生素等对症治疗，结果存活10年以上的艾滋病患者6例，其生活状态良好，其中有的患者仍然坚持工作。

参考文献

[1] 邹中杰. 苦石莲提取物有抗炎镇痛的实验研究［J］. 时珍国医国药，2009，20（12）：3016-3017.

[2] JIANG R W，MA S C，PAUL P H BUT，et al. New antiviral cassane furanoditerpenes from *Caesalpinia minax*［J］. J. Nat. Prod，2001，64（10）：1266-1272.

[3] Yu X Y，Xie L P，Zhang Y，et al. Multiple suppressive effects of a protein from *Caesalpinia minax* on murine melanoma cells［J］. Tsinghua Science and Technology，2002，7（6）：88-91.

[4] 余旭亚，李涛，林连兵，等. 南蛇簕蛋白对黑色素瘤细胞的抑制及分化作用［J］. 中国生化药物杂志，2004，25（5）：294-296.

[5] 吴兆华. 喙荚云实中一个新二萜类化合物［J］. 中草药，2008，39（8）：1127-1129.

[6] 余旭亚，李涛，汪帅，等. 南蛇簕提取物抑菌作用研究［J］. 昆明理工大学学报（理工版），2006，31（3）：69-71.

[7] 刘明，李丽仙，罗廷顺，等. 苦石莲对四氧化碳所致小鼠急性肝损伤保护作用研究［J］. 中国药师，2009，12（3）：300-301.

[8] 何正春. 苦石莲种子在白族民间入药方剂4例［J］. 中国民族民间医药杂志，2001（5）：306.

[9] 李忠贵. 抗蛇毒中草药结合壮医药线点灸治疗乙型肝炎30例［J］. 中国民族民间医药杂志，2000（1）：28.

[10] 池建安. 石莲子为主辨证加味治疗乳糜尿31例［J］. 新中医，2002，34（1）：51.

[11] 叶焕优，唐荣德，蒋三员，等. 南蛇簕外用治疗带状疱疹的临床观察［J］. 中国中西医结合皮肤性病学杂志，2005（4）：2.

[12] 刘淑兰. 中药加营养支持疗法治疗艾滋病6例临床观察［J］. 中外医疗，2010（31）：112.

1.28.12 鸡骨草

［基源］为豆科植物广东相思子*Abrus cantoniensis* Hance. 的全草。

［别名］红母鸡草、石门坎、黄食草、细叶龙鳞草、大黄草。

［产地］主产于广西、广东两地。泰国也有分布。

［性味功效］味甘、苦，性凉。清热利湿，散瘀止痛，疏肝解郁。

［主治范围］主黄疸型肝炎、小便刺痛、胃脘痛、风湿性骨关节疼痛、跌打瘀血肿痛、乳痈。

［用法用量］内服：15～30 g或鲜品30～60 g，煎汤服。外用：适量，捣敷或煎水洗。

［毒副反应及注意事项］本品种子有毒，不能入药，用时必须把豆荚全部去除。凡

虚寒体弱者慎用。

［现代药理研究］

（1）清除自由基作用：研究者采用水杨酸及邻苯三酚自氧化法测定鸡骨草总黄酮的清除自由基作用，结果表明鸡骨草中的总黄酮对羟自由基具有一定的清除作用，并在实验浓度范围内对超氧阴离子自由基具有清除作用[1]。

（2）抑制亚硝化作用：实验证明鸡骨草总黄酮能够有效地清除亚硝酸盐和阻断亚硝胺的合成，且其清除率和阻断率会随着反应浓度的增加而增加[1]。

（3）防治脂肪肝作用：鸡骨草高剂量组能降低高脂模型大鼠血清天门冬酸氨基转移酶、丙氨酸氨基转移酶、总胆固醇、三酰甘油、低密度脂蛋白并升高高密度脂蛋白含量，在光镜和扫描电镜下亦观察到其肝组织形态及肝窦内皮细胞（LSEC）窗孔恢复趋向正常[2]。

（4）防治乙型肝炎病毒的作用：鸡骨草醇提液可有效地抑制细胞乙型肝炎表面抗原（HBsAg）和乙型肝炎e抗原（HBeAg）的分泌，在作用144 h，浓度为8 g/L时对HBsAg、HBeAg抑制作用最明显[3]。

（5）对化学性肝损伤的保护作用：实验表明[4]，鸡骨草胶囊和复方鸡骨草胶囊对四氯化碳、D-半乳糖所致的小鼠急性化学性肝损伤具有明显的保护作用。

（6）抗菌作用：鸡骨草提取液对大肠埃希菌和铜绿假单胞菌均有抑菌效果，对金黄色葡萄球菌和肺炎克雷伯氏菌则几乎无抑菌效果，其中对铜绿假单胞菌的抑菌效果最为明显[5]。

（7）增强免疫力作用：研究结果显示[6]，鸡骨草对小鼠血清溶血素水平有明显降低作用。明显增强巨噬细胞的吞噬功能，使幼鼠和成年鼠脾脏重量明显增加。

［临床应用］

（1）治疗急性传染性肝炎：取干鸡骨草全草100～150 g（儿童减半），瘦猪肉100 g，加水1 000 mL，同煎，沸后文火再煎至300 mL，每日3次分服，治疗44例，治愈42例，治愈时间平均为21日。黄疸消失平均为15日，肝功能恢复为18～21日，肝肿大随肝功能的恢复逐渐恢复正常。治程中未见不良反应。对慢性肝炎效果不佳[7]。

（2）治疗慢性胆囊炎：现代医学认为慢性胆囊炎的主要致病因素有细菌感染、结石刺激、病毒感染、胆固醇代谢障碍、胰液消化酶反流、胆囊自身运动障碍或由急性胆囊炎遗留所致。病理变化主要是胆囊的炎症改变，鸡骨草胶囊具有清热解毒，利胆通腑、祛瘀通络、镇痛、镇静、抗惊厥的作用。用鸡骨草、茵陈、三七、栀子、人工牛黄、猪胆汁、白芍、牛至、枸杞子、大枣[8]，煎汤服。

（3）治疗慢性乙型肝炎：用“五虎汤”清热除湿解毒，虎杖、溪黄草、鸡骨草、珍珠草、白花蛇舌草，可以加半边莲、半枝莲、山栀子等治疗湿热蕴蒸肝胆型慢性乙型肝炎，可取得较好疗效[9]。

（4）治疗ABO母婴血型不合：采用自拟鸡骨草汤（鸡骨草、溪黄草、茯苓、莲蓬、甘草）临床治疗ABO母婴血型不合70例，总有效率为91.43 %。通过观察表明，鸡骨草汤能清热利肝，健脾固中，扶正不留邪，使胎元得养，冲任可固，从而维持孕妇的正常妊娠及避免新生儿溶血病的发生，能有效降低新生儿溶血病发病率[10]。

（5）治疗乙型肝炎表面抗原：江西农业大学医院对乙型肝炎表面抗原（HBsAg）阳性者34例，用鸡骨草治疗，阴转率为94%，疗效满意[11]。

（6）治疗非乙醇溶液性脂肪肝：予金骨清膏饮治疗非乙醇溶液性脂肪性肝炎64例，药物组成为鸡骨草30 g，郁金15 g，山楂20 g，鸡内金20 g，白术20 g，僵蚕10 g，酒大黄5 g，五味子15 g，田基黄25 g，每日1剂，水煎共取汁300 mL，分早晚2次服，30日为1个疗程。临床治愈25例，显效17例，有效15例，无效7例，总有效率89.1%；纯西药对照组49例，临床治愈11例，显效10例，有效9例，无效19例，总有效率61.2%[12]。

（7）治疗原发性肝癌：以化疗结合逍遥散加减治疗原发性肝癌24例，药物组成为鸡骨草15 g，黄芪30 g，白花蛇舌草30 g，五味子15 g，丹参20 g，地龙15 g，党参20 g，焦术15 g，茯苓15 g，炙甘草10 g，柴胡15 g，白芍15 g，赤芍15 g，郁金15 g，炙鳖甲15 g，当归15 g，水煎服，每日1剂。胁痛较剧者加青皮、延胡索、川楝子；伴少量腹水或下肢浮肿者加猪苓、泽泻、薏苡仁；伴纳差、食少者加鸡内金、焦三仙；伴恶心者加制半夏、竹茹。总有效率达86.7%[13]

（8）治疗胆结石：胆结石病机为湿热蕴结肝胆，肝失疏泄，气滞血瘀或酒食过度引起。据报道[14]，用逍遥散加减辨证治疗胆石症取得较好疗效。药物组成为柴胡6 g，炒白芍12 g，炒白术10 g，茯苓20 g，金钱草10 g，鸡骨草12 g，川芎6 g，川楝子10 g，延胡索10 g，甘草6 g。

参考文献

[1] 王晓波，黄叠玲，刘冬英，等. 鸡骨草总黄酮清除自由基及抑制亚硝化作用的研究［J］. 时珍国医国药，2012，23（4）：942.

[2] 张勤，蔡红兵，莫志贤，等. 鸡骨草防治大鼠脂肪肝的实验研究［J］. 中药材，2012，35（9）：1450-1455.

[3] 韦敏，陈晓白. 鸡骨草对HepG2. 2. 15细胞HBeAg和HBsAg的抑制作用［J］. 时珍国医国药，2012，23（4）：972-973.

[4] 梁耿，韦凯东. 鸡骨草醇提物对四氯化碳诱导大鼠肝纤维化的影响［J］. 右江民族医学院学报，2012，34（5）：606-608.

[5] 程瑛琨，陈勇，王璐，等. 鸡骨草醇提物抗菌活性研究［J］. 现代中药研究与实践，2006，20（2）：39-41.

[6] 周芳，李爱媛. 鸡骨草与毛鸡骨草抗炎免疫的实验研究［J］. 云南中医中药杂志，2005，26（4）：33-35.

[7] 刘华钢. 浅谈鸡骨草研究与应用［J］. 湖南中医药导报，1999，2（6）：32-33.

[8] 林新，张琦，郝改琳. 鸡骨草胶囊治疗慢性胆囊炎30例［J］. 陕西中医，2007，28（1）：24-25.

[9] 徐秀梅，邱健行. 邱健行教授治疗慢性乙型肝炎经验介绍［J］. 辽宁中医药大学学报，2009，11（10）：86-87.

[10] 苏小军，冯惠娟. 鸡骨草汤治疗母儿ABO血型不合70例疗效观察［J］. 新中医，2005，37（7）：47-48.

[11] 周德茂. 鸡骨草治疗34例小儿HBsAg阴转疗效观察[J]. 江西农业大学学报，1987，2：78.
[12] 佟凤华. 金骨清膏饮治疗非乙醇溶液性脂肪性肝炎64例临床观察[J]. 河北中医，2012，34（10）：1470-1471.
[13] 熊建利. 化疗结合逍遥散加减治疗原发性肝癌24例临床观察[J]. 中医药导报，2011，17（2）：18-20.
[14] 许梓萌，张照兰. 张照兰教授治疗胆结石经验[J]. 中国中医药现代远程教育，2014，12（4）：33-34.

1.28.13 鸡血藤

[基源] 为豆科植物密花豆*Spatholobus suberectus* Dunn的干燥藤茎。

[别名] 血风藤、九层风、红藤。

[产地] 分布于广西、广东、云南等地。

[性味功效] 味苦、微甘，性温。养血活血，舒筋活络。

[主治范围] 主血虚瘀滞所致腰膝酸痛，肢体麻木，甚则瘫痪；风湿痹痛，气血素虚；血虚闭经，月经不调；营养不良性贫血，失血性贫血，再生障碍性贫血。

[用法用量] 内服：10 ~ 30 g，煎汤服。外用：酒浸、熬膏。

[现代药理研究]

（1）镇静、催眠作用：李娜等[1]研究表明鸡血藤水提物具有镇静和催眠的作用。

（2）抗肿瘤作用：梁宁等[2]通过研究发现鸡血藤提取物（MHD）可能具有一定抑制Hela肿瘤细胞增殖及其诱发的移植性肿瘤作用。

（3）抗病毒作用：郭金鹏等[3]研究发现鸡血藤有效成分在体外能明显抑制柯萨奇B3病毒的致细胞病变作用。

（4）抗贫血作用：鸡血藤总黄酮具有抗贫血作用[4]，其作用机理可能与促进机体分泌IL-3、调节EPO 水平，促进红系造血有关。

（5）降血脂作用：张志萍等[5]研究发现鸡血膝具有降低血脂和抗脂质过氧化的双重作用。

[临床应用]

（1）治疗脑卒中后遗症：陈颖等[6]重用鸡血藤治疗脑卒中后遗症，疗效甚佳。

（2）治疗再生障碍性贫血：以鸡血藤为主药治疗再生障碍性贫血106例，结果显示再生障碍性贫血组骨髓微血管数目明显较对照组减少，残存血管出现病理改变。治后骨髓微血管数目较治前显著增多，血管形态学正常[7]。

（3）治疗风湿性心脏病：周志军[8]将鸡血藤应用于临床，发现对治疗风湿性心脏病有较好的效果。

（4）治疗风湿性关节炎：周建伟[9]采用地龙鸡血藤汤治疗风湿性关节炎30例，治愈24例，占80%；好转6例，占20%；全部有效。

参考文献

[1] 李娜，李晶磊. 鸡血藤水提物的镇静-催眠作用研究[J]. 中国科技纵横，2011，20：325.

[2] 梁宁，温海成，陆惠燕，等. 壮药鸡血藤提取物毒性作用及体外抗肿瘤作用的实验研究［J］. 中国民族医药杂志，2010，9（9）：3-4.
[3] 郭金鹏，庞佶，王新为，等. 鸡血藤提取物抗柯萨奇B3病毒活性组分研究［J］. 时珍国医国药，2009，20（9）：2308-2310.
[4] 梁宁，韦松基，林启云. 鸡血藤总黄酮对血虚小鼠抗贫血作用及机理研究［J］. 时珍国医国药，2009，20（2）：362-363.
[5] 张志萍，刘屏，陈孟莉. 鸡血藤降低高脂血症大鼠血脂及抗脂质过氧化的作用研究［J］. 药物与临床，2001，16（3）：1-2.
[6] 陈颖，杨智. 重用鸡血藤治疗中风后遗症的临床观察及理论探讨［J］. 中国民康医学，2009，21（10）：1123.
[7] 苏尔云，王晓燕，孙得本，等. 鸡血藤复方对再生障碍性贫血骨髓微血管网改变的作用［J］. 中国实用内科杂志，1996，16（9）：539-540.
[8] 周志军. 鸡血藤治疗风湿性心脏病［J］. 中医杂志，2003，44（8）：571.
[9] 周建伟. 地龙鸡血藤汤治疗风湿性关节炎30例［J］. 湖南中医杂志，1997，13（3）：49-50.

1.28.14 葛根

［基源］为豆科植物野葛*Pueraria lobata*（Willd.）Ohwi或甘葛藤*Pueraria thomsonii* Benth. 的干燥根。秋、冬季采挖，野葛多趁鲜切成厚片或小块，干燥；甘葛藤习称“粉葛”，多除去外皮，用硫黄熏后，稍干，截段或再纵切两半，干燥。

［别名］葛藤、粉葛、干葛、葛麻藤。

［产地］生于山坡草丛中或路旁及较阴湿的地方。分布于辽宁、河北、河南、山东、安徽、江苏、浙江、福建、台湾、广东、广西、江西、湖南、湖北、四川、贵州、云南、山西、陕西、甘肃等地。全国大部地区有产，主产河南、湖南、浙江、四川等地。

［性味功效］味甘、辛，性平。归脾、胃经。升阳解肌，透疹止泻，除烦止温。

［主治范围］主伤寒、温热头痛项强，烦热消渴，泄泻，痢疾，斑疹不透，高血压，心绞痛，耳聋。

［用法用量］内服：7.5～15 g，煎汤服或捣汁。外用：捣敷。

［现代药理研究］

（1）缓解血管高压作用：葛根素有明显的降压作用，且对正常血压和高血压均有影响。近年研究表明[1]，其降压效应与抑制肾素-血管紧张素系（renin-angiotensin system，RAS）和降低儿茶酚胺含量有关。在抑制RAS的基础上，纠正高压状态下血栓素A2（thromboxane A2，TXA2）和前列环素（prostacyclinI2，PGI2）的失调状态，从而发挥缓解血管张力，保护内皮系统功能的作用。

（2）改善心律失常作用：动物实验表明[2]，葛根素、大豆苷及大豆苷元对急性心肌缺血及外源性药物如乌头碱、肾上腺素、氯化钙等诱发的心律失常均有良好的改善作用。目前葛根素注射液已广泛用于冠心病、心绞痛患者预防心律失常。

（3）抗心肌缺血作用：葛根总黄酮、大豆苷元及葛根素均能对抗心肌缺血缺氧性损伤，其作用机制较为复杂，可归结为[3-5]扩张冠状血管，提高血流量；改善心肌物质和能量代谢；抑制血栓，改善微循环。

（4）保护脑神经作用：稳定脑血管功能，改善脑循环，提高供氧和供血是葛根发挥保护脑神经效能的作用途径之一。此外，诸多研究发现[5]，葛根素、大豆苷及大豆苷元在抗脑细胞凋亡方面亦有明显效果。在阿尔茨海默病（alzheimerdisease，AD）大鼠模型中发现，葛根素和大豆苷能抑制脑组织促凋亡基因A β1-40和Bax的表达，阻断神经细胞凋亡；并能防止突触体钙超载，减少神经元毒性损伤。

（5）改善肝肾功能：Udomsuk等[6]研究表明，葛根中的葛雌素和去氧微雌醇能调节小鼠肝脏胆盐输出泵（bile salt export pump，BSEP）和多药耐药蛋白2（multi-drug resistance protein 2，MRP2）的基因表达，从而促进胆盐代谢，降低肝毒性和肝内胆汁淤积。

（6）提高代谢功能：国内外不少研究发现，中药葛根能明显改善糖和脂质代谢。Prasain等[7]认为，葛根根茎提取物能有效降低肥胖小鼠体重及血液中胆固醇、三酰甘油、低密度脂蛋白的含量，在代谢性疾病的治疗中具有较好的开发价值。

（7）抗氧化和抗缺氧功能：葛根素在提高小鼠耐缺氧能力方面具有独特活性，对小鼠的常压缺氧、减压缺氧、氰化钾所致组织缺氧等都有显著延长存活时间的功能，与对照组相比差异均有统计学意义[8]。

（8）雌激素样作用：葛根素、葛雌素、大豆苷元等葛根异黄酮均具有不等程度的雌激素样作用。葛根异黄酮进入机体后代谢为大豆黄酮是其发挥雌激素样作用的物质基础。大豆黄酮属于植物雌激素类物质，在低雌激素水平下，植物雌激素类物质能结合雌二醇受体，产生促雌激素样作用；在高雌激素水平下，植物雌激素类物质会竞争性结合雌二醇受体，削弱雌二醇效能，产生抗雌激素作用。

（9）解酒作用：众多的研究表明，葛根提取物有一定的解酒作用，能提高小鼠对乙醇溶液的耐受阈值和醉酒潜伏期，加速乙醇溶液代谢，降低其肝毒性。

（10）其他：曾靖等[9]研究发现，大豆苷元能显著增加小鼠脾脏指数和胸腺指数，作为人体重要的免疫器官，脾脏和胸腺均为产生淋巴细胞的主要器官，该研究提示大豆苷元可能有一定的免疫调节作用。此外，大豆苷元均有一定的抗肿瘤价值，可抑制HP-60细胞增殖，且该作用在与乳香有效成分BC-4联合应用时，可显著增强。可见，葛根亦可用于免疫增强剂和抗肿瘤药物的研发。

［临床应用］

（1）治疗高血压病颈项强痛：根据用葛根治疗外感病项背强痛的经验，试用于治疗高血压病的颈项强痛，亦取得疗效。葛根每日10～15 g，分2次煎汤服，连服2～8周。观察52例，颈项强痛消失17例，明显减轻30例。葛根总黄酮每日100 mg，2次分服，疗程同上。治疗40例，颈项强痛消失9例，明显减轻27例。同时对高血压病的头痛、头晕、耳鸣及肢麻等症状也有一定改善作用，但降压不明显。多数患者在用药第1周即可出现疗效，作用持续1～2周。无明显副作用。

（2）治疗冠心病心绞痛：用葛根酒浸膏片每日6～12片，分2～3次服，总疗程4～22周。治疗冠心病心绞痛71例，对心绞痛症状显效29例，改善20例，基本无效22

例。心电图有效率为41.3%，血清胆甾醇及β-脂蛋白在服药期间无明显变化。又据75例用酒浸膏片（每片含葛苷100 mg，每日900～1 200 mg，少数用至1 600 mg；13例加用葛根注射液，每日2～4 mL，含黄酮200 mg/mL）治疗2～9个月。结果显示心绞痛的有效率为86.7%，其中显效率为36%，心电图有效率为44.4%。一般在1个月左右生效，2个月疗效较明显，此后疗效与疗程并不成正比，加用葛根注射液可提高部分患者疗效。还有用葛根糖浆（相当生药1 g/mL）每次20 mL，每日服3次，疗程4～12周，观察19例。用药后6例症状消失或基本消失，8例心绞痛发作次数、程度及持续时间均有明显减轻，无效5例。生效时间多在服药后1～2周。疗程达8周或以上者疗效较好。心电图复查，显效5例，好转5例，无效9例。血清胆甾醇检查有10例明显降低，但对血压无明显影响。治疗中除1例胃溃疡患者于服药第1周内有轻度腹胀及上腹部不适外，未见明显副作用。

（3）治疗眼底病：用葛根黄酮注射液（含黄酮40 mg/mL）局部注射。一般采用结膜下注射法，遇局部反应重时，可交替使用球后注射法。前者每次0.2～0.4 mL，后者每次0.3～0.5 mL。初次宜用小剂量，以后可渐增。每周注射2次，2周1个疗程。病程超过半年者可加用胎盘组织液肌内注射；视神经萎缩病例加用维生素B_1肌内注射。尽量不与激素同用。共观察中央性视网膜炎35例，痊愈26例，显效5例，进步1例，无效3例。视神经萎缩12例，显效6例，进步2例，无效4例。妊娠毒血症视网膜病变2例均无效。陈旧性脉络膜炎3例，视网膜中央动脉栓塞、视网膜剥离手术后各1例，均有进步。黄斑发育不良及高度近视合并黄斑变性各1例均无效。葛根黄酮对因视网膜血管痉挛引起的中央性视网膜炎的疗效比较显著，治疗不能少于4次，视力恢复正常或病变已经吸收后，可以本品肌内注射或片剂内服以巩固疗效，防止复发。

（4）治疗早期突发性耳聋：日服葛根（总黄酮）2～3次，每次20 mg；同时配合复合维生素B口服。观察33例，年龄15～64岁。根据电听阈曲线（EAG）和症状判断疗效，痊愈9例，显效6例，进步9例，无效9例。

参考文献

[1] NG C，KOON C，FUNG K，et al. The anti-hypertensive effect of Danshen（Salvia miltiorrhiza）and Gegen（Pueraria lobata）formula in rats and its underlying mechanisms of vasorelaxation［J］. J Ethnopharmacol，2011，137（3）：1366-1372.

[2] WU K，LIANG T，DUAN X，et al. Anti-diabetic effects of puerarin，isolated from Pueraria lobata（Willd.），on streptozotocin-diabetogenic mice through promoting insulin expression and ameliorating metabolic function［J］. Food Chem Toxicol，2013，60（1）：341-347.

[3] HU F，KOON C，CHAN J，et al. The cardioprotective effect of danshen and gegen decoction on rat hearts and cardiomyocytes with post-ischemia reperfusion injury［J］. BMC Complement Altern Med，2012，12（1）：249.

[4] CHIU P，WONG S，KO K，et al. Acute treatment with Danshen-Gegen decoction protects the myocardium against ischemia/reperfusion injury via the redox-sensitive PKC ε /mK（ATP）pathway in rats［J］. Phytomedicine，2011，18（11）：916-925.

[5] WU L，QIAO H，LI Y，et al. Protective roles of puerarin and Danshensu on acute ischemic myocardial

injury in rats [J]. Phytomedicine, 2007, 14 (10): 652-658.

[6] UDOMSUK L, JUENGWATANATRAKUL T, PUTALUN W, et al. Suppression of BSEP and MRP2 in mouse liver by miroestrol and deoxymiroestrol isolated from Pueraria candollei [J]. Phytomedicine, 2012, 19 (14): 1332-1335.

[7] PRASAIN J, PENG N, RAJBHANDARI R, et al. The Chinese Pueraria root extract (Pueraria lobata) ameliorates impaired glucose and lipid metabolism in obese mice [J]. Phytomedicine, 2012, 20 (1): 17-23.

[8] 郭密，韦倩，张仲君，等. 中药葛根素抗缺氧及抗氧化的药效学研究［J］. 解放军保健医学杂志，2007，9（2）：104-106.

[9] 曾靖，黄志华，邱峰，等. 大豆苷元耐缺氧的实验研究［J］. 中国现代应用药学，2004，21（6）：454-456.

1.29　远　志　科

1.29.1　瓜子金

［基源］为远志科植物瓜子金*Polygala japonica* Houtt. 的根及全草。

［别名］丁蒿、苦远志、金钥匙、银不换、瓜子莲、女儿红。

［产地］分布于我国东北、华北、西南及长江流域等地。

［性味功效］味苦、微辛，性平。祛痰止咳，散瘀止血，宁心安神，解毒消肿[1]。

［主治范围］主咳嗽痰多，跌打损伤，风湿痹痛，吐血，便血，心悸，失眠，咽喉肿痛，痈肿疮疡，毒蛇咬伤。

［用法用量］内服：6～15 g或鲜品30～60 g，煎汤服、研末服，或浸酒服。外用：适量，捣敷或研末调敷。

［现代药理研究］

（1）镇静催眠作用：瓜子金水煎剂腹腔注射，对小鼠的自由活动有显著的抑制作用。对巴比妥钠有协同作用，但不能延长睡眠时间，也无对抗咖啡因的惊厥作用。

（2）溶血作用：已开花的植株的根及地上部分的5%浸液均有溶血作用，根的溶血作用与远志根的溶血作用相当。

（3）抗炎镇痛作用：朱婷等[1]研究瓜子金发酵液中所含总皂苷的药理活性，研究表明瓜子金发酵总皂苷具有显著的抗炎、镇痛作用，且毒性较低。

［临床应用］

（1）治疗蛇咬伤：新鲜瓜子金30 g，捣烂，外敷于毒蛇咬伤处，盖以纱布，每日换药2～3次，用药后3～4日消肿，7日症状消失，痊愈[2]。

（2）治疗疱疹性口炎：复方瓜子金颗粒对耐药性强的变异病毒所致的疱疹性口炎效果甚佳[3]。

（3）治疗急性骨髓炎：采鲜草瓜子金，包括根、茎、叶200 g切碎，倒入60度高粱酒500 mL内密封浸泡7日后过滤，常温下保存饮用。7～12岁每次量为15 mL，每日2次；13～18岁每次20 mL，每日2次；18岁以上成年人每次25 mL，每日2次。均为早晚空腹时服用，1个月为1个强化疗程[4]。

参考文献

[1] 朱婷，刘明星，郭申娥，等．瓜子金发酵总皂苷的抗炎镇痛活性［J］．中国医院药学杂志，2011，31（12）：996-998.
[2] 徐红伟．瓜子金外用治疗蛇咬伤［J］．中国民间疗法，2011，19（2）：20.
[3] 张南，李丹．复方瓜子金治疗小儿疱疹性口炎90例［J］．福建中医药，2003，34（3）：24.
[4] 滕衍海，滕宏楼．鲜瓜子金药酒强化治疗急性骨髓炎91例体会［J］．铁道医学，1994，22（1）：35.

1.29.2 大金牛草

［基源］为远志科植物金不换*Polygala glomerata* Lour. 的带根全草或根。

［别名］蛇总管、鹧鸪茶、金不换、紫背金牛、大兰青、大金草、午时合、疳积草、厚皮柑、大金不换、大金不换草、坡白草、金牛远志、多年红、安心草、千里马、叶叶一枝花、金牛草、银不换、腻药虫等。

［产地］分布于我国西南及福建、湖北、湖南、广东、海南、广西等地。

［性味功效］味辛、甘，性平。归肺、脾经。祛痰，消积，散瘀，解毒。

［主治范围］主咳嗽咽痛，小儿疳积，跌打损伤，瘰疬，痈肿，毒蛇咬伤。

［用法用量］内服：15～30 g，煎汤服。外用：适量，捣敷或研末调敷。

［临床应用］

（1）治疗铁打损伤、毒蛇咬伤：紫背金牛9～15 g，水煎服。并用鲜全草捣烂外敷（蛇伤敷伤口周围）。《广西本草选编》

（2）治疗结膜炎，角膜云翳，角膜溃疡：紫背金牛15～30 g，水煎服或炖猪脚服。《广西本草选编》

（3）治疗风热咳嗽：大金牛草、牛大力、红苳根、白竻根，煎服。《广东中药》

（4）治疗产后瘀血：金不换9 g，水煎，加酒1汤匙服。《福建药物志》

（5）治疗小儿疳积：紫背金牛，研粉，每用3 g，调热粥或蒸猪肝服。《广西本草选编》

1.29.3 黄花倒水莲

［基源］为远志科远志属植物黄花倒水莲*Polygala falax* Hemsl.，以根入药。

［别名］黄花参、鸡仔树、吊吊黄、黄花用水莲、观音串、黄花大远志、黄花远志、吊黄、倒吊黄花、倒吊黄、黄花金盔、观音坠、黄花鸡骨草、黄金印、念健、牛耳音、白马胎、一身保暖。

［产地］分布于江西、福建、湖南、广东、广西贵州、云南等地。

［性味功效］味甘、微苦，性平。归肝、肾、脾经。补虚健脾，散瘀通络。

［主治范围］主劳倦乏力，子宫脱垂，小儿疳积，脾虚水肿，带下清稀，风湿痹痛，腰痛，月经不调，痛经，跌打损伤。

［用法用量］内服：15～30 g，煎汤服。外用：适量，捣敷。

［毒副反应及注意事项］秦华珍等[1]采用水煮分级醇沉法提取到黄花参多糖，对小鼠灌胃给药，其半数致死量和最小中毒量不能测出，显示其是安全的、无毒性。

［现代药理研究］

（1）对心血管系统作用：郭建生等[2]通过对清醒家兔心电图、离体豚鼠心脏灌流及麻醉大鼠心律的实验观察，发现10%～30%黄花倒水莲（PAD）能抗垂体后叶素引起的家兔急性心肌缺血，能增加离体豚鼠心脏的冠脉流量；60%～90%PAD能使氯化钡引起的大鼠室性心律失常恢复至正常窦性心律；而90%以上浓度PAD对豚鼠离体心脏呈抑制作用。本品对大鼠肾型高血压具有降压作用，并对其心室肥厚具有保护作用。

（2）免疫增强作用：秦华珍等[3]进行不同黄花参多糖对正常小鼠免疫实验，发现黄花参多糖能增强单核吞噬细胞吞噬功能，促进抗体生成，提高淋巴细胞转化率，说明其对正常小鼠体液免疫和细胞免疫功能有增强作用。

（3）抗应激作用：秦华珍等[4]对黄花参多糖进行抗应激研究，发现黄花参多糖能改善正常小鼠机体对缺氧、低温、高温等应激原刺激的适应性，延长缺氧、低温、高温状态下的生存时间，提示黄花参多糖具有提高机体抗应激能力的作用。

（4）抗衰老作用：李萍等[5]研究发现黄花参能提高小鼠红细胞超氧化物歧化酶（SOD）的活力，延长正常小鼠游泳时间，具有抗衰老作用。

（5）改善血瘀循环作用：李浩等[6]进行黄花参总苷对右旋糖苷所致急性血瘀大鼠血流动力学实验，发现黄花参总苷能抑制血瘀模型大鼠血液流变学改变，降低血液黏度，改善血液循环，并具有剂量相关性，表明黄花参总苷具有改善血瘀微循环的作用。

（6）对心血管作用：郭建生等[2]研究发现黄花参水提物能降低豚鼠离体心脏冠脉阻力，增加冠脉流量，改善垂体后叶素引起的家兔急性心肌缺血，能使氯化钡引起的大鼠室性心律失常恢复至正常窦性心律，表明黄花参水提物有抗心肌缺血、抗心律失常的作用。柏勇平[7-8]等发现黄花参皂苷C预处理氧化型低密度脂蛋白4 h，能抑制氧化型低密度脂蛋白诱导的单核–内皮细胞黏附率增加、非对称二甲基精氨酸和肿瘤坏死因子TNF释放增加。

（7）降血脂作用：李良东等[9]发现3.0 g/kg黄花参水提取物能显著降低正常小鼠血液中总胆固醇、低密度脂蛋白和极低密度脂蛋白含量，升高高密度脂蛋白含量，降低和防止低密度脂蛋白过度氧化，降低小鼠血脂水平，表明黄花参水提物具有降血脂作用。

（8）保肝作用：李梨平等[10]、王伟华等[11]进行黄花参水提物体外抗乙肝病毒E抗原、抗乙肝病毒表面抗原实验，1∶1、1∶2、1∶4三种浓度黄花参水提物均对乙肝病毒e抗原、表面抗原具有抑制作用，且接触时间越长则抑制作用越强，浓度过稀时则抑制作用减弱，表明黄花参水提物对乙肝病毒具有体外抑制作用。

（9）抗炎作用：寇俊萍[12]等研究发现黄花参水提液4 g/kg对二甲苯致小鼠耳郭肿胀有抑制作用，2 g/kg 即能明显抑制磷酸组胺引起的小鼠皮肤通透性增加，具有明显抗炎作用。

［临床应用］

（1）治疗外伤出血：黄花倒水莲鲜叶，捣烂敷患处。《广西中草药》

（2）治疗病后产后虚弱：黄花倒水莲30～60 g，气虚加党参，血虚加当归，水煎服或炖猪脚服。《湖南药物志》

（3）治疗贫血：黄花大远志、土党参、鸡血藤各一两（50 g），水煎服。《江西中草药学》

（4）治疗急性黄疸型肝炎：黄花远志根、白马骨根、茅莓根、兖州卷柏、伏牛花根、石仙桃各15 g，水煎服。《福建药物志》

（5）治疗风湿性关节炎，肾虚腰痛：黄花倒水莲30～60 g，水煎服或浸酒服。《广西本草选编》。

（6）治疗阳痿：黄花远志根60 g，杜仲15 g，猪腰子1副，酒水炖服。《福建药物志》

（7）治疗急、慢性肝炎：梁启成等[13]收载民间常用黄花倒水莲20 g，鸡骨草20 g，水煎服；戴斌[14]收载黄花参、山念根、山栀根、五爪风各20 g，与瘦肉炖服，均可治疗急、慢性肝炎。

（8）治疗风湿骨痛，肾虚腰痛：《中国现代瑶药》[14]记载黄花倒水莲30 g，旋覆花根20 g，何首乌15 g，黄精20 g，土党参15 g，水煎服；或《中国壮药学》[13]记载黄花倒水莲30 g，十大功劳30 g，骨碎补30 g，浸酒500 mL，每次服20 mL，均可治疗风湿骨痛、肾虚腰痛。

（9）治疗产后体虚、病后体弱：《中国壮药学》[13]记载少数民族常用黄花倒水莲20 g，山鸡肉200 g，炖服；《中国现代瑶药》[14]记载用黄花参、九层风各30 g，五爪风20 g，暖骨风、大肠风各10 g，与瘦猪肉炖服，均可用于产后体虚、病后体弱的治疗。《中国现代瑶药》[14]记载常用黄花参20 g，紫九牛15 g，熊胆木10 g，五爪风15 g，水牛奶15 g，配鸡肉适量炖服，用于产后黄疸的治疗。

（10）治疗肿瘤：雷贵乾等[15]在常规治疗基础上，用黄花倒莲100 g，每日1剂，每隔3日炖土鸡服用，可延长生命，生活质量改善率达75%。

（11）治疗中老年骨质疏松症[16]：黄花倒水莲50 g，五加皮30 g，走马胎15 g，骨碎补15 g，淫羊藿15 g，当归15 g，川芎10 g，甘草10 g，白芍10 g，薏苡仁50 g，川木瓜15 g，牛膝20 g，丹参20 g，两面针15 g，乳香6 g，没药6 g。肾阳虚型加制附子15 g，肉桂10 g，山茱萸15 g，鹿角胶25 g，紫河车30 g；肾阴虚型加黄柏15 g，知母12 g，山茱萸15 g，龟板胶30 g；脾胃虚弱型加砂仁（后下）10 g，黄芪30 g，白术20 g，陈皮10 g；脾肾阳虚型加炮附子10 g，白术20 g，人参10 g，炮姜10 g；气滞血瘀型加红花15 g，当归尾12 g，桃仁15 g。每日1剂，水煎2次取汁约460 mL，分2次服。3个月为1个疗程，2个疗程后统计疗效。

（12）治疗恢复期脑梗死[17]：扶芳藤30 g，参三七10 g，黄花倒水莲25 g，水煎2次，分早晚服，2周为1个疗程，共治疗4个疗程。结果治疗组总有效率为91.7%。

（13）治疗复发性生殖器疱疹[18]：口服壮药扶莲解毒补虚方，扶芳藤30 g，黄花倒水莲20 g，半边莲15 g，半枝莲15 g，白花蛇舌草30 g，甘草6 g。每日1剂，水煎服。

参考文献

[1] 秦华珍，夏新华. 黄花倒水莲多糖的提取与毒理学研究［J］. 基层中药杂志，1998，12（2）：51.

[2] 郭建生，李钟文，金竹秋，等. 黄花倒水莲对实验动物心肌功能的影响［J］. 湖南中医学院学报，1992，12（3）：40-43.

[3] 秦华珍，夏新华. 黄花倒水莲多糖对正常小鼠免疫功能的影响［J］. 中药材，1998，21（9）：467-468.

[4] 秦华珍，夏新华，李钟文. 黄花倒水莲多糖的抗应激作用［J］. 广西中医药，1996，19（3）：52-54.

[5] 李萍，钟鸣，邱翠娥，等. 黄花参抗衰老作用的初步探讨［J］. 云南中医中药杂志，1996，16（4）：13-15.

[6] 李浩，王秋娟，朱丹妮. 黄花倒水莲总苷对血瘀大鼠和高脂血症家兔血液流变学指标的影响［J］. 中国实验方剂学杂志，2007，13（11）：21-23.

[7] 柏勇平，张国刚，石瑞正，等. 黄花倒水莲皂苷C 抑制单核-内皮细胞黏附作用及其机制研究［J］. 中华老年医学杂志，2007，26（5）：360-363.

[8] 柏勇平，张国刚，石瑞正，等. 黄花倒水莲皂苷C抑制OX-LDL诱导的LOX-1的表达［J］. 中南大学学报（医学版），2006，31（5）：659-662.

[9] 李良东，李洪亮，范小娜，等. 黄花倒水莲提取物抗血脂作用的研究［J］. 时珍国医国药，2008，19（3）：650.

[10] 李梨平，王伟华. 黄花倒水莲对乙肝病毒e抗原体外抑制作用的初步观察［J］. 湖南中医药导报，1998，4（10）：32-33.

[11] 王伟华，褚裕义，刘伟士，等. 黄花倒水莲对乙肝病毒体外抑制作用的初步观察［J］. 湖南中医药导报，1996，2（6）：31-32.

[12] 寇俊萍，马仁强，朱丹妮，等. 黄花倒水莲水提液的活血、抗炎作用研究［J］. 中药材，2003，26（4）：268-271.

[13] 梁启成，钟鸣. 中国壮药学［M］. 南宁：广西民族出版社，2005：270-271.

[14] 戴斌. 中国现代瑶药［M］. 南宁：广西科学技术出版社，2009：613-618.

[15] 雷贵乾，蒙维光. 黄花倒水莲煎剂治疗晚期恶性肿瘤20例［J］. 广西中医学院学报，2007，10（3）：13-14.

[16] 陆强益，唐传其，王立源，等. 中西医结合治疗中老年骨质疏松症118例［J］. 河北中医，2011，33（12）：1822-1823.

[17] 陈晓锋，王婧婧. 壮通饮治疗恢复期脑梗死60例临床观察［J］. 中西医结合心脑血管病杂志，2013，11（8）：959-960.

[18] 欧柏生，魏飞，冯杲，等. 壮药扶莲解毒补虚方治疗复发性生殖器疱疹50例［J］. 广西中医药，2012，35（5）：29-30.

1.30 芸 香 科

1.30.1 九里香

［基源］为芸香科植物九里香和小叶九里香*Murraya exotica* L. 的茎叶。

［别名］千里香、满山香、五里香、过山香、千只眼、水万年青、千枝叶、千只眼跌打、臭千只眼。

［产地］分布于我国云南、贵州、湖南、广东、广西、福建、台湾、海南等地，以及亚洲其他一些热带及亚热带地区。

［性味功效］味辛、微苦，性温，小毒。行气，活血，祛风，除湿，并有麻醉镇痛作用。

［主治范围］主脘腹气痛，胃痛，风湿痹痛，跌打肿痛，肿毒，疥疮，皮肤瘙痒，牙痛，虫蛇咬伤。

［用法用量］内服：6～12 g，煎汤服或入散剂或浸酒服。外用：适量，捣敷或煎水洗。

［毒副反应及注意事项］小毒。阴虚火亢者忌用。

［现代药理研究］

（1）局部麻醉作用：茎叶煎剂有局部麻醉作用，12.5%浓度用于浸润麻醉，效果尚好，唯局部刺激性较大。对麻醉犬的血压、呼吸无显著影响。

（2）胃肠平滑肌松弛作用：从本品石油醚提取物中分得一种不含氮的结晶性成分（分解点91～92℃），对离体鼠肠有明显的松弛作用，能对抗组胺、氯化钡所致的平滑肌痉挛，但对乙酰胆碱引起的平滑肌痉挛无对抗作用。

（3）终止妊娠作用：九里香中分离出一种糖蛋白，给孕期12～16日的孕兔腹腔注射10 mg/kg或羊膜腔每胚胎注射3 mg，可使孕兔终止妊娠。

（4）抗真菌作用：同属植物麻绞叶对人的致病性真菌，有特异的抑制作用。

（5）抗炎镇痛作用：九里香中分离出香豆素类化合物，具有强抗炎镇痛活性[1]。

（6）抗细胞凋亡作用：九里香血清药物化学对骨关节炎软骨细胞有明显的抗凋亡作用[2]。

［临床应用］

（1）治疗湿疹：九里香鲜枝叶，水煎，擦洗患处。《福建中草药》

（2）患百子痰打：用叶一撮，捣烂煮粥，和糖服之。《岭南采药录》

（3）治疗肚痈：以九里香草捣碎浸酒服，疑即本品。《本草纲目》引傅滋《医学集成》

（4）止痛，消肿毒，通窍，能止疮痒，去皮风，杀疥。《生草药性备要》

（5）治疗跌打肿痛，风湿，气痛。《广西中药志》

（6）治疗阑尾脓肿：梁敬源[3]采用九里香酊离子导入物理疗法辅助治疗阑尾脓肿，可以促进右下腹血液循环，促进阑尾脓肿及渗出物吸收，并加强九里香酊行气止痛、活血化瘀、解毒消肿、抑菌的功效。

（7）治疗胃炎[4]：三九胃泰组成中包括三桠苦、九里香、白芍、生地黄，木香等。每日2次，早晚各1包，早饭前、临睡前温开水冲服，15日为1个疗程。

（8）治疗湿疹[5]：全草九里香（千里香）枝叶250～300 g，水煎洗患处，每日2～3次。

（9）治疗风湿性关节炎[6]：九里香嫩叶100 g，曼陀罗叶100 g，苦楝树嫩叶100 g，白酒适量。将上述草药粉碎后，放入铁锅内炒热，再洒上白酒适量，用纱布将药末抱紧即成。上述药袋趁热外熨病变关节10～30 min，冷却后可炒热重复使用，7日为1个疗程。

（10）治疗口臭[7]：干桂花（千里香）3 g，绿茶或乌龙茶5 g，用开水冲泡6 min后饮用。

（11）治疗颈椎病[8]：九里香嫩叶鲜品适量，捣碎，与矿泉泥混合并加热（若无矿泉泥使用普通的黄泥也可），加热到37～43 ℃，敷贴到颈背进行泥疗，冷却后可以反复加热敷贴，亦可置热水袋以保持温度，局部热敷30 min左右。

（12）治疗骨关节炎实验：肖月里等[9]，实验研究表明，九里香提取物对大鼠关节炎的关节平面及软骨细胞具有保护作用。

（13）其他：现代药理学研究表明[10]九里香具有抗生育、终止妊娠、抗菌、抗甲状腺肿大、降血糖、麻醉镇静及增强免疫功能等作用。

（14）治疗化妆品皮炎[11]：马齿苋60 g，九里香30 g（取九里香叶阴干备用），水煎1 000 mL，待冷后湿敷20 min，每日2次。

参考文献

[1] 吴龙火．九里香叶中香豆素类化合物的抗炎镇痛活性［J］．光谱实验室，2011，28（6）：2999-3000.

[2] 吴龙火，温慧玲．九里香含药血清抗软骨细胞凋亡的机制［J］．中国老年学杂志，2014，34（9）：4869-4871.

[3] 梁敬源．九里香酊辅助治疗阑尾脓肿15例［J］．实用医学杂志，2004，20（8）：957.

[4] 药物与人编辑部．合理用胃药之巧选中成药治胃病［J］．药物与人，2011（8）：17-18.

[5] 黄建海．治疗湿疹验方六则［J］．农村百事通，2004（15）：64.

[6] 黎栋槐．草药外熨治疗小儿关节炎体会［J］．海南医学，2003，14（9）：109.

[7] 小楠．常用的养生“小药茶”［J］．人人健康，2012（8）：51.

[8] 陈荣臻．颈椎病的治疗［J］．内蒙古中医药，2008（8）：116-117.

[9] 肖月里，刘海青，李林福，等．九里香醇提取物抗膝骨关节炎的研究［J］．湖北农业科学，2014，53（1）：126-129.

[10] 国家药典委员会．中华人民共和国药典2010年版（一部）［S］．北京：中国医药科技出版社，2010：10.

[11] 韩平．马九洗剂配合中药辨证治疗化妆品皮炎41例疗效观察［J］．新中医，2008，40（7）：18.

1.30.2　三叉苦

[**基源**] 为芸香科吴茱萸属植物三叉苦*Evodia lepta*（Spreng.）Merr.。

[**别名**] 三椏苦、小黄散、鸡骨树、三丫苦、三枝枪、三叉虎。

[**产地**] 生于村边、溪边及低山、丘陵灌丛中，或山沟疏林中。分布于我国南部各省区。

[**性味功效**] 味苦，性寒。清热解毒，散瘀止痛。

[**主治范围**] 防治流行性感冒、流行性脑脊髓膜炎、乙型脑炎、中暑。主治感冒高热，扁桃体炎，咽喉炎，肺脓疡，肺炎，疟疾，风湿性关节炎，坐骨神经痛，腰腿痛，胃痛，黄疸型肝炎，断肠草（钩吻）中毒。外用治跌打扭伤，虫蛇咬伤，痈疖肿毒，外伤感染，湿疹，皮炎。

[**用法用量**] 内服：根15～50 g，叶15～25 g，煎汤服。外用：适量，鲜叶捣烂或煎汤洗患处，也可阴干研粉调制软膏搽患处。

[**现代药理研究**]

（1）解热、镇痛、抗炎作用：三叉苦泡茶具有解热、镇痛、抗炎的作用，且作用效果和剂量有关。钟希文等[1]分别选取小鼠扭体实验、小鼠耳肿胀实验、面包酵母致大鼠发热实验作为模型，证明了三叉苦茶水提液的高剂量组和中剂量组与生理盐水比较，有显著性差异，即能抑制由稀醋酸引起的小鼠扭体反应，消炎痛组与生理盐水组比较有显著差异；三叉苦茶水提液的高剂量组和消炎痛组与生理盐水组比较，有非常显著性差异，即能明显抑制由二甲苯引起的小鼠耳肿胀，三叉苦泡茶水提液中剂量组有较显著差异；三叉苦泡茶水提液的高、中剂量组在第8小时、第9小时与生理盐水组比较有显著性差异，低剂量组则在第6小时、第7小时、第8小时有显著性差异，消炎痛组有非常显著性差异。

（2）护肝作用：庞辉等[2]研究表明，三叉苦提取物对化学性肝损伤具有明显的保护作用，且与药物剂量有关，其提取物能明显降低动物模型的血清丙氨酸转氨酶、天冬氨酸转氨酶和肝匀浆丙二醛含量，提高肝脏GSH-Px。

（3）抗氧化作用：毕和平等[3]研究了三叉苦的根、茎、叶在水中的提取率，利用化学发光法研究了三叉苦各部位水提取物对邻苯三酚-CTMAB体系产生的超氧阴离子自由基、邻菲罗啉-抗坏血酸体系产生的羟自由基和过氧化氢的清除作用，为三叉苦的综合开发利用提供科学依据。

[**临床应用**]

治疗感冒及上呼吸道感染：潘英等[4]报道复方感冒颗粒剂，对感冒初期各种症状均有良好的缓解作用。复方感冒颗粒剂方中的三叉苦根含生物碱，功效为清热解毒，消肿止痛，可治咽喉炎，又用于防治流感、流脑、乙型肝炎。

颜杰等[5]研究感冒灵颗粒是一种中西药结合的复方制剂，方中中药为三叉苦、岗梅、野菊花、金盏银盘加入辅料和西药制粒，用于治疗感冒。

吕丽雅等[6]应用三叉苦的组方治疗上呼吸道感染，对细菌所引起的上呼吸道感染的疗效还是令人满意的，且无不良反应。

参考文献

[1] 钟希文，梅全喜，高玉桥，等．三丫苦泡茶的抗炎、镇痛及解热作用［J］．中药材，2001，24（9）：664-665.

[2] 庞辉，玉艳红，汤桂芳．三叉苦提取物对小鼠实验性肝损伤的保护作用［J］．广西医科大学学报，2006，23（6）：961-962.

[3] 毕和平，张立伟，韩长日，等．三叉苦提取物抗氧化作用的研究［J］．食品科学，2007，28（7）：57-60.

[4] 潘英，黄小芬，李邕善．复方感冒颗粒治疗感冒60例疗效观察［J］．云南中医中药杂志，2007，28（10）：31-32.

[5] 颜杰，裴建梅．感冒灵流浸膏的质量标准研究［J］．广东药学，2005，15（2）：32-34.

[6] 吕丽雅，周礼卿．三椏苦组方治疗118例上呼吸道感染疗效观察［J］．医学信息，2007，20（5）：827-828.

1.30.3 山小橘

［基源］为芸香科植物山小橘*Glycosmis pentaphylla*（Retz.）Correa的根和叶。

［别名］野沙柑、饭汤木、酒饼木、山油甘、山橘。

［产地］主产于云南南部（西双版纳各地）及西南部（临沧等地）。越南西北部、老挝、缅甸及印度东北部也有。

［性味功效］味苦，性平。归肺、胃、肝经。祛风解表，化痰止咳，理气消积，散瘀消肿。

［主治范围］主感冒咳嗽，食滞纳呆，食积腹痛，疝气痛，跌打肿痛。

［用法用量］内服：9～15 g，煎汤服。外用：适量，煎水洗或鲜叶捣敷。

［毒副反应及注意事项］孕妇忌服。

［现代药理研究］抑菌作用：江娟娟等[1]采用平板纸片法测定山小橘提取物对大肠杆菌、金黄色葡萄球菌的抑菌效果，结果表明，山小橘对大肠杆菌和金黄色葡萄球菌有较好的抑菌效果。

［临床应用］

（1）治疗跌打肿痛：山小橘鲜叶，捣烂酒调敷患处。《广西中草药》

（2）治疗黄疸型肝炎：（山小橘）根12 g，水煎服。《广西民族药简编》

（3）治疗踝关节扭伤[2]：取新鲜山小橘叶，以6～8片叠敷于踝关节肿胀处，外盖纱布一块，绷带包扎，每日1次，24 h后换药。或取新鲜山小橘叶，切碎后浸泡于米酒或60%乙醇溶液中，浸过药面即可。浸泡1周后取其碎叶外敷于关节肿胀处，每日1次，24 h后换药（浸泡后的酒可外搽软组织挫伤）。

参考文献

[1] 江娟娟，黄丹璇，胡彧．深圳25种植物提取物抑菌效果的研究［J］．深圳职业技术学院学报，2012，5（9）：46-52.

[2] 一八七医院二外科. 山小橘叶外敷治疗踝关节扭伤 [J]. 人民军医，1975 (09)：34.

1.30.4 山橘叶

[基源] 为芸香科植物山橘*Fortunella hindsii* (Champ.) Swingle的叶。

[别名] 金豆叶。

[产地] 分布于浙江、江西、福建、广东、海南、广西等地。

[性味功效] 味辛，性温。归肺、肝经。宣肺，止咳，散瘀消肿。

[主治范围] 主感冒咳嗽，百日咳，跌打损伤。

[用法用量] 内服：6～12 g，煎汤服。外用：适量，捣敷。

[临床应用]

(1) 祛风，散瘀生新，敷跌打，止燥嗽（同猪粉肠）。《本草求原》

(2) 治感冒咳嗽，百日咳。《广东中药》

1.30.5 小芸木

[基源] 为芸香科植物小芸木*Micromelum integerrimum* (Buch.-Ham.) Roem. 的根、树皮或叶。

[别名] 鸡屎木、山茛皮、癞蛤蟆跌打、野黄皮、野茶辣、小黄皮、半边风。

[产地] 分布于广东、海南、广西、贵州、云南等地。越南、老挝、柬埔寨、泰国、缅甸、印度、尼泊尔等也有。

[性味功效] 味苦、辛，性温。归胃、膀胱、肺经。疏风解表，温中行气，散瘀消肿。

[主治范围] 主流感，感冒咳嗽，胃痛，风湿痹痛，跌打肿痛，骨折。

[用法用量] 内服：9～15 g，煎汤服。外用：适量，捣敷或研末调敷。

[毒副反应及注意事项] 孕妇慎服。

[现代药理研究]

(1) 抗癌及抗菌作用：Tantishaiyakul等[1]对香豆素进行咸水虾毒性试验和对9KB和9PS两种细胞进行细胞毒活性试验，半数有效浓度分别为20 μg/mL 和27 μg/mL，并且发现其对根瘤肿瘤有显著的抑制活性。Nakahara等[2]发现十大功劳碱对杂环胺Trp-P-1 具有抗突变性作用，对HL60 肿瘤细胞具有细胞毒活性，对于蜡样芽孢杆菌和金黄色葡萄球菌也有一定的抑制作用，其最小抑菌浓度值分别为6.25 μg/mL和12.5 μg/mL。Kawaii等[3]在对异戊烯基香豆素进行的抗癌细胞增生构效关系实验中发现香豆素和蛇床子素具有抗癌细胞增生的作用。罗雄明[4]在对从乙酸乙酯层中分离获得的N-甲基-佛林德碱进行了卤虫幼体致死活性测试，得到其半数致死浓度为1.39 μg/mL，化合物为强细胞毒活性的天然产物，同时还发现该化合物有弱抗菌活性。Diep等[5]对小芸木枝叶、花和果实进行研究后发现它们的精油成分具有抗细菌和真菌的活性，其中花的精油成分还具有对癌细胞的细胞毒活性。

(2) 抗着床作用：王逌功等[6]发现在小鼠妊娠第1～3日以口服或是皮下给药月橘烯碱每日2 mg/kg或4 mg/kg有明显的抗着床作用，进一步研究发现月橘烯碱有明显的雌激素活性，与雌二醇合用有协同作用。

（3）抗肺结核杆菌作用：Ma等[7]从小芸木干树皮中提取得到的化学成分micromolide表现出很强的抗肺结核杆菌H37R ν 的活性，测得其最小抑菌浓度为1. 5 μg/mL。因此可认为micromolide具有很强的抗肺结核杆菌的能力。

（4）抗突变活性：Nakahara等[2]在对泰国一些可使用的植物的抗突变研究中发现*M. minutum*等植物表现出很强的抗突变活性。

［临床应用］

（1）治疗跌打肿痛：小芸木根，研末酒调；或鲜小芸木叶，捣烂敷患处。《广西中草药》

（2）治疗流感，疟疾，跌打损伤，胃痛，风湿性关节炎，外伤出血，骨折。《云南思茅中草药选》

（3）治疗风寒湿痹：小芸木根、南五味子、刺五加皮各15 g，酒水各半煎汤温服。《中国民间生草药原色图谱》

（4）治疗风寒流感咳喘：小芸木根12 g，麻黄8 g，杏仁10 g，炙甘草5 g，水煎温服。《中国民间生草药原色图谱》

（5）治疗寒性胃痛、痢疾：小芸木根、吴茱萸各15 g，水煎服。《中国民间生草药原色图谱》

参 考 文 献

［1］TANTISHAIYAKUL V，PUMMANGURA S，CHAICHANTIPYUTH C，et al．Phebalosin from the bark of *Micromelum minutum*［J］．Nat Prod，1986，49（1）：180–181.

［2］NAKAHARA K，TRAKOONTIVAKORN G，ALZOREDY N S，et al．Antimutagenicity of some edible Thai plants，and a bioactive carbazole alkaloid，mahanine，isolated from *Micromelum minutum*［J］．Agricultural and Foodchemistry，2002，50（17）：4796–4802.

［3］KAWAII S，TOMONO Y，OGAWA K，et al．Antiproliferative effect of isopentenylated coumarins on several cancer cell lines［J］．Anticancer Res，2001，21（3B）：1905–1911.

［4］罗雄明．植物大管的化学成分及其生物活性的研究［D］．广州：中国科学院南海海洋研究所，2009.

［5］DIEP P，PWLOWSKA A M，CIONI P L，et al．Chemical and biological studies of the essential oils of *Micromelum hirsutum*［J］．Natural Product Communications，2007，2（11）：691–694.

［6］王逎功，关慕贞，雷海鹏．月橘烯碱抗着床作用及其激素活性的研究［J］．药学学报，1990，25（2）：85–89.

［7］MA C Y，CASE R J，WANG Y H，et al．Anti–tuberculosis constituents from the stem bark of *Micromelum hirsutum*［J］．Planta Med，2005，71（3）：261–267.

1.30.6　飞龙掌血

［基源］为芸香科植物飞龙掌血*Toddalia asiatica*（L.）Lam. 的根或根皮。

［别名］黄椒、三百棒、飞龙斩血、见血飞、黄大金根、血棒头、飞见血。

[**产地**] 分布于我国西南及陕西、浙江、福建、台湾、湖北、湖南、广东、海南、广西等地。

[**性味功效**] 味辛、微苦，性温，小毒。祛风止痛，散瘀止血，解毒消肿。

[**主治范围**] 主风湿痹痛，腰痛，胃痛，痛经，经闭，跌打损伤，劳伤吐血，鼻出血，瘀滞崩漏，疮痈肿毒。

[**用法用量**] 内服：9～15 g，煎汤服或浸酒服，或入散剂服。外用：适量，鲜品捣敷；干品研末撒或调敷。

[**毒副反应及注意事项**] 小毒。孕妇忌用。

[**现代药理研究**] 飞龙掌血具有多种药理作用。根、叶均含白屈菜红碱，为神经肌肉毒，对心脏也有抑制作用。小剂量可引起豚鼠流产，大剂量引起麻痹、死亡。根可用于治疗停经。石磊等[1]总结飞龙掌血化学成分和药理作用的研究进展，结果是飞龙掌血具有镇痛、抗炎、抗菌、抗病毒及对心脏有抑制作用和抗血小板聚集的作用；至今已从飞龙掌血中得到香豆素类化合物16个，生物碱类化合物30个，从其根部提取分离出三萜酸类化合物6个以及其他类化合物。

[**临床应用**]

（1）治疗风湿性关节炎：飞龙掌血、薜荔、鸡血藤、菝葜各18 g，威灵仙9 g，浸白酒500 mL，每服30～60 mL，每日3次。《全国中草药汇编》

（2）治疗风湿肿痛，外伤疼痛，肋间神经痛：飞龙掌血干根皮12～18 g，水煎服，亦可浸酒服。《广州部队常用中草药手册》

（3）治疗血滞经闭：见血飞60 g，大血藤60 g，川牛膝60 g，红花15 g。泡酒，每服5～15 g。《四川中药志》

（4）治疗劳伤吐血经闭，瘀滞崩漏：飞龙掌血30 g，水煎，加童便服。《四川中药志》

（5）治疗跌打损伤：见血飞9 g，月月红根6 g，牛膝9 g，共研末用酒引。《贵阳民间药草》

（6）治疗刀伤出血，伤口疼痛：见血飞6 g，冰片1.5 g，研成细末，混合外敷。《贵阳民间药物》

（7）治疗软组织挫伤：白长林[2]报道，应用医院自制含飞龙掌血的三百棒膏外敷治疗软组织挫伤取得良好效果。

（8）治疗腰痛：谭远忠等[3]报道用飞龙掌血、伸筋草、川乌、淫羊藿等药物组方，制成酒剂，经过120例腰痛患者的临床观察，疗效明显。

（9）治疗类风湿性关节炎：朱志强等[4]自拟主要由破天菜、飞龙掌血等草药组成跌打骨痛消酊外用搽剂，用于寒湿阻络型痹病患者，效果好。

（10）治疗骨关节病：王纪云[5]自制祛风镇痛除湿酊，由川附片、生草乌、飞龙掌血、川芎等组成，治疗骨关节病41例，取得了满意的效果。

（11）治疗强直性脊柱炎：钟丽雁等[6]，采用含飞龙掌血的内服药物加药物竹罐热敷，结合针刺疗法，治疗强直性脊柱炎30例，有效率96%。

参考文献

[1] 石磊，李东，康文艺，等. 飞龙掌血化学成分和药理作用研究进展［J］. 中国药房，2011（7）：666-668.

[2] 白长林. 三百棒膏外敷治疗单纯性四肢软组织挫伤280例［J］. 中医外治杂志，2005，14（2）：8.

[3] 谭远忠，姜锦林，荣绪宝. 三白棒酒剂治疗腰痛120例临床观察［J］. 中国民族民间医药，2001（48）：11-13.

[4] 朱志强，刘元. 自拟跌打骨痛消酊治疗类风湿性关节炎疗效观察［J］. 中国民族民间医药，2009（4）：138.

[5] 王纪云. 自拟祛风镇痛除湿酊热敷治疗骨关节病［J］. 中医正骨，2000，12（11）：32-33.

[6] 钟丽雁，李凤珍，谢爱泽. 壮药内服加药物竹罐外用治疗强直性脊柱炎30例［J］. 实用中医药杂志，2008，24（2）：87.

1.30.7　两面针

［来源］为芸香科植物两面针*Zanthorμlum nitidum*（Roxb.）DC. 的干燥根。

［别名］两背针、入地金牛、双面针、双背针。

［产地］分布于广东、广西、福建、湖南、云南、台湾等地。

［性味功效］味辛、苦，性微温，小毒。活血化瘀，行气止痛，祛风通络，解毒消肿。

［主治范围］用于跌仆损伤、胃痛、牙痛、风湿痹痛、毒蛇咬伤、外治烧烫伤。

［用法用量］内服：5～10 g，煎汤服。外用：适量，研末调敷或煎水洗患处。

［毒副反应及注意事项］有小毒，不能过量服用；忌与酸味食物同服。

［现代药理研究］

（1）抗炎镇痛作用：实验表明[1]，两面针对二甲苯致小鼠耳郭肿胀、棉球肉芽肿胀实验、角叉菜胶致足趾肿胀实验均有显著的抑制作用。由此推断两面针根挥发油有强的抗炎镇痛活性。

（2）抗溃疡作用：试验结果显示[2]，两面针组能使三种模型溃疡指数降低，对胃液量、游离酸、总酸度无明显影响，可降低胃液胃蛋白酶活性，使胃黏膜丙二醛含量降低，超氧化物歧化酶活性和一氧化氮（NO）含量升高。由此推断两面针总碱具抗溃疡作用。

（3）止血作用：研究表明两面针根的提取物能使小鼠的凝血时间明显缩短，由此可见两面针根的提取物有止血作用[3]。

（4）护肝作用：研究表明两面针提取物能明显降低四氯化碳引起的小鼠肝损伤的血清谷丙氨酸氨基转移酶、天门冬氨酸氨基转移酶和肝脏丙二醛含量，提高肝脏超氧化物歧化酶活性。两面针提取物对化学性肝损伤具有明显的保护作用[4]。

（5）抗脑缺血作用：研究表明两面针总碱高、中剂量组对脑缺血大鼠神经症状明显减轻，血清中超氧化物歧化酶含量上升，丙二醛含量降低，脑梗死指数和脑指数降低；各组神经元和组织间隙水肿程度明显减轻；因此推断高、中剂量的两面针总碱有明显的抗急性脑缺血作用[5]。

（6）抗心肌缺血损伤作用：实验表明[6]，氯化两面针碱能减少心肌缺血再灌注大鼠心肌酶的释放，减轻氧自由基损伤程度，起到保护大鼠缺血再灌注心肌细胞损伤的作用，且该作用呈一定的剂量依赖性。

（7）抗肿瘤作用：实验表明氯化两面针碱能使肿瘤细胞核染色质浓缩并边缘化、核碎裂及胞质空泡化，染色凋亡细胞明显增多，凋亡指数为27.5% ± 3.6%。由此推断氯化两面针碱可以抑制肝癌HepG2的生成，其机制与促进肿瘤细胞凋亡有关[7]。

（8）其他：除了上述作用外，两面针还有抗菌、解痉等作用[8]。

［临床应用］

（1）治疗鼻咽癌：用寮刁竹50 g，两面针50 g，川芎25 g，蛇倒退50 g，葵树子150 g，生地黄40 g，淮山药25 g，白茅根50 g，蛇泡簕100 g，每日1剂，水煎分2次服治疗鼻咽癌[9]。此外，两面针、白茅根、杠板归各30 g，徐长卿、淮山药、川芎各15 g，葵树子90 g，生地黄24 g，茅莓60 g，水煎服，每日1剂或用龙胆草、两面针、七叶一枝花、茅莓各30 g，野菊花、苍耳子、玄参、孩儿参各15 g，水煎服，每日1剂，治疗鼻咽癌、血瘀气滞型皮肤鳞癌，疗效较好[10]。

（2）治疗妇科炎症：两面针10 g，白花蛇舌草45 g，水煎服，每日1剂，治疗盆腔炎77例，痊愈73例，无效4例。以本品配苦草、地胆草等制成妇炎净胶囊，治疗妇科附件炎、宫腔组织炎、盆腔炎、子宫内膜炎等488例，总有效率达98.2%[11]。

（3）治疗盆腔炎：采用宫炎平片（地稔、两面针、穿破石、五指毛桃、当归等）治疗急慢性盆腔炎100例，治疗组总有效率92%，对照组总有效率82%[12]。

（4）治疗妇科炎症：以两面针与苦草、地胆草等制成的妇炎净胶囊，可治疗附件炎、宫旁组织炎、盆腔炎等；以两面针、金根、鸡血藤等制成的金鸡冲剂，可用于治疗急慢性盆腔炎、宫颈炎、白带增多等症[13]。

（5）治疗慢性咽炎：以两面针与苦草、地胆草等制成的妇炎净胶囊治疗慢性咽炎，总有效率达89.0%[14]。

（6）治疗溃疡病：溃疡丸（两面针、山行树皮）每次服1丸，每日3次，20～25日为1个疗程，服至溃疡愈合，成瘢痕形为止，共治各种溃疡60例，愈合者47例（78.3%），无变化或未形成瘢痕者13例（21.7%）[15]。

民间取两面针根与金豆根、石仙桃适量，水煎服，用于治疗胃、十二指肠溃疡[16]。

采用山豆根、两面针等多种中药制成散剂，在局部治疗口腔溃疡消除疼痛，促进愈合以及缩短疗程等各方面均收到了满意的效果[17]。

（7）治疗Ⅱ度烧伤：两面针1 000 g，虎杖500 g，黄芩、黄柏、黄连各300 g，加入80%乙醇溶液10 L，浸泡2周，加薄荷脑50 g，使其比重与80%的乙醇溶液相等，如比重大，加蒸馏水调节。过滤后取澄清液备用。清创消毒后，用喷雾器喷洒创面（头面、会阴部及黏膜不用），开始时，每2 h喷1次，24～48 h后每隔4 h喷1次，治疗Ⅱ度烧伤132

例，治愈率为87.12%[18]。

（8）治疗腰腿痛：20%两面针溶液，用低频直流感应电疗机离子导入，每日1次，每次20 min，10次为1个疗程。经观察，对腰肌劳损及扭、挫伤疗效佳，对腰椎肥大及椎间盘突出引起的坐骨神经痛亦能缓解症状，据统计163例，有效率为90%以上。个别病例出现皮疹、皮肤潮红充血等过敏现象[19]。

（9）洁齿护齿及口腔护理：有报道用两面针漱口水对消除口臭、口干涩、牙龈肿胀出血方面明显优于生理盐水组，两面针与马鞭草、地龙、白毛根适量水煎服，可用于治疗口腔溃烂性口臭[20]。

（10）治疗急性乳腺炎：用两面针酊剂（1∶1乙醇提取物）直流电导入法治疗急性乳腺炎60例，痊愈42例，显效9例，好转8例，无效1例，疗效明显好于超短波对照组[21]。

（11）肛肠病术后：以两面针坐浴洗剂（两面针30 g，毛冬青30 g，防风10 g，五倍子15 g，芒硝15 g，研为细末，每次用药50 g）治疗，将药物放入熏洗盆内加入沸水1 000～1 500 mL，患者坐于盆上，先趁热熏洗肛门5～10 min，待药液不烫时，坐入其内浸渍15～20 min，每日2次，大便后或睡前尤为适宜。坐浴后创面常规给予三黄膏外换药，每坐浴1次外换药1次，5日为1个疗程。总有效率为96.9%[22]

参考文献

［1］周劲帆，覃富景，冯洁，等．两面针根挥发油的抗炎镇痛作用研究［J］．时珍国医国药，2012，23（1）：19-20.

［2］庞辉，何惠，简丽娟，等．两面针总碱抗胃溃疡作用研究［J］．中药药理与临床，2007，23（1）：38-39.

［3］刘绍华，覃青云，方堃，等．两面针提取物（S-O）对小鼠镇痛、抗炎和止血作用的研究［J］．天然产物研究与开发，2005，17（6）：758-761.

［4］庞辉，汤桂芳，何惠，等．两面针提取物对小鼠实验性肝损伤的保护作用［J］．广西医学，2006，28（10）：1606—1608.

［5］徐露．两面针总碱对大鼠局灶性脑缺血的保护作用［J］．中国中医急症，2011，20（8）：1261-1262.

［6］刘丽敏，刘华钢．氯化两面针碱对人肝癌HepG2裸鼠移植瘤的抑制作用［J］．时珍国医国药，2011，22（1）：1-2.

［7］韦锦斌，龙盛京，覃少东，等．氯化两面针碱对大鼠心肌缺血再灌注损伤的保护作用［J］．中国临床康复，2006，10（27）：171-174.

［8］刘华钢，黄秋洁，赖茂祥．中药两面针的研究概况［J］．时珍国医国药，2007，18（1）：222-223.

［9］谭信江，罗时辉．专家解答鼻咽癌［M］．上海：科学技术文献出版社，2005：168-174.

［10］林丽珠．鼻咽癌的中西医结合治疗对策［M］．北京：化学工业出版社，2007：243.

［11］陈兆森，陈家培，陆福康，等．两面针止痛有效成分初步临床观察［J］．中草药杂志，1982，13（5）：240

[12] 胡琳. 宫炎平片治疗急慢性盆腔炎100例[J]. 陕西中医，2001，22(6)：334.
[13] 陈见军. 金鸡冲服剂的临床应用[J]. 广西中医药，1981(5)：49-50.
[14] 莫小泉. 妇炎净胶囊治疗慢性咽炎38例[J]. 广西中医药，1993，16(3)：20.
[15] 龚茂禄. 溃疡丸治疗溃疡病60例介绍[J]. 中医杂志，1986(2)：39.
[16] 王玫馨. 两面针化学成分的研究——Ⅰ：具有抗癌活性生物碱的分离和生物碱丙的结构研究[J]. 中山医学院学报，1980(4)：342.
[17] 安娜，弓艳君，陈瑞明，等. 山豆根、两面针治疗86例口腔溃疡的临床观察[J]. 内蒙古中医药，1999，18(S1)：21.
[18] 元丹. 两面针的性能及临床应用研究[J]. 中华医学研究杂志，2004，4(2)：176.
[19] 王慧娟. 全国医药产品大全[M]. 北京：中国中医药科技出版社，1988：506.
[20] 覃青云，杨卫豪. 两面针在口腔护理品中的应用研究[C]. 2003年中国牙膏工业学术研讨会(论文集)，2003：1-6.
[21] 叶继英，姚晓娟，吴继珍，等. 两面针酊剂直流电导入及超短波治疗急性乳腺炎[J]. 中华理疗杂志，1999(1)：12.
[22] 刘少琼，付学源. 两面针坐浴洗剂在肛肠病术后的临床观察[J]. 四川中医，2005，23(2)：78.

1.30.8 簕欓

[基源] 为芸香科花椒属植物簕欓*Zanthoxylum avicennae*（Lam.）DC.。

[别名] 狗花椒、鹰不泊、鸡胡欓、土花椒、刺苍根、鸟不宿。

[产地] 生于荒地、山坡、溪谷灌木丛中或疏林中。分布于我国南部。

[性味功效] 味苦、辛，性微温。祛风利湿，活血止痛。

[主治范围] 根主黄疸型肝炎，肾炎水肿，风湿性关节炎。果主胃痛，腹痛。叶主跌打损伤，腰肌劳损，乳腺炎，疖肿。

[用法用量] 根25～50 g，果5～10 g，叶外用适量，鲜品捣烂敷患处。

[现代药理研究] 抗炎作用[1]：簕欓中成分香叶木苷腹腔注射，对角叉菜胶引起的大鼠足跖水肿有抑制作用。

[临床应用]

（1）治疗慢性肝炎：簕欓干根50～100 g，水煎服。

（2）治疗肾炎性水肿：簕欓干根50～100 g，水煎服。

（3）治疗风湿骨痛，跌打瘀痛：簕欓干根50～100 g，水煎服。《广州部队常用中草药手册》

（4）治疗跌打挫伤，腰部劳损，风湿关节痛，肥大性关节炎：簕欓根、小果蔷薇根各一两五钱（75 g），山花椒根八钱（40 g）。上药用烧酒一斤（500 g）浸半月。第一次顿服100 mL，以后每次50 mL（量小酌减），每日2次，同时适量外擦。《广西壮族自治区医药研究所医药科技资料》

参考文献

[1] PARMAR N S. Effect of gossypin, a fiavonoid, on the formation of galactose-induced cataracts in rats [J]. Exp EyeRes, 1979, 29 (3): 229-232.

1.30.9 鹰不泊

[基源] 为芸香科植物勒欓*Zanthoxylum avicennae*的根。

[别名] 乌鸦不企、鸟不宿。

[产地] 分布于广西、广东、福建、海南等地。

[性味功效] 味辛、苦，性微温。祛风除湿，活血止痛，利水消肿。

[主治范围] 主风湿痹痛，跌打损伤，腰肌劳损，脘腹疼痛，黄疸型肝炎，肾炎水肿，白带异常，感冒，咳嗽。

[用法用量] 内服：30 ~ 60 g，煎汤服或浸酒饮。外用：浸酒擦患处。

[毒副反应及注意事项] 感冒发热、孕妇、月经期及溃疡病患者不宜服。

[现代药理研究]

(1) 抗炎作用：树皮中成分香叶木苷腹腔注射，对角叉菜胶引起的大鼠足趾水肿有抑制作用。

(2) 降低毛细血管通透性：香叶木苷具有维生素P样作用，降低家兔毛细血管通透性作用较强，还具有维生素C_2样作用，可增强豚鼠毛细血管的抵抗力和减少肾上腺抗坏血酸的释出。

[临床应用]

(1) 治疗跌打损伤，腰肌劳损，风湿关节痛，肥大性关节炎：鹰不泊根、小果蔷薇根各45 g，山花椒根24 g，用烧酒500 g浸泡半月。第一次炖服100 mL，以后每次50 mL，每日2次，并适量外擦。

(2) 治疗胃痛，腹痛，胆管蛔虫：鹰不泊根3 g，研末，开水送服。《福建药物志》

(3) 治疗慢性肝炎：鹰不泊根、田基黄、茵陈蒿、白花蛇舌草各15 g，水煎服。《香港中草药》

(4) 治疗肾炎性水肿：狗花椒根30 ~ 60 g，水2 ~ 3碗，煎取1碗，或加雌鸡肉同煮，每日分3次服。《江西草药手册》

1.31 报春花科

1.31.1 三张叶

[基源] 为报春花科植物三叶香草*Radix et Herba Lysimachiae Insignis*的全草或根。

[别名] 三块瓦、三叶珍珠草、三支叶、节骨风、解毒草、跌打鼠。

[产地] 分布于广西、云南、贵州等地。

[性味功效] 味辛、苦，性温 。归心、肺经。祛风通络，行气活血。

［主治范围］主风湿痹痛，脘腹疼痛，跌打肿痛，也可用于高血压头晕，黄疸型肝炎等。

［用法用量］内服：6～9 g或鲜品15～30 g，煎汤服或泡酒。外用：适量，鲜品捣敷或干品研末酒调敷。

［临床应用］

（1）治疗风湿腰痛：三张叶全株30～60 g，泡酒一斤（500 mL）；3日后，每日早晚各服1次，每次5～10 mL。《中药大辞典》

（2）治疗高血压头晕：鲜三张叶全株15～30 g，煎水频饮。《中药大辞典》

（3）治疗黄疸型肝炎：三张叶全株15～30 g，红糖为引，水煎服。《云南中草药》

（4）治疗跌打肿痛，骨折：三块瓦根9～12 g，水煎服；并用鲜全草捣烂，或用全草研粉调酒炒热，外敷。《广西本草选编》

（5）治疗虚劳咳嗽，胃肠寒痛，风湿骨痛：三块瓦根6～9 g，水煎服。《广西本草选编》

1.31.2 大田基黄

［基源］为报春花科排草属植物红根排草*Lysimachia fortunei* Maxim.，以全草入药。

［别名］红丝毛根、假辣蓼、泥鳅菜、星宿菜、红气根、红七草、金鸡脚、百煎草、娃霓草、黄鳅草、红头绳、血丝草、红灯心、红筋仔、麻雀利、珍珠菜、红筋草、地木回、拔血红、红香子、红梗草、田岸柴、定经草、水柯、红根仔、矮荷子、矮桃草、散血草、红杆草、红根排草。

［产地］分布于华东、中南、西南各地。

［性味功效］味苦、辛，性凉。清热利湿，凉血活血，解毒消肿。

［主治范围］主黄疸，泻痢，目赤，吐血，血淋，白带异常，崩漏，痛经，闭经，咽喉肿痛，痈肿疮毒，流火，瘰疬，跌打，蛇虫咬伤。用于感冒，咳嗽咯血，肠炎，痢疾，肝炎，疳积，疟疾，风湿关节痛，痛经，闭经，白带异常，乳腺炎，结膜炎，蛇咬伤，跌打损伤。

［用法用量］内服：15～30 g，煎汤服或代茶饮。外用：适量，鲜品捣敷或煎水洗。

［现代药理研究］

（1）降压作用：龚受基等[1]通过动物实验研究发现大田基黄多糖对SD大鼠、家犬及自发性高血压大鼠血压均有明显的降低作用。

（2）对肝脏作用：本品10 g/kg、5 g/kg灌胃，连续7日，能明显降低四氯化碳肝损伤大鼠升高的丙氨酸氨基转移酶活性，降低肝脏三酰甘油含量。以25 g/kg、10 g/kg灌胃，连续9日，能增加四氯化碳肝损伤小鼠肝糖原含量。以25 g/kg、10 g/kg灌胃，以10 g/kg、5 g/kg皮下注射，对α-萘异硫氰酸酯造成的黄疸型小鼠的总胆红素升高，均有明显降低作用。

［临床应用］

（1）治疗血痢：星宿菜60 g，捣烂，用蜂蜜或黄糖冲开水服。《广西民间常用草药

手册》

（2）治疗目赤肿痛：星宿菜根15～21 g，水煎服；另用30 g煎水熏洗。《江西民间草药》

（3）治疗咽喉肿痛：星宿菜根、青木香各9 g同捣烂，加开水擂汁服。《江西草药手册》

（4）治疗乳腺炎：星宿菜全草30 g，加白酒15 g炒至酒干，再用水煎汁服；渣外敷。《江西草药手册》

（5）治疗流火肿毒：珍珠菜根15～30 g，金银花藤30 g煎汤冲黄酒红糖服；渣外敷。或加用蛇根草15 g，服法同上。《浙江民间常用草药》

（6）治疗蛇咬伤：

①鲜星宿菜全草捣烂绞计，酌加米酒服；渣涂伤口。《闽东本草》

②鲜星宿菜全草、犁头草捣鼓，另用全草加杠板归适量，煎水洗。《江西草药手册》

（7）治疗跌打伤肿痛：星宿菜根15～21 g，水酒煎服；另用鲜全草同葱白切碎捣烂，加酒酿糟再捣匀，敷伤处，每日换1次。《江西民间草药》

（8）治疗细菌性痢疾：大田基黄一两（50 g），鱼腥草、凤尾草各七钱（35 g），水煎服，每日2剂。《全国中草药汇编》

（9）治疗炎症：经临床观察，丝虫性急性淋巴管炎发作期患者经本品治疗后，在1日内有66.6%病例体温恢复正常，3日内全部病例体温正常。局部炎症消退时间平均为39.9日，说明有治疗效果。经1年半后复查说明，现用剂量不能控制远期复发及减轻发作症状。

（10）治疗急性黄疸型肝炎：用矮桃草干品，成人每日量120～140 g，水煎，浓缩至400 mL，小儿每日2.5 g/kg，水煎，浓缩至200 mL，均分4次口服。共治31例，结果：消化道症状改善平均4日，丙氨酸氨基转移酶恢复正常平均23.9日，黄疸指数恢复正常平均126日，平均住院25.4日。结果30例肝功能恢复正常，临床治愈；1例基本恢复正常。未见明显毒副作用[2]。

参考文献

［1］龚受基，苏小建，阮俊，等. 大田基黄多糖降血压作用的动物实验研究［J］. 时珍国医国药，2009，20（3）：579–580.

［2］唐毓贵. 矮桃草治疗急性黄疸型肝炎的初步观察［J］. 中医杂志，1980（8）：47–48.

1.31.3　珍珠菜

［基源］为报春花科排草属植物珍珠菜*Lysimachia clethroides* Duby，以根及全草入药。

［别名］红丝毛、过路红、阉鸡尾、活血莲、红根草、红梗草、赤脚草、狼尾巴花、狼尾珍珠菜。

［产地］生于山坡、林下及路旁。分布于我国东北、华北、华东、中南、西南及河

北、陕西等地。

[性味功效] 味辛涩，性平。活血调经，利水消肿。

[主治范围] 主妇女月经不调，白带异常，小儿疳积，水肿，痢疾，跌打损伤，喉痛，乳痈。

[用法用量] 内服：25～50 g，煎汤服。外用：煎水洗或捣敷。

[毒副反应及注意事项] 珍珠菜黄酮腹腔注射对小鼠的半数致死量为1 450 mg/kg。

[现代药理研究]

（1）抗肿瘤作用：研究[1]珍珠菜黄酮苷对大、小鼠实体瘤和腹水瘤的作用，连续腹腔注射或皮下给药10日后的实验结果表明，珍珠菜中黄酮苷类成分对多种动物移植性肿瘤的生长有较明显的抑制作用。研究[2]珍珠菜黄酮苷对实验性小鼠L615白血病的作用，结果表明，珍珠菜黄酮苷对L615白血病有较明显的抑制作用，以500 mg/kg剂量组的抑制作用最为显著，生命延长率为260.68%，3/6小鼠长期存活。徐向毅[3]曾初步研究珍珠菜提取物、抗肿瘤作用的有效部位（ZTF）的抑瘤作用及其机制。其采用药效活性跟踪法进行提取物抗肿瘤活性筛选，小鼠S180肉瘤、肝癌H22为模型，观察ZTF的体内抗肿瘤作用。结果显示珍珠菜提取物ZTF具有明显的体内外抗肿瘤作用，其抗肿瘤作用机制与其对多种功能基因及蛋白的调控并导致细胞凋亡相关。王祎茜[4]也研究了珍珠菜总黄酮提取物（ZE4）抗肝癌及宫颈癌的作用及其机制。结果显示，珍珠菜总黄酮提取物ZE4对肝癌和宫颈癌具有明显的体内外抑瘤及抗转移作用，其作用机制与它对多种凋亡相关蛋白和血管内皮生长因子的调控有关。张威[5]研究了珍珠菜提取物（ZE4）的抗白血病作用并初步探讨其可能的作用机制。采用药效活性跟踪法进行提取物抗肿瘤活性筛选，建立小鼠白血病L1210的体内模型，观察ZE4的体内抗白血病作用。结果显示，珍珠菜提取物ZE4有明显的体内外抗白血病作用，其作用机制可能是通过调节一系列的凋亡相关因子诱导细胞发生凋亡和对细胞DNA直接杀伤的共同结果。唐丽华等[6]也专门报道称其在治疗肿瘤转移方面有很大的潜力。以上研究都说明了珍珠菜有明显的抗癌作用。

（2）抗氧化作用：珍珠菜还有明显的抗氧化作用[7]。采用目前应用较为普遍的清除二苯代苦味肼基自由基（DPPH）、清除2, 2′-联氮-二（3-乙基苯并噻唑啉-6-磺酸）自由基（ABTS）和铁离子还原/抗氧化能力（FRAP）的方法，对珍珠菜总的抗氧化活性进行了考察。发现珍珠菜甲醇提取物清除DPPH、ABTS的能力和还原三价铁离子的能力都较强。表明珍珠菜甲醇提取物具有较好的抗氧化能力。此外，珍珠菜中的黄酮类化合物还是抗菌消炎的活性成分。

[临床应用]

（1）治疗月经不调：蓼子草、小血藤、大血藤、当归、牛膝，红花、紫草各二钱（10 g），泡酒一斤（500 mL），每服药酒五钱至一两（25～50 g）。《贵阳民间药草》

（2）治疗妇女白带异常：狗尾巴草，煎汤服。《江苏药材志》

（3）治疗脚肿：蓼子草茎叶，熬水外洗。《贵阳民间药草》

（4）治疗小儿疳积：珍珠菜根六钱（30 g），鸡蛋1个，水煮，服汤食蛋。《江西

草药》

（5）治疗再生障碍性贫血：珍珠菜一至二两（50～100 g），虎刺一至二两（50～100 g），煎水，去渣滤液，入猪肉一至二两（50～100 g）同煮服，每日1剂。如腹胀显著者加芫花全草，皮肤肿者加葫芦瓢、泥鳅、小麦馒头干、大蒜子适量。服药后稍有头昏，但不需停药。《单方验方调查资料选编》

（6）治疗痢疾：珍珠菜半斤（250 g），水煎服，每日1剂。《江西草药》

（7）治疗跌打损伤：珍珠菜根、马兰根各五钱（25 g），酒水各半煎服。《江西草药》

（8）治疗咽喉肿痛：鲜珍珠菜根、鲜青木香根各三钱（15 g），切碎捣烂，加开水适量，擂汁服。《江西草药》

（9）治疗乳痈：珍珠菜根五钱（25 g），葱白7个，酒水各半煎服。《江西草药》

（10）治疗急性淋巴管炎：鲜红丝毛捣烂外敷。《陕西中草药》

（11）治疗蛇咬伤：狼尾草1棵，打烂混酒调和涂伤口处。《江苏药材志》

参考文献

［1］空军汉口医院肿瘤防治小组．珍珠菜黄酮苷抗肿瘤作用的实验研究［J］．武汉医学院学报，1977（5）：85.

［2］空军汉口医院肿瘤防治小组．珍珠菜黄酮苷对实验性小鼠L615白血病的疗效初步小结［J］．武汉医学院学报，1980（1）.

［3］徐向毅．珍珠菜有效部位抗肿瘤作用及其机制研究［C］// 苏州大学硕士学位论文，2003.

［4］王祎茜．珍珠菜总黄酮提取物ZE4抗肝癌和宫颈癌的作用及机制［C］// 苏州大学硕士学位论文，2007.

［5］张威．珍珠菜提取物抗白血病作用及其机制研究［C］// 苏州大学硕士学位论文，2007.

［6］唐丽华，王祎茜，梁中琴．珍珠菜提取物对肝癌抑制作用的研究［J］．中草药，2009，40（1）：108-111.

［7］李彩芳，宋艳丽，刘瑜新．珍珠菜的抗氧化活性［J］．精细化工，2008，25（12）：1191-1193.

1.32　忍　冬　科

忍冬藤

［基源］为忍冬科植物忍冬*Lonicera japonica* Thunb．的干燥茎枝。

［别名］忍冬、银花藤、金银藤。

［产地］分布于江苏、浙江、福建、广东、广西、四川、贵州、云南等地。

［性味功效］味甘，性寒。归肺、胃经。清热，解毒，通络。

［主治范围］主温病发热，热毒血痢，传染性肝炎，痈肿疮毒，筋骨疼痛。

［用法用量］内服：15～50 g，入丸散或浸酒服。外用：煎水熏洗、熬膏贴或研末调敷。

［毒副反应及注意事项］木樨草素小鼠腹腔注射的半数致死浓度为180 mg/kg。脾胃

虚寒，泄泻不止者禁用。

［现代药理研究］

（1）抗病毒作用：周虎、俞庆福[1]探讨慢性乙型肝炎（简称慢肝）是否存在内皮功能损害，通过214例慢肝分组治疗观察，发现忍冬藤活血化瘀法能提高慢肝临床治愈率。现代药理认为忍冬藤含有木樨草素，其具有抑制血小板聚集、减少周围血管血栓形成、增加血流量的作用。

（2）抗炎、解热作用：陈礼坤[2]发现忍冬藤经过配伍可治疗急性痛风性关节炎，临床效果显著。

（3）抗肿瘤作用：李丽萍等[3]采用具抗噬菌体作用的中草药牡丹皮、泽兰和忍冬藤进行小鼠体内抑瘤实验及体外杀瘤细胞实验。结果显示牡丹皮抑瘤率>50%，半数抑制浓度为38.40 mg/L，其95%的可信限为31.19～47.29 mg/L；忍冬藤抑瘤率>30%，半数抑制浓度为7.31 mg/L，95%的可信限为4.56～11.71 mg/L；泽兰抑瘤率<30%，半数抑制浓度为18.11 mg/L，95%的可信限为11.23～29.20 mg/L。结果说明，牡丹皮及忍冬藤具有抗肿瘤作用。

（4）免疫功能作用：郭才晟等[4]用忍冬藤代茶饮治疗免疫性不育。

［临床应用］

（1）治疗四时外感，发热口渴，或兼肢体酸痛者：忍冬藤（带叶或花，干者）50 g（鲜者150 g），煎汤代茶频饮。《泉州本草》

（2）治疗热毒血痢：忍冬藤浓煎饮。《太平圣惠方》

（3）治疗痈疽发背，肠痈，奶痈，无名肿痛，憎寒壮热，类若伤寒：忍冬草（去梗）、黄芪（去芦）各五两（250 g），当归一两二钱（60 g），甘草（炙）八两（400 g），上为细末，每服二钱（10 g），酒一盏半，煎至一盏，若病在上食后服，病在下食前服，少顷再进第二服；留渣外敷。未成脓者内消，已成脓者即溃。《太平惠民和剂局方》神效托里散

（4）治疗诸般肿痛，金刃伤疮，恶疮：金银藤四两（200 g），吸铁石三钱（15 g），香油一斤（500 g），熬枯去滓，入黄丹八两（400 g），待熬至滴水不散，如常摊用。《乾坤生意秘韫》忍冬膏

（5）治疗宫颈糜烂：李茂林等[5]用活血败毒汤（红藤30 g，土茯苓、鸡血藤各20 g，丹参25 g，益母草18 g，半枝莲、忍冬藤各15 g等），1日1剂，水煎饭前分2次服用，2周为1个疗程。同时宫颈局部用冰硼散，1周为1个疗程，经期停放。治疗宫颈糜烂80例，基本治愈66例，有效10例，无效4例，总有效率95.0%。

（6）治疗下肢静脉曲张：段保亮[6]自拟解毒活血汤（金银花20 g，当归20 g，黄柏20 g，川芎20 g，丹参30 g，虎杖30 g，泽泻20 g，蒲公英30 g，防己10 g，三棱10 g，莪术10 g，丝瓜络10 g，忍冬藤30 g，川牛膝15 g，萆薢 15 g），煎汤趁热熏洗患处，每日2次，每次 30 min。治疗下肢静脉曲张 35例，总有效率94.2% 。

参考文献

［1］周虎，俞庆福．忍冬藤对慢性乙型病毒性肝炎血浆内皮素的影响［J］．临床军医杂志，2002

（06）：25-26.
［2］陈礼坤．综合方法治疗急性痛风性关节炎．农村医药报．2007（12）.
［3］李丽萍，王海江，童竞亚．牡丹皮、忍冬藤及泽兰抗肿瘤作用的实验研究［J］．中药新药与临床药理，2000，11（5）：274-276.
［4］郭才晟，钟义．忍冬藤代茶饮治疗免疫性不育39例［J］．中国民间疗法，2000，8（10）：42-43.
［5］李茂林，孙显峰．活血败毒汤治疗宫颈糜烂80例［J］．陕西中医，2014，35（1）：45.
［6］段保亮．自拟解毒活血汤治疗下肢静脉曲张35例［J］．光明中医，2010，25（9）：1650.

八　画

1.33　金粟兰科

肿节风

［基源］ 为金粟兰科植物草珊瑚*Sarcandra glabra*（Thunb.）Nakai的全株。

［别名］ 接骨金粟兰、九节茶、九节花、九节风、竹节茶、接骨莲、接骨木。

［产地］ 分布于华东、中南、西南等地。

［性味功效］ 味苦、辛，性平。归心、肝经。清热凉血，活血消斑，祛风通络。

［主治范围］ 主血热紫斑、紫癜，风湿痹痛，跌打损伤，肿瘤。

［用法用量］ 内服：9～30 g，煎汤服。

［现代药理研究］

（1）抗菌消炎作用：肿节风具有广谱抗菌作用，对金黄色葡萄球菌、志贺痢疾杆菌Ⅰ型为极敏，对金黄色葡萄球菌耐药株、鲍氏痢疾杆菌C- 2型、伤寒杆菌H901、副伤寒甲型为高敏，对弗氏痢疾杆菌Ⅲ型、大肠杆菌、绿脓杆菌也有一定作用[1]。此外，本品能明显减轻醋酸所致的腹痛，抑制细菌的生长。

（2）抗肿瘤作用：孙文娟等对肿节风注射液抗小鼠前胃癌（FC）作用[2]、抗小鼠肝癌Hep-A-22 作用[3]及毒性进行了研究。肿节风全草含异白蜡树定、富马酸、琥珀酸、乙酸芳香酯和黄酮总苷等抗肿瘤的有效成分，对多种实验动物肿瘤有抑制作用。肿节风可增加免疫器官指数，增加外周血白细胞数，不引起明显的体重减轻，说明其毒性低。与其他抗肿瘤药配合应用，可增强疗效，改善症状。

（3）免疫调节作用：肿节风有增强非特异性免疫功能的作用。肿节风的挥发油部分对巨噬细胞的吞噬功能有抑制作用，其黄酮部分及浸膏少量时促进吞噬功能，大量则起抑制作用。

（4）对白细胞和血小板的影响：肿节风的 60%醇提物能显著缩短小鼠断尾出血及凝血时间，加强血小板的收缩功能，对正常血小板数量无明显影响，对阿糖胞苷引起的血小板及白细胞下降有显著的治疗作用[4]。

（5）促进骨折愈合作用：覃星柳[5]报道，肿节风具有活血化瘀功效，在骨折早期应用肿节风，可改善骨折端血液供应状态，加快软组织的损伤修复和水肿的吸收，从而促进骨折的愈合。动物实验表明，接骨木可明显促进骨折的愈合。家兔用人工方法造成骨折模型，用夹板固定后，外敷接骨木酊剂，结果可明显促进骨痂的形成和钙、磷在骨折部位的沉积。

［临床应用］

（1）治疗呼吸系统感染：林如平等[6]应用肿节风注射液治疗慢性支气管炎急性发作50例，并与利巴韦林治疗组（50例）比较，发现14日后，治疗组治愈率（96%）明显高于对照组（80%）。

（2）治疗消化系统疾病：肿节风也可用于治疗胃溃疡，黄耀庭[7]用肿节风替代三联疗法（甲硝唑、阿莫西林、枸橼酸铋钾）中的甲硝唑，根除幽门螺旋杆菌（HP）治疗糜烂性胃窦炎，治疗组和对照组的 HP 根除率、溃疡愈合总有效率差异无统计学意义，且治疗组不良反应发生率（5.2%）低于对照组（52.6%）。说明在根治 HP的三联疗法中，可用肿节风替代甲硝唑，以降低不良反应发生率，提高患者治疗的依从性。

（3）治疗肿瘤：肿节风抗肿瘤的实验研究至今已有30 年历史，临床上肿节风主要用于胰腺癌、胃癌、直肠癌、食管癌及急性白血病[8]。近年来，肿节风注射液被越来越多地用于抗肿瘤治疗。

（4）治疗肿瘤所致疼痛：彭亚梅[9]选择早、中期有疼痛症状的肺癌、胃癌、肝癌、直肠癌和胰腺癌患者32例，在抗癌、抗感染、对症治疗的同时，给予肿节风注射液20 mL 静脉滴注，治疗肿瘤所致疼痛。减轻患者疼痛是肿瘤治疗的一个主要目的，肿节风注射液有明显的活血化瘀、镇痛作用，且副作用小，是减轻肿瘤患者疼痛的安全、有效的药物。

（5）血液系统疾病：肿节风对巨噬细胞系统及T、B 淋巴细胞均有一定的免疫抑制作用，临床上可用于血行妄行、皮肤紫斑、原发性及继发性血小板减少性紫癜，并已列入《中华人民共和国药典》[10]。

（6）其他：刘前进等[11]应用肿节风注射液治疗各种骨折术后肿胀患者 82例，对照组（68例）应用甘露醇。治疗组总有效率为95.12%，明显高于对照组（80.90%）。结果显示，肿节风对于术后骨折肿胀的消除作用显著，且明显优于甘露醇对照组，特别是无甘露醇的电解质紊乱等副作用，对于中、重度肿胀效果更为理想，是临床上消除骨折肢体肿胀的较好药物。

（7）治疗耳郭假囊肿：张惠霞、何德金、蔡胜等[12]用肿节风3～5片碾成细末，用75%的乙醇溶液将其调成稠厚糊状备用。在严格无菌操作下抽净囊肿液后敷上药糊，再用两个小纱布卷前后加压包扎，隔日换药1次，并口服肿节风片。疗程3～10日。因药糊粘牢皮肤，换药时用碘伏清除。治疗结果总有效率为100%

（8）治疗肱二头肌长头腱鞘炎：周再正[13]用肿节风注射液2 mL于痛点（相当于肩髃穴）周围注射，每2日1次，1个疗程5次，停1周，再做第2个疗程。治疗总有效率达90. 5%

（9）治疗膝关节骨性关节炎：钟丽雁等[14]使用壮药内服方药，战骨20 g，大钻15 g，伸筋藤15 g，盐肤木15 g，大力王15 g，黄花参20 g，钻骨风15 g，每日1剂，水煎服。并用壮药药熨，丢了棒、伸筋藤、红鱼眼、半枫荷、肿节风、两面针、小发散、轮叶木姜子各50 g，粉碎后装入布袋中，先浸入1 500 ~ 2 000 mL 水中30 min，然后加热煮沸15 min，将药袋趁热（以能适应的热度为宜）反复熨患处，15 min后再用药水浸洗患处，浸洗约20 min，每日1次，总有效率93.33%。

（10）国医大师周仲瑛辨治肿瘤经验[15]：

①治疗肺肿瘤，证属痰瘀郁肺，气阴两伤者治宜益气养阴，化痰软坚，活血和络，清热解毒。方投四君子汤合沙参麦冬汤加减。药物组成为制鳖甲（先煎）15 g，功劳叶10 g，南沙参12 g，北沙参12 g，麦门冬10 g，太子参12 g，肿节风20 g，山慈菇12 g，猫爪草15 g，白毛夏枯草15 g，制僵蚕10 g，知母10 g，合欢皮15 g，首乌藤20 g，制黄精10 g，羊乳15 g，白花蛇舌草20 g，半枝莲20 g，仙鹤草15 g，制桑白皮10 g，地骨皮10 g，茯苓10 g，白术10 g，甘草6 g，每日1剂，水煎2次，取汁300 mL，分早、晚2次服，服14剂。嘱平时可服冬虫夏草，勿食海鲜发物。

②治疗肝肿瘤，证属热毒湿浊淤积，邪实正虚者治宜清化湿热，化瘀解毒为主，兼顾补益气阴，柔养肝肾。药物组成为制鳖甲（先煎）15 g，太子参12 g，麦门冬10 g，北沙参10 g，焦白术10 g，生薏苡仁15 g，龙葵20 g，白花蛇舌草20 g，半枝莲20 g，石见穿20 g，山慈菇12 g，制僵蚕10 g，制天南星10 g，莪术10 g，白毛夏枯草15 g，泽漆15 g，八月札12 g，漏芦15 g，土茯苓25 g，仙鹤草15 g，天葵子15 g，紫草10 g，玄参10 g，菝葜25 g，肿节风20 g，败酱草15 g，生地黄12 g，土鳖虫5 g，鸡血藤15 g，丹参15 g，制何首乌10 g，益母草10 g，地肤子15 g，苍耳子15 g，每日1剂，水煎2次，取汁300 mL，分早、晚2次服，服21剂。忌食蟹、鲫鱼。

③治疗食管肿瘤，证属脾胃不和，气机郁滞，津枯血燥，湿热痰瘀互结者治宜扶脾和胃，泄肝降逆，清热化湿，化痰祛瘀。方投六君子汤合左金丸、麦门冬汤加减。药物组成为党参10 g，太子参10 g，焦白术10 g，茯苓10 g，炙甘草3 g，法半夏10 g，陈皮6 g，仙鹤草15 g，石见穿10 g，白花蛇舌草20 g，莪术10 g，生蒲黄（包煎）10 g，生黄芪20 g，鬼馒头20 g，黄连3 g，吴茱萸3 g，煅瓦楞子20 g，山慈菇10 g，制天南星10 g，鸡血藤15 g，桑寄生15 g，土茯苓25 g，地肤子15 g，南沙参10 g，北沙参10 g，肿节风15 g，丹参12 g，麦门冬10 g，制黄精10 g，蒲公英15 g，每日1剂，水煎2次，取汁300 mL，分早、晚2次服，服28剂。嘱细嚼慢咽。

参考文献

[1] 陆颂规. 肿节风的研究进展［J］. 中药材，2001，24（8）：606-608.

[2] 孙文娟，李晶，兰凤英，等. 肿节风注射液抗小鼠前胃癌 FC作用及毒性［J］. 中药新药及临床药理，2003，14（3）：168.

[3] 孙文娟，李晶，兰凤英，等. 肿节风注射液抗小鼠肝癌 Hep-A-22作用及毒性［J］. 中成药，2003，25（4）：313.

[4] 赵诗云，彭旦明，周名智，等. 肿节风对小鼠白细胞和血小板的影响［J］. 上海实验动物科学，2000，20（3）：154-156.

[5] 覃星柳. 肿节风制剂的研究进展及临床应用［J］. 华夏医学，2005，24（6）：738-739.

[6] 林如平，郭蜀京，胡英. 肿节风注射液治疗慢性支气管炎急性发作疗效观察［J］. 四川中医，2006，24（7）：49-50.
[7] 黄耀庭. 肿节风在三联疗法根治幽门螺杆菌中的作用［J］. 上海医药，2000，21（12）：12-13.
[8] 王钢力，陈道峰，林瑞超. 肿节风的化学成分及其制剂质量控制研究进展［J］. 中草药，2003，34（8）：12-14.
[9] 彭亚梅. 中药肿节风对肿瘤所致疼痛的疗效观察［J］. 中华临床新医学，2004，4（10）：910.
[10] 巩振东，李翠娟. 肿节风注射液配合泼尼松治疗原发性血小板减少性紫癜36例临床观察［J］. 陕西中医学院学报，2007，30（6）：20-21.
[11] 刘前进，李雪梅. 肿节风注射液治疗骨折肢体肿胀的疗效观察［J］. 中成药，2006，28（8）：1156-1157.
[12] 张惠霞，何德金，蔡胜，等，肿节风治疗耳郭假囊肿130例［J］. 实用临床医学，2006，7（11）：162.
[13] 周再正. 肿节风注射液痛点周围注射治疗肱二头肌长头腱鞘炎53例［J］. 中国康复，2004，19（4）：213.
[14] 钟丽雁，李凤珍，谢爱泽. 壮药内服加药熨治疗膝关节骨性关节炎30例观察［J］. 实用中医药杂志，2009，25（6）：358.
[15] 朱杰. 周仲瑛. 辨治肿瘤经验［J］. 河北中医，2014，36（2）：165-166.

1.34 金缕梅科

檵木

［基源］为金缕梅科植物檵木*Loropetalum chinensis*（R. Br.）Oliv，常绿灌木或小乔木，北方盆栽多呈小灌木状。根、叶、花、果均能入药。

［别名］鸡柳毛、檵花（宣城）、纸末花、刺木花、桎木柴、檵木柴、檵柴（浙、赣、湘）、极夹古（闽）、结结满（皖）、鸡寄（赣、湘）、茧漆（广群芳谱）、坚漆、刺漆（浙）、知微木（粤）、锯子条（川）、具木柸（川东）、鱼骨勒（江西）、鱼骨柴（两广）、清明花（闽）、白花树（粤）、满山白、金梨漆、金钱漆（浙）。

［产地分布］分布于华东、华南、西南各省区。

［性味功效］味苦、涩，性凉。归肺、脾、胃、大肠经。清热解毒，收敛止血，止泻。

［主治范围］主烧烫伤，外伤出血，子宫出血，痢疾等。

［用法用量］内服：花6～10 g、茎叶15～30 g、根30～60 g，煎汤服，外用适量。

［现代药理研究］

（1）抑菌作用：周国海等将红花檵木叶以 60%乙醇溶液回流提取2 h，所得提取物分别以石油醚、氯仿、乙酸乙酯和正丁醇萃取得到不同极性部位，采用纸片法对总提取物及各个不同极性部位的抑菌活性进行了评价。结果表明乙酸乙酯萃取部位的活性最强，对于大肠杆菌、金黄色葡萄球菌、志贺痢疾杆菌，抑菌直径分别为 16.0 mm、16.7 mm和14. 6 mm，效果均优于四环素阳性对照药[1]。

（2）抗炎作用：吴振等采用二甲苯致小鼠耳郭肿胀炎症模型考察了檵木总多酚的抗炎作用，结果表明檵木总多酚在50 ~ 100 mg/kg 的剂量范围对小鼠耳郭肿胀具有很好的抑制活性，且具有一定的量效关系，檵木总多酚以50.0 mg/kg和100.0 mg/kg剂量连续5日灌胃给药的肿胀抑制率分别为 44.0% 和 50.7%[2]。

（3）促愈合作用：刘浩元等采用人鼠皮肤割伤模型和切除伤模型考察了檵木的促皮肤愈合作用。此外，伤口结疤脱落时间、伤口面积、伤口新生皮肤组织苏木精-伊红染色和免疫组化染色等结果均表明檵木提取物可以显著加速伤口愈合[3]。

（4）抗氧化作用：潘晓军等研究了檵木花75%乙醇溶液提取物的体外抗氧化活性，提取物浓度为27.84 mg/L时，对DPPH的清除率为50%，并且随浓度的增加清除作用增强[4]。

（5）其他作用：周小江等公开了一种檵木叶总黄酮提取物的制备方法，对于链脲佐菌素诱导的糖尿病大鼠，以200 mg/kg的剂量给予该提取物，可明显改善大鼠的糖尿病性视网膜病变症状；体外评价结果表明，该提取物能够扩张大鼠冠状动脉，增加冠脉血流量，减慢心率，其作用呈量效关系；该提取物在100 ~ 400 mg/kg的剂量范围内给药，能延长实验性脑缺血大鼠的生存时间，对脑缺血有明显保护作用[5]。

［临床应用］

（1）治疗鼻出血：檵花四钱（20 g），水煎服。《江西民间草药》

（2）治疗痢疾：檵花三钱（15 g），骨碎补三钱（15 g），荆芥一钱五分（7.5 g），青木香二钱（10 g），水煎服。《湖南药物志》

（3）治疗血崩：檵花四钱（20 g）炖猪肉，每日分数次服。《浙江天目山药用植物志》

（4）治疗遗精：檵木花四钱（20 g），猪瘦肉四两（200 g），水炖，服汤食肉，每日1剂。《江西草药》

参 考 文 献

[1] 周国海，于华忠，卢成英，等．红檵木叶中抑菌活性成分的初步研究［J］．食品科学，2007，28（6）：74-77.

[2] 吴振，邱鹰坤，游露茜，等．一种治疗烧烫伤的檵木总多酚的制备方法：101485701B［P］．2011-01-05.

[3] 刘浩元，李晓滨，曲淑娟．白花檵木提取物在制备愈伤药物中的应用：102579524A［P］．2012-07-18.

[4] 潘晓军，吕圭源，陈素红，等．白花檵木花黄酮提取及其抗氧化活性的研究［J］．中国医药指南，2012，10（26）：75-76.

[5] 周小江．一种檵木叶总黄酮醇提取物及其医药用途：101940605A［P］．2008-08-27.

1.35 苦苣苔科

1.35.1 石吊兰

［**基源**］为苦苣苔科植物石吊兰*Lysionotus pauciflorus* Maxim. 的全草。

［**别名**］黑乌骨、石豇豆、石泽兰、小泽兰、岩豇豆、岩石茶、岩泽兰、岩石兰、巴岩草、肺红草、瓜子草、石花、产后茶、山泽兰、石三七、石虎、岩参、石杨梅、岩头三七、岩条子、竹勿刺、员兰、地楷杷。

［**产地**］分布于江苏、浙江、安徽、江西、福建、台湾、湖北、湖南、广东、广西、四川、贵州等地。

［**性味功效**］味苦、辛，性平。祛风除湿，化痰止咳，祛瘀通经。

［**主治范围**］主风湿痹痛，咳喘痰多，月经不调，痛经，跌打损伤。

［**用法用量**］内服：9～15 g煎汤服或浸酒服。外用：适量，捣敷或煎水外洗。

［**毒副反应及注意事项**］孕妇忌服。

［**现代药理研究**］

（1）抗结核杆菌、抗炎、抗肝毒作用[1]：体外实验显示，岩豆素200 μg/mL有显著的抗结核杆菌作用；体内实验亦表现一定保护作用，用于淋巴结核的治疗效果显著。从石吊兰植物中提取的苯丙素苷类成分毛蕊花糖苷对四氯化碳诱导的肝毒性有保护作用，苯丙素苷类物质是抗炎、抗肝毒的主要基础。此外，岩豆素对五羟色胺、甲醛、高岭土所致实验性关节炎有明显抑制作用，对棉球肉芽肿也有抑制作用，其抗炎作用不依赖肾上腺皮质的存在。

（2）止咳祛痰、平喘镇静作用[2]：经豚鼠实验，石吊兰水煎剂有镇咳作用，能增加小白鼠气管分泌，有祛痰作用；对豚鼠因组胺吸入所导致的哮喘有一定的保护作用，用药后动物表现较安静，活动减少。另外，此药对中枢神经系统有一定的镇静作用。

（3）降血压、降血脂及抗动脉粥样硬化作用：给麻醉狗、猫肌内注射或静脉注射岩豆素均可使血压明显降低[3]。孙安盛等[4]研究了岩豆素对麻醉开胸猫血流动力学的影响，表明静脉注射岩豆素2.5 mg/kg降压时伴有左室内压峰值及外周阻力下降；静脉注射5 mg/kg使外周阻力及血压进一步降低，舒张压的下降超过收缩压，心率减慢，心输出量及左室内压上升速率峰值等均明显降低。低剂量的岩豆素的降压作用主要系舒张血管所致，较大剂量对心脏的抑制作用可能与降压有关。彭罡等[5]研究了岩豇豆脂肪酸对实验性高脂血症小鼠血脂代谢的影响及对胆固醇吸收的抑制作用。给小鼠灌食高脂乳剂并设空白对照、模型对照、洛伐他汀阳性对照、地奥心血康剂量组和岩豇豆脂肪酸治疗组，分别测定血脂生化指标，检测药物对离体胆固醇微胶粒形成的抑制作用，并在光镜下观察主动脉的病变情况。结果表明，灌食与腹腔注射岩豇豆脂肪酸均能明显降低血清总胆固醇、低密度脂蛋血胆固醇及总胆固醇与高密度脂蛋白比值和低密度脂蛋白与高密度脂蛋白比值水平，亦能显著升高高密度脂蛋白水平；高剂量治疗组病理检查可见，主动脉粥样硬化症状明显减轻；且岩豇豆脂肪酸在一定程度上可抑制肠道中胆固醇微胶粒的形成。

（4）清除自由基的作用：天然岩豆素能有效地清除自由基[6]，岩豆素酚羟基是清除自由基的主要活性基团。

（5）抗肿瘤作用和提高机体免疫功能：胡晓等[7]研究了石吊兰醇提取抗S180肉瘤生长及对提高荷瘤小鼠免疫功能的影响，结果如下。

①石吊兰4 g/kg组、环磷酰胺组和环磷酰胺+石吊兰组对肿瘤组织有明显的抑制作用。环磷酰胺组和环磷酰胺+石吊兰组抑瘤作用优于石吊兰4 g/kg组。

②荷瘤小鼠胸腺指数、脾指数均低于正常小鼠，但石吊兰4 g/kg组胸腺指数、脾指数均较模型组显著提高。

③石吊兰4 g/kg组小鼠血清中白细胞介素-2含量较正常对照组和模型组均显著提高，差异有统计学意义。以上说明石吊兰醇提液具有抑制S180肉瘤生长及提高荷瘤小鼠免疫功能的作用，其作用机制可能与提高血清中白细胞介素-2水平有关。另外，石吊兰中含有的三萜类化合物具有溶血作用，这与中医通络理论作用相一致。

（6）抑制α-葡萄糖苷酶活性作用：陈林[8]研究表明，岩豇豆丙酮水提取物、乙酸乙酯和正丁醇提取部位均有α-葡萄糖苷酶活性抑制作用，其中乙酸乙酯提取部位的抑制活性最强。

［临床应用］

（1）治疗跌打损伤：石吊兰15 g，水煎，兑酒服。外用，捣烂敷伤处。《湖南药物志》

（2）治疗腰痛，四肢痛：石吊兰、杜仲各9 g，水煎服。《湖南药物志》

（3）治疗神经性头痛：石吊兰、龙骨各30 g，水煎，冲黄酒服。《浙江民间常用草药》

（4）治疗风寒咳嗽：石吊兰15 g，前胡6 g，生姜3片，水煎服。《安徽中草药》

（5）治疗肺脓肿：石吊兰30 g，野豇豆根15 g，七叶一枝花9 g，米泔水煎服。《浙南本草新编》

（6）治疗乳腺炎：石吊兰30 g（鲜草60 g更好），与酒糟同捣烂外敷，用石吊兰30 g，紫花地丁60 g，酒、水各半煎服。《浙南本草新编》

（7）治疗钩端螺旋体病：石吊兰60 g，金钱草15 g，水煎服。《全国中草药汇编》

（8）治疗慢性支气管炎[9]：石吊兰30～60 g，紫苏20 g，桑白皮25 g，猕猴桃根25 g，凤尾草20 g，野菊花根20 g，金银花藤叶20 g，将各药加水文火煎好后，取药液100～150 mL加米酒10～15 mL热服。每日服药3次，每日1剂，7日为1个疗程。据病情休息2日再服，可酌情用2～3个疗程。

（9）治疗颈淋巴结核[10]：用石吊兰片剂用于单纯性见有热象的颈淋巴结核患者，每次4片，每日3次；复方石吊兰冲剂用于兼有寒象的颈淋巴结核患者，每次1袋，每日3次。3个月为1个疗程，2个疗程后评定疗效。结果64例，治愈51例，占79.7%，好转7例，占10.9%，未愈6例，占9.4%。总有效率90.6%。

参考文献

[1] 郑晓珂，李军，冯卫生，等. 苦苣苔科植物研究进展［J］. 中国新药杂志，2003，12（4）：261-263.

[2] 曹晖，王绍云，李性宛，等. 吊石苣苔的研究进展［J］. 黔东南民族师范高等专科学校学报，2006，124（6）：44-45.

[3] 王绍云，邹勇，曹晖，等. 石吊兰素的研究进展［J］. 凯里学院学报，2008，26（8）：47-49.

[4] 孙安盛，石京山，吴芹，等. 石吊兰素对麻醉猫血流动力学的影响［J］. 遵义医学院学报，1996，19（1）：5-7.

[5] 彭罡，覃冬云. 岩豇豆脂肪酸对高脂血症小鼠动脉粥样硬化的治疗作用［J］. 中国现代医药杂志，2009，11（10）：13-16.

[6] 陈季武，朱振勤，胡天喜，等. 天然黄酮类化合物清除羟自由基的构效关系［J］. 中国药理学报，2002，23（7）：667-672.

[7] 胡晓，黄贤华，谭晓彬. 石吊兰醇提取液抗S180实体瘤作用和对荷瘤小鼠免疫功能的影响［J］. 中国组织工程研究与临床康复，2007，11（16）：3097-3099.

[8] 陈林. 四种苦苣苔科植物的生物活性研究［D］. 郑州：河南大学，2010：2.

[9] 李承佳. 侗药石吊兰治疗慢性支气管炎52例临床观察［J］//全国首届侗医药学术研讨会论文专辑，2004.

[10] 董凤彩，太史丽丽，祁鹏，等. 石吊兰制剂治疗颈淋巴结核临床体会［J］. 中国现代药物应用，2009（4）：154-155.

1.35.2 红药

［基源］为苦苣苔科植物红药*Chirita longgangensis* W. T. Wang var. *Hongyao* S. Z. Huang. 的茎。

［别名］岗唇柱苣苔。

［产地］我国特有，主产于广西西南部。

［性味功效］味微甘、涩，性平。温补养血，消肿止痛，活血补血。

［主治范围］主月经不调，身体虚弱，贫血及跌打骨折。

［用法用量］内服：3～9 g，煎汤服。外用适量，煎汤外洗或捣敷。

［毒副反应及注意事项］孕妇慎用。

［现代药理研究］

（1）镇痛作用：红药的乙醇提取物和红药乙醇提取物的正丁醇部位可明显提高小鼠的痛阈，并且对腹腔注射醋酸引起的疼痛反应有显著的抑制作用，使小鼠扭体反应次数明显减少。结果表明，红药的乙醇提取物和红药乙醇提取物的正丁醇部位都具有显著的镇痛作用[1]。

（2）提高免疫功能作用：50%、100%浓度的红药提取物均能明显增加胸腺重量和脾脏重量，具有对抗环磷酰胺所致白细胞数量减少的作用，能显著增强小鼠的迟发型变态反应，能增加巨噬细胞吞噬功能和促进溶血素的生成。结果表明，红药提取物对小鼠的非特异性和特异性免疫功能均有明显的增强作用[2]。

（3）其他：红药所含的苯乙醇苷类物质还具有抗炎、抗血小板聚集、抗菌、增强小鼠学习记忆、抗肿瘤等多种生物活性[3-4]。

［临床应用］

（1）治疗淤积性湿疹：淤积性湿疹病因较为复杂，可能是由于静脉曲张或重力症候群产生水肿、紫癜、含铁血黄素沉积而致色素沉着，或由于动脉坏死引起的萎缩，也有学者认为与变态反应有关。应用药物组成为青州药耳、红药、大麻、乳香、没药、川芎、当归、金银花的东方活血膏治疗，其作用主要是活血化瘀[5]。

（2）治疗红皮病型银屑病：红皮病型银屑病多由于治疗不当或其他原因使原来寻常型银屑病或脓疱性银屑病转变为红皮症。以红药100 g，十味乳香100 g 和白凡士林400 g 为主方调配成糊状外敷，7日1个疗程，取得较好疗效[6]。

参 考 文 献

［1］覃筱燕，唐丽，云妙英，等. 红药提取物对小鼠镇痛作用的研究［J］. 中国医院药学杂志，2008，28（13）：1051-1052.

［2］覃筱燕，黎荣昌，唐丽，等. 红药提取物对小鼠免疫功能的调节作用［J］. 辽宁中医杂志，2008，35（6）：931-933

［3］HOUGHTON P J，HIKINO H. Anti-hepatotoxic activity of extracts and constituents of *Buddleija* species［J］. Planta Medica，1989，55（1）：123-126.

［4］KIMURA Y，OKUDA H，NISHIBE S，et al. Effects of caffeoyl glycosides on arachidonate metabolism in leukocytes［J］. Planta Medica，1987，53（1）：148-153.

［5］孙旭，季素芳，郑新民. 东方活血膏治疗瘀积性湿疹10例［J］. 第四军医大学，2001，23（3）：165-166.

［6］多杰措. 三味红药合十味乳香涂剂治疗红皮病型银屑病30例临床疗效观察［J］. 中国民族民间医药，2014（4）：2.

1.36　败　酱　科

蜘蛛香

［基源］为败酱科植物蜘蛛香*Valeriana jatamansi* Jones的根茎。

［别名］马蹄香、鬼见愁、豆鼓菜根、九转香、雷公七、小马蹄香、臭狗药、磨脚花、连香草、香草子、养血莲、臭药、乌参、大救驾。

［产地］分布于陕西、河南、湖北、湖南、四川、贵州、云南和西藏等地。

［性味功效］味辛、微苦，性温。理气和中，散寒除湿，活血消肿。

［主治范围］主脘腹胀痛，呕吐泄泻，小儿疳积，风寒湿痹，肺气水肿，月经不调，跌打损伤，疮疖。

［用法用量］内服：3～9 g，煎汤服。外用：适量，磨汁涂。

［毒副反应及注意事项］阳虚气弱者及孕妇忌用。

［现代药理研究］

（1）对中枢神经系统的作用[1-2]：蜘蛛香水提取物灌服或腹腔注射均明显减少小鼠自发活动，显著延长戊巴比妥钠小鼠睡眠时间，增加入睡小鼠数，与戊巴比妥钠有协同作用。能明显减少醋酸所致的小鼠扭体反应次数，亦能显著减弱吗啡引起的小鼠竖尾反应。对印防己毒素诱发的小鼠惊厥虽无明显影响，但能明显延长惊厥发作的潜伏时间，并能对抗硫代氨基脲诱发的小鼠惊厥。表明蜘蛛香有镇静、催眠、抗惊厥和一定的镇痛作用。

（2）毒性作用：急性毒性试验[2]，蜘蛛香水提取物小鼠腹腔注射半数致死浓度为（43.7 ± 4.97）g/kg，小鼠中毒症状表现为竖毛、蜷睡和发绀。

（3）降压和解痉作用[3]：蜘蛛香水提取物对犬、猫、兔、小白鼠均有降低血压的作用，此作用与其拟副交感样作用、阻断颈动脉窦反射及抑制中枢神经系统有关。用家兔空肠、家兔主动脉、豚鼠回肠实验，对蜘蛛香氯仿和水提取物拮抗钾离子诱导的组织收缩，即舒张效应进行研究后发现，两种提取物均具有良好的解痉和降压作用，其作用可能与激活腺苷三磷酸钾离子通道有关。

（4）心脏抑制作用：蜘蛛香水提取物能抑制强心苷引起的离体蛙心收缩作用，抑制由氯仿引起的心率失常，它对心脏的作用表现为窦性心率减慢[3]。蜘蛛香的乙酸乙酯提取物可显著降低离体家兔心脏的心肌收缩力、心肌频率，减少冠脉流出液，表现出一定的心脏抑制活性[4]。

（5）对胃肠道的作用：蜘蛛香提取物[5]和环烯醚萜类[6]对实验大鼠肠易激综合征（IBS）具有明显改善作用，可抑制IBS大鼠胃肠功能亢进，降低内脏敏感性，改善精神状态，其改善机制涉及外周和中枢的5-羟色胺系统、胃肠系统激素P 物质和血管活性肠肽，并与免疫系统结肠肥大细胞的调节作用有关。蜘蛛香叶的粗提物在豚鼠离体回肠模型上显示良好的收缩作用，该活性可能与其激活M 受体有关，提示其对便秘潜在的治疗作用[7]。

（6）抗肿瘤作用：闫智勇等[8]报道了蜘蛛香总黄酮对肝癌H22小鼠的抑瘤作用，其作用机制可能与抑制JAK/STAT 信号通路相关。肖婷[9]采用小鼠H22肝癌模型和小鼠S180肉瘤模型，同样证实了蜘蛛香总黄酮的抗肿瘤作用。

（7）抗菌和抗病毒作用：马丽娟[10]报道了蜘蛛香单独或合并用药对犬细小病毒动物模型的治疗作用。而蜘蛛香水煎剂和萜类成分valerianoids B 对人轮状病毒所致肠炎有较好的疗效[11-12]；此外，蜘蛛香挥发油对芽孢杆菌、金黄色葡萄球菌、表皮葡萄球菌、大肠杆菌、绿脓杆菌和白色念珠菌有明显抑制作用，并在Swiss albino 小鼠模型上，显示出良好的抗炎活性[13]。

（8）神经保护作用：另有报道[14]蜘蛛香水提物能有效减少小鼠脑缺血再灌注模型的脑梗面积，增加短时记忆，可能具有抗脑缺血-再灌注损伤作用。

（9）抗前列腺增生作用：蜘蛛香乙醇提取物具有抗良性前列腺增生的作用[15]，其对抗睾酮诱导大鼠前列腺增生的作用机制与抑制5α-还原酶活性、阻断睾酮代谢有关。

（10）抗氧化作用：抗氧化通过体外DPPH 和FRAP 抗氧化实验，Das J等[16]证明蜘蛛香挥发油具有一定的抗氧化活性。

（11）保肝作用：蜘蛛香提取物能有效改善由硫代乙酰胺致大鼠肝细胞损伤，逆转鼠的肝硬化和组织过度增生，提示其具有良好的保肝作用[17]。

［临床应用］

（1）治疗发痧气痛，跌打损伤，行血活血，筋骨痛，痨伤咳嗽，走表散寒及冷气[18]：蜘蛛香每日量一钱至一两（5～10 g），泡酒服。《四川中药志》

（2）治疗呕泻腹痛[18]：蜘蛛香、石菖蒲根，用瓦罐炖酒服。《四川中药志》

（3）治疗毒疮：蜘蛛香磨醋，外擦患处。《贵阳民间药草》

（4）治胃气痛：

①蜘蛛香一钱（5 g），切细，开水吞服。《贵州草药》

②蜘蛛香三钱（15 g），煨水服。《贵州草药》

（5）治疗风湿麻木：蜘蛛香一两（50 g），煨水服，并用药渣搽患处。《贵州草药》

（6）治疗感冒：蜘蛛香五钱（25 g），生姜一钱（5 g），煨水服。《贵州草药》

（7）治疗劳伤咳嗽：养血莲、猪獠参、猪鬃草、岩白菜，炖猪心、猪肺服。《成都常用草药治疗手册》

（8）治疗小儿轮状病毒性肠炎[19]：对照组口服蒙脱石散和双歧四联活菌片。治疗组口服醒脾养儿颗粒（毛大丁草、山栀茶、一点红、蜘蛛香）和双歧四联活菌片。醒脾养儿颗粒，＜1岁，每次1袋，每日2次；1～2岁，每次2袋，每日2次；＞2岁，每次2袋，每日3次。结果，120个病例，治疗组治疗3日内腹泻、呕吐恢复时间，大便成形时间，体温降至正常及脱水纠正时间，总疗程明显短于对照组。

（9）治疗小儿厌食症[20]：治疗组给予醒脾养儿冲剂（2 g/袋），＜1岁每日2次，每次1袋；1～3岁每日2次，每次2袋；3～6岁每日3次，每次2袋；6～12岁每日3次，每次3袋。同时予葡萄糖酸锌按锌元素0. 5～1. 0 mg/（kg · d）计算，每日3次，疗程6周。对照组给予多酶片口服，＜1岁每次1片，1～3岁每次2片，＞3岁每次3片，均每日3次，治疗6周。治疗结果，治疗组总有效率90. 74%，优于对照组，充分说明在补锌基础上给予醒脾养儿冲剂口服疗效佳。

（10）治疗偏头痛失眠症[21]：治疗组给予抗偏头痛药物及香远合剂治疗。对照组仅给予抗偏头痛药物治疗。香远合剂主要药物成分为香附、远志、鳖甲、何首乌、白芍、黄芪、天麻、钩藤、牡蛎、景三七、五味子、郁金、夏枯草、蜘蛛香、黄精七、头顶一颗珠。其中后三种为土家草药。每瓶100 mL，每次10 mL，每日3次。15日为1个疗程，连用2个疗程。结果治疗组与对照组治愈率分别是68%、28%，有效率分别是92%、53%，两组比较有显著差异性。

（11）治疗小儿慢性胃炎[22]：对叶莲（加嘎陇给）、鸡内金（鸡真皮）、乌贼骨（墨鱼骨）、大果木姜子（米稿）、蜘蛛香（窝岗牙）、铁筷子（嘎龚嘎勒豆嘎偷）、鸡屎藤（窝项嘎）。上药各等份研碎过80目筛即成。每次3 g，每日3次。饭后用蜂蜜水吞服，疗程5～15日。用药期间同时嘱患儿之家长调整患儿的饮食结构，减轻患儿的生活及学习压力，控制患儿的情绪波动。

参考文献

[1] 曹斌，洪庚辛. 蜘蛛香的中枢抑制作用［J］. 中国中药杂志，1994，19（1）：40.

[2] 杜广门，尚建华，包守全，等. 马蹄香的镇静作用［J］. 中成药研究，1985（4）：40.

[3] 吴华欣. 缬草属植物化学成分及药理作用研究的回顾［J］. 云南中医杂志，1985（1）：49.

[4] SAJID T M，RASHID S，AHMAD M，et al. Estimation of cardiac depressant activity of ten medicinal plant extracts from Pakistan［J］. Phytother Res，1996，10（2）：178.

[5] 樊江波. 蜘蛛香治疗肠易激综合征的作用和机制研究［D］. 北京：北京中医药大学，2008.

[6] 闫兴丽，洪缨，石晋丽，等. 蜘蛛香环烯醚萜对肠易激综合征模型大鼠胃肠敏感性和胃肠激素的影响［J］. 北京中医药大学学报，2009，32（8）：546.

[7] KHAN A U，GILANI A H. Pharmacological basis for the medicinal use of *Valeriana wallichii* in constipation［J］. Lat Am J Pharm，2011，30（1）：186.

[8] 闫智勇，左长英，陈冲，等. 蜘蛛香总黄酮抗肝癌作用及对JAK/STAT 信号通路的影响［J］. 中国药理学与毒理学杂志，2011，25（5）：60.

[9] 肖婷. 蜘蛛香总黄酮的提取纯化及抗肿瘤作用研究［J］. 成都：西南交通大学，2010.

[10] 马丽娟. CPV LAMP 检测方法建立和蜘蛛香治疗效果研究［J］. 长春：吉林大学，2010.

[11] MING D S，Yu D Q，YANG Y Y，et al. The structures of three novel sesquiterpenoids from *Valeriana jatamansi* Jones［J］. Tetrahedron Lett，1997，38（29）：5205.

[12] 云南省小儿腹泻防治协作组. 马蹄香治疗轮状病毒肠炎研究［J］. 中华儿科杂志，1985，23（3）：129.

[13] AGNIHOTRIS S，WAKODE S，ALI M. Chemical composition，antimicrobial and topical anti-inflammatory activity of *Valeriana jatamansi* Jones. essential oil［J］. J Essent Oil Bear Pl，2011，14（4）：417.

[14] REHNI A K，PANTLYA H S，SHRI R，et al. Effect of chlorophyll and aqueous extracts of Bacopa monniera and *Valeriana wallichii* on ischaemia and reperfusion-induced cerebral injury in mice［J］. Indian J Exp Biol，2007，45（9）：764.

[15] 肖丹. 蜘蛛香提取物抗良性前列腺增生的作用及机制研究［D］. 成都：成都中医药大学，2005.

[16] DAS J，MAO A A，HANDIQUE P J. Terpenoid compositions and antioxidant activities of two Indian valerian oils from the Khasi hills of north-east India［J］. Nat Prod Commun，2011，6（1）：129.

[17] PRASAD R，NAIME M，ROUTRAY I，et al. *Valeriana jatamansi* partially reverses liver cirrhosis and tissue hyperproliferative responsein rat［J］. Methods Find Exp Clin Pharmacol，2010，32（10）：713.

[18] 四川中药志写作编写组. 四川中药志［M］. 四川：四川人民出版社，1982.

[19] 严晓华，万璐，王杰民，等. 醒脾养儿颗粒治疗小儿轮状病毒性肠炎70例［J］. 陕西中医，2014，35（3）：21.

[20] 朱茜. 醒脾养儿冲剂治疗小儿厌食症54例［J］. 江西中医药，2008，39（9）：36.

[21] 张朝贵. 香远合剂治疗偏头痛失眠症72例临床观察［J］. 时珍国医国药，2010，21（5）：

1292.
[22] 戚懋材，熊惠江．苗药健胃散治疗小儿慢性胃炎54例［J］．中国民族医药杂志，2008（7）：17.

1.37 茄 科

1.37.1 丁茄

［基源］为茄科植物丁茄 *Solanum surattense* Burm. f.的根、果或全草。

［别名］癫茄、大癫茄、野颠茄、野番茄、钮茄根、山马铃、刺丁茄、番鬼茄、黄水茄。

［产地］分布在云南、四川、广西、湖南、广东等地。

［性味功效］味苦、辛，性微温，有毒。活血散瘀，镇痛麻醉，镇咳平喘。

［主治范围］主跌打损伤，风湿腰腿痛，痈疮肿毒，冻疮，慢性咳嗽痰喘，胃脘痛，瘰疬。

［用法用量］外用适量，鲜品捣烂敷患处，或煎水外洗。

［毒副反应及注意事项］全株各部分均有毒，不可内服，青光眼患者忌用[1]。

［现代药理研究］

（1）抗肿瘤作用：体外抗肿瘤实验结果表明[2]，黄水茄（丁茄）提取的皂苷类化合物对人肝癌细胞和人肺癌细胞的增殖有抑制作用。

（2）其他：有解除平滑肌痉挛、镇痛、抑制腺体分泌、扩大瞳孔等作用[3]。

［临床应用］

（1）治疗冻疮：冻疮的病因是外感寒邪，血络凝滞不畅所致，用辣椒痛可贴治疗冻疮取得满意疗效。辣椒痛可贴主要成分为辣椒、丁茄等，有活血、消炎、止痛作用[4]。

（2）治疗消化性溃疡：笔者予甘颠散（草流浸膏、丁茄浸膏、石菖蒲、碳酸氢钠、次碳酸锡、三硅酸镁）治疗消化性溃疡，取得满意疗效[5]。

（3）治疗骨髓炎：笔者予丁了油治疗骨髓炎化脓期，取得满意疗效。药物组成为了哥王、丁茄鲜根皮各等份，洗净捣烂，用蓖麻籽油拌匀，于骨髓炎化脓期敷于患处周围，中间留口排脓[6]。

参考文献

［1］刘灿黄，张继，康帅，等．颠茄草的生药学研究［J］．中国中药杂志，2014，39（9）：1589-1592.
［2］张文娜．黄水茄的化学成分研究［J］．中国中药杂志，2015，4（2）：264-268.
［3］肖培根．新编中药志［M］．北京：化学工业出版社，2002：402.
［4］王蕾．辣椒痛可贴的应用［J］．中国医院药学杂志，1998，18（11）：516.
［5］颜会兰，李应全，刘萍．甘颠散对消化性胃溃疡的实验与临床研究［J］．山东中医杂志，2001（9）：58.

[6] 萧成纹，石光汉，杨显全. 侗医治疗骨伤骨折技术研究（五）—侗药治疗骨伤骨折内服外敷单、验、秘方选录[J]. 中国民族医药杂志，2013（2）：28-32.

1.37.2 水茄

[基源] 为茄科植物水茄*Solanum torvum* Swartz的叶及老茎。

[别名] 天茄子、洋毛辣、刺蔷茄、金钮扣、山颠茄、刺茄、鸭卡、野茄子、茄木、狗辣子、一面针、小登茄、扭茄木、金衫扣。

[产地] 分布于台湾、广东、广西、云南等地。

[性味功效] 味辛，性平，小毒。活血，消肿，止痛。

[主治范围] 主胃痛，痧症，闭经，跌打瘀痛，腰肌劳损，痈肿，疔疮。

[用法用量] 内服：9～15 g，煎汤服。外用：适量，捣敷。

[毒副反应及注意事项] 小毒。孕妇忌用。青光眼患者忌内服，以免增加眼压而使病情恶化。

[现代药理研究]

（1）抗炎[1]作用：黄庆芳等人提取金钮扣的水、醇提物，将醇提物按极性大小依次用石油醚、氯仿、乙酸乙酯、正丁醇萃取，用足趾肿胀法观察抗急性炎症作用，用棉球肉芽法观察抗慢性炎症作用。结果显示，金钮扣醇提物抗急性炎症和慢性炎症效果较好，优于金钮扣水提物，且金钮扣醇提物的萃取物对急性炎症均有显著抑制作用，氯仿组和水层组能较好地抑制慢性炎症组织细胞增生和组织液渗出。

（2）止咳、化痰[2]作用：冯承恩等人采用豚鼠枸橼酸引咳法、小鼠气管酚红法、豚鼠组胺和乙酰胆碱致喘法，观察金钮扣水、醇提物低、中、高剂量（4.28 g/kg、8.56 g/kg、17.12 g/kg）的止咳、化痰及平喘作用。结果表明，金钮扣水、醇提物具有止咳、化痰疗效，但均无平喘作用，其醇提物止咳和化痰疗效优于水提物。

（3）抑菌[3]作用：冯承恩等人采用药敏纸片扩散法及两倍稀释法测定金钮扣提取物对金黄色葡萄球菌等10种细菌的抑菌效果。结果显示，金钮扣水提物对金黄色葡萄球菌、柠檬色葡萄球菌、微球菌、枯草芽孢杆菌、痢疾杆菌、白色葡萄球菌6种供试菌有抑制作用；醇提物及石油醚层对耐甲氧西林金黄色葡萄球菌、金黄色葡萄球菌、柠檬色葡萄球菌、微球菌、枯草芽孢杆菌、痢疾杆菌6种供试菌有较强的抑制作用；醇提物及氯仿层对白色葡萄球菌有较弱的抑菌作用。金钮扣不同提取物对供试菌抑菌效果不同，醇提物的抑菌效果优于水提物，而石油醚层及氯仿层是主要活性成分，具有抑菌作用。

[临床应用]

（1）治跌打瘀痛，腰肌劳损，胃痛。《广州部队常用中草药手册》

（2）治疗腹股沟淋巴结肿大：刺茄根、鼠乳根各30 g，青皮鸭蛋1个，水煎冲酒送鸭蛋服。每日1次，连服2～3次。《全国中草药汇编》

（3）治疗脚底砧伤：刺茄叶适量，加食盐捣烂贴患处。《全国中草药汇编》

（4）治疗乳痈：刺茄根、消山虎、节节花、黄花仔各15 g，水煎冲酒内服。外用刺

茄叶适量和酒糟捣烂贴患处。《全国中草药汇编》

（5）治疗咽喉炎：刺茄根15 g，和尚头草30 g，水煎服。《全国中草药汇编》

参考文献

[1] 黄庆芳，冯承恩，房志坚，等．金钮扣提取物的抗炎作用及有效部位探讨[J]．中药材，2012，35（3）：462-464.

[2] 冯承恩，黄庆芳，房志坚，等．金钮扣止咳、化痰及平喘作用的研究[J]．中药材，2012，35（5）：783-785.

[3] 冯承恩，黄庆芳，房志坚，等．金钮扣提取物体外抑菌活性的初步研究[J]．安徽农业科学，2012，40（2）：723-725，762.

1.38 卷 柏 科

翠云草

[基源] 为卷柏科植物翠云草*Selaginella uncinata*的全草。

[别名] 金鸡独立草、翠翎草、孔雀花、翠羽草。

[产地] 分布于华东、中南、西南各地。

[性味功效] 味淡、微苦，性凉。清热利湿，止血，解毒。

[主治范围] 主湿热黄疸，泄泻，痢疾，淋病，水肿。肺热咯血，咽喉肿痛，吐血，鼻出血。外用治脓疱疮，丹毒，蛇虫咬伤，水火烫伤，外伤出血。

[用法用量] 内服：10～15 g，鲜品倍量，煎汤服。外用：煎水洗，捣敷或研末撒。

[毒副反应及注意事项] 脾胃虚寒者慎服。经期禁用，经期忌寒，本品性凉，不宜服用。

[现代药理研究]

（1）抗肿瘤作用：翠云草全草含有大量的双黄酮类成分，此类成分具有明显的抗肿瘤、抗炎、抗病毒、抗氧化、抗血栓和扩张血管等作用[1]。孙颖桢等[2]通过实验研究了翠云草总黄酮对结肠癌细胞表达的抑制作用。Lee等[3]研究表明，翠云草中蕙花杉双黄酮对磷脂酶有抑制作用，进而抑制磷脂肌醇的转换，表明翠云草具有一定的抗肿瘤作用。

（2）止咳平喘作用：应华忠等[4]通过实验对翠云草的平喘作用进行了研究，发现翠云草水提物具有良好的平喘作用。乔家法等[5]采用绯红排泌量法、氨水和枸橼酸引咳法观察翠云草水提液的祛痰止咳作用。结果翠云草提取液高、中两个剂量对氨水和枸橼酸引起的咳嗽具有较强的抑制作用。

（3）抗病毒、抑菌作用：江海燕等[6]研究发现翠云草醇提取物的乙酸乙酯部位对单纯疱疹病毒和柯萨奇B组3型病毒具有较好的抑制作用。周仁超[7]研究发现翠云草水提液有较强的抗菌作用，对痢疾杆菌、大肠杆菌、变形杆菌、金黄色葡萄球菌、绿脓杆菌均有抑制作用，对大肠杆菌作用最强。

［临床应用］

（1）治疗黄疸：翠云草30 g，秋海棠根6 g，水煎服。《青岛中草药手册》

（2）治疗肠炎，痢疾：翠云草、马齿苋各30 g，水煎服。《安徽中草药》

（3）治疗淋病：鲜翠云草45 g，水煎服。《湖南药物志》

（4）治疗烧烫伤，脓疱疮：翠云草研粉，调桐油或茶油涂患处。《广西本草选编》

（5）治疗吐血；翠云草三钱（15 g），水煎服。《百草镜》

（6）治疗痔漏：翠云草同胡桃叶煎洗。《采药书》

参考文献

［1］缪刘萍，王鑫杰，周海风，等. 双黄酮类化合物药理作用研究［J］. 世界临床药物，2012，33（6）：369-374.

［2］孙颖桢，陈科力，刘震. 翠云草总黄酮对结肠癌HT-29细胞COX-2 mRNA表达的抑制作用［J］. 中国药师，2010，13（2）：163-164，168.

［3］LEE H S，WAN K O，BO Y K，et a1. Inhibition of Dhospholi-pase CY1 activity by amentoflavone isolated from *Selaginella tamariscinal*［J］. J Planta Med，1996，62（4）：293-296.

［4］应华忠，王德军，徐寿平，等. 翠云草平喘作用的实验研究［J］. 江西科学，2004，22（5）：389-391.

［5］乔家法，俞冰. 翠云草水提液的祛痰止咳作用［J］. 浙江中医药大学学报，2012，36（5）：563-564.

［6］江海燕，吴思超，朱家杰，等. 几种瑶药的体外抗病毒活性初步研究［J］. 暨南大学学报，2008，29（5）：500-504.

［7］周仁超. 蕨类植物抗菌作用的初步研究［J］. 天然产物研究与开发，1998，11（4）：53-56.

九　画

1.39 秋海棠科

1.39.1 水八角

［基源］为秋海棠科植物掌裂叶秋海棠*Begonia pedatifida* Levl. 的根茎。

［别名］花鸡公、一口血、枫香细辛、蜈蚣七、血蜈蚣、虎爪、水黄连、水蜈蚣、风吹不动、酸猴儿。

［产地］分布于四川、贵州、云南、广西、广东、江西、湖北等地。

［性味功效］味酸，性凉。活血止血，利湿消肿，止痛，解毒。

［主治范围］主吐血，尿血，崩漏，外伤出血，水肿，胃痛，风湿痹痛，跌打损伤，疮痈肿毒，蛇咬伤。

［用法用量］内服：9～15 g，鲜品30～60 g，煎汤服；或6～9 g，研末服。外用：

适量，鲜品捣敷，或研末撒。

［现代药理研究］

（1）抗凝[1]作用：杨嘉等人研究中药抗血栓作用，采用临床检验中经典的凝血筛选试验，用人体抗凝血浆进行了常规凝血指标及纤维蛋白溶解试验的测定，结果表明，水八角具有显著的抗凝作用。

（2）抗乙型肝炎病毒[2]作用：李文等人使用酶联免疫吸附检测（ELISA）技术对水八角的水提取物进行抗乙型肝炎病毒e抗原（HBeAg）的实验研究。结果表明，水八角抗HBeAg的最低剂量为每100 μL 0.6 mg。

［临床应用］

（1）治疗跌打损伤：掌裂叶秋海棠根适量，晒干研末，每服6 g，开水送服；另用鲜根适量，甜酒糟少许，捣烂外敷。《江西草药》

（2）治疗全身浮肿、尿血：掌裂叶秋梅棠根18 g，乌韭根15 g，车前9 g，水煎服。《江西草药》

（3）治疗急性关节炎：掌裂叶秋海棠根15 g，水酒煎服；若关节痛甚，用掌裂叶秋海棠鲜根适量，酒糟少许，捣烂外敷。《江西草药》

（4）治疗五步龙、银环蛇咬伤：掌裂叶秋海棠根30 g，大青叶15 g，万年青叶3片（均鲜），水煎服，并用药渣捣烂外敷。《江西草药》

（5）治疗血栓性静脉炎：蜈蚣七30 g，瓜子金根、香血藤各15 g，水酒各半煎服。《湖北中草药志》

（6）治疗外伤出血：蜈蚣七、天南星各等量，共研末，撒敷伤口。《湖北中草药志》

（7）治疗吐血：水八角30 g，猪鬃草30 g，见血清15 g，白茅根15 g，棕树根15 g，水煎兑服。每日3次。《四川中药志》

（8）治疗胃痛：掌裂叶秋海棠根12～16 g，甜酒适量，水煎，酌加糖调敷。《江西中草药手册》

（9）治疗癫痫验方[3]：竹沥500 g，配胆南星250 g，全虫550 g，柏花500 g，洋虫550 g，人工牛黄360 g，水八角500 g，僵蚕600 g，郁金450 g，共研为细粉，制成水丸。1日2次，1次6～8 g。连服2个月即愈，无一复发。

参考文献

［1］杨嘉，李宏，洪旗，等. 中药抗血栓作用的研究［J］. 天然产物研究与开发，1997，9（2）：17-20.

［2］李文，郑民实，彭琴，等. ELISA技术检测若干种中草药抗HBeAg的实验研究［J］. 江苏药学与临床研究，1997，5（1）：8-10.

［3］吴振兴. 竹沥治癫痫验方［J］. 农村新技术，2004（11）：46.

1.39.2 裂叶秋海棠

［基源］为秋海棠科植物裂叶秋海棠*Begonia palmata* D. Don. 的全草。

[**别名**] 红孩儿、红天葵、石莲、血蜈蚣。

[**产地**] 分布于广东、广西、香港、海南、台湾、福建、湖南、江西、贵州、四川、云南等地。生于河边阴处湿地。

[**性味功效**] 味甘、酸，性寒。清热解毒，散瘀消肿。

[**主治范围**] 主肺热咳嗽，疔疮痈肿，痛经，闭经，风湿热痹，跌打肿痛，蛇咬伤。

[**用法用量**] 内服：9～15 g，煎汤服或研末服或浸酒服。外用：适量，鲜品捣敷。

[**临床应用**]

（1）治疗咳嗽吐血：裂叶秋海棠15 g，白及9 g，煎服。《恩施中草药手册》

（2）治疗痈、疔、无名肿毒：初起用裂叶秋海棠根茎及叶研末调醋或酒外敷，已经成脓或溃破者用粉末调鸡蛋清敷患处。《福建药物志》

（3）治疗痛经：裂叶秋海棠鲜品，咬碎吞服。《恩施中草药手册》

（4）治疗风湿性关节炎：裂叶秋海棠1 500 g，臭牡丹1 000 g，瓜子金180 g。共研细粉，炼蜜为丸，早晚各服9 g，用开水或酒送服。《全国中草药汇编》

（5）治疗关节痛：裂叶秋海棠根茎30 g，猪脚爪1只，酒水炖服。《福建药物志》

（6）治疗跌打内伤：裂叶秋海棠研粉，每次服0.9～1.5 g。《恩施中草药手册》

（7）治疗跌打积血：裂叶秋海棠全草9～15 g，水煎服，并用鲜全草捣烂外敷。《广西本草选编》

（8）治疗痔疮：裂叶秋海棠、九里光捣烂，外敷。《湖南药物志》

1.40 柿　　科

柿叶

[**基源**] 为柿科植物柿子*Diospyros kaki* Thunb. 的叶。

[**别名**] 柿子叶、镇头迦叶、柿树叶、紫藿香、涩藿香。

[**产地**] 分布于华东、中南及辽宁、河北、山西、陕西、甘肃、台湾等地。

[**性味功效**] 味苦，性寒，无毒。凉血止血，清热平肝，下气止咳。

[**主治范围**] 主血热吐血，鼻出血，咯血，便血，肝阳上亢之头晕目眩，肺气上逆之咳嗽气喘；近有用于血小板减少性紫癜，溃疡病出血，肺结核及支气管扩张咯血，功能性子宫出血，痔疮出血，眼底出血，红斑狼疮出血，冠心病心绞痛，高血压，血管硬化；外用治臁疮。

[**用法用量**] 内服：3～9 g，煎汤服或泡茶服。外用：适量，鲜品煎水洗或研末调敷。

[**现代药理研究**]

（1）降血糖作用：柿叶提取物有降低链脲佐菌素致糖尿病小鼠模型的血糖水平、改善胰岛素抵抗、调节脂代谢紊乱的作用[1]。给小鼠灌胃淀粉和柿叶多酚浓缩物可导致体内血糖水平剂量依赖性地下降，柿叶多酚可以在淀粉摄入后抑制血糖升高[2]。

（2）调节血脂作用[3]：鲜柿叶汁对于高脂饮食诱导的大鼠体质量增加有明显的抑

制作用，对三酰甘油和低密度脂蛋白胆固醇的升高有明显的抑制作用，对于高密度脂蛋白胆固醇的降低有明显的升高作用，提示鲜柿叶汁有一定的减肥、调血脂作用。

（3）抗氧化作用[4]：柿叶总黄酮具有一定的还原能力，对超氧自由基有一定的清除能力，且黄酮类化合物的添加量在实验范围内与其抗氧化活性呈正相关。

（4）抗菌的作用[5]：柿叶的石油醚萃取物的相对真菌和细菌几乎无抑制作用；其正丁醇萃取物对细菌有不同程度的抑制作用，而对真菌无抑制作用。

（5）对癌症的作用：通过实验发现柿叶中4种萘酮类化合物具有抗炎作用，通过标准NIH（美国国立癌症研究所）法实验，发现萘醌的环氧化物对10种癌细胞都有毒杀作用。从分子生物学角度对柿叶的抗癌作用的细胞靶向位置及作用机制进行了研究，发现通过与DNA拓扑异构酶I直接键合而阻止其进入DNA[6]。

（6）对循环系统的作用：对柿叶进行了提取、分离，并考察各部位针对尿烷引起麻醉鼠的降压活性进行监测，发现降压的活性成分是黄酮苷和异槲皮素。研究表明，柿叶提取物能显著提高红细胞电泳率，降低全血和血浆比黏度，减少纤维蛋白原，从而改变血液的理化特性；柿叶提取物能使麻醉狗冠状窦血流量增加68%～122%，改善心脏泵血功能，降低心肌耗氧量，增加冠脉流量，改善全身血液循环，对冠心病心绞痛有一定的治疗作用[7]。从叶中提出的黄酮苷，给狗静脉注射（5 mg/kg），能降低血压并增加冠脉流量（33%～36%）；对离体兔心脏，也能增加冠脉流量。以叶制成的注射剂在体外对金黄色葡萄球菌、卡他球菌有一定的抑菌作用。给兔腹腔注射，有降温作用。对动物的毒性不大，也不引起溶血，不影响末梢血象。

（7）妊娠止血的作用：采用妊娠大鼠腹腔注射米非司酮和米索前列醇造成不完全流产模型，观察柿叶对早孕和中孕大鼠药物流产子宫出血的影响。实验结果表明柿叶对早孕和中孕大鼠药物流产后子宫出血有一定的止血作用。

［临床应用］

（1）清热，消炎，健脾胃：主治小儿营养不良，慢性腹泻，小儿消化不良。外治疮，疖，烧烫伤。《全国中草药汇编》

（2）治咳喘、止血：

①治咳嗽吐血，止渴生津《本草再新》。

②治咳嗽气喘，消肺气胀。《分类草药性》

（3）治血小板减少症：干柿叶、马蓝、阿胶、侧柏叶，水煎服。《江西中草药学》

（4）外用治臁疮：经霜叶敷臁疮。《滇南本草》

参考文献

［1］曹芬．柿叶提取物对小鼠糖尿病及胰岛素抵抗作用的研究［M］．南宁：广西医科大学，2010.

［2］KAWAKAMI K，AKETA S，NAKANAMI M，et al. Major water-solube polyphenols，proanthocyanidins，in leaves of persimmon（*Diospyros kaki*）and their α-amylase inhibitory activity［J］. Biotechnology，2010，74（7）：1380-1385.

［3］吴小南，汪家梨．鲜柿叶汁对实验性高脂大鼠减肥降脂作用的观察［J］．中国公共卫生，

1999，15（4）：302-303.
［4］王小芳，董晓宁，刘玉姣，等．柿叶中总黄酮提取工艺模式的建立及抗氧化活性研究［J］．中华医药杂志，2011（1）：67-70.
［5］季志平，苏印泉，吕平，等．柿叶化学成分及其抑菌活性研究［J］．林产化学与工业，2006，26（4）：87-91.
［6］TING C Y，HSU C T，HSU H T，et al．Isodiospy rinasanovel human DNA topoisomerase I inhibitor［J］. Biochem Pharmacol，2003，66（10）：1981-1991.
［7］FUNAYAMA S，HIKIND H．Hypotensive principles of *Diospyros kaki* leaves［J］．Chem Pharm Bull，1979，27（11）：2865-2868.

1.41 茜 草 科

1.41.1 山甘草

［**基源**］为双子叶植物药茜草科植物毛玉叶金花*Mussaenda pubescen* Ait. f. 的茎叶。

［**别名**］白纸扇、白蝴蝶、白茶、凉茶藤、白头公、凉藤、黄蜂藤、生肌藤、粘雀藤、土甘草、水藤根、假忍冬藤、蝴蝶藤等。

［**产地**］分布于湖北、广东、广西、四川、贵州、云南等地。

［**性味功效**］味甘、微苦，性凉。归膀胱、肺、大肠经。解表，消暑，利湿，解毒，活血。

［**主治范围**］主感冒，中暑，发热，咳嗽，咽喉肿痛，暑湿泄泻，痢疾，疮疡脓肿，跌打，蛇伤。

［**用法用量**］内服：25～100 g（鲜品50～100 g），煎汤服或捣汁服。外用：捣敷。

［**现代药理研究**］山甘草的枝叶，福建民间用其煎剂作为避孕药或堕胎药。抗早孕实验证明，本品中所含成分咖啡酸、阿魏酸对小白鼠有不同程度的抗早孕作用，并发现山甘草的水煎液和81%乙醇沉淀物为抗早孕活性有效部分[1]。

［**临床应用**］

（1）治疗急性胃肠炎：鲜玉叶金花茎、叶30～60 g，水煎服。《福建中草药》

（2）治疗暑湿腹泻：玉叶金花二两（100 g），大叶桉树六钱（30 g），水煎，每日分3次服。《广西中草药》

（3）治疗伏暑下痢：山甘草30～60 g，水煎服。《闽南民间草药》

（4）治疗湿热小便不利：玉叶金花30 g，银花藤60 g，车前草30 g，水煎服。《广西中草药》

（5）治疗恶疮肿毒：山甘草捣烂敷患处。《泉州本草》

（6）治疗食物中毒：鲜山甘草叶，捣绞汁灌服。《泉州本草》

（7）治疗断肠草、砒霜、磷化锌中毒：玉叶金花鲜叶三至四两（150～200 g）捣汁，调鸡蛋白3～5个，大蓟根粉、天门冬粉各五分（2.5 g），先探吐后灌服，每15 min服1次。口渴者多饮绿豆汤。应用本品治疗断肠草等中毒时，宜严密观察病情，必要时配合其他中西医抢救方法。《福建中草药》

（8）治疗郁热型溃疡病[2]：民间草药方治郁热型溃疡病有佳效，方药组成为山甘草125两（7.25 kg），鱼腥草175两（8.75 kg），羊乳参250两（12.5 kg），鼠曲草250两（12.5 kg），上药共制成糖浆16 000 mL，每毫升含原药0.5钱（2.5 kg），每日45 mL，早晚饭前分服，45日为1个疗程。

（9）治疗流行性腮腺炎[3]：升麻4～6 g，丹参8～10 g，牛蒡子2～4 g，山甘草3～5 g，何首乌2～4 g，山豆根1～3 g，郁金5～7 g，忍冬藤3～5 g，金银花10～15 g，马钱子2～4 g，虎杖5～7 g，蝉蜕3～5 g，干姜10～15 g，黄蜀葵子2.5～3.5 g，野菊花10～12 g，木芙蓉花3～5 g，小槐花2～4 g，马蹄金1～3 g，牛筋草4～6 g，八仙草2～4 g，水柳1～3 g和牛舌头2～4 g，水煎服。该方具有清热解毒、解表散风、泻火凉血、散结消肿的功效，其治疗流行性腮腺炎疗效显著，作用可靠，其组分药源广，配制简便，无毒副作用。

参考文献

［1］刘星锴，梁国建，蔡雄，等．山甘草化学成分及其抗生育活性研究［J］．上海医科大学学报，1986，13（4）：273–276.

［2］钟朝相，陈孝风，胡兆鳞，等．佛耳养胃膏治疗郁热型溃疡病临床报告［J］．江西医药，1963（01）.

［3］董良清．一种治疗流行性腮腺炎的中药组合物：CN201410202751.［P］．2014–9–10.

1.41.2　水团花

［基源］为双子叶植物药茜草科植物水团花*Adina pilulifera*（Lam.）Franch. ex Drake的枝叶或花果。

［别名］水黄凿、青龙珠、穿鱼柳、假杨梅、水加橧、溪棉条、满山香、球花水杨梅、水里斜、水里树。

［产地］分布于长江以南各地。

［性味功效］味苦、涩，性凉。归肝、脾、大肠经。清热祛湿，散瘀止痛，止血敛疮。

［主治范围］主痢疾，肠炎，浮肿，痈肿疮毒，湿疹，溃疡不敛，创伤出血。

［用法用量］内服：花果10～15 g，枝叶15～30 g，煎汤服。外用：适量，枝、叶煎水洗，或捣敷。

［毒副反应及注意事项］有小毒。

［现代药理研究］

（1）对心血管系统的作用：家兔静脉注射水团花乙酸乙酯提取物10 g/kg，生药20 g/kg，能抑制脑垂体后叶素引起的T波升高和S–T段上移，对心肌缺血有一定的保护作用。乙酸乙酯提取物静脉注射5 g/kg，使麻醉犬平均降低血压31.1%，维持约300 min，但对心率和心肌收缩力无明显影响。麻醉开胸犬静脉注射2.5 g/kg，显著增加左旋支冠脉血流量60%以上，14 min后恢复正常水平；对离体兔、豚鼠心脏也有扩张冠脉、增加冠脉流量作用[1]。乙酸乙酯提取物和醇提取物还能显著延长小鼠常压而缺氧的存活时间，提高缺氧的耐受能力[1-2]。

（2）平喘、止咳、祛痰作用：水团花醇提物对乙酰胆碱所致离体豚鼠气管收缩有明显的松弛作用。醇提取物23 g/kg、30 g/kg分别给小鼠腹腔注射，或100 g/kg灌胃，均有镇咳作用（氨水引咳法）。醇提物80 g/kg小鼠灌胃，有明显祛痰作用（酚红法）[2]。

（3）抗菌作用：采用试管稀释法，水团花醇提物对大肠杆菌，绿脓杆菌、福氏痢疾杆菌、伤寒杆菌、枯草杆菌、蜡样杆菌及八叠球菌、金黄色葡萄球菌均有抑制作用[2]。

（4）胃溃疡大鼠黏膜保护的作用[3]：曹名波等通过土荆芥-水团花内容物对一氧化氮（NO）、表皮生长因子（EGF）及表皮生长因子受体（EGFR）的影响，探讨该药对实验性大鼠胃黏膜的保护作用。实验结果显示，土荆芥-水团花内容物通过促进NO、EGF等胃黏膜的保护因子分泌，通过上调胃黏膜上皮细胞EGFR水平，促进溃疡愈合。

（5）水杨梅根提取物体外抗肿瘤活性：临床实验表明水杨梅根能抑制消化道肿瘤。在10～1 000 μg/mL浓度范围内，乙酸乙酯提取部位对人直肠癌LS174T 细胞的增殖具有抑制作用；而氯仿和正丁醇提取部位的抑癌作用活性很低，通过延长各提取部位对人直肠癌LS174T 细胞的作用时间及增加它们的实验浓度梯度表明，不同浓度的各提取部位处理LS174T 细胞，随浓度增加其抑制率也增加，在测定浓度范围内表现为剂量依赖性抑制。其中乙酸乙酯提取部位对人直肠癌LS174T 细胞的增殖具有明显的抑制作用，而氯仿和正丁醇部位的抑癌作用不明显[4]。

［临床应用］

（1）治疗跌打扭伤：水团花鲜叶（量不拘），捣敷患处。《广州部队常用中草药手册》

（2）治疗湿热浮肿：水团花鲜茎或叶、茵陈各20 g，水煎，调糖服。《福建中草药》

（3）治疗肝炎：水团花鲜根、虎杖鲜根各一两（50 g），水煎，调糖服。《福建中草药》

（4）治疗风火牙痛：水团花鲜花球60 g，水煎，日含漱数次。《草药手册》

（5）治疗痈、无名肿毒：适量水团花鲜叶加食盐、饭粒捣烂外敷。《福建中草药》

（6）治疗湿疹：水团花叶适量，配杠板归，水煎，洗患处。《湖南药物志》

（7）治疗创伤出血，脚部烂毒：水团花叶或花适量，以冷开水洗净，捣烂包敷于创口。《福建民间草药》

参 考 文 献

［1］张庆元，李友娣．水团花抗心绞痛的实验研究［J］．中草药，1987，18（01）：26.

［2］白雪，林晨，李药兰，等．水杨梅和水团花提取物体外抑菌活性的实验研究［J］．中草药，2008，39（10）：1532-1535

［3］曹名波，董蕾，苌新明，等．土荆芥-水团花对胃溃疡大鼠黏膜保护作用的研究［J］．中国中药杂志，2007，32（01）：49-52.

[4] 叶勇，涂先琴，宋兴文，等. 水杨梅根提取物的体外抗肿瘤活性[J]. 浙江中医药大学学报，2007，31（3）：1.

1.41.3 黄根

[基源] 为茜草科植物黄根*Prismatomeris tetrandra*（Roxb.）K. Schum. 的根。

[别名] 狗骨木、白狗骨、黑根子、四蕊三角瓣花。

[产地] 分布于广东、海南、广西等地。

[性味功效] 味微苦，性凉。凉血止血，散瘀强筋，利湿退黄。

[主治范围] 主白血病，再生障碍性贫血，地中海贫血，乙型肝炎，风湿性关节炎，跌打损伤，骨质增生，骨质疏松，尿路感染，牙龈出血等。

[用法用量] 内服：每日10～30 g，煎汤服。

[毒副反应及注意事项] 本品长期使用毒副反应很小。少数患者用药后出现口干、白细胞的胞核不整，细胞质中出现空泡等现象。黄根对心脏有抑制作用，对于矽肺并发肺心病、心功能严重损害的患者，当病情改善、心肌缺氧状况缓解时，心脏功能恢复不理想，即应考虑黄根对心脏的抑制作用，此时即应酌情停药或减量。

[现代药理研究]

（1）对心脏的作用：不同剂量（1 g/100 mL、1.5 g/100 mL、3.5 g/100 mL灌流液）的黄根均能降低正常离体大鼠心脏的心肌收缩力、冠脉流量和心率，并能削弱离体大鼠心脏对缺氧的耐受力。黄根抑制大鼠心脏功能的程度，随剂量递增或给药时间延长而加强，这种现象可能与黄根中含铝、锰量较高，在一定程度上能阻止细胞外钙慢通道内流，使细胞内钙浓度降低，进而抑制有关。

（2）对呼吸系统的作用：酚红法试验证明，小鼠灌服黄根具有明显的祛痰作用。用0.3%磷酸组胺恒压喷雾引喘证明，给豚鼠腹腔注射和黄根醇提水溶物对动物的药物性引喘具有保护作用，且与氨茶碱相似。

（3）抗菌作用：研究证明，用稀醇回流提取的黄根制剂，在体外平板法进行抗菌试验，其抗菌率72%，仅次于小檗碱（80%）和链霉素（90%），但优于青霉素（55%）。对金黄色葡萄球菌、炭疽杆菌有高度抗菌作用；对乙型链球菌、肺炎链球菌、伤寒杆菌、白喉杆菌及福氏痢疾杆菌有中度抗菌作用。稀醇回流提取黄根制剂对金黄色葡萄球菌的最低抑菌浓度为1∶6，对炭疽杆菌的最低抑菌浓度为1∶32，对伤寒杆菌的最低抑菌浓度为1∶8。

（4）治疗矽肺：经动物实验和临床试验认为黄根对矽肺有疗作用，可抗石英、石棉的溶血毒性，其中黄根抗石棉的溶血作用比抗石英的溶血作用更强。兔肺泡巨噬细胞体外培养研究结果显示，黄根能保护巨噬细胞质膜和溶酶体膜，具有二氧化硅细胞毒作用。对大鼠矽肺模型腹腔注射黄根，治疗1、2、3个月的各组鼠肺外观实验观察，其病变明显较对照组减轻。电镜观察，对照组病变程度属Ⅱ～Ⅲ级，治疗组病变仅为Ⅰ～Ⅱ级，表现为肺间质纤维化较轻，结节稀少，外形小，特殊染色所见结节内胶原纤维很少。给实验性矽肺恒猴灌胃治疗6个月后，除肺部情况外，发现肝脏二氧化硅沉着少，结节数量少、程度轻，证明黄根在肝脏能保护肝的巨噬细胞，促进肝脏的异物排除，从而有效地抑制肝纤维的形成。黄根制剂具有轻度抑制肽链交联为胶原的作用，使胶原结构疏松。对黄根治疗动物实验性矽肺的有效成分研究表明，黄根60%醇提液腹腔注射，对矽肺有明显疗效，但灌胃的疗效欠佳；黄根95%乙醇提取物和脂溶部分，对实验性矽肺无明显效果，但黄根60%乙醇提取物和水溶部分则有效；黄根中所含无机铝效果不明显，而铝的有机化合物可能是有效成分之一。

［临床应用］

（1）治疗地中海贫血：黄根30～50 g，猪脊骨150～250 g，红枣50 g，每日1次，煎汤，分2次服。服1个月为1个疗程，连服3～6个疗程。应用上方黄根加味治疗地中海贫血36例，除3例极重型不能坚持治疗外，其余33例患者血色素均保持90 g/L，对改善症状，缓解病情，提高血红蛋白等均有显著疗效，有效率达91.6%[1]。

（2）治疗乙型肝炎：采用黄根为主药的复方虎贯茵黄清肝饮，治疗乙型肝炎收到了良好效果。该药由黄根50 g，虎杖15 g，贯众12 g，茵陈15 g，败酱草20 g，鸡骨草20 g等组成[2]。

（3）治疗尿路感染：急性肾盂肾炎、急性膀胱炎患者症见尿频、尿急、尿痛、小便短黄、大便秘结等，可用黄根30 g，金银花15 g，生地黄15 g，木通6 g，淡竹叶10 g，扁蓄12 g，瞿麦10 g，甘草6 g，连翘12 g，车前草15 g，水煎，分2～3次服，连服7～10日，疗效甚佳。

（4）治疗风湿性关节炎、肝炎：黄根15～30 g，水煎服。《广西本草选编》

（5）治疗诸虚不足及新病暴虚，津液不固，体常自汗，夜卧即甚，久而不止，羸瘠枯瘦，心松惊惕，短气烦倦：黄芪（去苗、土）、黄根（洗）、牡蛎（米泔浸，刷去土，火烧通赤）各一两（50 g），共为粗散。每服三钱（15 g），水一盏半，小麦百余粒，同煎至八分，去滓热服，每日服2次，不拘时候。《太平惠民和剂局方》牡蛎散

（6）治疗虚汗无度：黄根、黄芪各等份，为末，飞面糊，做丸梧子大，每用浮麦汤下百丸，以上为度。《谈野翁试验方》

（7）治疗产后虚汗不止：

①当归一两（50 g）（锉，微炒），黄根二两（100 g），黄芪一两（50 g）（锉），上药，捣粗罗为散。每服四钱（20 g），以水一中盏，煎至六分，去滓，不计时候温服。《太平圣惠方》黄根散

②牡蜗粉三分（1.5 g），黄根二两（100 g），捣细罗为散，用扑身上。《太平圣惠方》黄根散

（8）治疗肾劳热，阴囊生疮：黄根、石硫黄各三两（150 g），米粉五合。上三味治下筛，安絮如常用粉法搭疮上，粉湿，更搭之。《千金方》黄根粉

参考文献

［1］赖祥林．黄根加味治疗地中海贫血36例临床观察［J］．中国中医药科技，1996，3（1）：44．

［2］赖祥林．虎贯茵黄清肝饮［J］．广西中医药，2006，29（6）：30-31．

1.42 胡 椒 科

1.42.1 十八症

［基源］为胡椒科胡椒属植物光轴苎叶蒟*Piper boehmeriaefolium* Wall. var. *tonkinense* C. DC. 的根或全草。

［别名］歪叶子兰、大肠风、小麻疙瘩、石条花、苎叶蒌。

［产地］分布于广东、广西、海南、贵州、云南等地。

［性味功效］味辛，性温。归肝、胃、肺经。祛风散寒，活血调经，散瘀止痛。

［主治范围］主感冒，风湿筋骨痛，跌打肿痛，痛经，闭经，胃寒疼痛；外用治毒蛇、蜈蚣咬伤。

［用法用量］内服：3～15 g，煎汤服；或1～5 g，研粉服。外用：研末调涂或鲜品捣敷。

［毒副反应及注意事项］孕妇慎服。

［现代药理研究］

（1）镇静、镇痛、抗抑郁及抗炎：肖新霞等[1]以十八症的醋酸乙酯提取物和乙醇提取物按50 mg/kg，100 mg/kg对小鼠分别灌胃给药，测定小鼠穿格行走数、扭体数、强迫游泳累计不动时间及耳郭肿胀率来考察十八症提取物的镇静、镇痛、抗抑郁、抗炎活性。实验结果显示，醋酸乙酯提取物可使小鼠穿格行走数、扭体数、累计不动时间及耳郭肿胀率均明显减小，而乙醇提取物仅引起小鼠穿格行走数和累计不动时间显著减小。表明十八症的醋酸乙酯提取物有较显著的镇静、镇痛、抗抑郁及抗炎作用，而乙醇提取物仅在镇静、抗抑郁作用方面具有一定活性。

［临床应用］

（1）治疗风湿关节疼痛，跌打肿痛：十八症根6～9 g，浸酒服，并用药酒擦患处。《广西本草选编》

（2）治疗牙痛：十八症根五钱（25 g），浸好白酒60 g，7日后用药酒涂牙龈处。《广西本草选编》

（3）治疗毒蛇、毒虫咬伤：十八症根研粉，每取3～6 g，酒送服，并取药粉调酒，从上往下擦伤口周围，勿擦伤口。《广西本草选编》

（4）治疗痛经：十八症6 g，泽兰9 g，水煎服。《云南中草药选》

（5）治疗痛经、闭经：十八症全株9～15 g，水煎服。《广西本草选编》

（6）治疗胃寒痛：十八症根研粉，每用1.5 g，开水送服。《广西本草选编》

（7）治疗关节炎（鹤膝风）：光轴苎叶蒟，捣烂，水煎取汁，其中一部分洗患处，另外一部分与猪筒骨煲成浓汁服。《广西民族药简编》

参考文献

［1］肖新霞，潘胜利．十八症提取物的药理作用研究［J］．中国中药杂志，2004，29（6）：578-580.

1.42.2 海风藤

［**基源**］为胡椒科植物风藤*Piper kadsura*（Choisy）Ohwi的干燥藤茎。

［**别名**］爬岩香、老藤、岩胡椒。

［**产地**］分布于广东、福建、台湾、浙江等地。

［**性味功效**］味苦、辛，性微温。归肝、肾经。祛风湿，通经络，止痹痛。

［**主治范围**］主风寒湿痹，肢节疼痛，筋脉拘挛，屈伸不利。

［**用法用量**］内服：6～12 g，煎汤服。外用：适量。

［**毒副反应及注意事项**］无毒。服时不可加温，否则失效。心脏病患者及孕妇忌服，感冒及月经期暂停服。《全展选编·内科》

［**现代药理研究**］

（1）抑制血小板活化因子作用：血小板活化因子（PAF ）是一种内源性的脂质因子，具有广泛的生物活性，是至今发现的最强的血小板聚集诱导剂，国内外学者对海风藤的 PAF 拮抗活性做了较全面的研究。李长龄等[1]对百余种中药抗血小板活化因子的作用进行了研究，发现海风藤的二氯甲烷提取物在浓度为10 μg/mL 时，对 PAF诱导的兔血小板聚集的抑制率大于70%。

（2）抗炎和镇痛作用：孙绍美等[2]、李吉莹等[3]对海风藤及其3种代用品的药理作用进行了比较研究，结果表明，海风藤的抗炎和镇痛作用最强。

（3）局部缺血组织保护作用：对肝脏和脑缺血再灌注的保护作用。

①对肝脏缺血-再灌注的保护作用：史留斌等[4-6]在1996—1998年多次报道，海风藤酮在肝脏缺血再灌注中的保护作用。

②对脑缺血再灌注的保护作用：研究表明，海风藤木脂素类成分对脑缺血组织有保护作用，海风藤酮可明显改善缺血区区域性脑血流，增加脑缺血再灌注期脑组织的超氧化物歧化酶活性，明显减轻缺血脑组织水肿及神经元的坏死[7]。

（4）对生殖系统的作用：郑行等[8]用含 20 μg/mL海风藤酮的培养液培养兔 2细胞胚胎 144h 后观察，发现海风藤酮对胚胎的体外发育有阻滞作用。

（5）对淀粉样前体蛋白的作用：韩恩吉等[9]应用水母发光蛋白导入法研究发现海风藤能抑制淀粉样蛋白第25个到35个氨基酸片断（B-AP25-35）诱导神经细胞胞浆钙离子升高，并随海风藤浓度增加而增强。

（6）抗氧化活性：沈传勇等[10]用自旋捕捉与自旋标记电子顺磁共振法研究发现海风藤酮具有一定的抗氧化能力，对人红细胞膜的氧化性损伤有相当程度的保护作用。

（7）其他：李少华等[11]研究发现海风藤提取物可以拮抗大鼠静脉注射内毒素引起的动脉血压下降，并能减轻内毒素血症时肺血管壁通透性增高引起的肺水肿。

［**临床应用**］

（1）治疗跌打损伤：海风藤、大血藤、竹根七、山沉香、红牛膝、地乌龟，泡酒服。《四川中药志》

（2）治疗风湿痹痛：海风藤、威灵仙、秦艽、桂枝、川芎各9 g，水煎服。《浙江药用植物志》

（3）治疗暑湿腹痛（胃和十二指肠溃疡）、腹痛腹泻（胃肠炎）：海风藤15 g，救必应9 g，水煎服。《中药临床应用》

（4）治涨皮风（肾炎水肿）：海风藤15 g，红蓼（大红蓼）12 g，白鸡肫12 g，大青根（山皇后）15 g，淡竹叶15 g，煎汤服，每日1剂。《中国民族药志》

（5）治疗急性痛风性关节炎：邓国强[12]运用海风藤、鸡血藤、丹参、牛膝各30 g，赤芍、地龙、防风、当归各15 g，蜈蚣2条，桂枝、甘草各10 g，治疗78例患者，结果临床治愈52例，显效15例，有效10例，无效1例；总有效率为98.7%。

（6）治疗坐骨神经痛：赵志强[13]运用芍药甘草汤加味［白芍 30 g，甘草 10 g，党参15 g，当归10 g，血竭3 g，鸡血藤15 g，秦艽 12 g，海风藤10 g，川牛膝10 g，淫羊藿10 g，制附片（先煎）9 g，桑寄生 20 g］。15日为 1个疗程，共治疗2个疗程。治愈 26例，有效 14例，无效 2例，有效率为95.2%。

（7）治疗慢性荨麻疹[13]：牡丹皮、白鲜皮、海桐皮、桑白皮、地骨皮各15 g，海风藤、钩藤、青风藤、天仙藤各10 g，夜交藤30 g，每日1剂，水煎，分2次服。服药期间嘱患者少食辛热刺激性食品。证属血热风盛夹湿型。

参考文献

［1］李长龄，韩桂秋，马建，等．百余种中草药抗血小板活化因子作用的初步研究［J］．中国药理学通报，1987，3（5）：298.

［2］孙绍美，於兰，刘俭，等．海风藤及其代用品药理作用的比较研究［J］．中草药，1998，29（10）：677- 679.

［3］李吉莹，刘艳菊，邴飞虹，等．海风藤抗炎作用的实验研究［J］．湖北中医杂志，2006，28（12）：17.

［4］史留斌，陈怀仁，杨建中，等．肝脏缺血-再灌注损伤中血小板激活因子致伤作用的实验研究［J］．中国危重病急救医学，1996，8（8）：457-460.

［5］吕建中，史留斌，陈怀仁，等．血小板激活因子及其拮抗剂在肝脏缺血再灌注损伤中的作用［J］．中华实验外科杂志，1997，14（3）：169-170.

［6］史留斌，陈怀仁，王尔慧，等．海风藤酮对大鼠肝脏缺血再灌注损伤保护作用的实验研究［J］．中国普外基础与临床杂志，1998，5（4）：195-198.

［7］王伟，董为伟．PAF 受体拮抗剂海风藤酮脑保护作用的实验研究［J］．卒中与神经疾病，1996，3（1）：8-12.

［8］郑行，马从容．海风藤酮对兔胚胎发育及PAF效应的影响［J］．中国农业大学学报，1999，4（1）：15-19.

［9］韩恩吉，许军，RAJIV JOSEPH．海风藤抑制淀粉样蛋白诱导神经细胞胞浆钙离子升高的研究［J］．山东医科大学学报，1998，36（3）：239-241.

［10］沈传勇，鲁纯素，卢景芬，等．海风藤酮及其类似物抗氧化活性研究［J］．北京医科大学学报，1995，27（1）：62- 64.

［11］李少华，费侠，吴中立，等．海风藤提取物对大鼠内毒素性低血压和肺损伤的拮抗作用［J］．中国中药杂志，1989，14（11）：43- 45.

[12] 邓国强. 祛风通络汤治疗急性痛风性关节炎78例 [J]. 陕西中医，2014，35(10)：1316-1317.

[13] 赵志强. 芍药苷草汤加味治疗坐骨神经痛42例 [J]. 中医研究，2014，27(2)：40-41.

1.43 姜　科

1.43.1 山姜

[基源] 为姜科植物山姜*Alpinia japonica*（Thunb.）Miq. 的根茎或全草。

[别名] 箭杆风、九姜连、九龙盘、鸡爪莲、美草、姜叶淫羊藿。

[产地] 分布于中国东南部、南部至西南部各省区，日本亦有分布。

[性味功效] 味辛，性温。归肺、胃经。温中，散寒，祛风，活血。

[主治范围] 主脘腹冷痛，肺寒咳嗽，风湿痹痛，跌打损伤，月经不调，劳伤吐血。

[用法用量] 内服：3～6 g，煎汤服或浸酒服。外用：适量，捣敷，或捣烂调酒搽，或煎水洗。

[现代药理研究]

（1）对离体胸管平滑肌的影响：山姜小剂量对豚鼠小肠无影响，大剂量呈抑制作用，山姜对乙酰胆碱和氯化钡引起的大鼠肠管紧张性、强直性收缩均有部分拮抗作用，山姜的挥发性部位，可使兔肠管轻度兴奋，然后转入明显抑制，张力降低，收缩频率减慢，振幅减少，并随着浓度不同能部分或完全拮抗乙酸胆碱、氯化钡引起的肠管兴奋和痉挛。

（2）抗溃疡作用：山姜水煎剂灌胃对幽门结扎型、应激型及利血平型大鼠实验性胃溃疡均有不同程度的抑制作用，但对吲哚美辛（消炎痛）型胃溃疡作用不明显。它能增加胃液及胃蛋白酶活性，降低总酸度与游离酸度，对离体胃肌条有短暂收缩兴奋作用，随即转入抑制，降低胃张力和拮抗乙酰胆碱引起的胃收缩[1]。

（3）抗菌作用：体外试验，山姜煎剂对结肠炎耶尔森菌和摩根变形杆菌的最低抑菌浓度是1/160（抑菌力达中度），最低杀菌浓度是1/80（杀菌力为低度），对福氏痢疾杆菌的抑杀菌作用分别是1/40和1/10，属低度有效，对肠毒素型大肠杆菌均不表现抑菌、杀菌作用[2]。

[临床应用]

（1）治疗劳伤吐血：山姜（九姜连，童便泡7日，取出阴干用）10 g，一口血10 g，山高粱10 g，泡酒250 g，每服50 g。《贵阳民间药草》

（2）治疗虚弱咳嗽：

①山姜（九姜连）10 g，大鹅儿肠10 g，炖肉吃。《贵阳民间药草》

②山姜（九姜连）粉末30 g，核桃仁30 g，加蜂蜜50 g，混匀蒸熟，制成龙眼大的丸子，含化吞服。《贵阳民间药草》

（3）治疗久咳：山姜（九姜连）根（石灰水泡1日，用淘米水和清水洗净，蒸熟，晒干）10 g，白芷5 g，追风伞5 g，泡酒500 g，每服30 g。《贵阳民间药草》

（4）治疗铁打损伤：山姜根15 g，大血藤根30 g，茜草根15 g，牛膝根9 g，泽兰9 g，白酒500 g，浸3～7日，每服15～30 g。《江西草药》

（5）治疗风湿筋骨痛：山姜根500 g，花椒子30 g，五加皮150 g，煎水洗。《湖南药物志》。

（6）治疗风湿痹痛：山姜根15 g，钩藤根15 g，铺地蜈蚣15 g，桑枝15 g，白酒500 g，浸泡5日，每次服药酒15～30 g，每日2次。《江西草药》

（7）治疗牙痛：山姜根3～9 g，竹叶椒果3 g，捣烂，温水送服。《江西草药》

参考文献

[1] 倪峰，郑兴中. 山姜抗溃疡的实验研究［J］. 中药药理与临床，1995，11（4）：29.

[2] 陈永培，黄哲元，金琪漾，等. 山姜与长泰砂仁的抑菌试验［J］. 福建中医药，1990，21（5）：25.

1.43.2 郁金

［基源］为姜科植物温郁金*Curcuma wenyujin* Y. H. Chen et C. Ling、姜黄*Curcuma longa* L.、广西莪术*Curcuma kwangsiensis* S. G. Lee et C. F. Liang或蓬莪术*Curcuma phaeocaulis* Val.的干燥块根。前两者分别习称“温郁金”和“黄丝郁金”，其余按性状不同习称“桂郁金”或“绿丝郁金”。

［别名］川郁金、广郁金。

［产地］分布于浙江、四川、广东、广西、台湾、江西等地。

［性味功效］味辛苦，性寒，无毒。归心、肺、肝经。行气解郁，凉血破瘀。

［主治范围］主胸腹胁肋诸痛，失心癫狂，热病神昏，吐血，尿血，血淋，妇女倒经，黄疸。

［用法用量］内服：7.5～15 g，煎汤服或磨汁或入丸、散服。

［毒副反应及注意事项］无毒。阴虚失血及无气滞血瘀者忌服，孕妇慎服。

［现代药理研究］

（1）保肝作用：兰凤英等[1]利用四氯化碳致小鼠急性肝损伤病理模型，观察不同剂量郁金对急性肝损伤的治疗作用，发现郁金对四氯化碳所致小鼠急性肝损伤具有一定的防治作用。

（2）利胆作用：汪龙德等[2]将家兔离体肌肉放置于灌流肌槽中，然后将不同浓度的郁金水煎液加入灌流肌槽中，发现单味郁金水煎液可抑制离体兔奥狄氏括约肌的位相性收缩，但可使胆囊和十二指肠纵行肌具有兴奋作用，使其收缩作用增强。以此推测，郁金的利胆排石功效可能与其收缩胆囊平滑肌，抑制奥狄氏括约肌的收缩活动有关。

（3）降血脂作用：Quiles等[3]研究表明姜黄的提取物能显著降低高胆固醇饮食饲养兔血清脂质过氧化酶，提高α–生育酚和辅酶Q水平，从而表明姜黄具有预防动脉粥样硬化作用。

（4）对消化系统的影响：杨淑娟等[4]通过BL–310生物技能实验系统记录恒温灌流肌槽中安置的兔胃各部平滑肌条的收缩活动，发现郁金能显著升高兔胃底和胃体纵行肌条张力，减小胃体收缩波平均振幅，并呈剂量依赖关系，说明郁金对胃肌条收缩活动具有明显的兴奋作用。

（5）中枢神经抑制作用：郝洪谦等[5]研究证明，用郁金二酮腹腔注射能明显延长家猫的各期睡眠，包括慢波睡眠Ñ期（SWSÑ）、慢波睡眠Ò期（SWSÒ）和快动眼睡眠（REM），尤其对SWSÒ、REM睡眠的作用明显优于传统安神药朱砂安神丸，表明其有明显的中枢神经抑制作用。

（6）抗癌作用：何必立等[6]采用MTT比色法，测定温郁金提取物对体外培养胃癌细胞SGC-7901增生的影响；应用放射免疫测定法分析温郁金提取物对细胞培养液IGF-Ñ、IGF-Ò浓度水平的影响。发现温郁金提取物对人胃癌细胞SGC-7901生长有抑制作用，其抑癌作用的机制可能与抑制胃癌细胞分泌IGF-Ñ、IGF-Ò有关。

（7）免疫系统作用：Chueh等[7]通过大鼠心脏移植BUF-WF模型的建立，发现单用姜黄素每日100 mg，14日便可将其平均生存时间延长，从9.1日延长至20.5～24.5日。联合应用姜黄素和治疗量的环孢素可延长至28.5～35.6日，比单用姜黄素或环孢素效果好，发现了姜黄素具有免疫抑制作用。

［临床应用］

（1）治疗肝炎：张晶[8]用郁金、茵陈、大青叶以1：2：1比例研末，蜜丸重10 g，每次1丸，日服3次；或取郁金、大青叶各15 g，茵陈30 g，水煎服，治疗急性病毒性肝炎1 004例，治愈率达85%。姜宏伟等[9]临床研究显示郁金可降低血清总胆红素水平，且大剂量郁金较常规量效果好。郁金可以作用于瘀胆型肝炎的各个病理环节，实为治疗瘀胆型肝炎之要药。

（2）治疗胆囊炎：郝左太等[10]用郁金、姜黄、木香各12 g，茵陈30 g，大黄3～6 g，治疗慢性胆囊100例，每日1剂，分2～3次餐后服，结果3日内显效77例，1周内显效94例，2周内显效99例。近代研究表明，郁金能促进胆汁分泌和排泄，并可抑制存在于胆囊中的大部分微生物，故治疗胆囊炎有效。

（3）治疗心血管疾病：童燕龄[11]采用桃仁郁金汤治疗高脂血症62例，并与鱼油降脂丸组42例做对照，结果表明，治疗组显效46例，有效11例，无效5例，总有效率为91.9%；对照组显效18例，有效16例，无效8例，总有效率为80.9%。据现代药理研究，郁金能够降低红细胞的聚集性，提高红细胞的变形能力及抗氧化免疫黏附能力，减少自由基对红细胞膜的损伤，延长其寿命，维持正常的血液黏度。

（4）治疗慢性胃炎：刘秀宁[12]采用佛手郁金汤（佛手15 g，郁金15 g，黄连8 g，半夏9 g，木香12 g，陈皮12 g，白芷8 g，白术12 g，蒲公英30 g，炒白芍18 g，乌贼骨15 g）治疗慢性浅表性胃炎68例，结果临床治愈42例，显效14例，有效8例，无效4例，总有效率为94.1%；胃镜复查64例，治愈26例，显效17例，有效15例，无效6例，总有效率为90.6%。

（5）治疗精神分裂症：李春林[13]治疗24例精神分裂症，采用郁金30 g，石菖蒲25 g，丹参15 g，提取其有效成分后浓缩成浸膏，加入舒必利0.5 g，混合制成片剂，结果显效率66.7%。可能与郁金等药物的保护性中枢抑制作用有关。

（6）治疗肿瘤：王平[14]用扶正消瘤丸（郁金、鸡内金、山慈菇、莪术、血竭等）

治疗恶性肿瘤100例，缓解38例，稳定52例，恶化10例，总有效率为90%。经随访，治疗组1年生存率达90%，3年生存率达53.7%，明显优于单纯应用化疗、放疗、免疫治疗等。

参考文献

[1] 兰凤英，何静春，赵颖，等. 郁金抗四氯化碳致小鼠急性肝损伤的作用[J]. 中国康复理论与实践，2007，13(5)：444-446.

[2] 汪龙德，李红芳. 单味郁金对离体兔奥狄氏括约肌、胆囊和十二指肠平滑肌活动的影响[J]. 甘肃中医学报，2002，19(2)：14-15.

[3] QUILES J L，MESA M D，RAMIREZ-TORTOSA C L，et al. *Curcuma longa* extract supplementation reduces oxidative stress and attenuates aortic fatty steak development in rabbits[J]. Arterioscler Thromb Vasc Bio，2002，22(7)：1225-1231.

[4] 杨淑娟，郑天珍，瞿颂义. 郁金对胃平滑肌条运动的影响[J]. 宁波大学学报，2004，17(2)：228-229.

[5] 郝洪谦，孙兵，郑开俊，等. 郁金二酮对家猫睡眠节律电活动的调制作用[J]. 中草药，1994，25(8)：423.

[6] 何必立，吕宾，徐毅，等. 温郁金对胃癌细胞的抑制作用及其对IGF-Ñ、IGF-Ò表达的影响[J]. 世界华人消化杂志，2004，12(11)：2761-2763.

[7] CHUEH S C，LAI M K，LIU I S，et al. Curcumin enhances the immunosuppressive activity of cyclosporine in rat cardiac allografts and in mixed lymphocyte reactions[J]. Rans plant Proc，2003，35(4)：1603-1605.

[8] 张晶. 茵陈郁青丸治疗急性肝炎[J]. 吉林中医药，1992，12(4)：22.

[9] 姜宏伟，叶虹. 郁金治疗瘀胆型肝炎的研究[J]. 现代中西医结合杂志，2006，15(4)：433.

[10] 郝左太，王起福. 姜黄郁金为主治疗慢性胆囊炎100例疗效对比观察[J]. 中医药研究，1994(3)：12.

[11] 童燕龄. 桃仁郁金汤治疗高脂血症62例临床观察[J]. 浙江中西医结合杂志，2001，11(6)：372.

[12] 刘秀宁. 佛手郁金汤治疗慢性浅表性胃炎68例[J]. 中国中西医结合杂志，1998，18(7)：410.

[13] 李春林. 复方金蒲丹治疗精神分裂症的临床观察[J]. 中国医药学报，1992，7(2)：30.

[14] 王平. 扶正消瘤丸治疗恶性肿瘤[J]. 中医文献杂志，2003(4)：55.

1.43.3 姜黄

[**基源**] 为芭蕉目姜科属多年生草本植物姜黄*Curcuma longa* L.。

[**别名**] 黄姜、毛姜黄、宝鼎香、黄丝郁。

[**产地**] 分布于福建、广东、广西、云南等地。

[**性味功效**] 味辛、苦，性温。归脾、肝经。破血行气，通经止痛。

[**主治范围**] 主胸胁刺痛，闭经，癥瘕，风湿肩臂疼痛，跌仆肿痛。

[**用法用量**] 内服：3～9 g，煎汤服。外用：适量。

[**毒副反应及注意事项**] 无毒。孕妇慎用。

[**现代药理研究**]

（1）抗肿瘤作用：姜黄的抗肿瘤作用主要依赖于姜黄素。姜黄素对胃癌、前列腺癌、鼻咽癌、结肠癌等均有治疗效果，被美国国立肿瘤研究所列为第3代肿瘤化学预防药物。其抗肿瘤机制多是通过调控肿瘤细胞表达基因或信号通路，从而抑制肿瘤细胞的增殖实现的。基于众多人类肿瘤的发生与核转录因子（NF-κB）信号通路的激活有密切关系[1]。田芳等[2]通过研究姜黄素对体外食管鳞癌细胞的影响，发现姜黄素可下调IκBα蛋白的磷酸化，同时下调cyclin D1蛋白的表达，进而阻断活化的NF-κB信号通路，抑制食管鳞癌细胞的增殖，因此姜黄素可作为食管癌的辅助用药。孙秀燕等[3]成功分离和鉴定了3个具有抗肿瘤活性的成分，包括芳姜黄酮、α-姜黄酮和β-姜黄酮。

（2）抗炎作用：姜黄中的姜黄素对关节炎等由免疫引起的炎症有较明显的疗效[4]。有研究通过建立胶原诱导性大鼠关节炎模型，姜黄100%的水煎液对大鼠灌胃14日，利用病理切片观察关节肿胀程度并计算肿胀率。结果发现，姜黄能减轻大鼠的滑膜炎症反应，表现为滑膜组织充血减少、炎性细胞浸润减少[5]。有研究用三硝基苯磺酸复制大鼠结肠炎模型，姜黄素可通过减少结肠黏膜Th1细胞炎症因子（IFN-γ、TNF-α），表现为对促炎症作用的减弱和抑制炎症作用的相对增强[6]。此外，在抗结肠炎方面，姜黄素能明显抑制TNF-α的表达，且增加IL-10的表达，减轻坏死性小肠结肠炎组织损伤，对小肠结肠炎有一定效果[7]。姜黄素还对多种炎症有抑制作用，能有效改善急性肺损伤大鼠肺组织的病理状况[8]。

（3）对心血管系统作用：姜黄素对血浆总胆固醇、三酰甘油水平无明显的作用，但能显著提高高密度脂蛋白水平[9]。姜黄素具有抗载脂蛋白E（ApoE）基因敲除小鼠早期动脉粥样硬化的作用，其机制可能是通过上调PPAR-γ、增加超氧化物歧化酶（SOD）、减少氧化应激，进而干预NF-κB通路实现的。姜黄可降低动脉粥样硬化家兔的血浆总胆固醇、三酰甘油、低密度脂蛋白胆固醇（LDL-C）、纤溶酶原激活抑制物1（PAI-1）水平和PAI-1与组织型纤维酶原激活物（t-PA）的比值，从而降低血浆TC水平，改善血管内皮功能[10]。双脱甲氧基姜黄素也能降低血浆总胆固醇水平和三酰甘油含量[11]，提高高密度脂蛋白和低密度脂蛋白水平，并能提高脂蛋白脂酶和肝脂酶的活性，促进脂质代谢，继而达到降血脂和抗脂质过氧化的作用。

（4）抗氧化作用：有研究[12]表明，姜黄素有优于维生素E清除超氧化物和过氧化物的能力。姜黄素的抗氧化作用主要通过清除自由基和增强抗氧化酶的活性来实现。姜黄素是一个自由基清除剂和氢供体，具有亲氧化剂和抗氧化剂双重活性。陈莉敏等[13]利用缩合反应，合成了4个姜黄素类似物，并研究了其体外抗氧化活性，结果发现抗氧化性均高于姜黄素，其活性可能与酚羟基密切相关。

（5）其他药理作用：姜黄还具有降血糖的作用等。有研究[14]显示在治疗糖尿病足上，应用姜黄胶囊治疗实验性大鼠糖尿病足 6周后，治疗组较治疗前空腹血糖有明显的降低，体质量增加，足部症状明显好转，溃疡趋于愈合。而对照组大鼠较治疗前血糖显著升高，体质量下降更为明显，足部症状趋于恶化。可见姜黄胶囊有降低糖尿病大鼠空腹血糖，升高空腹血清胰岛素，改善糖尿病足大鼠局部血液循环的作用。姜黄中的姜黄素有抗炎作用的同时也具有降糖作用。

［临床应用］

（1）治疗胃炎，胆管炎，腹胀闷，疼痛，呕吐，黄疸：姜黄一钱五分（7.5 g），黄连六分（3 g），肉桂三分（1.5 g），延胡索一钱二分（6 g），广郁金一钱五分（7.5 g），绵茵陈一钱五分（7.5 g），水煎服。《现代实用中药》

（2）治疗妊娠胎漏，下血不止，腹痛：姜黄一两（50 g），当归一两（50 g）（挫，微炒），熟地黄一两（50 g），艾叶一两（50 g）（微炒），鹿角胶一两（50 g）（捣碎，炒令黄燥），上药捣筛为散，每服四钱（20 g），以水一中盏，入生姜半分（0.25 g），枣3枚，煎至六分，去滓，每于食前温服。《太平圣惠方》姜黄散

（3）治疗诸疮癣初生时痛痒：姜黄敷之。《千金方》

（4）治疗五般淋：姜黄、滑石各二两（100 g），木通一两（50 g），上药为细末每服一钱（5 g），水一盏，煎七分。温下，日三服。《普济方》姜黄散

（5）治疗脑梗死：谭华等[15]将65例脑梗死患者随机分为非姜黄素组（常规使用阿司匹林、胞磷胆碱、扩血管药物及对症治疗）和姜黄素组（常规治疗基础上加用姜黄素，每日450 mg，分 3次服用），另设对照组 40例，均为健康体检者。经治疗后发现，姜黄素组血浆超氧化物歧化酶活力明显增加，其增加率与非姜黄素组比较有显著性差异；姜黄素组丙二醛含量明显降低，其降低率与非姜黄素组比较有显著性差异；姜黄素组较非姜黄素组神经功能缺损评分明显降低，其降低率与非姜黄素组比较有显著性差异。结果提示，常规治疗加用姜黄素治疗脑梗死具有一定的临床效果，且未发现毒副反应。

（6）治疗肝炎：薛发轩等[16]探讨了姜黄素对大鼠非乙醇溶液性脂肪性肝炎（NASH）的防治效果。结果显示，姜黄素对 NASH 大鼠具有明显的降低血脂、改善肝功能、改善肝细胞脂肪浸润和炎症活动度的作用，且其降脂抗炎效果优于肝素。

（7）治疗眼科疾病：姜黄素是防治眼科一些增殖性疾病的优良天然药物，安建斌等[17]报道了其在抑制翼状胬肉，预防白内障和抑制晶状体上皮细胞增殖，抑制视网膜色素上皮细胞增殖等方面的应用。

（8）治疗高脂血症：沃兴德等[18]纳入了 20例确诊为高脂血症的患者，服用含50% 总姜黄素的姜黄醇提取物，结果发现，其能显著地降低血清总胆固醇，且降三酰甘油的作用大于降胆固醇的作用。

参 考 文 献

［1］THARAKAN S T，INAMOTO T，SUNG B. Curcumin potentiates the antitumor effects of gemcitabine in an orthotopic model of human bladder cancer through suppression of proliferative and angiogenic biomarkers［J］. Biochem Pharmacol，2010，79（2）：218.

［2］田芳，柴玉荣，江亚南，等. 姜黄素通过下调 IκBα磷酸化抑制食管鳞癌细胞的体外增殖［J］.基础医学与临床，2011，31（7）：767.

［3］孙秀燕，李秀琴，王金辉，等. 姜黄挥发油抗癌活性成分研究［J］. 中草药，2006，37（7）：

982.
[4] MIYAZAKI T, WADA M, KAWAHARA H. Dynamic load at base line can predict radiographic disease progression in medial compartment knee osteoarthritis [J]. Ann Rheum Dis, 2002, 61 (7): 617.
[5] 胡晨霞, 刘戈, 何嘉琪, 等. 姜黄属常用中药对实验性 RA大鼠滑膜炎症的影响 [J]. 中华中医药学刊, 2011, 29 (1): 95.
[6] ZHANG M, DENG C S, ZHENG J J. Curcumin regulated shift from Th1 to Th2 in trinitrobenzene sulphonic acid-in-duced chronic colitis [J]. Acta Pharmacol Sin, 2006, 27 (8): 1071.
[7] 贾升华, 韦红, 余加林. 姜黄素对新生大鼠坏死性小肠结肠炎的保护作用 [J]. 中国当代儿科杂志, 2010, 12 (2): 132.
[8] 刘玉斌. 姜黄素对急性肺损伤大鼠 HO-1 表达及前炎症因子产生的影响 [D]. 长沙: 中南大学, 2011.
[9] 陈敏. 姜黄属中药及姜黄素活血化瘀抗动脉粥样硬化的文献整理及实验研究 [D]. 北京: 北京中医药大学, 2011.
[10] 林梅瑟, 杨德业, 赵志光, 等. 姜黄素对动脉粥样硬化兔血脂和血管内皮功能的影响 [J]. 心脑血管病防治, 2007, 7 (2): 89.
[11] 洪行球, 黄燕芬, 符敏敏, 等. 二脱甲氧基姜黄素的降血脂和抗脂质过氧化作用 [J]. 中国天然药物, 2006, 4 (2): 121.
[12] AK T, GULEIU I. Antioxidant and radical scavenging properties of curcumin [J]. Chem Biol Interact, 2008, 174 (1): 27.
[13] 陈莉敏, 康建军, 刘洋, 等. 姜黄素类似物的合成及体外抗氧化活性研究 [J]. 天然产物研究与开发, 2011, 23 (4): 722.
[14] 杨海英, 彭新华, 喇万英, 等. 姜黄胶囊治疗实验性大鼠糖尿病足的研究 [J]. 现代中西医结合杂志, 2009, 18 (24): 2899-2901.
[15] 谭华, 李作孝, 李小红, 等. 加用姜黄素对脑梗死患者血浆超氧化物歧化酶及丙二醛的影响 [J]. 中国中西医结合杂志, 2003, 23 (2): 110-111.
[16] 薛发轩, 严红梅, 刘林, 等. 姜黄素防治大鼠非乙醇溶液性脂肪性肝炎的实验研究 [J]. 临床肝胆病杂志, 2007, 23 (5): 385-386.
[17] 安建斌, 马景学. 姜黄素的药理作用及其在眼科的应用研究进展 [J]. 中国中医眼科杂志, 2008, 18 (6): 360-362.
[18] 沃兴德, 洪行球, 魏佳萍, 等. 姜黄醇提取物对高脂血症患者脂代谢及肝肾功能的影响 [J]. 浙江中医学院学报, 1999, 23 (1): 20-22.

1.43.4 砂仁

[基源] 为姜科植物阳春砂仁*Amomum villosum* Lour、绿壳砂仁和海南砂仁的成熟果实或种子。

[产地] 分布于福建、广东、广西、云南等地。现广东、广西、云南等地区均大面积栽培。

[性味功效] 味辛，性温。归脾、胃、肾经。化湿开胃，行气宽中，温脾止泻，安

胎。

［主治范围］主湿阻气滞，脘腹胀满，不思饮食，恶心呕吐，腹痛泄泻，妊娠恶阻，胎动不安

［用法用量］内服：3～6 g，后下，煎汤服或入丸、散服。

［毒副反应及注意事项］阴虚有热者禁服。

［现代药理研究］

（1）对胃溃疡的影响：黄国栋等[1-2]实验研究发现砂仁挥发油可通过提高SP的表达影响胃黏膜氨基已糖及磷脂含量，进而影响胃黏膜疏水性，加强黏液凝胶层的稳定性，从而防止溃疡的产生和复发。

（2）镇痛作用：丁平等[3]研究发现蟠龙阳春砂对醋酸腹腔注射引起的疼痛反应有剂量依赖性的抑制作用。

（3）对免疫系统作用：郭颂铭等[4]报道，利用免疫方法制作动物模型，观察中药组方对实验性溃疡性结肠炎的免疫指标的影响，结果表明该方能有效抑制异常增高的体液免疫（IgG），而提高功能低下的细胞免疫（Ea-RFC、Et-RFC、LTR），纠正比例失调的CD4/CD8水平，疗效明显高于柳氮磺胺嘧啶。Lee等[5]通过研究，得出砂仁水提液具有减缓免疫球蛋白介导的皮肤过敏反应，减少组胺释放、降低p38有丝分裂原蛋白激酶活性等作用，并得出结论，证明砂仁具有抑制肥大细胞介导的过敏性反应的作用。

（4）对血糖的影响：赵容杰等[6]利用链脲佐菌素制作大鼠糖尿病动物模型，研究发现砂仁提取物对糖尿病大鼠胰岛细胞具有明显的保护作用，并可改善胰岛细胞超微结构变化，说明砂仁提取物对实验性糖尿病大鼠具有降血糖作用。

（5）抗炎止泻作用：丁平等[3]在云南引种阳春砂与阳春砂药理活性对比研究中发现云南引种阳春砂与阳春砂挥发油对番泻叶所致小鼠腹泻均有剂量依赖性的止泻作用，其中剂量为270 mg/kg，作用较明显。

（6）抗菌作用：余伯阳等[7]对6种砂仁类中药水煎液及挥发油进行了抑菌作用和对小鼠小肠运动影响的比较研究。结果表明，春砂仁、壳砂仁和建砂仁的水煎液对革兰阳性菌有抑制作用，说明春砂仁对金黄色葡萄球菌有抑制作用。

（7）抗氧化、保肝作用：Zhang等[8]对砂仁多糖进行研究，发现砂仁多糖具有较强的清除自由基的活性，显著抑制体外丙二醛的形成和增强四氯化碳诱导的肝损伤小鼠的抗氧化酶活性。

［临床应用］

（1）消食和中，下气，止心腹痛：砂仁炒研，袋盛浸酒，煮饮。《本草纲目》缩砂酒

（2）治疗妊娠胃虚气逆，呕吐不食：缩砂仁不拘多少，为细末，每服二钱（10 g），入生姜自然汁少许，沸汤点服，不拘时候。《济生方》缩砂散

（3）治疗冷滑下痢不禁，虚羸：缩砂仁、炮附子（末）、干姜、厚朴、陈橘皮等份，为丸，日二服四十丸。《药性论》

（4）治疗妇人妊娠，偶因所触，或坠高伤打，致胎动不安，腹中痛不可忍者：缩

砂仁不计多少。慢火炒令热透，去皮用仁，捣罗为末，每服二钱（10 g），用热酒调下，须臾觉腹中胎动处极热，而胎已安。《孙用和方》

（5）治疗遍身肿满，阴亦肿者：缩砂仁、土狗1个，等份，研和老酒服之。《仁斋直指方》

（6）治疗小儿滑泄，肛头脱出：缩砂一两（50 g），去皮为末，每用一钱（3 g），以猪腰子一片批开，入药末在内，棉系，米泔煮熟，与儿食之，次服白矾丸。《小儿卫生总微论方》缩砂散

（7）牙齿疼痛：缩砂常嚼之。《仁斋直指方》

（8）治疗一切食毒：缩砂仁末，水服一二钱（5～10 g）。《事林广记》

（9）治疗冠心病[9]：黄芪30 g，党参15 g，当归15 g，熟地黄15 g，山茱萸15 g，炒枣仁15 g，葛根30 g，丹参30 g，桂枝10 g，杜仲15 g，三七粉6 g（冲服），砂仁6 g。全方具有益气养血，补益心肾，安神定志，运脾和中之功。每日1剂，水煎浓缩至250 mL，每日早、晚各1次，口服。治疗结果总有效率95. 2%。

（10）治疗筋骨痛症[10]：熟地黄20 g，山茱萸10 g，怀山药20 g，黄芪20 g，当归4 g，茯苓10 g，牡丹皮6 g，泽泻6 g，怀牛膝10 g，枸杞子15 g，桑椹10 g，砂仁4 g，水煎服，每日1剂，每日3次；或做丸剂服用，每日4次，每次约12 g。服药期间禁止使用其他止痛药物。并辨证加减。治疗79例，患者疼痛症状均有不同程度缓解，未见加重或复发。

（11）治疗急性痛风性关节炎[11]：牛膝、地龙、延胡索、薏苡仁、土茯苓各20 g，白花蛇舌草、茯苓各15 g，黄柏、砂仁、防己各10 g，疗程为1周。治疗组与对照组均可改善患者局部疼痛、肿胀，活动受限症状，治疗组有效率85%。

（12）治疗湿热瘀阻型结节性红斑[12]：川贝母10 g，赤芍15 g，当归10 g，土茯苓30 g，生薏苡仁30 g，川牛膝30 g，川芎10 g，黄柏10 g，鸡血藤15 g，砂仁6 g，夏枯草15 g，金银花30 g，连翘15 g，生甘草6 g。每日1剂，水煎，分2次口服。4周为1个疗程，共治疗1个疗程。有效率为80.55%。

（13）治疗恶性肿瘤[13]：清半夏15 g，川黄连6 g，黄芩15 g，干姜10 g，党参15 g，甘草10 g，急性子30 g，威灵仙15 g，炒苍术20 g，陈皮15 g，厚朴12 g，茯苓30 g，香附15 g，高良姜10 g，公丁香（后下）6 g，砂仁（后下）15 g，鸡血藤40 g，共服15剂，每日1剂，治疗效果良好。

（14）治疗宫颈癌[14]：宫颈癌Ⅲ期而行放疗，证属放疗后热毒灼津，迫血妄行，血去气弱，气阴两伤。予益气养阴以扶正，并清热解毒，凉血止血。党参9 g，生地黄9 g，川石斛9 g，天花粉15 g，牡丹皮9 g，砂仁3 g，土茯苓30 g，蜀羊泉30 g，白花蛇舌草30 g，薏苡仁12 g，黄柏9 g，谷芽9 g，麦芽9 g，效果良好。

（15）治疗乳腺炎[15]：砂仁10～20 g。制用法：将砂仁研细末贮瓶备用。用时取糯米饭少许和砂仁末拌匀，搓成花生米大小，外裹以消毒纱布塞鼻。左侧乳腺炎塞右鼻，右侧乳腺炎塞左鼻，亦可左右交替塞用。每隔12h更换1次，直至炎症消失为止。配合肩井穴和患侧乳房肿块部位相对应的背部刺血拔罐治疗，疗效佳。

参考文献

[1] 黄国栋，黄强，黄敏，等. 砂仁挥发油对胃溃疡黏膜SP表达的影响［J］. 中药材，2009，32（8）：1265-1266.

[2] 黄强，黄国栋，方承康. 砂仁挥发油对胃溃疡胃黏膜疏水性影响的实验研究［J］. 中医药学报，2009，37（3）：33-35.

[3] 丁平，方琴，张丹雁. 云南引种阳春砂与阳春砂药理活性对比研究［J］. 中国药学杂志，2004，39（5）：342-344.

[4] 郭颂铭，杨巍. 中药组方灌肠对实验性溃疡性结肠炎的免疫影响［J］. 上海铁道医学院学报，1995，9（4）：219-222.

[5] LEE S H，KIM J Y，KIM H，et al. *Amomum villosum* induces longitudinal bone growth in adolescent female rats［J］. Journal of Traditional Chinese Medicine，2012，3（3）：453-458.

[6] 赵容杰，赵正林，金梅红，等. 砂仁提取物对实验性糖尿病大鼠的降血糖作用［J］. 延边大学医学学报，2006，29（2）：97-99.

[7] 余伯阳，梅其春，王弘敏，等. 中药砂仁类资源植物药理活性的比较［J］. 植物资源与环境，1993，2（3）：18-21.

[8] ZHANG D，LI S，XIONG Q，et al. Extraction，characterization and biological activities of polysaccharides from *Amomum villosum*［J］. Carbohydrate Polymers，2013，5（1）：114-122.

[9] 吴彬. 补心益肾汤治疗冠心病42例［J］. 光明中医，2011，26（11）：2340-2341.

[10] 秦宇航. 补阴养血汤治疗筋骨痛症79例［J］. 河南中医，2010，30（2）：166-167.

[11] 宋艳芳，刘东阳. 除痹定痛方治疗急性痛风性关节炎疗效观察［J］. 陕西中医，2014，35（4）：488-489.

[12] 徐进杰，陈绍斐. 活血清热汤治疗湿热瘀阻型结节性红斑36例［J］. 中医研究，2014，27（4）：29-30.

[13] 薛佳茜. 蒋士卿教授治疗恶性肿瘤学术思想及临床经验拾零［J］. 中医学报，2013，6（6）：782-783.

[14] 陈锐. 庞泮池宫颈癌治验［J］. 中国社区医师，2012，4：封底.

[15] 孙亚威. 砂仁塞鼻法治疗乳腺炎［J］. 中国民间疗法，2014，22（2）：28.

1.43.5 莪术

［基源］为姜科、姜黄属多年生宿根草本，本品为姜科植物蓬莪术 *Curcuma phaeocaulis* Val.、广西莪术 *Curcuma Kwangsiensis* S. G. Lee et C. F. Liang或温郁金 *Curcuma wenyujin* Y. H. Chen et C. Ling的干燥根茎。

［别名］篷莪术、篷莪、蓬术、羌七、广术、黑心姜、文术、山姜黄、绿姜。

［产地］分布于福建、广东、广西、浙江、台湾、云南、四川等地。

［性味功效］味辛、苦，性温。归肝、脾经。行气破血，消积止痛。

［主治范围］主癥瘕痞块，瘀血经闭，食积胀痛，早期宫颈癌。

［用法用量］内服：1～30 g，煎汤服，或丸散0.12～10 g，制丸、散服。注射剂：

1∶1溶液，10～30 mL，局部注射。外用：适量。

[毒副反应及注意事项] 莪术有耗气伤血之弊，中病即止，不宜过量或久服。月经过多及孕妇忌服。

[现代药理研究]

（1）抗宫颈癌作用：高艳娥等[1]通过不同浓度莪术醇作用于CASKI细胞24 h后，流式细胞检测，分析所获得的CASKI的细胞期分布和凋亡率。结果表明，莪术醇抑制CASKI细胞的增殖也可通过诱导细胞凋亡而实现，但其诱导CASKI细胞凋亡的机制尚有待于进一步研究。

（2）抗肺癌作用：倪娅等[2]依据中医络病理论，初步证实莪术对小鼠lewis肺癌具有明显抑制作用，并能明显降低瘤组织微血管密度，提示可能通过抑制瘤组织中微血管的形成从而达到抑制肿瘤生长及抗肿瘤转移作用的目的。

（3）抗白血病作用：林海等[3]用莪术油处理的白血病细胞给小白鼠进行主动免疫。莪术瘤苗的免疫保护效应有肿瘤细胞特异性，这种免疫保护效应还可通过其脾细胞悬液被动传递，免疫保护效应具有一定的稳定性。

（4）抗胃癌作用：徐立春等[4]发现莪术醇构建的SGC-7091瘤苗能显著抑制皮下肿瘤结节形成，明显阻止胃癌细胞的肺转移，延长荷瘤鼠的生存时间。各组免疫效应淋巴因子激活的杀伤细胞较同龄未免疫小鼠的LAK细胞对小鼠前胃癌细胞具有更强的抗瘤作用。另外，研究发现莪术醇通过抑制细胞DNA复制和蛋白质的合成，对胃癌有较好的实验治疗效果。

（5）对肝癌治疗作用：肝癌是临床常见的恶性肿瘤，预后较差。张维彬等[5]通过对细胞bcl-2蛋白表达水平的影响及其作用的分子机制。结果表明，莪术油能有效降低小鼠肝癌细胞bcl-2蛋白的表达，诱导细胞凋亡，莪术油对小鼠肝癌细胞具有明显抑制作用。

（6）抗早孕作用：莪术根茎的醇浸膏及其有效成分（单萜类和倍半萜类化合物）对大鼠、小鼠有非常显著的抗早孕作用，对犬也有一定抗着床效果[6]。以莪术油的止孕作用最显著，莪术油对小鼠止孕的过程是阻止胚胞着床，使之停止发育，可见萎缩退化的胚胞游离在宫腔内，有的胚胞着床后死亡，正处于被吸收过程。

（7）对心血管系统的作用：莪术煎剂可对抗肾上腺素的小鼠肠内膜微动脉收缩，减轻管径收缩程度，改善微循环。莪术增加股动脉血流量的作用在活血化瘀药中最为明显，以莪术油注射液静脉给药治疗冠心病症状疗效满意，患者均有显著好转，且有速效作用，并能改善心肌收缩力[7]。

（8）抗菌抗炎作用：温莪术挥发油能在试管内抑制金黄色葡萄球菌、B-溶血性链球菌、大肠杆菌、伤寒杆菌、霍乱弧菌等的生长。张惠俭等[8]用莪术油阴道栓治疗霉菌性阴道炎75例，经10～50日治疗，总有效率为95.15%。另有报道用莪术油软膏治疗子宫颈糜烂，有效率在90%以上。

（9）改善脑血液循环：在临床应用方面，莪术水提液给大鼠灌胃，对ADP诱导的血小板聚集有显著的抑制作用，并能明显降低血液黏度，以及缩短红细胞的电泳时间。其水提醇沉注射液注射对大鼠体内血栓形成也有非常显著的抑制作用[9]。

[临床应用]

（1）治疗一切冷气，抢心切痛，发即欲死，久患心腹痛时发者：蓬莪术100 g（醋煮），木香50 g（煨），为末，每服2.5 g，淡醋汤下。《卫生家宝方》

（2）治疗奔豚疝瘕；蓬莪术、肉桂、小茴香各等份，为末服。《本草汇言》

（3）治疗吞酸吐酸：蓬莪术50 g，川黄连25 g，吴茱萸25 g（同煮，去吴茱萸），水煎服。《丹溪心法》

（4）小儿呼吸道疾病：张维胜等[10]报道，莪术油对小儿呼吸道感染疗效显著，达94.05%，优于抗生素组。特别对营养不良、抵抗力差的患儿有明显疗效。揭示莪术油除能有效抗病毒外，还具有安全方便、无耐药性、不良反应少等优点，适用于对青霉素类抗生素过敏或无效者使用。

（5）治疗病毒性肺炎：徐广范等[11]用莪术油治疗病毒性肺炎，结果无论是症状及啰音的消失还是缩短疗程均优于对照利巴韦林组，并且莪术油可与多种抗生素配伍而不降低疗效，安全可靠。

（6）治疗病毒性肠炎：曾芸莉[12]用莪术油配合饮食疗法治疗小儿秋季腹泻61例，总有效率为95.1%，与利巴韦林对照组比较有极显著差异，且平均疗程缩短。

（7）治疗单纯疱疹性角膜炎（HSK）：杨卫民等[13]用莪术油滴眼液治疗HSK患者158例。采用双盲法对HSK患者分别用0.2%莪术油滴眼液和0.1%阿昔洛韦滴眼液治疗。结果，莪术油对浅层HSK治愈率为91.8%，高于阿昔洛韦83.7%的治愈率，且无不良反应，见效快，疗程短。

（8）治疗银屑病：由莪术、三棱、郁金等中药组成的郁金银屑片治疗银屑病31例，临床治愈率为55%，总有效率为90.4%[14]。

（9）治疗婴幼儿腹泻：周云兰[15]在临床中研究得到腹泻住院患儿160例，均符合轮状病毒肠炎的诊断标准。最终发现莪术油注射液治疗有效率高达90%，说明在治疗婴幼儿腹泻方面莪术提取液同样具有很好的疗效。

参考文献

[1] 高艳娥，郭金珠，惠慧，等．莪术醇对人宫颈癌CASKI细胞增殖抑制及促凋亡作用的研究[J]．现代肿瘤医学，2009，17（10）：1836-1839.

[2] 倪娅，邱幸凡．人参瓜蒌莪术汤对小鼠lewis肺癌瘤组织微血管密度的影响[J]．中国实用医药，2009，4（26）：42-43.

[3] 林海，李晓辉．莪术醇诱导白血病L1210细胞凋亡作用研究[J]．中国药房，2008，19（30）：2328-2329.

[4] 徐立春，边可君，刘志敏，等．天然药物莪术醇抑制肿瘤细胞生长及RNA合成影响的初步研究[J]．肿瘤，2005，25（6）：570.

[5] 张维彬，谭敏，肖刚，等．莪术油诱导小鼠HepA肝癌细胞凋亡及其对bcl-2蛋白表达的影响[J]．现代中西医结合杂志．2009，18（4）：370-371.

[6] 翁维良，王汀华，王怡，等．20种活血化瘀药对实验性微循环障碍影响的观察[J]．中西医结合杂志，1984，4（9）：555.

[7] 程益春. 莪术油对冠心病临床疗效观察[J]. 山东中医学院学报，1978（5）：58.
[8] 张惠俭，张文义. 应用莪术油阴道栓治疗霉菌性阴道炎疗效观察[J]. 辽宁中医杂志，1985（12）：57.
[9] 申庆亮，陈能权，商道熙，等. 莪红注射液抗血栓作用的实验研究[J]. 中药通报，1988，15（8）：48.
[10] 张维胜，娄美兰. 莪术油葡萄糖注射液治疗小儿呼吸道感染疗效观察[J]. 华西药学杂志，1997，12（2）：136–137.
[11] 徐广范，王晓菲. 莪术油治疗病毒性肺炎66例疗效分析[J]. 牡丹江医学院学报，1997，8（1）：37–38.
[12] 曾芸莉. 莪术油配合饮食疗法治疗小儿秋季腹泻61例[J]. 湖南中医药导报，2001，7（3）：113.
[13] 杨卫民，雷林东. 莪术油滴眼液治疗单纯疱疹性角膜炎的临床观察[J]. 眼科研究，2000，18（6）：492.
[14] 黄数，林熙然. β–榄香烯对表皮角化及细胞有丝分裂的影响[J]. 中华皮肤科杂志，1989，22（2）：97.
[15] 周云兰. 莪术油注射液治疗婴幼儿腹泻疗效观察[J]. 临床医学，2009，29（6）：89.

1.44 荨 麻 科

1.44.1 大粘药

[基源] 为荨麻科植物大粘药*Pouzolzia sanguinea*（Blume）Merr. 叶、根。

[别名] 土升麻、大榄、红雾水葛、青白麻叶、籽藤、玄麻、升麻、山毛柳、接骨木、上升麻、接骨灵、红水麻、血升麻、涩叶树。

[产地] 分布于广东、海南、广西、四川、贵州、云南、西藏等地。

[性味功效] 味涩、微辛，性凉。祛风除湿，舒筋活络，清热解毒。

[主治范围] 主风湿痹痛，跌打损伤，乳痈，疮疖，热淋，湿热泄泻。

[用法用量] 内服：9～15 g，煎汤服。外用：适量，捣敷或研末撒。

[毒副反应及注意事项] 对皮肤有刺激性。

[临床应用]

（1）治疗外伤、骨折：鲜玄麻、小接骨丹、酸酸草、半枝莲各30 g，捣烂外包。《西昌中草药》

（2）治疗乳痈，疮疖：玄麻、田基黄、地龙胆各适量，捣烂外敷。《西昌中草药》

（3）治疗热淋：玄麻15 g，金钱草、野菊花各9 g，共煎水内服。《西昌中草药》

（4）治疗胃肠炎：山毛柳根皮15 g，煎服。《云南中草药》

（5）治疗外伤出血、刀枪伤：山毛柳根皮适量，研末撒患处。《云南中草药》

（6）治疗膝眼风，骨折：大粘药适量，捣烂或配药外敷。本品对皮肤有刺激性，须用凡士林纱布先隔离局部皮肤，后敷药。《昆明民间常用草药》

1.44.2　石羊菜

[基源] 为荨麻科植物平滑楼梯草*Elatostema laevigatum*（Bl.）Hassk. 的全草。

[别名] 下山连、连甲棒、假榄角、石骨丹、石羊草。

[产地] 分布于云南、广西等地。

[性味功效]《中药大辞典》："淡微苦，凉 。"入肝、脾经。接骨，消肿散瘀，凉血解毒。

[主治范围] 主骨折，跌打损伤，烫伤，无名肿毒，皮肤溃疡。

[用法用量] 外用：捣敷。

[临床应用] 治疗骨折：石骨丹、石蚌腿、爬树龙，同捣烂，加胡椒粉适量拌匀敷患部，每3日换药1次，连用5～7剂。《云南思茅中草药选》

1.44.3　石筋草

[基源] 为荨麻科植物石筋草*Pilea plataniflora* C. H. Wright 的全草或根。

[别名] 石芹草、石稔草、石头花、狗骨节、软枝三股筋、草本三股筋、六月冷、三钱草、拔毒草、血桐子草、霸王鞭、蛇踝节。

[产地] 分布于陕西、甘肃、台湾、湖北、海南、广西、四川、贵州、云南等地。

[性味功效] 味辛、酸，性微温。舒筋活络，利尿，解毒。

[主治范围] 主风寒湿痹，筋骨疼痛，手足麻木，跌打损伤，水肿，小便不利，癃闭，黄疸，痢疾，疮疡肿毒，烫伤。

[用法用量] 内服：6～15 g，煎汤服或浸酒服。外用：适量，捣敷。

[临床应用]

（1）治疗风寒湿痹，筋骨疼痛，痰火痿软，手足麻木：石筋草、羊肚参、木瓜、牛膝、寄生草各等份，烧酒泡服。《滇南本草》

（2）治疗肝炎：狗骨节9～15 g，水煎服《昆明民间常用草药》

1.45　香　蒲　科

蒲黄

[基源] 为香蒲科植物长苞香蒲、狭叶香蒲、宽叶香蒲或其同属多种植物*Typha angustifolia* L. 的花粉。

[别名] 蒲厘花粉、蒲花、蒲棒花粉、蒲草黄。

[产地] 全国大部分地区多有生产。

[性味功效] 味甘、微辛，性平。归肝、心、脾经。止血，化瘀，通淋。

[主治范围] 主吐血，鼻出血，咯血，崩漏，外伤出血，经闭痛经，脘腹刺痛，跌打肿痛，血淋涩痛。

[用法用量] 内服：5～10 g，煎汤服或入丸、散服。外用：适量，研末撒或调敷患处。

[毒副反应及注意事项] 无毒。孕妇慎服。一切劳伤发热，阴虚内热，无瘀血者禁

用。

［现代药理研究］

（1）镇痛作用：葛锋等[1]将小白鼠分成A 组、B 组、C 组，分别腹腔注射蒲黄溶液、吗啡、生理盐水，30 min后分别注射酒石酸锑钾，用扭体法和热板法测定蒲黄溶液对疼痛的抑制率。实验结果表明，蒲黄具有镇痛作用并且比吗啡更长久。

（2）对凝血功能的影响：灌胃给予蒲黄水溶液或5%乙醇浸液可使家兔的凝血时间明显缩短；蒲黄提取物可使家兔血小板数目增加，凝血时间缩短[2]。刘斌等分别对比生用蒲黄、炒蒲黄或蒲黄炭对小鼠凝血时间的影响，结果表明炒蒲黄和蒲黄炭能明显缩短小鼠凝血时间而未炮制品具有延长小鼠凝血时间的作用[3]。冯欣等研究蒲黄有机酸对血小板聚集有明显作用[4]。

（3）对循环系统的影响：杨芳报道高浓度蒲黄醇提液抑制蟾蜍体外心脏收缩力，蒲黄水提液能显著提高大鼠的存活率[5]。

（4）降血脂及抗动脉硬化作用：蒲黄具有明显的降血脂作用[6]，能抑制脂质在主动脉壁的沉积，抑制胆固醇的吸收、合成，促进胆固醇排泄，维持6–酮–前列腺素IA及血栓素B的正常比值，具有明显的降低血清胆固醇及防止动脉粥样斑块发生和发展的作用。蒲黄可降低肠道吸收外源性胆固醇的速率，从而降低实验性动脉粥样硬化家兔血清胆固醇水平，并能增高饲喂高脂食物家兔的粪便的胆固醇含量。另有报道，蒲黄中的不饱和脂肪酸及槲皮素有降低血脂和防治动脉粥样硬化的作用，6–三十一烷醇有降低三酰甘油的作用，G–谷甾醇葡苷可作用于动脉粥样硬化密切相关的多种环节。这说明蒲黄的降血脂和抗动脉粥样硬化的功效是各种有效成分综合作用的结果。

（5）对高脂血症所致血管内皮损伤的保护作用：张嘉晴等[7]研究认为，血脂水平升高可直接引起内皮功能异常。实验研究发现，蒲黄不仅能降低血脂，而且能拮抗高脂血症对血管内皮的损伤，蒲黄能改善血流变性与红细胞流变性，进而改善血液循环和微循环，而微循环的改善有利于内皮细胞的正常代谢，从而减轻高脂血症对内皮的损伤。

（6）对子宫的作用：耿群英[8]报道，麻醉犬及兔的在位子宫和兔子宫瘘管实验中，给予蒲黄煎剂、酊剂或乙醚浸出物0.05～0.20 g/kg，静脉注射，均有兴奋子宫的作用。剂量增大可使子宫呈痉挛性收缩，对未孕子宫比已孕子宫作用明显，使产后子宫收缩力加强或紧张性增加。蒲黄有良好的引产作用，50%中药蒲黄注射液腹腔注射对豚鼠、小鼠中期引产有明显的效果，有效率为81%，腹腔注射最低有效剂量为2～3 g，而且引产安全。

（7）对免疫系统的作用：蒲黄可使大鼠胸腺、脾脏明显萎缩，并抑制免疫应答反应。蒲黄还能显著抑制体液及细胞免疫。灌胃给予蒲黄能提高大鼠巨噬细胞吞噬率，提高血清溶菌酶活性，促进动脉粥样硬化病变的消退。

（8）抗炎作用：蒲黄水煎液外敷对大鼠下肢烫伤有明显的消肿作用，腹腔注射蒲黄水煎醇沉制剂可降低小鼠局部注射组胺引起的血管通透性增加，并对大鼠蛋清性肺水肿有一定的消肿作用[9]。有文献报道，蒲黄改善局部循环、促进重吸收和降低毛细血管的通透性产生了抗炎消肿作用[10]。

（9）抗低压、低氧作用：在低压低氧实验中发现蒲黄能明显提高小鼠存活率[11]。

（10）抗微生物作用：蒲黄水溶部分体外对金黄色葡萄球菌、铜绿假单胞菌、大肠埃希菌、伤寒杆菌、痢疾杆菌均有较强抑制作用，其高浓度溶液对结核杆菌也有抑制作用。蒲黄还可以预防急性高山反应[12]。

［临床应用］

（1）治疗金疮内痿：七月七日麻勃一两（50 g），蒲黄二两（100 g）。上药，捣筛为散。温酒调服一钱匙，日五服，夜再两服。《刘涓子鬼遗方》蒲黄散

（2）治疗卒下血：甘草、干姜、蒲黄各一分（0.5 g），三物下筛，酒服方寸匙，日三。《僧深集方》蒲黄散

（3）治疗小儿重舌，口中生疮，涎出：蒲黄一分（0.5 g），露蜂房一分（0.5 g）（微炙），白鱼一钱（5 g）。上药，都研令匀，用少许酒调，敷重舌、口中疮上，日三用之。《太平圣惠方》蒲黄散

（4）治疗聤耳，脓血出不止：蒲黄末，吹入耳中。《太平圣惠方》

（5）治疗脱肛：蒲黄二两（100 g），以猪脂和敷肛上，纳之。《千金方》

（6）治疗阴蚀：蒲黄二两（100 g），桐皮二两（100 g），甘草二两（100 g），凡三物，捣筛，粉创上。《令李方》蒲黄散

（7）治疗外伤腹中瘀血：蒲黄一升，当归二两（100 g），桂心二两（100 g）。上三味捣筛，理匀，用少许酒调，敷重舌、口中疮上，日三用之。《千金翼方》蒲黄散

（8）治疗视网膜静脉阻塞[13]：出血期用宁血汤加减，仙鹤草15 g，白及15 g，旱莲草12 g，侧柏叶9 g，白茅根9 g，生地黄12 g，栀子炭9 g，赤芍15 g，蒲黄20 g，三七3 g（冲服），泽兰12 g，郁金15 g，川楝子10 g 。瘀血期用桃红四物汤加减，桃仁12 g，红花10 g，赤芍10 g，当归10 g，生地黄12 g，川芎10 g，泽兰15 g，丹参15 g，郁金15 g，三七3 g（冲服），蒲黄子20 g，茜草15 g，甘草6 g。视网膜水肿加坤草20 g，车前子20 g。

（9）治疗冠心病[14]：以心痹汤治疗，黄芪30 g，赤芍15 g，蒲黄15 g，人参10 g，当归10 g，麦冬10 g，川芎10 g，五味子5 g，炙甘草5 g，丹参10 g。寒凝心脉者加炮附子10 g，肉桂10 g；气滞胸闷者加石菖蒲15 g，郁金15 g；瘀血内阻者加三七5 g（冲服），丹参20 g；心气不足者加阿胶10 g（烊化），生地黄15 g；心阳气虚者加桂枝15 g，干姜10 g。水煎服，每日1剂，分2次温服，重症患者适当加量。2周后改为隔日1剂，疗程为1个月。治疗总有效率91.7% 。

（10）治疗慢性胰腺炎急性发作[15]：药用党参15 g，干姜15 g，川椒15 g，甘草25 g，鸡内金10 g，蒲黄20 g，五灵脂15 g。服用1剂痛减，3剂能进食，10剂痊愈。

（11）治疗十二指肠球部溃疡[15]：药用党参35 g，川椒15 g，甘草50 g，炮姜15 g，黄芪20 g，海蛸20 g，配合西咪替丁800 mg，每晚睡前口服，3剂痛减，继用原方加苍术15 g，吴茱萸10 g，蒲黄20 g，五灵脂15 g，10剂痊愈。嘱平素注意饮食定时，忌辛辣刺激之品。

（12）治疗萎缩性胃炎[16]：补阳还五汤加味，炙黄芪40 g，当归10 g，川芎10 g，赤芍12 g，桃仁9 g ，红花6 g，地龙10 g，白芥子12 g，苍术15 g，鸡内金20 g，

炒蒲黄30 g，丹参20 g 。服药15剂后，胃胀减轻，食欲好转，大便正常。上方去白芥子、丹参，加云苓15 g，炙甘草12 g，焦白术12 g，继服30剂，诸症缓解，随访3个月未复发。

（13）治疗IgA 肾病[16]：予以补阳还五汤加味，生黄芪30 g ，当归10 g ，赤芍12 g，地龙10 g，川芎30 g ，红花9 g，桃仁10 g，鸡血藤20 g，白花蛇舌草30 g，藕节炭20 g，炒蒲黄30 g，炒川续断15 g，炒杜仲15 g，芡实10 g。同时给以激素常规剂量之一半治疗。服药21剂后，乏力腰酸减轻，夜尿减少，尿常规显示尿蛋白阴性，尿红细胞阳性；再以原方化裁加以巩固，治疗1个月余，腰酸乏力缓解，夜尿正常，尿常规显示尿蛋白阴性，尿红细胞阴性。随访半年，激素减至隔日10 mg口服，尿常规显示尿蛋白、尿红细胞均为阴性。

参考文献

［1］葛峰，匡环宝，王绍玉，等. 蒲黄镇痛作用的实验研究［J］. 成宁医学院学报，2000，16（2）：117.
［2］江苏医学院. 中药大辞典［M］. 上海：上海科学技术出版社，1986：2457.
［3］刘斌，陆蕴如，孙建宁. 蒲黄不同炮制品药理活性的比较研究［J］. 中医药报，1998，20（3）：25.
［4］冯欣，刘风鸣. 蒲黄有机酸对家兔血小板聚集性的影响［J］. 中国民间疗法，1999，06：48–49.
［5］杨芳. 蒲黄之药理［J］. 浙江中医学院学报，1998，22（1）：49.
［6］王海波，王章元. 蒲黄药理作用的研究进展［J］. 医药导报，2005，24（4）：318- 319.
［7］张嘉晴，周志泳，左保华. 蒲黄对高脂血症所致内皮损伤的保护作用［J］. 中药药理与临床，2003，19（4）：20.
［8］耿群英. 蒲黄的引产作用及一般药理实验［J］. 中西医结合杂志，1985，5（5）：299–300.
［9］王丽君，廖矛川，肖培根. 中药蒲黄的化学与药理活性［J］. 时珍国医国药，1998，9（1）：50.
［10］王浴丰. 中药药理与应用［M］. 北京：人民卫生出版社，2003. 72.
［11］苗明三，王智民. 时药的化学、药理与临床［M］. 北京：军事医学科学出版社. 2001：320.
［12］彭洪福，薛振声，苗芳，等. 花粉提高机体缺氧耐力以适应高环境的研究［J］. 中华医学杂志，1990，14（2）：77–81.
［13］陈治强，王晓艳. 中西医结合治疗视网膜静脉阻塞临床观察［J］. 现代中西医结合杂志，2006，15（7）：906.
［14］任爱英，严继梅. 心痹汤治疗冠心病36例［J］. 吉林中医药，2006，26（7）：29.
［15］徐玲. 大建中汤临床应用举隅［J］. 实用中医内科杂志，2006，20（1）：50.
［16］涂小刚，王礼凤. 补阳还五汤治验［J］. 河南中医，2007，27（2）：63.

十　　画

1.46　桑　　科

1.46.1　广东王不留行

［基源］为桑科榕属植物薜荔*Ficus pumila* Linn. 的花序托。

［别名］薜荔果、凉粉果、爬墙虎、木馒头、木莲、络石藤、风不动、麦蓝菜。

［产地］分布于广东、广西、江苏、四川等地[1]。

［性味功效］味甘、微涩，性平。归胃、肝、大肠经。活血通经，下乳，消肿。

［主治范围］主乳汁不下，阳痿遗精，闭经，久痢脱肛等[2]。用治瘀滞经闭，乳汁不通。

［用法用量］内服：9～15 g，鲜品100～150 g，煎服或捣汁服或浸酒服或研末服。外用：捣汁涂或煎水熏洗。

［毒副反应及注意事项］无毒。孕妇忌服。

［现代药理研究］

抗肿瘤：李方等[3]通过动物试验，研究了薜荔果多糖抗肿瘤的作用，结果薜荔籽的水洗黏液对多种小白鼠移植性肿瘤的生长有较明显的抑制作用；鄂少廷等[4]研究证明，薜荔果多糖对化疗所致的免疫抑制现象有纠正作用，且对放疗和化疗后的骨髓有一定的保护作用。薜荔还可以用于治疗其他[5]恶性肿瘤，对宫颈癌、乳腺癌、大肠癌、食管癌、恶性淋巴癌等有较好的治疗作用。

参考文献

［1］田承华．广西广东习用王不留行的本草考证［J］．广西中医药，1999，22（3）：42.

［2］侯士良．中药八百种详解［M］．郑州：河南科学技术出版社，1999：922.

［3］李方，夏宜平，任君．薜荔的组织培养和薜荔果多糖抗肿瘤作用的试验研究［J］．武汉医学院学报，1977（5）：81-83.

［4］鄂少廷，唐新德，闵德潜，等．薜荔果多糖对小白鼠免疫功能影响的探讨［J］．武汉医学院学报，1980（4）：13-16.

［5］苑翠柳．抗癌食果研究的新进展［J］．林业科技通讯，1999（6）：22.

1.46.2　五龙根

［基源］为桑科植物掌叶榕*Ficussimplicissima* Lour．var．*hirta*（Vahl）Migo的根或根皮。

［别名］五指榕、五指香、五叉牛奶、五指毛桃、丫枫小树、鸦枫、火龙叶、佛掌榕、牛奶子、毛桃树、三龙爪、熊掌草、三叉刀、牛奶水。

［产地］分布于云南、贵州、广东、广西、福建等地。

［性味功效］味甘，性平。祛风湿，壮筋骨，去瘀，消肿。

［主治范围］主风湿痿痹，劳伤，浮肿，跌打损伤，妇人经闭，白带异常，乳少。

［用法用量］内服：15～30 g，煎汤服或浸酒服。外用：煎水洗。

［临床应用］

（1）治疗风湿痛：五龙根二两（100 g），猪蹄（七寸）半斤（250 g），黄酒二两（100 g），加水适量，煎取半腕，分2次服，每隔4～6 h服1次。《福建民间草药》

（2）治疗劳力过度：五龙根一两（50 g），墨鱼1只，酌加黄酒二两（100 g），煎服。《福建民间草药》

（3）治疗经闭，产后瘀血腹痛：五龙根一至二两（50～100 g），酒水煎服。《福建中草药》

（4）治疗睾丸肿大：五龙根二至四两（100～200 g），水煎服。《福建中草药》

（5）治疗白带异常：五龙根二两（100 g），水煎服。《福建中草药》

（6）治疗瘰疬：五龙根二至三两（100～150 g），水煎服。《福建中草药》

（7）治疗风湿骨痛，跌打驳骨，妇人乳少。《陆川本草》

（8）治疗跌打接骨，风湿痿痹，去瘀生新。《南宁市药物志》

1.46.3 五指毛桃

［基源］为桑科榕属植物粗叶榕*Ficus simplicissima* Lour.［*F. hirta* Vahl var. *palmatiloba*（Merr.）Chum］的全草，果实成熟似毛桃而得名。全年可采，洗净晒干。

［别名］粗叶榕、三龙爪、亚桠木、五爪龙、五指牛奶。

［产地］分布于福建、广东、广西、海南、云南、湖南、江西及贵州等地。

［性味功效］味甘淡，性平。归肺、脾、肾经。祛风除湿，祛瘀消肿，健脾补肺，舒筋活络。

［主治范围］主风湿痿痹，脾虚浮肿，腰腿痛，食少无力，肺虚咳嗽，带下，瘰疬，经闭，产后无乳及跌打损伤。

［用法用量］内服：50～100 g，煎汤服。

［现代药理研究］

（1）消化系统保护作用：王艳等[1]观察到五指毛桃水提液对幽门结扎大鼠胃酸分泌和胃蛋白酶活性无显著影响，但对胃黏膜表现出保护作用，激光多普勒仪观察到其对小鼠耳郭微循环具有显著改善作用，病理结果显示五指毛桃通过改善微循环对胃黏膜发挥保护作用。

（2）平滑肌调节作用：利红宇等[2-3]研究发现五指毛桃能显著减少枸橼酸喷雾引咳小鼠的咳嗽次数，增加小鼠气管酚红的排泄，对过度抑制状态的胃肠平滑肌有兴奋作用，对过度兴奋状态的胃肠平滑肌则有抑制的作用，加强和抑制小肠推进的双向作用，具有平滑肌双向调节功能；而对气管平滑肌则表现出舒张的单向作用。

（3）提高免疫功能：有研究采用环磷酚胺致免疫功能低下小鼠，五指毛桃显著提高免疫低下小鼠的炭粒廓清指数，胸腺、脾脏重量指数及血清溶血素水平，具有提高免疫力的作用[4]。

（4）抗氧化作用：曾茂贵等[5]采用异丙肾上腺素致小鼠心肌缺氧模型、垂体后叶素加断头急性脑缺氧模型以及垂体后叶素致急性心肌缺血模型，发现五指毛桃水提液显著延长正常小鼠和异丙肾上腺素性心肌缺氧小鼠的耐缺氧时间，明显延长垂体后叶素加断头致急性脑缺血模型小鼠张口喘息的时间，提高模型小鼠血清过氧化物歧化酶，降低血清丙二醛、磷酸激酶和乳酸脱氢酶水平，表现出较好的耐缺氧能力和抗氧化作用。

（5）杀菌抗炎作用：有研究发现五指毛桃水提液能抑制大肠杆菌、枯草芽孢杆菌、金黄色葡萄球菌的生长，最低抑菌浓度均为1 g/mL，但对黑曲霉、黄曲霉没有抑制作用[6]。五指毛桃水提液还明显抑制二甲苯所致的耳郭肿胀及醋酸引起的腹腔毛细血管的增加，减少醋酸所致的小鼠扭体次数，提高小鼠痛阈，具有良好的抗炎镇痛作用[7]。

（6）抗辐射作用：五指毛桃有效地减轻 60Co γ 射线单次全肺照射辐射损伤引起的小鼠肺组织充血水肿、上皮细胞及间质细胞增生、炎细胞浸润等炎性反应，对辐射损伤有一定的防治作用[8]。

（7）致突变性：应用微核试验，王晓平等观察到五指毛桃对小鼠肝细胞、睾丸生精细胞、骨髓嗜多染红细胞和外周血淋巴细胞微核形成率的影响与阴性对照组无差异，其本身不具有致突变性[9]。而在环磷酰胺诱发突变实验中，五指毛桃水提物能显著降低突变模型升高的骨髓嗜多染红细胞和睾丸生精细胞微核率，拮抗环磷酰胺诱发的小鼠遗传物质损伤，表现出抗突变作用[10]。

［临床应用］

（1）治疗急性黄疸型肝炎、较重的慢性肝炎：穿破石1 000 g，五指毛桃250 g，葫芦茶150 g，加水浸煮2次，浓缩至1 500 mL，加白糖300 g，入防腐剂，静置，过滤。较重者每日服90 mL，分2次服；轻者，每日服45 mL，一次服完，以1个月为1个疗程。

（2）治疗产后无乳：五指牛奶100 g，炖猪脚服。《广西中草药》

（3）治疗白带异常：五指牛奶50 g，一匹绸100 g，水煎服。《广西中草药》

（4）治疗肺癌：徐萌等[11]将63例确诊为非小细胞肺癌患者随机分为两组。治疗组30例，采用沙参麦冬汤为主方加减（由沙参麦冬汤加白花蛇舌草、防己、五指毛桃等组成）联合化疗治疗；临床观察表明，沙参麦冬汤加减联合化疗治疗非小细胞肺癌可明显改善临床症状，并能明显抑制肺癌癌灶生长，降低化疗毒副反应，提高患者生存质量。

（5）治疗妇科病：郝静[12]采用宫炎平片（由地稔、两面针、当归、五指毛桃等组成）治疗细菌性阴道炎患者200例，治愈96例，有效104例，总有效率为100%。

（6）治疗乙肝后肝硬化：尤海玲等[13]将乙肝后肝硬化患者随机分为两组。治疗组40例，予以加味五指毛桃煎剂口服，药物组成为五指毛桃、鸡骨草、溪黄草、穿破石等；对照组40例，口服阿德福韦酯片。两组疗程均为6个月。结果显示，加味五指毛桃煎剂在改善乙肝后肝硬化患者的临床体征、肝功能、肝纤维化方面均优于对照组；而在控制乙肝病毒数量方面，两组均有一定临床疗效，差异无显著性。

参考文献

［1］王艳，叶木荣，唐立海，等．五指毛桃水提液保护胃黏膜及改善微循环的实验研究［J］．时珍

国医国药，2011，22（5）：1181-1182.
[2] 利红宇，林志云，王成蹊，等. 五指毛桃根对呼吸道和消化道的作用［J］. 中国现代药物应用，2008，2（17）：50-51.
[3] 利红宇，王成蹊，黄雪薇，等. 五指毛桃根对平滑肌的作用研究［J］. 医药论坛杂志，2007，28（23）：9-10.
[4] 刘春玲，许鸿华，吴清和，等. 五指毛桃对小鼠免疫功能影响的实验研究［J］. 中药材，2004，27（5）：367-368.
[5] 曾茂贵，叶华，陈学习，等. 五指毛桃水提液对小鼠心、脑缺氧缺血的保护与耐缺氧能力的影响［J］. 福建中医药，2009，40（1）：49-50.
[6] 王晓平，段丽菊，陈晓白，等. 五指毛桃水提液体外抗菌作用的实验研究［J］. 时针国医国药，2010，21（7）：1692-1693.
[7] 周添浓，王艳，唐立海，等. 五指毛桃抗炎镇痛及对急性肝损伤的保护作用研究［J］. 今日药学，2008，18（2）：55-58.
[8] 王晓平，黄翔，陈晓白，等. 瑶药五指毛桃对受辐射小鼠肺组织病理形态学的影响［J］. 玉林师范学院学报，2010，31（5）：80-83.
[9] 王晓平，黄翔，陈晓白，等. 五指毛桃的致突变性研究［J］. 安徽农业科学，2010，38（14）：7283-7284.
[10] 岑业文，王晓平，黄翔，等. 五指毛桃拮抗环磷酰胺诱发的遗传损伤效应［J］. 玉林师范学院学报，2010，31（5）：77-79.
[11] 徐萌，周蓓. 沙参麦冬汤加减对非小细胞肺癌化疗增效减毒的临床研究［J］. 新中医，2006，38（4）：29.
[12] 郝静. 宫炎平片治疗细菌性阴道炎200例［J］. 中国民间疗法，2010，18（10）：47.
[13] 尤海玲，陈源，徐权胜，等. 加味五指毛桃汤治疗乙肝后肝硬化40例［J］. 辽宁中医杂志，2011，38（4）：683.

1.46.4 穿破石

［基源］为桑科柘属植物构棘*Cudrania cochin chinensis*（Lour.）Kudo et Masam的全草，多以根入药。

［别名］葨芝、金蝉［异名柘根（《千金方》）］、川破石（《生草药性备要》）、地棉根、退壳、黄龙退壳、牵牛入石、金腰带、黄蛇根、山荔枝、千重皮。

［产地］分布于广东、云南、广西、浙江等地。

［性味功效］味微苦，性平。归心、肝经。祛风通络，清热除湿，解毒消肿。

［主治范围］主肺结核，黄疸型肝炎，肝脾肿大，胃、十二指肠溃疡，风湿性腰腿痛；外用治骨折，跌打损伤。

［用法用量］内服：25～50 g，煎汤服。外用：适量，根皮捣烂敷患处。

［毒副反应及注意事项］无毒。孕妇忌服。

［现代药理研究］

（1）保肝作用：有研究证明，穿破石能显著降低四氯化碳引起小鼠急性肝损伤后血清中丙氨酸转氨酶和天冬氨酸转氨酶水平，从而证实了穿破石水提取物和醇提取物能减轻四氯化碳所致小鼠急性肝损伤[1]。

（2）镇痛抗炎作用：韦健全等[2]研究发现穿破石对二甲苯所致小鼠耳郭肿胀、角叉莱胶所致小鼠足肿胀以及小鼠腹腔毛细血管通透性均有显著的抑制作用，而且其抑制效果随剂量呈现一定的量效关系。说明穿破石能够有效缓解炎症发生过程中的早期症状。镇痛实验结果证明，穿破石 20 g/kg，10 g/kg两个剂量能抑制醋酸刺激腹腔黏膜引起的痛反应，减少各鼠的扭体次数，提高小鼠热刺激体表的痛阈，延长热板痛反应时间。说明穿破石具有镇痛作用。

［临床应用］

（1）治疗肺痨，风湿：穿破石、铁包金、甘草，同煎服。《广东中药》

（2）治疗体虚白带异常：柘树根一两（50 g），水煎服。《浙江民间常用草药》

（3）治疗挫伤：葨芝根和糯米捣敷。《浙江中药资源名录》

（4）治疗胆石症：陈景波[3]用自拟的“破石汤”（穿破石100 g，虎杖60 g，广东金钱草60 g，猪胆1枚），感染发热重的酌加蒲公英、紫花地丁各25 g，黄疸明显的加山栀子根、黄皮树根各30 g，疼痛较剧的加岗松根30 g，茉莉花根15 g，7日为1个疗程，日服1剂。结果痊愈17例，占43.59%；显效12例，占30.77%；好转3例，占7.69%；无效7例，占17.94%。总有效率82.05%。

（5）治疗黄疸：翁钟森等[4]用自拟穿破石汤（由穿破石30 g，板蓝根15 g，新鲜牛皮100 g等组成），治疗20例，结果治愈7例，好转10例，未愈3例。总有效率为85.0%。

（6）治疗肾结石：陆军[5]采用自拟排石汤（金钱草50 g，鸡内金、海金沙、穿破石、牛膝、虎杖、三棱、莪术各15 g，滑石、石韦、威灵仙各30 g，琥珀、乌药各10 g），每日1剂，水煎取药1 000 mL左右，分2次服。每进药后约30 min，再喝足500 mL开水，随即侧卧，患侧在上，臀部垫高，时间30～40 min，期间用半握拳轻叩肾区产生震动，以利结石排出肾脏。6剂药6日为1个疗程，药后第2日排石27例，第3日排石71例，第7日B超或腹平片复查，结石消失。治愈率达95%。

参考文献

［1］金俊杰，钟鸣，余胜民，等．穿破石对四氯化碳所致小鼠急性肝损伤的保护作用［J］．时针国医国药，2012，213（8）：1903-1904.

［2］韦健全，罗莹．黄健，等．穿破石抗炎镇痛活性观察及最大给药量测定［J］．中成药，2011，33（9）：1589-1591.

［3］陈景波．自拟“破石汤”治疗胆石症39例的临床效果观察［J］．广东医学，1995，16（2）：124-125.

［4］翁钟森，郑良朴．自拟穿破石汤治疗肝胆湿热型黄疸20例［J］．福建中医药，2005，36（2）：27-28.

［5］陆军．排石汤治疗肾结石133例［J］．陕西中医，2010，31（8）：967-968.

1.46.5 薜荔

[**基源**] 为桑科植物薜荔*Ficus pumila* Linn. 的茎、叶。

[**别名**] 牡赞、木莲、木莲藤、爬山虎、巴山虎。

[**产地**] 全国大部分地区均产。

[**性味功效**] 味酸，性凉。祛风除湿，活血通络，解毒消肿。

[**主治范围**] 主风湿痹痛，坐骨神经痛，泻痢，尿淋，水肿，疟疾，闭经，产后瘀血腹痛，咽喉肿痛，睾丸炎，漆疮，痈疮肿毒，跌打损伤。

[**用法用量**] 内服：9～15 g或鲜品60～90 g，煎汤服或捣汁服或浸酒服或研末服。外用：捣汁涂，或煎水熏洗。

[**毒副反应及注意事项**] 孕妇慎用。

[**现代药理研究**]

（1）抗菌作用：薜荔的水提液对大肠杆菌抑菌效果明显，抑菌圈直径范围7～10.5 mm；醇提液对枯草芽孢杆菌的抑菌效果较为显著，抑菌圈直径范围11～20 mm[1]。

（2）抗炎、镇痛作用：小鼠按2.4 g/kg和4.8 g/kg剂量灌胃，每12 h 1次，给药3次，薜荔对二甲苯所致耳郭肿胀有一定抑制作用，抑制率处于筛选标准（>30%）的临界水平；对琼脂所致小鼠足肿胀均有一定抑制作用，能提高小鼠热板致痛的痛阈；对酒石酸锑钾所致小鼠扭体反应均有一定抑制作用，抑制率均大于筛选标准（>50%）[2]。

[**临床应用**]

（1）治疗关节酸胀肿痛，腰肌劳损：薜荔藤、鸡血藤各15 g，煎服。《安徽中草药》

（2）治疗坐骨神经痛：薜荔根或茎、柘树根各30 g，南蛇藤根10～15 g，水煎服。《福建药物志》

（3）治疗跌打损伤：薜荔根或茎60 g，变叶榕根30 g，酌加酒、水煎服；另取薜荔枝叶1 kg，酌加酒、水煎汤熏洗，或炒焦研末，酒调敷伤处。《福建药物志》

（4）治疗慢性肾炎水肿：薜荔15 g，白茅根、半边莲各30 g，煎服。《安徽中草药》

（5）治疗血淋痛涩：木莲藤叶一握，甘草（炙）一分（0.5 g），日煎服之。《本草纲目》

（6）治疗风热咽喉肿痛：鲜薜荔藤30 g，水煎浓汁，频频含咽。《安徽中草药》

（7）治疗背痈：薜荔叶烂研绞汁，和蜜饮数升，以其滓敷疮上。《政和本草》

（8）治疗痈肿：鲜薜荔叶、鲜爵床各等量，酒、水煎服；另用鲜叶捣烂敷患处。《福建中草药》

（9）治疗目赤肿痛：薜荔叶，水煎，熏洗。《浙江天目山药用植物志》

（10）治疗手指弯曲：薜荔枝叶梗，每斤（500 g）加川椒三两（150 g），侧柏叶四两（200 g），煎浓汁，久洗自然伸直。《解围元薮》舒挛汤

参 考 文 献

[1] 吴文珊，王扬飞，方玉霖. 薜荔抑菌效应的研究［J］. 福建热作科技，2004，29（2）：15.

[2] 来平凡，范春雷，李爱平．夹竹桃科络石与桑科薜荔抗炎镇痛作用比较 [J]．中医药学刊，2003，21（1）：154.

1.47　莎　草　科

1.47.1　一箭球

[基源] 为莎草科植物单穗水蜈蚣*Kyllinga monocephala* Rottb. 带根茎的全草。

[别名] 金钮草、三叶珠、散寒草、水百足、燕含珠、单打槌、三箭、白顶草、火把草、顶珠草、水蜈蚣。

[产地] 分布于福建、广东、海南、广西、贵州、云南等地。

[性味功效] 味辛、苦，性平。归肺、肝经。散瘀消肿，宣肺止咳，清热解毒，杀虫截疟。

[主治范围] 主跌打损伤，感冒咳嗽，百日咳，咽喉肿痛，痢疾，毒蛇咬伤，疟疾，皮肤瘙痒。

[用法用量] 内服：30 ~ 60 g，煎汤服。外用：适量，捣敷或煎汤洗。

[毒副反应及注意事项] 孕妇及阴虚内热者忌服。

[临床应用]

（1）治疗跌打损伤：一箭球30 ~ 60 g，水煎服，冲酒少许，日分2次服；或取一箭球适量，捣烂，用酒炒热敷伤处。《广西民间常用草药手册》

（2）治疗疟疾：鲜一箭球60 ~ 90 g，捣烂，未发病前2 h，冲酒服。小儿用量酌减，水煎服。《广西民间常用草药手册》

（3）治疗细菌性痢疾：一箭球30 ~ 60 g，水煎服，日分3次服。《广西民间常用草药手册》

（4）治疗外伤出血：一箭球适量，捣烂，敷患处。《广西民间常用草药手册》

（5）治疗蛇伤：鲜一箭球，捣烂，敷伤口周围。《广西民间常用草药手册》

（6）治疗急性支气管炎、小儿百日咳：一箭球鲜全草30 ~ 60 g，水煎，分3次服。《广西本草选编》

（7）治疗咽喉肿痛：一箭球30 ~ 60 g，水煎服。《常用中草药彩色图谱》

（8）治疗皮肤瘙痒：一箭球鲜草煎水洗。《常用中草药彩色图谱》

（9）治疗蛇伤：鲜一箭球适量，捣烂；山乌臼叶、紫背金牛等份捣烂；鲜野芋根，开水磨糊。敷伤口四周及肿处。一般每日换药1次，易污染衣物或药物易脱落的部位围药后，当以纱布包扎固定。其治疗作用为箍集围聚，收束疮毒，清热疏风，祛瘀消肿，活血止痛[1]。

（10）治疗毒疾：壮医内治祛毒法是通过内服给药从而达到治疗目的的解毒方法[2]。临床上常根据瘴、蛊、毒、风、湿等不同的致病原因选用不同的药物内服治疗，如对于气道病（壮医认为人体器官与天地相连，气入鼻孔，经气管入肺，携清气入血液，排浊气出体外，一呼一吸，构成气道，气道所发生的疾病称气道病）常用一箭球、大叶桉叶、木蝴蝶、无患子、水蜈蚣、石仙桃、龙利叶、罗汉果等药物进行治疗。洪氏亦有类似报道[3]，其常用的通气道药有一枝黄花、一箭球、大叶桉、入地蜈蚣、洗手果、水蜈蚣、石仙桃、罗裙带、石油菜、龙利叶、龙珠果、兰草、青天葵、罗汉果、野黄皮、海南蒲桃、大叶羊角菜、猫爪草、橡皮木、不出林、陈皮、无花果、牛尾菜、黄鳝藤等。

参 考 文 献

［1］古国明，张毅．箍围药应用举隅［J］．中医药学刊，2005，23（11）：2033-2034.

［2］庞宇舟，卢汝梅，罗婕，等．壮医解毒法考略［J］．中国民族医药杂志，2012（3）：2-3.

［3］洪宗国，邓小莲．壮医塞病论［J］．中南民族人学学报（自然科学版），2012，31（4）：45-50.

1.47.2　三楞筋骨草

［基源］为莎草科植物高秆珍珠茅*Scleria terrestris*（L.）Foss.［S. elata Thw.］的全草。

［别名］高秆珍珠茅。

［产地］分布于华东、华南、西南及台湾等地。

［性味功效］味苦、辛，性平。归肝经。除风除湿，舒筋活络，透疹。

［主治范围］主风湿筋骨痛，瘫痪，跌打损伤。

［用法用量］内服：15～30 g，煎汤服或浸酒服。

1.47.3　水蜈蚣

［基源］为莎草科植物水蜈蚣带根茎*Kyllinga brevifolia* Rottb. 的全草。

［别名］球子草、疟疾草、三荚草、金牛草、寒气草、金钮草、夜摩草、十字草、姜虫草、露水草、水牛草、三步跳、散寒草、姜芽草、寒筋草、水香附等。

［产地］全国大部分地区有分布，分布于江苏、安徽、浙江、福建、江西、湖南、湖北、广西、广东、四川、云南、东北等地。

［性味功效］味辛、微苦、甘，性平。归肺、肝经。疏风解毒，清热利湿，活血解毒。

［主治范围］主感冒发热头痛，急性支气管炎，百日咳，疟疾，黄疸，痢疾，乳糜尿，疮疡肿毒，皮肤瘙痒，毒蛇咬伤，风湿性关节炎，跌打损伤。

［用法用量］内服：15～30 g或鲜品30～60 g，煎汤服或捣汁服或浸酒服。外用：适量，捣敷。

［现代药理研究］对羟自由基的清除作用：贤景春等[1]采用乙醇浸提法提取水蜈蚣中的黄酮类物质，确定最佳工艺，并研究提取物对羟自由基的清除作用。实验结果表明，水蜈蚣对羟自由基具有良好的清除能力。

［临床应用］

（1）治疗跌打损伤：鲜水蜈蚣30 g，酒90～150 g，将药泡入酒中，早晚各服1次，每次15 g。《贵州民间草药》

（2）治疗疮疡肿毒：水蜈蚣全草、芭蕉根，捣烂，敷患处。《江西草药手册》

（3）治疗蛇咬伤：水蜈蚣全草、雄黄、大蒜子各适量，共捣烂，敷患处。《江西草药手册》

（4）治疗疟疾：水蜈蚣全草30 g，夏枯草15 g，水煎2次。于疟疾发作前3 h及2 h各服1次，或当茶饮。《江西草药手册》

（5）治疗小儿口腔炎：水蜈蚣根茎30 g，水煎，冲蜂蜜服。《浙江民间常用草药》

（6）治疗创伤出血：水蜈蚣鲜全草适量，捣烂敷伤处。《江西草药手册》

（7）治疗黄疸型传染性肝炎：水蜈蚣鲜全草30 g，茅莓草30 g，臭牡丹根30 g，水煎，糖调服。《江西草药手册》

（8）治疗乳糜尿：杨利[2]治疗乳糜尿，在中医辨证选方基础上加用水蜈蚣，鲜品用30～60 g，干品用15～30 g，较单纯辨证处方起效快。

（9）黄敏等[3]治疗气阴两虚挟血瘀型乳糜尿：黄芪20 g，生地黄12 g，牡丹皮15 g，丹参15 g，赤芍15 g，车前草30 g，紫珠草30 g，荠菜花30 g，水蜈蚣30 g，飞廉30 g，海藻10 g，生山楂10 g，萆薢20 g，芡实20 g，金樱子10 g，菟丝子10 g，大蓟30 g，小蓟30 g，水煎服，每日1剂。服药10剂，患者小便转清，复查尿乳糜试验阴性。药后患者舌苔转腻，方中去生地黄、牡丹皮、赤芍、大蓟、小蓟，加苍术、薏苡仁、佩兰、茯苓、陈皮等，嘱患者出院后清淡饮食，忌食油腻，续用中药辨证治疗以巩固疗效。

（10）治疗晚期食管癌：张小玲等[4]使用中药组口服益气降逆消瘤汤治疗。组方为黄芪、茯苓各50 g，清半夏15 g，水蜈蚣25 g。胸痛明显加延胡索15 g，郁金10 g；呕吐明显加生姜10 g；纳差消瘦加焦三仙20 g。每日1剂，1剂加水500 mL分煎2次后混匀，1日3次分服。吞咽困难明显者，可予食管腔内放置支架后服药。治疗期间配合适当营养支持治疗，治疗2个月后开始观察疗效。两年生存率，中药治疗组为62.8%，放疗组为39.5%。

参考文献

［1］贤景春，陈巧玏，赖金辉，等．水蜈蚣总黄酮提取及对羟自由基的清除作用［J］．江苏农业科学，2011，39（3）：427-429.

［2］杨利．水蜈蚣治疗乳糜尿验案举隅［J］．湖北民族学院学报（医学版），2011，28（4）：49.

［3］黄敏，盛梅笑．中医治疗乳糜尿验案举隅［J］．辽宁中医杂志，2011，28（2）：222.

［4］张小玲，山广志，刘文奇．益气降逆消瘤汤治疗晚期食管癌43例［J］．浙江中西医结合杂志，2007，17（11）：692，694.

1.48 唇形科

1.48.1 小叶蛇总管

［基源］为唇形科植物香茶菜*Isodon amethystoides*（Benth.）C.Y. Wu et Hsuen的全草。

［别名］山薄荷、蛇总管、蛇通管、盘龙七、母猪花头、香茶菜。

［产地］分布于我国南部。

［性味功效］味苦、辛，气香，性凉。归心、肝、脾经。清热，散血，消肿，解蛇、虫毒。

［主治范围］主跌打瘀积，毒蛇咬伤，筋骨酸痛，疮疡。

［用法用量］内服：15～30 g，水煎服或水煎冲黄酒服。外用：适量鲜品捣烂敷患处。

［毒副反应及注意事项］无毒。孕妇及虚寒者忌服。

［现代药理研究］

（1）护肝作用：香茶菜甲素能使四氯化碳所致的大、小鼠实验性肝损伤减轻，使血清丙氨酸转氨酶明显下降，肝内三酰甘油蓄积量减少，促进变性和坏死的干细胞修复，并有提高正常小鼠非特异性免疫功能的作用。

（2）抗癌作用：香茶菜甲素对肝癌细胞QGY-7703、人食管癌细胞CaEs-17、人宫颈癌细胞系Hela细胞具有明显的杀伤作用。

（3）抑菌作用：香茶菜对金黄色葡萄球菌有较强的杀伤作用。

［临床应用］

（1）治疗毒蛇咬伤：盘龙七根三至五钱（15～25 g），草果仁为引，水煎服，连服2日。另取根煎水洗患处。《云南中草药》

（2）治疗跌打瘀积，毒蛇咬伤。《广西中药志》

（3）治疗毒蛇咬伤：

①蛇药酒，用香茶菜100 g，徐长卿15 g，浸入米酒（或三花酒等50度左右白酒）250 g，将药混合浸3周即可服用。首次量50～100 mL，以后每日3～4次，每次25～50 mL，连服3～4日。

②蛇药片，以香茶菜5份，徐长卿2份，制成浸膏压片，每片0.3 g。首次量10～15片，以后每日3～4次，每次5～8片，连服3～4日。蛇药酒和蛇药片也可适当外用，涂敷伤口。

③香茶菜根9～15 g，草果仁为引，水煎服，连服2日；另取根煎水外洗患处。

④香茶菜茎、叶，过岗龙、卵叶娃儿、地胆草、山香（蛇百子，茎、叶）、皂角各120 g，细辛、吴茱萸、茶辣各90 g，冰片、土硝各30 g，青盐15 g，徐长卿6 g，以三花酒2 kg浸泡7日后可用。日服3次，每次10～20 mL。并加少许雄黄搽伤口周围。

（4）治疗肝硬化，肝炎，肺脓肿：香茶菜茎、叶15～30 g，水煎服。

（5）治疗乳痈，发背已溃：香茶菜全草、野荞麦、白英各15～30 g，水煎服。

（6）治疗淋巴结炎：香茶菜鲜叶、米酒各适量，捣烂拌匀敷患处。

（7）治疗关节痛：香茶菜、南蛇藤各30 g，酒、水各半炖服。

1.48.2 半枝莲

［基源］为唇形科植物半枝莲 *Scutellaria barbate* D. Don. 的全草。

［别名］并头草、狭叶韩信草、水韩信、牙刷草。

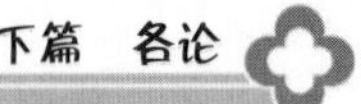

［**产地**］分布于浙江、江苏、安徽、河南、四川、广东、福建、陕西等地。

［**性味功效**］味辛、微苦，性凉。清热解毒，化瘀止血，利水消肿。

［**主治范围**］主疮痈肿毒，咽喉肿痛，虫蛇咬伤，跌打损伤，水肿，黄疸等。

［**用法用量**］内服：15～30 g 或鲜品50～100 g，煎汤服或捣汁服。外用：适量捣敷。

［**毒副反应及注意事项**］血虚者不宜，孕妇忌服。

［**现代药理研究**］

（1）抗肿瘤作用：实验表明[1]，半枝莲黄酮类化合物（A06）有抑制肿瘤细胞的增生及体外肿瘤血管生成的作用，可能与抑制肿瘤细胞血管生成相关因子的表达，抑制内皮细胞迁移、形成管样结构有关。

（2）增强免疫作用：动物实验予一定剂量的半枝莲多糖，发现其能升高小鼠脾淋巴细胞环磷腺苷水平，可能是其抑制肿瘤生长，增强小鼠免疫功能的重要途径[2]。

（3）抗氧化作用：实验证明半枝莲多糖在一定浓度范围内均能降低化学法诱导的红细胞溶血和肝组织过氧化物损伤，能剂量依赖性提高小鼠血清、肝组织中的超氧化物歧化酶活力，降低小鼠血清、肝组织中过氧化产物丙二醛的水平，因此，具有较好的抗氧化作用[3]。

（4）抗动脉粥样硬化作用：半枝莲总黄酮可通过降低载脂蛋白E基因降低小鼠总胆固醇、三酰甘油、低密度脂蛋白水平，升高高密度脂蛋白水平，升高超氧化物歧化酶活性，降低丙二醛含量，降低血磷脂转运蛋白、白介素-6、C反应蛋白水平，从而发挥抗动脉粥样硬化的作用[4]。

（5）抑菌作用：傅若秋等[5]通过研究21种中草药提取物对11株耐甲氧西林金黄色葡萄球菌的体外抗菌作用，得出仙鹤草醇提物、半枝莲水提物抑菌活性最强，浓度为6.25 g/L时抑菌率均达100%。

（6）调节内分泌作用：实验证明[6]，半枝莲黄酮能够降低去卵巢大鼠的学习记忆障碍，改善免疫、内分泌异常变化，该作用可能有利于临床老年性阿尔茨海默病的治疗。

（7）呼吸系统的作用：药理实验证明半枝莲中含有的红花素有较强的对抗由组织胺引起的平滑肌收缩作用，同时还有较好的祛痰作用，是治疗慢性支气管炎的有效成分[7]。

［**临床应用**］

（1）治疗胃部疾病：许颖等[8]采用益胃煎加减（柴胡、白芍、黄芪、陈皮、半夏、党参、白术、枳壳、半枝莲、三七、炙甘草等）治疗慢性萎缩性胃炎30例，结果总有效率为83.3%。曹志群等[9]采用芪莲舒痞颗粒（黄芪、半枝莲、女贞子、莪术、薏苡仁等）治疗慢性萎缩性胃炎癌前病变患者61例，结果治疗组总有效率为80.3%。

（2）治疗肝脏疾病：乔文慧等[10]用乙肝方（茵陈、柴胡、板蓝根、枳壳、丹参、蚤休、白术、半枝莲等）治疗慢性乙型病毒性肝炎105例，并与西药对照组60例对比，结果提示治疗组对主要症状的有效率大于对照组，两组乙型肝炎e抗原、乙肝病毒的脱氧核糖核酸阴转比较有明显差异。王国义[11]用软肝散（白花蛇舌草、半枝莲、虎杖、当归、桃仁、炙鳖甲、生牡蛎、柴胡等）治疗肝炎肝纤维化78例，并设对照组观察两组疗效，结果提示治疗组患者临床症状、肝功能及肝纤维化的透明质酸、成黏蛋白、Ⅲ型原胶原氨基端肽、Ⅳ型胶原C端原肽异常指标有明显的改善，治疗组明显优于对照组。

（3）治疗妇科疾病：郭冰心[12]应用抗生素控制感染，加用中药方（败酱草、半枝莲、蒲公英、赤芍、桃仁等）治疗慢性盆腔炎96例，总有效率为100%。潘捷[13]采用益清汤（党参、黄芪、薏苡仁、泽泻、半枝莲等）内服，并配合慢盆Ⅰ号（红藤、败酱草、大黄、三棱、莪术等）灌肠治疗慢性盆腔炎56例。对照组27例，以坤复康胶囊合乐朗口服治疗，结果提示治疗组总有效率为89.3%，对照组为59.3%，两组比较有显著性差异。南振军[14]采用桂莲内异汤（桂枝、半枝莲、牡丹皮、白花蛇舌草、桃仁、昆布、莪术、姜黄等）治疗子宫内膜异位症患者42例，结果总有效率为97.6%。

（4）治疗肾系疾病：谭忠德等[15]将确诊为热毒炽盛型的过敏性紫癜性肾炎（HSPN）患儿随机分为两组，治疗组和对照组各30例，在常规治疗的基础上，治疗组加用养阴汤（生地黄、玄参、白芍、牡丹皮、金银花、连翘、板蓝根、白茅根、半枝莲、白花蛇舌草、鱼腥草、茜草等），对照组加用雷公藤多苷片，疗程为1个月，观察3个疗程。结果提示治疗组总有效率与对照组总有效率比较有显著性差异，治疗组优于对照组，且治疗组在控制患儿临床症状、改善实验室检查等方面均明显优于对照组，两者相比均有显著性差异。陈翠兰[16]采用益气活血降浊方（决明子、白术、茯苓、丹参、川芎、当归、土茯苓、半枝莲、大腹皮、大黄、生黄芪等）治疗慢性肾功能衰竭48例，并设对照组观察。结果提示治疗组总有效率为91.67%，对照组总有效率为75.0% 。

（5）治疗恶性腹腔积液：董明娥等[17]将90例恶性腹腔积液患者，随机分为治疗组56例，对照组34例，均给予西药常规利尿治疗，治疗组加服内金术茅汤（半枝莲、白茅根、生黄芪、龙葵、丹参、鸡内金、白术、车前子、大腹皮、当归），分别观察治疗前后症状、体征及B 超变化情况。结果提示治疗组总有效率为92.8%，对照组总有效率为79.42%。

（6）治疗中晚期肝癌：杜一江等[18]采用中西医结合治疗中晚期肝癌89例。西医予介入治疗方法，中医给予抗癌中药方，半枝莲、生薏苡仁、猫人参、石见穿各30 g，党参、生黄芪各15 g，茯苓皮、炒白术、鸡内金各9 g，杜仲、郁金各12 g，枳壳、焦山楂、神曲、沙参各30 g，炒白扁豆20 g。伴腹水，加桂枝9 g，茯苓皮30 g；肝炎，加杜仲12 g，牛膝12 g，贯众30 g；黄疸，加赤芍30 g，茵陈15 g。每日1剂，水煎服，2周为1个疗程，治疗6个疗程后判定疗效。完全缓解8例，部分缓解55例，病情稳定21例，病情进展5例，有效率为94.38%。

（7）治疗胰腺癌：半枝莲有清热解毒，利湿消肿，活血止痛，抗肿瘤的功效，重用半枝莲自拟清胰化积汤加减治疗胰腺癌，取得满意疗效。半枝莲30～150 g，白花蛇舌草15 g，蛇六谷30 g，白豆蔻10 g，绞股蓝30 g，蜂房15 g，浙贝母15 g，蒲公英30 g，生山楂30 g，芦根30 g，北沙参15 g，薏苡仁30 g[19]。

（8）泌尿系结石治疗：以活血化瘀、清热利尿药物组成半枝莲化瘀排石汤，治疗泌尿系结石174例，治愈率72.98%，（其中溶石率23.56%），总有效率86.78%。主要药物有半枝莲30 g 、金钱草30 g，鸡内金12 g，石韦30 g，郁金30 g，三棱18 g，滑石30 g，瞿麦15 g，怀牛膝15 g，木通9 g，海金沙50 g，茅根30 g，甘草10 g，并食胡桃肉10 g；腰疼甚者加延胡索，气虚加黄芪，肾虚者酌加补肾益气药。每日1剂，煎成600 mL，晨起时服300 mL，睡前服300 mL[20]。

参考文献

［1］徐敏，卜平，李瑶瑶．半枝莲黄酮类化合物对体外肿瘤血管生成的影响［J］．世界华人消化杂志，2007，15（20）：2215-2219.

［2］叶华，郑学宝．半枝莲多糖对小鼠脾淋巴细胞cAMP含量的影响［J］．广东医学院学报，2009，27（2）：124-125.

［3］王志远，戴玲，张凯．半枝莲多糖的提取纯化及抗氧化活性研究［J］．中国生化药物杂志，2008，29（2）：96-103.

［4］祝娉婷，卜平，孙云，等．半枝莲总黄酮对ApoE基因敲除小鼠血清PLTP、IL- 6、CRP表达的影响［J］．中国医科大学学报，2011，40（5）：394-396.

［5］傅若秋，余琼．孟德胜．等．21种中草药提取物对MRSA的抗菌作用研究［J］．中国药房，2011，22（43）：4056-4058.

［6］郗玉玲，刘敏华，张晓峰，等．半枝莲黄酮对去卵巢大鼠记忆障碍的改善作用［J］．中国老年学杂志，2011，31（2）：242-245.

［7］张春玲，胡峻峰，曲江斌，等．Ames 试验检测几种中草药及绿茶的抗诱变作用［J］．卫生毒理学杂志，2002，16（1）：661.

［8］许颖，陈菲．益胃煎加减治疗慢性萎缩性胃炎气虚血瘀型30例［J］．陕西中医，2010，31（9）：1130-1131.

［9］曹志群，于大猛，张维东．芪莲舒痞颗粒逆转萎缩性胃炎癌前病变的临床研究［J］．河北中医药学报，2003，18（4）：10-13，17.

［10］乔文慧，张永胜．乙肝方治疗慢性乙型肝炎105例［J］．陕西中医，2008，29（5）：561-562.

［11］王国义．软肝散治疗肝炎肝纤维化78例［J］．陕西中医，2011，32（5）：523-524.

［12］郭冰心．中西医结合治疗慢性盆腔炎96例［J］．陕西中医，2007，28（7）：794-795.

［13］潘捷．益清汤配合慢盆Ⅰ号治疗慢性盆腔炎56例［J］．陕西中医，2007，28（11）：1468-1469.

［14］南振军．桂莲内异汤治疗子宫内膜异位症42例［J］．陕西中医，2007，28（11）：1481-1482.

［15］谭忠德，李岳，郑秋宇．养阴汤治疗过敏性紫癜性肾炎热毒炽盛型临床研究［J］．吉林中医药，2010，30（3）：216-217.

［16］陈翠兰．益气活血降浊方治疗慢性肾功能衰竭疗效观察［J］．陕西中医．2010．31（12）：1582-1583.

［17］董明娥，李健．内金术茅汤治疗恶性腹腔积液56例［J］．陕西中医，2007，28（4）：396-397.

［18］杜一江，苟金平．抗癌中药方联合西药治疗中晚期肝癌89例［J］．中医研究，2014，27（12）：24-25.

［19］沈婕，何胜利，刘鲁明．刘鲁明运用大剂量半枝莲治疗胰腺癌经验［J］．上海中医药杂志，

2014，48（11）：14–15.

［20］张志发，李成韶，程丽芳．半枝莲化瘀排石汤治疗泌尿系结石的研究［J］．山东中医杂志，1991，10（2）：14–17.

1.48.3 石见穿

［**基源**］为唇形科鼠尾草属植物紫参*Salvia chinensia* Benth. 的全草。

［**别名**］石打穿、月下红、小红参、紫丹花。

［**产地**］分布于江苏、安徽、江西、湖北、湖南、广东、广西、云南等地。

［**性味功效**］味微苦，性平。归肝、脾经。活血化瘀，清热利湿，散结消肿。

［**主治范围**］主月经不调，痛经，经闭，崩漏，便血，湿热黄疸，热毒血痢，淋痛，带下，风湿骨痛，瘰疬，疮肿，乳痈，带状疱疹，麻风，跌打伤肿。

［**用法用量**］内服：6 ~ 15 g，煎汤服或绞汁服。外用：适量，捣敷。

［**现代药理研究**］

（1）抗肿瘤：郑海音等[1]研究石见穿中多糖在体外对人肝癌细胞增殖的抑制作用，采用噻唑蓝测定石见穿多糖的抗癌活性。实验证明，肝癌细胞的生长受到抑制，且随着剂量的增加而抑制作用增强，高、中、低剂量的石见穿多糖对肝癌细胞生长的抑制率分别为26.92%、18.26%、5.95%，明显高于对照组。

（2）妇科方面：方凤奇等[2]根据Vemon采用自体子宫内膜盆腔移植法改进建立子宫内膜异位症动物模型，将建模成功的大鼠随机分为模型组、石见穿治疗组、阿拉瑞林药物对照组，将正常大鼠设为对照组，从异位内膜超微结构水平上探讨石见穿治疗子宫内膜异位症的作用机制。结果表明，石见穿、阿拉瑞林治疗子宫内膜异位症，使其异位内膜超微结构发生不同程度的改变，促进异位内膜组织的细胞凋亡。

（3）抗氧化作用：陈朋等[3]研究石见穿总酚酸对受四氯化碳损伤的小鼠肝脏保护作用及其可能机制，结果表明，石见穿总酚酸对小鼠四氯化碳急性肝损伤具有一定的保护作用，作用机制可能与其抗氧化作用有关，石见穿总酚酸可增强组织抗氧化能力，降低四氯化碳引起的脂类过氧化，保护细胞膜免受损伤。

［**临床应用**］

（1）治疗肝炎：《中药大辞典》《全国中草药汇编》均记载了石见穿、糯稻根等合用为方，用于治疗急、慢性肝炎均取得了显著疗效。

（2）治疗癌症：石见穿作为如今常用的抗癌中药被广泛应用于临床。周金兰自拟“石莲花汤”用于治疗直肠癌，取得一定疗效。金长娟将石见穿等药组方成“七叶灵”，用于对lewis 肺癌细胞荷瘤小鼠作用的观察，发现该处方具有较好的抗肿瘤及免疫调节作用。郭孝忠等对肺癌用药规律进行了初步探讨，发现在活血药中石见穿使用频率较高[4]。

（3）妇科疾病：石见穿在妇科疾病治疗中得到广泛应用，除清热利湿外，还具有活血化瘀、软坚散结之功效。因其药性平和，不燥不寒，故被广泛应用于因血热、湿热所致崩漏、月经先期盆腔炎、子宫内膜异位症、子宫肌瘤、卵巢囊肿、痛经等病，疗效显著[4]。

（4）胃炎：章进等将石打穿加入蒿芩清胆汤中治疗胆汁反流性胃炎，取得良好疗效。蔡淦教授治疗胃黏膜异型性增生，积累了10多年经验，用石见穿等药物以行气活血，化痰兼清郁热，疗效显著[4]。

参考文献

［1］郑海音，徐伟，郑晓燕，等．石见穿多糖的提取及其对肝癌细胞增殖的抑制作用［J］．中国中医药科技，2008，15（5）：360.

［2］方凤奇．孙宇辉．朱凤全．等．石见穿对实验性子宫内膜异位症模型超微结构的影响［J］．航空航天医药，2004，15（1）：8.

［3］陈朋，崔誉蓉，李德芳，等．石见穿总酚酸对小鼠四氯化碳急性肝损伤的保护作用［J］．安徽农业学报，2010，38（9）：4607.

［4］谢永富．石见穿的研究进展［J］．中国处方药，2007，66（9）：75.

1.48.4　连线草

［基源］唇形科过路黄 *Glechomalongituba*（Nakai）Kupr. 的干燥全草。

［别名］金钱草、遍地香、地钱儿、钹儿草、连钱草、团经药。

［产地］分布于东北、华北、华东等地。

［性味功效］《纲目拾遗》：“味微甘，性微寒。”《岭南采药录》：“味涩，气香，性平。”《现代实用中药》：“苦，寒。”归肝、胆、肾、膀胱、肺经。清热，利尿，镇咳，消肿，解毒。

［主治范围］主黄疸，水肿，膀胱结石，疟疾，肺痈，咳嗽，吐血，淋浊，带下，风湿痹痛，小儿疳积，惊痫，痈肿，疮癣，湿疹。

［用法用量］内服：15～25 g或鲜者50～100 g，煎汤服或浸酒服或捣汁服。外用：捣敷或绞汁涂。

［毒副反应及注意事项］凡阴疽诸毒、脾虚泄泻者，忌捣汁生服。

［现代药理研究］

（1）利尿利胆作用：连钱草具有显著的利尿作用，并能促进肝细胞胆汁分泌，肝胆管内胆汁增加，内压增高，胆管括约肌松弛，使胆汁排出[1]。

（2）降脂、溶石作用：连钱草含有丰富的植物甾醇，植物甾醇比胆固醇具有更强的疏水性，因此植物甾醇可以取代胆固醇进入混合微粒中，这种取代作用使微粒中的胆固醇含量下降，从而减少胆固醇的吸收，且植物甾醇可以减缓胆固醇在肠上皮细胞中的酯化速度，而未酯化的固醇则较难进入乳糜微粒，因此植物甾醇可以减少乳糜微粒中胆固醇的总量[1]。

（3）降血糖作用：连钱草中含有槲皮素、芹菜素、木樨草素等数十种黄酮类化合物，已有报道表明：槲皮素、木樨草素等可通过抗氧化作用，保护胰岛β细胞免受损伤和促进胰岛细胞的再生而发挥降血糖作用[1]。

（4）抗炎、抗菌作用：连钱草提取物对二甲苯致小鼠耳郭肿胀和小鼠腹腔毛细血管通透性增加等炎症模型具有较强的抑制作用，其水提物能明显抑制炎性组织中5－羟色胺和组胺的相对含量，但不能抑制炎性组织中前列腺素2的相对含量，说明连钱草水提物抗炎作用主要是通过抑制内源性炎症递质5-羟色胺和组胺的释放而发挥的，可能与炎症递质前列腺素E2的释放途径无关[1]。

（5）对平滑肌的影响：陶勇等[2]通过观察连钱草提取物对小鼠小肠推进运动、药物泻小鼠模型和豚鼠离体回肠平滑肌收缩的影响，发现连钱草乙醇提取物对大黄冷浸液引起的小鼠腹泻有明显的拮抗作用，对炭末在小鼠小肠内的推进率有抑制作用，亦能对抗新斯的明所致的小肠运动亢进。

（6）抗肿瘤作用：从连钱草中分离的槲皮素具有广泛的抗肿瘤作用，槲皮素可以诱导细胞周期停滞和细胞凋亡而抑制肝癌HEPG2细胞增殖，抑制胃癌SGC-7901细胞的生长，以及具有抗前列腺癌、卵巢癌、鼻咽癌、食管癌、肺癌、结肠癌、黑色素瘤等不同肿瘤的作用。连钱草中分离的其他成分如熊果酸、齐墩果酸在Raji细胞内能降低Epstein-Barr病毒（EBV）活性，芹菜素具有干扰细胞信号通路、诱导细胞凋亡、抗增殖、抗侵袭及抗转移等作用[1]。

［临床应用］

（1）治疗黄疸、鼓胀：连钱草七至八钱（35～40 g），白茅根、车前草各四至五钱（20～25 g），荷包草五钱（25 g），共煎服。《浙江民间草药》

（2）治疗肾炎水肿：连钱草、扁蓄草各一两（50 g），荠菜花五钱（25 g），煎服。《上海常用中草药》

（3）利小便，治疗膀胱结石：连钱草、龙须草、车前草各五钱（25 g），煎服。《浙江民间草药》

（4）治疗疟疾：

①疟发前用连钱草七叶为丸塞鼻中。《质问本草》

②连钱草一两五钱至三两（75～150 g），水煎，分2次服，每日1剂，连服3日。《单方验方调查资料选编》

（5）治疗伤风咳嗽：鲜连钱草五至八钱（25～40 g）［干的三至五钱（15～25 g）］（洗净），冰糖半两（25 g），酌加开水，炖1 h，日服2次。《福建民间草药》

（6）治风湿性关节炎：团经药，捶绒，酒炒热，外敷。《贵阳民间药草》

（7）治小儿疳积：连钱草三钱（15 g），加动物肝脏适量，炖汁服。《上海常用中草药》

参考文献

［1］陈利华，李欣. 连钱草化学成分及药理作用研究［J］. 亚太传统医药，2014，10（15）：33-35.

［2］陶勇，石米扬. 连钱草的抑菌活性研究［J］. 中国医院药学杂志，2011，31（10）：824-825.

1.48.5 益母草

［基源］为唇形科植物益母草和细叶益母草*Leonurus japonicus* Houtt.的全草。

［**别名**］蓷、萑、益母、茺蔚、益明、大札、臭秽、贞蔚、苦低草、郁臭草、土质汗、夏枯草、野天麻、火炊、负担、辣母藤、郁臭苗、猪麻、益母艾。

［**产地**］分布于全国各地。

［**性味功效**］味辛、苦，性微寒；归肝、肾、心包经。活血调经，利尿消肿，清热解毒。

［**主治范围**］主月经不调，经闭，胎漏难产，胞衣不下，产后血晕，瘀血腹痛，跌打损伤，小便不利，水肿，头号肿疮疡。

［**用法用量**］内服：10～15 g，煎汤服或熬膏或入丸、散服。外用：适量，煎水洗或鲜草捣敷。

［**毒副反应及注意事项**］阴虚血少者忌服。忌铁器。血气素虚兼寒及滑陷不固者，皆非所宜。

［**现代药理研究**］

（1）对子宫的作用：益母草煎剂、乙醇溶液浸膏及所含益母草碱等对兔、猫、犬、豚鼠等多种动物的子宫均呈兴奋作用。益母草水浸膏及乙醇浸膏对离体及在位子宫均有显著的兴奋作用。但对在位子宫，兴奋前先有一短时间的抑制作用，经乙醚提取后的水溶液，则无此抑制作用。口服益母草水煎剂4～5次，每次0.1 mL（约含水提取干品50 mg），总量200～250 mg，对小白鼠有一定的抗着床和抗早孕作用。

（2）抗血小板聚集、凝集作用：通过烫伤、冰水应激和静脉注射二磷酸腺苷等不同方法，对益母草注射液在体内抗血小板聚集作用进行观察，结果显示大鼠心肌小血管血小板聚集物出现率明显减少，心肌细胞亚微结构变化亦相应改善，大鼠滴注二磷酸腺苷后，肺泡壁毛细血管内血小板聚集物出现率均较对照组有明显改善。

（3）具有改善冠脉循环和保护心脏的作用：益母草可促进由异丙肾上腺素造成的局部血流微循环障碍很快恢复。异丙肾上腺素50 mg/kg，皮下注射制造大鼠心肌缺血坏死，用益母草制剂治疗，结果经治疗1 h内，大部分动物的心电图均恢复正常，显示对心肌早期缺血（24 h）甚至病变，接近缺血坏死高潮期（4日），都能使冠脉循环得到改善。静脉注射益母草制剂1 mL/kg可明显增加冠脉流量，降低冠脉阻力，减慢心律及减少心输出量和右室做功的作用，动脉注射制剂生药120 mg/kg，能增加股动脉血流量和降低血管阻力，对血管壁有直接扩张作用。

（4）对心血管的作用：小剂量益母草碱对离体蛙心有增强收缩作用，使用大剂量时，反呈抑制现象。用益母草碱进行蛙血管灌流，呈血管收缩现象，其收缩程度与所用试液浓度呈正比例。用益母草碱（2 mg/kg）注射于麻醉猫的静脉，即见血压下降，数分钟后即可恢复，这种短暂性的血压下降现象，在两侧迷走神经切断后仍能发现，

（5）对呼吸中枢的作用：益母草有直接兴奋作用，麻醉猫静脉注射益母草碱后，呼吸频率及振幅均呈显著增加，但在大剂量时，呼吸则由兴奋转入抑制，且变为微弱而不规则。

（6）对肠平滑肌的作用：小量益母草碱能使兔离体肠管紧张性弛缓，振幅扩大，多量则振幅变小，而频率增加。

（7）对肾脏的作用：实验使用健康杂种家犬制成急性肾功能衰竭（ARF）模型，研

究益母草针剂对犬缺血型ARF的治疗作用，实验结果证明益母草针剂治疗犬缺血型初发型ARF具有显著效果。

（8）其他作用：益母草碱性皮下注射有中枢抑制作用，最小致死量为0.4～0.6 g/kg。兔静脉注射益母草碱1 mg/kg，可见尿量显著增加。益母草碱在较高浓度时能使兔血悬液发生溶血作用。益母草碱水浸液用试管稀释法（1：13）～（1：10），对许兰氏毛菌、羊毛样小孢子菌、红色表皮癣菌、星状奴卡氏菌均有抑制作用。益母草煎剂用平板纸片法，对大肠杆菌、志贺氏痢疾杆菌有抑制作用。

［临床应用］

（1）治疗痛经：益母草五钱（25 g），延胡索二钱（10 g），水煎服。《闽东本草》

（2）治疗闭经：益母草、乌豆，红糖、老酒各一两（50 g），炖服，连服1周。《闽东本草》

（3）治疗瘀血块结：益母草一两（50 g），水、酒各半，煎服。《闽东本草》

（4）治疗难产：益母草捣汁七大合，煎减半，顿服，无新者，以干者一大握，水七合煎服。《集验独行方》

（5）治疗胎死腹中：益母草捣熟，以暖水少许和，绞取汁，顿服之。《集验独行方》

（6）治疗产后血运，心气绝：益母草，研，绞汁，服一盏。《子母秘录》

（7）治疗产后恶露不下：益母草，捣，绞取汁，每服一小盏，入酒一合，暖过搅匀服之。《太平圣惠方》

（8）妇人分娩后服之，助子宫之整复：益母草九钱（45 g），当归三钱（15 g），水煎，去渣，每日3次分服。《现代实用中药》

（9）治疗尿血：益母草汁（服）1L。《外台秘要方》

（10）治疗小儿疳痢，痔疾：益母草叶煮粥食之，取汁饮之亦妙。《食医心镜》

（11）治疗疔肿至甚：益母草茎、叶，捣烂敷疮上，又绞取汁五合服之，即内消。《太平圣惠方》

（12）治疗妇人勒乳后疼闷，乳结成痈：益母草，捣细末，以新汲水调涂于奶上，以物抹之，生者捣烂用之。《太平圣惠方》

（13）治疗慢性肾炎：石锦明等[1]治疗方法，水牛角、赤小豆各40 g（先下），益母草、地龙干各30 g，丹参15 g，甘草5 g（此方为成人量，儿童及年老体弱者用量酌减）。每日1剂，水煎取药液200 mL，分2次服，3个月为1个疗程。

（14）治疗耳鸣：干祖望[2]治疗耳鸣辨证心火旺盛，上犯于耳，盖心寄窍于耳。生地黄10 g，竹叶10 g，白茅根10 g，朱灯心3 g，当归10 g，丹参10 g，菊花10 g，柏子仁10 g，益母草10 g。

（15）治疗中风偏瘫：李峥亮等[3]选方为桃仁9 g，红花20 g，当归15 g，川芎15 g，赤芍20 g，熟地黄15 g，党参12 g，丹参10 g，益母草15 g，地龙3 g，蜈蚣1条，泽兰15 g，茯苓皮20 g，炙甘草3 g。

（16）治疗偏头痛：车光锡[4]等选方为天麻10 g，钩藤15 g，石决明20 g，山栀

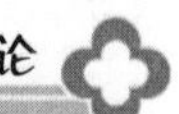

子10 g，黄芩10 g，牛膝15 g，杜仲10 g，益母草10 g，白芍10 g，桑寄生10 g，夜交藤15 g，川芎10 g，蔓荆子10 g，全蝎、蜈蚣各1 g（研末冲服），水煎服，每日1剂，分2次口服，连服28日。

（17）治疗痛经：李建新[5]方法，当归、生地黄、红花、香附、牛膝、川芎、桔梗各9 g，枳壳、赤芍各6 g，桃仁12 g，柴胡5 g，甘草3 g，经前1周煎服。每日1剂，每日2次，3个月1个疗程。

（18）治疗黄褐斑[6]：肝肾不足证者，治宜滋阴补肾，调和气血，方以六味地黄丸加减，益母草15 g，当归10 g，丹参15 g，熟地黄20 g，山药20 g，山茱萸15 g，泽泻10 g，茯苓15 g，牡丹皮15 g，女贞子15 g，白芍10 g。肝郁气滞证者，治宜疏肝理气，调和气血，方用逍遥散合桃红四物汤加减，益母草30 g，柴胡9 g，当归10 g，白芍10 g，山栀子9 g，香附9 g，生地黄10 g，牡丹皮6 g，丹参20 g，红花9 g，川芎9 g，甘草6 g。气血亏虚证者，治宜益气养血，活血化瘀，方用桃仁四物汤合归脾汤加减，益母草30 g，红花6 g，桃仁6 g，川芎10 g，黄芪10 g，当归10 g，党参10 g，白术10 g，茯神15 g，甘草6 g。

（19）治疗盆腔瘀血综合征[7]：黄芪20 g，党参15 g，白术20 g，茯苓15 g，当归10 g，白芍30 g，益母草15 g，蒲黄10 g，延胡索10 g，桃仁10 g，红花10 g，柴胡9 g，升麻6 g，鸡血藤3 0 g，每日1剂，水煎服，3日为1个疗程。

（20）治疗高血压[8]：

①肝阳上亢者用天麻钩藤饮加减平抑肝阳，天麻10 g，钩藤10 g，石决明10 g，杜仲20 g，山栀子10 g，桑寄生20 g，夜交藤20 g，黄芩10 g，茯神15 g，益母草10 g，牛膝10 g。

②冲任失调型者用二仙汤加减补肾泻火，调理冲任，知母12 g，仙灵脾12 g，牡蛎18 g，龙骨18 g，益母草12 g，巴戟天10 g，当归12 g，菟丝子12 g，白芍15 g，牡丹皮12 g，仙茅10 g，川芎15 g，黄柏12 g，甘草6 g。

③肝肾阴虚者用杞菊地黄汤加减滋补肝肾，熟地黄12 g，牡丹皮12 g，山茱萸12 g，生牡蛎18 g，泽泻12 g，丹参15 g，山药15 g，酸枣仁15 g，茯苓15 g，神曲12 g，菊花15 g，甘草6 g，生龟甲18 g，杜仲12 g，枸杞子12 g，天麻12 g。

④瘀血阻滞者用血府逐瘀汤加减活血化瘀，疏通脉络，当归12 g，生地黄12 g，桃仁12 g，菊花15 g，赤芍10 g，甘草6 g，枳壳10 g，神曲12 g，陈皮12 g，夏枯草15 g，益母草12 g，川牛膝15 g，红花9 g，川芎9 g，柴胡12 g，山楂15 g。

以上所有药方根据不同病情予以加减，水煎500 mL，每日1剂，分早晚2次空腹温服。

（21）治疗眩晕型颈椎病[9]：丹参20 g，红花10 g，葛根20 g，鹿衔草30 g，川芎20 g，赤芍15 g，自然铜15 g，汉防己20 g，木瓜15 g，全蝎9 g，蜈蚣2条，制南星9 g，益母草15 g，泽兰12 g，每日1剂，水煎2次，早晚分服。

（22）治疗痛风性关节炎[10]：白术30 g，何首乌30 g，金钱草15 g，益母草30 g，葛根30 g，土茯苓40 g，豨莶草15 g，每日1剂，水煎2次并合后分早晚2次口服，7日为1个疗程。

（23）治疗不孕症：王贯中等[11]用葛根20 g，川芎15 g，当归12 g，桂枝15 g，柴胡10 g，枳实15 g，赤芍15 g，皂角刺10 g，穿山甲10 g，王不留行20 g，路路通15 g，细辛3 g煎汤内服；同时合用外用方，皂角刺15 g，炮山甲10 g，路路通15 g，益母草15 g，赤芍15 g，川芎15 g，三棱12 g，莪术12 g，丹参30 g，桃仁12 g，红藤30 g，当归12 g，透骨草20 g，地龙10 g，水煎取汁，在下腹两侧附件对应部位，行离子导入。15日为1个疗程，连用2～3个疗程。

（24）治疗经行头痛：樊兰英[12]方法为当归15 g，川芎10 g，白芍10 g，益母草30 g，僵蚕10 g，珍珠母20 g，延胡索10 g煎汤，于第2个月末次月经日前1周开始服用，每日1剂，分2次温服，连服2周，2个月为1个疗程。

参 考 文 献

[1] 石锦明，方嘉，陈钦齐，等. 复方水牛角方治疗慢性肾炎30例［J］. 中国中医药现代远程教育，2011，9（24）：21-22.

[2] 黄俭仪，严道南. 干祖望对耳鸣的临证思辨方法［J］. 江苏中医药，2011，43（8）：11-13.

[3] 李峥亮，张健君. 活血利水法治疗中风偏瘫左侧肢体肿胀［J］. 中医临床研究，2014，6（7）：115-116.

[4] 车光锡. 天麻钩藤饮加减治疗偏头痛对照观察［J］. 实用中医内科杂志，2012，26（5）：77-78.

[5] 李建新. 血府逐瘀汤加维生素B_6治疗痛经120例［J］. 中国社区医师，2014，30（10）：86，89.

[6] 徐庆，杨志波. 杨志波运用活血化瘀法治疗黄褐斑经验［J］. 实用中医药杂志，2013，29（7）：581.

[7] 张炜. 益气活血化瘀汤治疗盆腔瘀血综合征21例疗效分析［J］. 中国医药指南，2013，11（36）：209-210.

[8] 杨志宏，许元飞. 中医药治疗高血压100例临床观察［J］. 内蒙古中医药，2013（28）：10.

[9] 鲁厚年. 自拟丹红汤治疗眩晕型颈椎病56例［J］. 中国临床医生，2008，36（12）：59.

[10] 谢宏哲，钟合军. 自拟祛痛消风汤治疗痛风性关节炎57例疗效观察［J］. 中国医药导报，2009，6（30）：66-67.

[11] 王贯中，周继军. 自拟通管汤治疗不孕症50例疗效观察［J］. 中国社区医师，2012，14（13）：216.

[12] 樊兰英. 自拟养血活血平肝汤治疗经行头痛30例［J］. 南昌大学学报（医学版），2013，53（6）：64-65.

1.48.6 韩信草

［**基源**］为唇形科植物韩信草*Scutellaria indica* L.的带根全草。

［**别名**］大力草、耳挖草、金茶匙、大韩信草、顺经草、调羹草、红叶犁头尖、印度黄芩、大叶半枝莲、笑药草、虎咬癀、向天盏、半枝莲、合耳花、龙游香草、钩头线。

[产地] 分布于江苏、广西、广东、四川、河北、山西、陕西、湖北、安徽、江西、浙江、福建、贵州、云南、台湾、河南等地。

[性味功效] 味辛、苦，性寒。归心、肝、肺经。清热解毒，活血止痛，止血消肿。

[主治范围] 主痈肿疔毒，肺痈，肠痈，瘰疬，毒蛇咬伤，肺热咳喘，牙痛，喉痹，咽痛，筋骨疼痛，吐血，咯血，便血，跌打损伤，创伤出血，皮肤瘙痒。

[用法用量] 内服：10～15 g，煎汤服或捣汁服；鲜品30～60 g，浸酒服。外用：适量，捣敷或煎汤洗。

[毒副反应及注意事项] 孕妇慎服。

[临床应用]

（1）治疗跌打损伤：鲜韩信全草、猪肉、酒各12 g，合炖服。《泉州本草》

（2）治疗吐血、咯血：鲜韩信草30 g，捣，绞汁，调冰糖炖服。《泉州本草》

（3）治疗劳郁积伤，胸胁闷痛：韩信草30 g，水煎服，或全草250 g，酒500 mL，浸3日。每次30 mL，每日2次。《福建中草药》

（4）治疗痈疽，无名肿毒：鲜韩信草和白糖捣烂，敷患处。另用六棱菊根30 g，水煎服。《福建药物志》

（5）治疗一切咽喉诸症：（印度黄芩）鲜韩信草30～60 g，捣，绞汁，调蜜服。《泉州本草》

（6）治疗牙痛：

①韩信草、入地金牛各6 g，水煎服。《岭南采药录》

②干韩信草全草、千里光、干蒲公英各12 g，加鸡蛋1个炖服。《泉州本草》

（7）治疗白浊、白带异常：干韩信草全草30 g，水煎或加猪小肠同煎服。《福建中草药》

（8）治疗蝮蛇、蕲蛇咬伤：鲜韩信草全草、连线草各适量，捣烂敷。韩信草全草捣烂取汁60 g，加热黄酒200 g冲服，盖被发汗为效。药渣捣烂敷伤处。《江西草药手册》

（9）治急、慢性尿路感染：鲜韩信草、海金沙各鲜用30 g，水煎服，每日1剂，分2次服。《福建药物志》

（10）治背痛：鲜韩信草全草60 g，捣汁，冲热酒服，渣敷患处。《福建中草药》

（11）治风湿性筋骨疼痛：铁灯盏30 g，凌霄根15 g，酒水各半煎服。《景德镇草药手册》

（12）治疗牙龈脓肿：林建化等[1]使用鲜韩信草50 g（全草）、黄酒适量，将韩信草洗净、捣烂、绞汁，冲黄酒，隔水炖，1日1次饮服，连服7日，脓肿消失。

参考文献

[1] 林建化，陈剑. 韩信草可治疗牙龈脓肿［J］. 中国民族民间医药杂志，2012（1）：116.

1.48.7　溪黄草

[基源] 为唇形科植物溪黄草*linearstripe rabdosia* Herb.的全草。

［别名］熊胆草、山熊胆、风血草、黄汁草、土黄连、香茶菜、台湾延胡索、山羊面。

［产地］分布于广东、福建、岭南一带。

［性味功效］味苦，性寒。清热解毒，利湿退黄，散瘀消肿。

［主治范围］主湿热黄疸，胆囊炎，癃闭，泄泻，疮肿，跌打伤痛。

［用法用量］内服：15～30 g，煎汤服。外用：适量，捣敷，或研末搽。

［毒副反应及注意事项］脾胃虚寒者慎服。

［现代药理研究］

（1）保肝作用：溪黄草水煎剂（4 g/kg、8 g/kg、16 g/kg生药量）均能显著降低四氯化碳所致急性肝损伤大鼠血清天冬氨酸转氨酶、丙氨酸转氨酶活性，升高急性肝损伤大鼠血清超氧化物歧化酶、谷胱甘肽过氧化物酶的活性及降低丙二醛的含量。说明溪黄草水煎剂对四氯化碳引起的肝损伤有保护作用，其保肝机制与其对抗自由基脂质过氧化密切相关[1]。

（2）利胆作用：溪黄草水煎剂（10 g/kg、20 g/kg、40 g/kg）均能显著增加大鼠胆汁流量，溪黄草水煎剂可明显降低胆汁中胆固醇含量，对胆红素和胆汁酸含量无影响。说明溪黄草有明显的利胆作用，并对胆汁成分有一定影响[2]。

（3）增强免疫作用：观察溪黄草对小鼠单核巨噬细胞吞噬功能、小鼠溶血素抗体生成、小鼠淋巴细胞增殖反应的影响，结果显示溪黄草提取物（30 g/kg、60 g/kg生药量）均有增加小鼠碳粒廓清值K值的作用，明显增加小鼠血清溶血素含量，使过渡性细胞百分率升高，表明溪黄草提取物对机体免疫功能具有一定的增强作用[3]。

（4）改善代谢综合征患者血栓前状态及前炎性状态：溪黄草治疗代谢综合征血栓前状态及前炎性状态前后对比，表明溪黄草可改善代谢综合征患者血栓前状态及前炎性状态[4]。

（5）清除自由基作用：溪黄草水提取物对羟自由基有一定的清除作用，随着浓度增大，其清除作用增强。溪黄草乙醇和石油醚提取物对羟自由基没有清除作用。羟自由基通过多种方式与生物体内多种分子作用，使糖类、核酸、蛋白质、脂类、氨基酸等物质的氧化性损伤，使细胞突变或坏死，羟自由基清除率是反映药物抗氧化作用的重要指标[5]。

（6）抗肿瘤作用：程培元等[6]归纳了溪黄草的抗肿瘤活性成分，指出所含冬凌草甲素在体外培养人食管癌细胞（CaES-17）有明显细胞毒作用，在体内对多种动物移植性肿瘤有肯定作用。

［临床应用］

（1）治疗乙型肝炎：

①十味溪黄草颗粒由溪黄草、白花蛇舌草、茵陈、白术、茯苓、布渣叶等组成，具有清热利湿，健脾消滞之功，用于肝炎所致的黄疸，胁胀不适或疼痛，食欲不振，倦怠乏力等症[7]。

②新鲜溪黄草汁加蜂蜜口服治疗14例乙型肝炎患者，同时注射25%九里香，适当使用补液、皮质激素和脱水剂，结果除1例死亡外，13例均得到治愈[8]。采用由溪黄草、

白花蛇舌草、虎杖、丹参等组成的蛇参虎溪汤治疗68例乙型肝炎，总有效率83.8%。

（2）治疗妊娠期肝内胆汁淤积症：张小兰等[9]用清疸止痒方治疗妊娠期肝内胆汁淤积症，取得较好疗效。清疸止痒方由茵陈蒿、田基黄、鸡内金、金钱草、白术、茯苓、溪黄草、山栀子、白鲜皮、蝉蜕、丹参、赤芍、地肤子、鸡血藤、黄芩等组成，方中茵陈蒿、田基黄、溪黄草、山栀子清热利胆疏肝，祛湿退黄，活血化瘀。

（3）治疗原发性肝癌：疏肝解毒活血汤方中柴胡、郁金、白芍、厚朴疏肝行气，和胃止痛；土伏苓、溪黄草、田基黄清热解毒，消肿散结，全蝎、蜈蚣活血散结，化瘀止痛，抗癌，炙甘草调和诸药。诸药合用，全方具有疏肝理气、解毒化瘀、祛邪抗癌的功能[10]。

（4）治疗急性黄疸型肝炎：治疗黄疸型肝炎300例，均采用口服溪黄草为主，每剂用鲜溪黄草根200 g，加入二淘米水400 mL，去渣取汁，放入白糖90 g，甜嫩酒汁100 mL，加热分2日分服。4剂治愈165例，8剂治愈126例，明显好转9例，治愈率为97%[11]。

（5）治疗关节炎：艾叶、溪黄草各适量，小母鸡2只，1日3次，一只鸡吃1日。5日后诸症消除，病获痊愈[12]。

（6）治疗痢疾、肠炎：溪黄草13 g，黄连6 g，黄柏9 g，水煎服[13]。

（7）治疗急性胆囊炎而有黄疸者：

①溪黄草配田基黄、茵陈蒿、鸡骨草、车前草，水煎服[13]。

②复方胆通胶囊、胆石通胶囊、消炎利胆片等成分中均含有溪黄草，均有治疗胆囊炎、胆管炎的作用[14]。

（8）治疗风火赤眼（包括急性眼结膜炎）：溪黄草9 g，水煎，去渣过滤后，以药汤洗眼[15]。

参考文献

[1] 刘银花，陈秀琴，沈婕，等. 溪黄草水煎剂对大鼠急性肝损伤的保护作用［J］. 山东中医杂志，2007，26（8）：565.

[2] 刘银华，梁利球，沈婕，等. 溪黄草与虎杖煎剂利胆作用的实验研究［J］. 时珍国医药，2009，20（7）：1626.

[3] 谢春英. 溪黄草提取物对小鼠免疫功能的影响［J］. 中药材，2008，31（1）：116.

[4] 刘少波，陈晓霞，张秋莲，等. 溪黄草对代谢综合征患者血栓前状态及前炎性状态标志物的作用［J］. 解剖学研究，2009，31（3）：176.

[5] 段志芳，彭宝玲，林丽莎. 溪黄草提取物成分预试及对羟自由基的清除作用［J］. 西北药学杂志，2007，22（4）：174.

[6] 程培元，许美娟. 二萜类抗肿瘤活性成分的研究进展［J］. 中草药，1985，16（7）：36.

[7] 郝大林. 中西医结合方案治疗慢性乙型肝炎的临床研究［J］. 中国实验方剂学杂志，2012（24）.

[8] 吴剑峰. 溪黄草的研究综述［J］. 时珍国医国药，2003，14（8）：8.

[9] 张小兰，肖会泉，陈晓艳，等. 清疸止痒方治疗妊娠期肝内胆汁淤积症的临床研究［J］. 广州

中医药大学学报，2014（1）.
［10］唐静雯，裴俊文，田同德，等. 疏肝解毒活血汤联合西药治疗中晚期原发性肝癌31例［J］. 中医研究，2014（7）.
［11］秦雪峰. 溪黄草治疗急性黄疸型肝炎300例［J］. 陕西中医，1994，15（1）：26.
［12］兰福森. 艾叶、溪黄草治疗类风湿性关节炎［J］. 中国气功科学，2000（9）：53.
［13］宋立人，洪恂，丁绪亮，等. 现代中药学大辞典［M］. 北京：人民卫生出版社，2001：2294.
［14］何国增，范文昌. 广东地产药材溪黄草药理作用与临床应用研究进展［J］. 中国医药指南，2011（21）.
［15］赵国平，戴慎，陈仁寿. 中药大辞典［M］. 2版. 上海：上海科学技术出版社，2006：3541.

1.49 海 桐 科

海桐树

［基源］为海桐科植物崖花海桐*Pittosporum illicioides* Makino和光叶海桐*P. glabratum* Lindl. 的根、叶和种子。

［别名］山枝条、山枝仁（四川）、山栀茶（贵州）、柞木仁、满山香（广西）。

［产地］分布于我国江苏南部、浙江、福建、台湾、广东等地；朝鲜、日本亦有分布。长江流域及其以南各地庭园习见栽培观赏。

［性味功效］根：味苦、辛，性温。祛风活络，散瘀止痛。子：味苦，性寒。涩肠固精。叶：解毒，止血。

［主治范围］根用于风湿性关节炎，坐骨神经痛，骨折，骨痛，牙痛，高血压，神经衰弱，梦遗滑精。叶外用治毒蛇咬伤，疮疖，外伤出血。子用于肠炎，白带，滑精。

［用法用量］根25～50 g，子7.5～15 g，叶外用适量，捣烂敷患处。

［现代药理研究］

（1）杀虫作用：《全国中草药汇编》记载海桐具有解毒、杀虫功效，主治疥疮、肿毒。海桐挥发油对埃及伊蚊的幼虫具有显著的毒性功效，其半数致死浓度（LC_{50}）和引起90%实验动物死亡的浓度（LC_{90}）分别为58.2 mg/L和111.3 mg/L，而主要成分柠檬烯LC_{50}和LC_{90}值分别为39.7 mg/L和78.1 mg/L，有利于进一步寻找新型、安全、高效、天然的杀虫剂[1]。

（2）抗肿瘤作用：采用3种癌细胞模型，即淋巴细胞性白血病P388（P388）、S180肉瘤和Lewis肺癌（LLC），对海桐果实中的皂苷粗提物（CIDI）进行体内抗肿瘤活性试验，阳性对照组为环磷酰胺，连续9天给药，记录其致死率和存活时间。结果显示，CIDI在S180肉瘤和LLC模型呈现显著的抗肿瘤活性，延长荷瘤小鼠的存活时间，并有剂量依赖关系，对P388无抗肿瘤活性[2]。

（3）抑菌作用：海桐种子和果皮采用石油醚、氯仿、醋酸乙酯和正丁醇依次提取，利用生长速率法和滤纸片法对提取物的抑菌活性进行研究，具体包括7种植物病原菌和2种细菌，7种植物病原菌分别为苹果轮纹病菌、小麦赤霉病菌、马铃薯干腐病菌、

香蕉枯萎病菌、西瓜枯萎病菌、烟草赤星病菌、棉花枯萎病菌。两种细菌分别为金黄色葡萄球菌和大肠杆菌。结果显示，各提取物对7种植物病原菌均有不同程度的抑制作用，且海桐种子氯仿提取物的抑菌活性最强；对两种细菌无明显抑制作用[3]。

（4）神经保护作用：海桐种子类胡萝卜素粗提物对谷氨酸诱导的皮层细胞毒性具有显著的抑制作用，并有剂量依赖关系，海桐新黄质A1、海桐新黄质A2和海桐新黄质A3神经保护活性与MK-801、APV和CNOX相当，特别是海桐新黄质B对谷氨酸诱导的神经毒性具有显著保护活性，浓度从1 μmol/L到10 μmol/L，皮层细胞的存活率则从50%提高到70 %。老年性痴呆与谷氨酸的蓄积有关，海桐对谷氨酸诱导的神经毒性有保护活性，对于海桐种子是否能治疗老年性痴呆值得进一步研究[4]。

［临床应用］治疗膝关节骨性关节炎：海桐皮汤首见于《医宗金鉴·正骨心法要旨》，由海桐皮、川椒、川芎、透骨草、乳香、没药、当归、川椒、川芎、红花、威灵仙、川椒、川芎、白芷、甘草、防风组成。主治各种急性损伤或者慢性劳损所导致的骨与关节以及周围软组织损伤。许梅馨[5]运用海桐皮汤熏洗治疗早、中期膝关节骨性关节炎效果良好。韩廷成等[6]分别采用口服中药加关节腔注射玻璃酸钠以及加味海桐皮汤熏洗治疗膝关节骨性关节炎，通过临床观察发现，采用海桐皮汤熏洗治疗的效果明显优于内服药物。陈志成等[7]完全采用外治法，温针灸配合海桐皮汤外洗治疗膝关节骨性关节炎发现，效果满意，患者的疼痛、肿胀、活动受限等症状得到明显缓解。陈美姣[8]等用局部推拿手法结合海桐皮汤熏洗治疗骨性关节炎，任维龙等[9]单纯采用海桐皮汤熏洗治疗膝关节骨性关节炎均达到了良好的效果。童国伟[10]采用海桐皮汤熏洗治疗重度膝骨关节炎，患者的症状得到了一定的控制。

参 考 文 献

［1］CHUM IM，SEO SH，KANG EY，et al. Larvicidal effects of the major esseutial oil of *Pittosporum tobira* against Aeries aegypti（L.）［J］. Enzyme lnhib Med Chem，2010，25（3）：391.

［2］BARONE D，SALVETTI L，CUARUIE Ti D，et al. In alltltumor activity of CIDI，a glycolipide from *Pittosproum tobiea*［J］. Pharmacological Kesearch，1995，31（Supplement 1）：137.

［3］李玲玲，周文明，洪东风，等. 海桐种子及果皮抑菌活性初步研究［J］. 西北农业学报，2007，16（3）：274.

［4］MOON HI，PARK WH. Four carotenoids from *Pittosporum tobira* protect primay cultured rat cortical cells from glutamate-induced toxicity［J］. Phvtother Res，2010，24（4）：625.

［5］许梅馨. 海桐皮汤熏洗治疗早、中期膝关节骨性关节炎98例［J］. 浙江中西医结合杂志，2012，22（1）：34-35.

［6］韩廷成，周临东，董松林. 加味海桐皮汤辅助治疗膝关节骨性关节炎的临床观察［J］. 中国中医骨伤科，2011，19（12）；55-56.

［7］陈志成，张贵锋，黄泳，等. 温针灸配合海桐皮汤外洗治疗寒湿型和湿热型膝关节炎疗效的比较研究［J］. 针灸临床杂志，2011，21（4）：14-17.

［8］陈美姣，叶杨. 手法结合海桐皮汤熏洗治疗早、中期膝关节骨性关节炎98例［J］. 中外健康文摘，2013，10（22）：99.

[9] 任维龙，李刚. 海桐皮汤熏洗治疗膝关节骨性关节炎66例 [J]. 实用中医药杂志，2013，29（12）：1055.

[10] 童国伟. 海桐皮汤熏洗治疗重度膝骨关节炎疗效观察 [J]. 上海中医药杂志，2012，46（6）：60-61.

1.50 桃金娘科

桃金娘

[基源] 为桃金娘科植物桃金娘*Rhodomyrtus tomentosa*（Ait.）Hassk的果实。

[别名] 金丝桃、山稔子、山荅、多莲、豆稔干、稔果、多奶、山多奶、苏园子、石榴子、白碾子、岗稔、水刀莲、乌肚子、当梨子、哆哞仔、稔子。

[产地] 分布于福建、台湾、湖南、广东、海南、广西、贵州、云南等地。

[性味功效] 味甘、涩，性平。归肝、脾经。养血止血，涩肠固精。

[主治范围] 主治血虚体弱，咯血，鼻出血，劳伤咯血，便血，崩漏，遗精，带下，痢疾，脱肛，烫伤，外伤出血。

[用法用量] 内服：6～15 g，鲜品15～30 g，煎汤服或浸酒服。外用：适量，烧存性研末调敷。

[毒副反应及注意事项] 大便秘结者禁服。《台湾药用植物志》："儿童食之，或大便难下。"

[现代药理研究]

（1）抗氧化作用：桃金娘提取物富含黄酮苷、酚类、维生素C等，为抗氧化活性成分，能与活性氧发生氧化还原反应，或与产生羟基自由基必需的金属离子结合，从而抑制了活性氧自由基的产生，亦有可能对活性氧自由基具有直接的清除作用及对体外DNA保护等作用[1-2]，是安全有效的抗氧化剂。张慧敏等[3]实验研究显示，桃金娘提取物能不同程度地降低过氧化氢诱导产生的DNA损伤。İnan等[4]将桃金娘叶中精油以0.01%～0.05%水平加入到罂粟籽油、石榴内核油、亚麻籽油及葡萄籽油4种食用油中，搅拌均匀，分别取100 mL添加精油和未加入精油的食用油放入150 mL开放瓶中，在60 ℃黑暗条件下观察6周，添加精油的食用油过氧化氢、游离酸度及黏度值相较未添加精油食用油均有显著变化，证明桃金娘精油具有抗氧化活性。Tuberoso等[5]用三价铁还原抗氧化能力方法证明桃金娘浆果甜酒中酚类物质的抗氧化活性。

（2）抗菌、抗病毒作用：多数桃金娘科植物含有1，8-桉叶素、石竹烯和α-蒎烯等萜烯类成分，其精油对革兰阳性和阴性细菌以及真菌均具有较强的抑制活性[6-9]。Saising等[10]通过对桃金娘的叶进行乙醇提取，并将其用于大量稀释后的肉汤中痤疮丙酸杆菌生长状况测试，处理后细菌的数目较没有处理的细菌至少减少99%，50%最低抑菌浓度和90%最低抑菌浓度分别为16 mg/mL、32 mg/mL。Limsuwan等[11-12]研究发现，桃金娘叶提取物强烈影响细菌病原体化脓性链球菌体内各种酶的重要代谢途径。实验10 h后，细菌开始滞后增长，14 h后不再生长，24 h后有桃金娘提取物存在的细菌，其光密度明显低于没有添加桃金娘的细菌光密度，证明其能够强烈抑制化脓性链球菌的生产量。

（3）降糖作用：Sepici-Dincel等[13]以家兔为实验模型舌下注射桃金娘油，并与正常家兔进行比较，发现桃金娘油能发挥其降血糖活性，增强糖酵解、糖异生作用，降低糖原分解以及通过影响超氧化物歧化酶和过氧化氢酶的水平来影响肠道对葡萄糖吸收的作用，这些作用独立于胰岛素，证明桃金娘油有降血糖作用。Sepici等[14]分别给予正常家兔和四氧嘧啶致糖尿病家兔一周桃金娘油50 mg/kg、100 mg/kg，每日1次，推测桃金娘油可能通过影响葡萄糖苷酶可逆抑制小肠中的刷状缘，引起糖酵解率较高的葡萄糖激酶的活性较高，增强肝糖原储备量，达到降低血糖的作用。

（4）保肝作用：桃金娘多糖具有保肝降酶和抗氧化功能，对大鼠急性肝损伤有较好的保护作用[15]。陈旭等[16]采用D-半乳糖胺诱导大鼠急性肝损伤模型，证明桃金娘多糖具有保肝降酶和抗氧化功能，对大鼠急性肝损伤有较好的保护作用。

（5）改善肺功能：标准桃金娘油不仅能够改善黏液纤毛清除功能，还具有一定的抗炎作用，能够改善大鼠气道炎症。曹丽华等[17]利用24只Wistar大鼠随机分为3组，对照组不加任何干预；慢性阻塞肺疾病（COPD）组，每次吸烟14支，每日2次，每周6日，12周；标准桃金娘油组吸烟情况同COPD组，每日吸烟前给予标准桃金娘油灌胃治疗至第12周末。结果显示，标准桃金娘油组BALF细胞总数及中性粒细胞数较COPD模型组减少；支气管上皮ICAM-1 表达及肺组织内TNF-α、IL- 6 表达较COPD组降低。表明标准桃金娘油能改善由吸烟导致的气道炎症。

［临床应用］

（1）治疗呼吸系统疾病：慢性咽炎是耳鼻咽喉科门诊最常见的疾病。近年来，环境污染，该病发病率有增加的趋势。标准桃金娘油中的桉油精、柠檬烯、α-蒎烯具有碱化溶解黏液、调节分泌物比例、提高纤毛摆动空间并主动刺激黏液纤毛运动等的功能[18]，在治疗呼吸道疾病中有广泛应用[19-20]。罗远辉等[21]利用桃金娘油胶囊进行实验，治疗组为桃金娘油胶囊联合特布他林，对照组仅口服标准桃金娘油胶囊，并以治疗前后1秒呼出容积、肺活量、用力肺活量、最大通气量为观察指标，得到联合用药的治疗组治疗显效率较对照组高。徐峰等[22]利用治疗组口服标准桃金娘油肠溶胶囊，每次300 mg，每日3次；对照组口服相同剂量的盐酸氨溴索片，疗程14日，观察患者治疗前后血气分析指标，治疗前后患者的咳嗽、咯痰、气喘、肺部音和体征的变化及用药后各种不良反应，观察结果显示，治疗组患者痰液易排出，咳嗽、咯痰减轻，血氧分压上升、二氧化碳分压下降，且不良反应相对较少。

（2）治疗耳鼻喉科的疾病：标准桃金娘油肠溶胶囊在治疗鼻炎及鼻窦炎、咽炎、扁桃体炎、分泌性中耳炎等疾病中均有报道，疗效确切，已广泛应用于治疗耳鼻喉科疾病[23]，可改善鼻腔黏液纤毛传输系统功能和鼻腔通气功能，对人鼻腔纤毛运动产生明显影响[23]。周华军[24]对1999年1月至2000年9月口服吉诺通治疗分泌性中耳炎临床疗效进行观察。治疗组35例（41耳），男21例，女14例，年龄8～65岁，病程4日至4个月；对照组20例（24耳），男11例，女9例，年龄15～56岁，病程3日至4个月，两组病例均符合临床诊断标准。治疗组在对照组治疗药物的基础上加服吉诺通胶囊，每次0.3 g，每日3次，7日为1个疗程。两组病例经治疗后，患者耳闷症状均有减轻，听力有不同程度的提高，分别于治疗后1、2周做纯音电测听及声阻抗检查，均提示气骨导差距缩小，鼓室器大多变为A型图，结果发现实验组病例的病程短于对照组，且转为A型图的比例明显高于对照组。证明在治疗分泌性中耳炎时，标准桃金娘油可作为基本辅助药物使用。基于此临床作用，桃金娘在治疗C型鼓室导抗图的分泌性中耳炎[25]以及辅助治疗小儿急性化脓性中耳炎中均有显著疗效[26]。李再香[27]通过观察行鼻内窥镜手术的60例患者，治疗组30例，于术后第2日口服标准桃金娘油30 mg；对照组30例，于术后第2日口服藿胆丸，每次4 g。两组疗程均为4周，治疗组显效率和有效率明显高于对照组，证明标准姚金娘油能够改善功能性鼻内窥镜术后症状。黄国兴[28]将58例鼻后滴流综合征的患儿分为两组，治疗组给予标准桃金娘油胶囊，对照组予布地奈德鼻喷雾剂，治疗3周。根据患者治疗前后积分下降指数结合体征判断，治疗组患儿临床症状和体征有明显改善，证明标准桃金娘油可以用来佐治儿童鼻后滴流综合征。

参 考 文 献

[1] CUI C，ZHANG S，YOU L，et al. Antioxidant capacity of anthocyanins from *Rhodomyrtus tomentosa*（Ait.）and identification of the major anthocyanins［J］. Food Chem，2013，139（1/4）：1–8.

[2] LAVANYA G，VORAVUTHIKUNCHAI S P，TOWATANA N H. Acetone extract from *Rhodomyrtus tomentosa*：a potent natural antioxidant［J］. Evid Based Complement Alternat Med，2012：1–8.

[3] 张慧敏，柯跃斌，黄永霞，等. 山稔子提取物对体外DNA氧化性损伤的保护作用［J］. 热带医学杂志，2009，9（9）：1002–1004.

[4] İNAN Ö，ÖZCAN M M，AI JUHAIMI F Y. Antioxidant effect of mint，laurel and myrtle leaves essential oils on pomegranate kernel，poppy，grape and linseed oils［J］. Clean Prod，2012，27：151–154.

[5] TUBEROSO C I，BOBAN M，BBIFULCO E，et al. Antioxidant capacity and vasodilatory properties of Mediterranean food：the case of Cannonau wine，myrtle berries liqueur and strawberry-tree honey［J］. Food Chem，2012，140（4）：686–691.

[6] 臧亚茹. 丁香及其有效成分药理作用的实验研究［J］. 承德医学院学报，2007，24（1）：71–73.

[7] 黄晓冬，刘剑秋. 赤楠叶精油的化学成分及其抗菌活性［J］. 热带亚热带植物学报，2004，12（3）：233–236.

[8] JEONG D，YYANG W S，YANG Y，et al. In vitroand in vivo anti-inflammatory effect of *Rhodomyrtus tomentosa* methanol extract［J］. Ethnopharmacol，2013，146（1）：205–213.

[9] LIMSUWAN S，HESSELING-MEINDERS A，VORAVUTHIKUNCHAI S P，et al. Potential antibiotic and anti-infective effects of rhodomyrtone from *Rhodomyrtus tomentosa*（Aiton）Hassk. on *Streptococcus* pyogenesas revealed by proteomics［J］. Phytomedicine，2011，18（11）：934–940.

[10] SAISING J，VORAVUTHIKUNCHAI S P. Anti Propionibacterium acnesactivity of hodomyrtone，an

effective compound from *Rhodomyrtus tomentosa* (Aiton) Hassk. leaves [J]. Anaeobe, 2012, 18 (4): 400-404.

[11] LIMSUWAN S, TRIP E N, KOUWEN T R, et al. Rhodomyrtone: a new candidate as natural antibacterial drug from *Rhodomyrtus tomentosa* [J]. Phytomedicine, 2009, 16 (6/7): 645-651.

[12] LIMSUWAN S, VORAVUTHIKUNCHAI S P. Boesenbergia pandurata (Roxb.) Schltr. Eleutherine americanaMerr. and *Rhodomyrtus tomentosa* (Aiton) Hassk. as antibiofilm producing and iquorum sensing in *Streptococcus* Pyogenes [J]. FEMS Immunol Med Microbiol, 2008, 53 (3): 429-436.

[13] SEPICI-DINCEL A, AÇIKGÖZ S, CEVIK C, et al. Effects of in vivoantioxidant enzyme activities of myrtle oil in normoglycaemic and alloxan diabeticrabbits [J]. Ethnopharmacol, 2007, 110 (3): 498-503.

[14] SEPICI A, GÜRBÜZ I, CEVIK C, et al. Hypoglycaemic effects of myrtle oil in normal and alloxan-diabetic rabbits [J]. Ethnopharmacol, 2004, 93 (2/3): 311-318.

[15] Gündüz G T, GÖNÜL S A, KARAPINAR M. Efficacy of myrtle oil against Salmonella typhimuriumon fresh produce [J]. Int J Food Microbiol, 2009, 130 (2): 147-150.

[16] 陈旭，杜正彩. 桃金娘多糖对大鼠急性肝损伤保护作用的研究 [J]. 安徽农业科学，2010，38（11）：5644.

[17] 曹丽华，康健，王洋，等. 标准桃金娘油对慢性阻塞性肺疾病大鼠气道炎症的影响 [J]. 大连医科大学学报，2010，32（1）：18-21.

[18] 张崇晓，张海邻. 标准桃金娘油防治反复呼吸道感染疗效观察 [J]. 浙江医学，2002，24（11）：696-697.

[19] 刘立立，陈路佳，占美. 标准桃金娘油治疗慢性支气管炎和COPD的系统评价 [J]. 中国药房，2012，23（16）：1496-1500.

[20] 张青松，程学良，杨滨. 标准桃金娘油辅助治疗慢性咽炎疗效观察 [J]. 海南医学，2009，20（5）：87-88.

[21] 罗远辉. 标准桃金娘油胶囊联合特布他林治疗老年喘息型慢性支气管炎的疗效评价 [J]. 中外医疗，2012，31（9）：91-92.

[22] 徐峰，吴宗强. 标准桃金娘油在慢性阻塞性肺疾病急性加重期的应用 [J]. 四川医学，2009，30（4）：539-540.

[23] 王楠，韩德民，宋晓红，等. 桃金娘油对人鼻腔黏液纤毛传输系统的影响 [J]. 首都医科大学学报，2009，30（1）：62-65.

[24] 周华军. 吉诺通治疗分泌性中耳炎临床疗效观察 [J]. 浙江中医学院学报，2001，25（6）：41.

[25] 陈凯. 桃金娘油辅助治疗C型鼓室导抗图的分泌性中耳炎 [J]. 中国新药与临床杂志，2002，21（5）：280-282.

[26] 顾衍，肖林，朱灵颖. 桃金娘油辅助治疗小儿急性化脓性中耳炎50例 [J]. 中国眼耳鼻喉科杂志，2011，11（2）：113.

[27] 李再香. 标准桃金娘油改善功能性鼻内窥镜术后症状的疗效 [J]. 医学导报，2004，23（5）：319.

[28] 黄国兴. 标准桃金娘油治疗儿童鼻后滴流综合征临床观察[J]. 中国现代医药杂志，2009，11（11）：102-103.

十 一 画

1.51 菊 科

1.51.1 一点红

[**基源**] 为菊科植物一点红*Emilia sonchifolia*（L.）的全草或带根全草。

[**别名**] 紫背草、假芥兰、爆仗草、红背叶、叶下红、喇叭红草、小蒲公英、七十二枝花、牛尾膝、紫背犁头草、山羊草、天毛草、土黄连、野芥兰、乳汁草、空筒单、千日红、紫背地丁、野苦买、兔草、兔子参、乌疔草。

[**产地**] 分布于陕西、江苏、浙江、江西、福建、湖北、湖南、广东、广西等地。

[**性味功效**] 味苦，性凉。归肺、心经。清热解毒，消炎，利尿。

[**主治范围**] 主肠炎、痢疾、尿路感染、上呼吸道感染、结膜炎、口腔溃疡、疮痈。

[**用法用量**] 内服：25～50 g，煎汤服。外用：鲜品适量，捣烂敷患处。

[**毒副反应及注意事项**] 无毒。孕妇慎用。

[**现代药理研究**]

（1）抑菌作用：卢海啸等[1]实验证明一点红提取物具有良好的抑菌作用，而且对细菌、霉菌均表现出较好的效果，但抑菌效果却有不同程度的差异。一点红提取物对大肠杆菌、枯草芽孢杆菌和葡萄球菌具有较强的抑制和杀灭作用，而对黑根霉和米曲霉的抑制和杀灭作用相对较弱。

（2）抗氧化作用：李萍等[2]在对一点红黄酮的提取及抗氧化性能的研究中发现黄酮结构中的羟基（—OH）起到供氢（—H）体的作用，与脂肪酸中的自由基结合而中断脂肪酸氧化的连锁反应，抑制了氢过氧化物的形成，从而起到了抗氧化用。

（3）抗炎作用：钟正贤等[3]在一点红提取物药理作用的实验研究中证明了一点红水提物大剂量组和醇提物大小剂量组均能明显抑制小鼠腹腔毛细血管通透性，提示一点红具有一定的抗炎作用。

（4）镇痛作用：钟正贤等[3]在一点红提取物药理作用的实验研究中，运用一点红提取物醋酸所致小鼠扭体反应的影响试验，结果表明，一点红水提物小剂量组、一点红醇提物大小剂量组和阿司匹林组均能明显减少醋酸所致小鼠扭体次数，提示一点红提取物具有镇痛作用。

（5）镇静、益智作用：钟正贤等[4]采用用自主活动实验法，测定2 min内小鼠自主活动情况，结果一点红醇提物能显著减少小鼠自主走动时间和抬前脚次数，具有镇静作用。采用跳台试验证明一点红水提物和醇提物均能显著延长小鼠触电潜伏期和减少5分钟内触电次数，对记忆获得性障碍有保护作用。

（6）免疫增强作用：钟正贤等[4]研究发现一点红水提物和醇提物对小鼠炭末吞噬功能有促进作用，其中水提物浓度为419 g/kg，醇提物浓度为613 g/kg。

（7）保肝作用：钟正贤等[4]研究一点红提取物对四氯化碳所致急性小鼠肝损伤的影响。结果表明，与模型组比较，一点红水提物和醇提物高低剂量组对四氯化碳所致急性肝损伤小鼠血清中丙氨酸转氨酶、天冬氨酸转氨酶活性升高均有抑制作用，但血清中总蛋白、白蛋白的含量无显著差异。提示一点红提取物有一定降酶护肝作用。

［临床应用］

（1）治疗静脉炎：简玉珍等[5]在一点红外敷治疗静脉炎的临床观察中治疗组采用一点红治疗静脉炎，其消炎、消肿、祛除紫癜及软化血管的作用明显，治愈时间短，平均为3.16日，尤其是祛除紫癜和软化血管效果更为显著，而且副作用少，197例患者中只有1例出现皮肤瘙痒，停药后症状消失。一点红治愈静脉炎的时间比50%硫酸镁短，祛除紫癜，止痛效果较硫酸镁好。

（2）治疗鼻窦炎：冼焕馨[6]在研究用中草药一点红离子导入治疗慢性鼻窦炎的疗效中，直流电一点红离子导入组92例，显效率为55.4%。超短波组90例，显效率为35.5%，两组比较，有显著差异。

（3）治疗肝炎：周群英[7]用草药一点红煎服，配合药膳等治疗乙型肝炎50例，HBsAg转阴率为76%，疗程最短1个月，最长9个月，表明本法可提高抗病毒能力，说明以中药一点红为主治疗乙肝病有广阔的前景，值得进一步观察研究。

（4）治疗急性扁桃体炎：杨建华等[8]在一点红煎剂治疗96例急性扁桃体炎疗效观察96例中，诊断标准治愈：用药治疗5~6日，症状、体征全部消失，体温与白细胞恢复正常；显效：用药1日症状、体征好转，体温有不同程度下降；无效：用药2日，症状、体征无变化或加重。结果痊愈88例，显效6例，无效2例，总有效率为97.9%。

（5）治疗急性肾炎：包书伟[9]采用自拟银蛇母汤（含一点红、金银花、白花蛇舌草、蒲公英、野菊花、白茅根、益母草、车前草、茯苓、蝉蜕）加减治疗小儿急性肾炎58例，其中治愈47例，好转9例，无效2例，总有效率为96.5%。

（6）治疗小儿厌食症：刘志军等[10]用醒脾养儿冲剂，由大丁草、一点红、蜘蛛香等民族方药组成，本组疗效高达90%，优于对照组，充分说明在补锌基础上给予醒脾养儿冲剂口服疗效更佳。同时醒脾养儿冲剂口味甜、口感好，小儿易于接受，值得临床试用。

参考文献

［1］卢海啸，廖莉莉．一点红提取物抑菌活性研究［J］．玉林师范学院学报，2007，28（5）：77-86.

［2］李萍，王荣华．一点红黄酮的提取及抗氧化性能的研究［J］．内蒙古农业大学学报，2007，28（4）：196-197.

［3］钟正贤，周桂芬，李燕婧．一点红提取物药理作用的实验研究［J］．云南中医中药杂志，2006，27（4）：36-37.

［4］钟正贤，李开双，李翠红，等．一点红药理作用的实验研究［J］．中国中医药科技，2007，14

(4)：267-268.
[5] 简玉珍，余同珍. 一点红外敷治疗静脉炎的临床观察 [J]. 现代医院，2004，4(12)：37.
[6] 冼焕馨. 中草药一点红直流电离子导入治疗鼻窦炎的疗效观察 [J]. 广州医药，2003，34(1)：62-63.
[7] 周群英. 中药为主治疗乙型肝炎50例 [J]. 陕西中医，1994，15(7)：304.
[8] 杨建华，张冠建. 一点红煎剂治疗96例急性扁桃体炎疗效观察 [J]. 福建医药杂志，2000，22(5)：154.
[9] 包书伟. 银蛇母汤加减治疗小儿急性肾炎58例 [J]. 医学理论与实践，1996，9(8)：357.
[10] 刘志军，孙谷，白波，等. 醒脾养儿冲剂和锌硒宝治疗小儿厌食症疗效观察 [J]. 基层医学论坛，2006，10(3)：220.

1.51.2 大蓟

[基源] 为菊科植物蓟*Cirsium japonicum* Fisch. ex DC. 的干燥地上部分。

[别名] 马蓟、虎蓟、刺蓟、山牛蒡、鸡项草、鸡脚刺、野红花、茨芥、牛触嘴、鼓椎、鸡姆刺、恶鸡婆、大牛喳口、山萝卜、猪姆刺、六月霜、蚁姆刺、牛口刺。

[产地] 分布于我国大部分地区。

[性味功效] 味甘、苦，性凉，无毒。归心、肝经。凉血止血，清热解毒。

[主治范围] 治咯血，鼻出血，尿血，血淋，血崩，带下，肠风，肠痈，痈疡肿毒，疔疮。

[用法用量] 内服：1.5～3 g（鲜者5～10 g），煎汤服或捣汁服或研末服。外用：捣敷或捣汁涂。

[毒副反应及注意事项] 脾胃虚寒、无瘀滞、血虚极者不宜使用。

[现代药理研究]

（1）抗菌作用：大蓟有抑菌作用[1]。体外实验，根煎剂或全草蒸馏液（1：4000）对人型结核杆菌、脑膜炎球菌、白喉杆菌、金黄色葡萄球菌、肠炎杆菌、伤寒、副伤寒杆菌和炭疽杆菌等均有抑制作用。乙醇溶液浸剂（1：3 000）对人型结核杆菌有抑制作用，水煎剂的抑菌浓度比乙醇溶液浸剂的浓度大[2]。

（2）抑制心脏作用：大蓟水煎液200 mg/L对离体蛙心具有明显的抑制作用，使心缩幅度减小，心率减慢，继而出现不同程度的房室传导阻滞。离体兔心灌流表明，0.5 g/kg剂量对心率及心收缩振幅有显著抑制作用。在体实验表明，大蓟水煎液1.5 g/kg可使犬心及心收缩振幅明显下降[3]。

（3）降压作用：大蓟具有确切的降压作用。用大蓟水和乙醇浸出液对狗、猫及兔等麻醉动物试验，均证明有降压作用。大蓟水煎液可使犬血压降到原来的2/3，并持续20分钟，反复给药可产生快速耐受性[4]。

（4）升压作用：从朝鲜产大蓟中分得的一个新的黄酮苷（即化合物28）具升压作用[4]。

（5）降低脂质过氧化物形成作用[5]：从朝鲜产大蓟中分得的一个黄酮苷cirsimarin具有降低脂质过氧化物形成作用。大鼠给药0.01 mg/mL，其肝脏脂质过氧化物形成较正常降低12%。

（6）止血作用[6]：从大蓟中分得的柳穿鱼叶苷具止血作用。

（7）抗肿瘤作用[7]：十七碳炔烯醇及其醋酸酯等在体外具有抑制KB细胞生长作用。

［临床应用］

（1）治疗呼吸系统疾病：萧天红[8]用大蓟根治疗肺结核26例，痊愈4例，好转17例，无效5例。吴盛荣等[9]用鲜大蓟根、鲜土牛膝、鲜酢浆草治疗急性扁桃体炎70例，总有效率达93%。

（2）治疗高血压：取新鲜干根加水浸泡并煎煮，或者用新鲜干根或叶制成浸膏片，用于治疗高血压，有效率达86.1%[10]。

（3）治疗各种出血症：王蕾[11]用口服大蓟止血粉处理拔牙创口，有效地防止了局部创伤引起的出血，同时通过其特殊的消瘀血、消疮毒等方面的抗菌作用，预防了由于局部感染引发的干槽症，具有价格低廉，操作简便，无不良口感及任何毒副作用等优点。

（4）治疗泌尿生殖系统疾病：孙岚云[12]采用以大蓟、小蓟为主并辅以抗生素等西药组成的排石汤处方，中西医结合治疗泌尿系结石45例，7日为1个疗程。经1～3个疗程的治疗，总有效率为95%。

（5）治疗乳腺炎：祖荣生[13]将鲜大蓟根榨成汁后，加入凡士林搅拌成膏涂于患部，2～7日痊愈。对手背发炎、皮肤中毒发痒、水火烫伤等也有一定疗效。

（6）治疗肌注硬结：李德启[14]将大蓟干品粉碎后与芒硝用温开水调成糊状后外敷，治疗小儿肌注硬结，获效满意。

参考文献

［1］南京药学院中草药学编写组. 中草药学：下册［M］. 南京：江苏科学技术出版社，1980.

［2］马清钧，王淑玲. 常用中药现代研究与临床［M］. 天津：天津科技翻译出版公司，1995.

［3］马峰峻，赵玉珍，张建华，等. 大蓟对动物血压的影响［J］. 佳木斯医学院学报，1991，14（1）：10-11.

［4］LIM SANG-SUN，LEE JONG-HO，PARK JONG CHEOL. Isolation of flavone glycoside from *Cirsium japonicum* var. *Ussuriense* and biological activity on the cardiovascular system［J］. Han' guk Sikp' um Yongyang Kwahak Hoechi，1997，26（2）：242-247.

［5］PARK JONG CHEOL，LEE JONG-HO，CHOI JONG-WON. Isolation and biological activity of flavones glycosides from the aerial part of *Cirsium japonicum* var. *Ussariense* in Korea［J］. Han' guk Yongyang Siklyong Hakhoechi，1995，24（6）：906-910.

［6］KOSUGE T，ISHIDA K et al. Pectolinarin as hemostatic［J］. JP：62，240，621，1987-11-21.

［7］TAKAISHI Y，OKUYAMA T，MASUDA A，et al. Acetylenes from *Cirsium japonicum*［J］. Phytochemistry，1990，29（12）：3849-3852.

［8］萧天红. 大蓟根治疗肺结核26例［J］. 浙江中医杂志，1987，22（11）：489.

［9］吴盛荣，吴光烈. 大蓟解毒汤治疗急性扁桃腺炎［J］. 时珍国药研究，1994，5（1）：47.

[10] 阴健. 中药现代研究与临床应用（2）[M]. 北京：中医古籍出版社，1995.
[11] 王蕾. 口服大蓟止血粉处理拔牙创口的新应用初报[J]. 药学实践杂志，1999，17（3）：140-141.
[12] 孙岚云. 中西医结合治疗泌尿系结石45例[J]. 陕西中医，2001，22（4）：512.
[13] 祖荣生. 大蓟膏治疗乳腺炎[J]. 福建医药杂志，1979（4）：17.
[14] 李德启. 大蓟芒硝糊状治疗小儿肌注硬结[J]. 浙江中医杂志，1999（1）：29.

1.51.3 三七草

[基源] 为菊科植物三七草*Gynura japonica*的根、叶或全草。

[别名] 土三七、见肿消、乳香草、奶草、泽兰、叶下红、散血草、和血丹、天青地红、破血丹、血牡丹、九头狮子草、白田七草。

[产地] 分布于江苏、浙江、河北、安徽、江西、湖北、湖南、四川、陕西、云南、贵州、广东、广西、台湾等地。

[性味功效] 味甘、微苦，性温。止血，散瘀，消肿止痛，清热解毒。

[主治范围] 治吐血，鼻出血，咯血，便血，崩漏，外伤出血，痛经，产后瘀滞腹痛，跌打损伤，风湿痛，疮痈疽疔，虫蛇咬伤等。

[用法用量] 内服：根3～9 g，煎汤服或研末服，1.5～3 g；全草或叶10～30 g。外用：鲜品适量，捣敷或研末敷。

[毒副反应及注意事项] 孕妇慎服。

[临床应用]

（1）治疗跌打损伤，瘀滞肿痛：

①菊叶三七茎叶捣汁，每次服12～15 g，白酒兑服，或鲜叶捣烂，外敷患部。《四川中药志》

②破血丹、追风七、透骨草各9 g，铁锤棒1.5 g，加酒和醋捣烂外敷。《陕西中草药》

（2）治疗产后瘀血：土三七根15 g，水煎服。《江西草药》

（3）治疗外伤出血：菊叶三七根粉，撒布患处，或鲜叶捣烂外敷。《四川中药志》

（4）治疗大骨关节病：

①鲜菊叶三七6～12 g，水煎服，每30日为1个疗程，服1个疗程后，隔7日再服1个疗程。《全国中草药汇编》

②治疗大骨关节病[1]：东北水三七根（明水地区干的块茎），用30度的白酒浸润制成10%酊剂，另取水煎药液配成12.5%糖浆剂，亦可将上述两种剂型浓度增加一倍，即20%酊剂和25%糖浆，每次20～40 mL。浓度加倍者减半量服，每日2次（个别3次）。共观察62例，有效率达83.9%，无效10例。部分病人服药后有恶心呕吐的反应，可停药1～2日再服。

（5）治疗毒虫螫伤：土三七叶汁液，涂患处。《岭南采药录》

（6）治疗杨瘌毛入肉作痛：土三七叶，捣烂涂。《秘方集验》

（7）治疗急慢惊风：土三七（春夏用叶，秋冬用根）捣汁一盅，用水酒浆和匀灌入。《延绿堂方》

（8）治疗淋巴结腺炎、乳腺炎初期：水三七、蒲公英、四叶草、苦马草各适量，冲兑蜂蜜和酒炒热外敷，并用上方水煎服。《曲靖专区中草药手册》

（9）治疗骨折、脱臼：土三七根（鲜）适量，甜酒少许，捣烂外敷，隔日换药1次。《江西草药》

（10）治疗急性扭伤[2]：鲜三七叶适量，捣烂敷患处。隔日换药1次，一般敷药3～7次即痊愈。治110例，痊愈85例，进步23例，无效2例。

参考文献

［1］黑龙江省大骨关节病研究所. 东北水三七治疗大骨节病［J］. 中草药通讯，1972，（1）：29.
［2］福建省医药研究所. 福建药物志：第二册［M］. 福州：福建人民出版社，1979：385.

1.51.4　广东土牛膝

［基源］为菊科植物华泽兰*Eupatorium chinense* Linn. 的根。

［别名］斑骨相思、土牛膝、多须公、六月霜、白须公、牛舌大黄、小罗伞、六月雪、大麻、飞机草、石辣、白花姜、华泽兰、大泽兰。

［产地］分布于我国东南部至西南部各省，老挝、缅甸、泰国等国也有。

［性味功效］味苦、甘，性凉、有毒。清热利咽，凉血散瘀，解毒消肿。

［主治范围］主白喉、乳蛾、咽喉肿痛、吐血、咯血、血淋、外伤肿痛、跌打瘀痛等症。

［用法用量］内服：10～20 g或鲜品30～60 g，煎汤服。外用：适量，捣敷或煎水洗。

［毒副反应及注意事项］孕妇忌用。

［现代药理研究］

（1）抗炎镇痛作用：研究表明[1]，广东土牛膝对蛋清致大鼠足趾肿胀具显著抑制作用，对二甲苯致小鼠耳郭肿胀、醋酸致小鼠腹腔毛细血管通透性增高均有明显的抑制作用，能非常显著地抑制石棉致小鼠扭体反应。其抑制强度与阿司匹林相似。

（2）抗菌作用：煎剂（1∶8）至（1∶16）浓度对豚鼠接种的白喉杆菌有抑制作用[2-3]。酊剂（1∶32）至（1∶64）对白喉杆菌、1∶32对溶血性链球菌、1∶16对金黄色葡萄球菌具有抑制作用，酊剂抑菌作用强于煎剂[3]。

（3）抗癌活性：从广东土牛膝中分得的1种单体化合物具有体内抑制人宫颈鳞癌（Hela）细胞活性[4]。

［临床应用］

（1）治疗白喉：黄华庭[5]予土牛膝复方治疗白喉78例，除1例因病情过重中途转入专区医院外，其余77例全部治愈，治愈率达98. 72%。

（2）治疗咽喉疾病：黄洁媚[6]用复方土牛膝合剂（广东土牛膝根、岗梅根、板蓝根）治疗咽喉疾病100例，经常规的抗感染为主的基础上加用复方土牛膝合剂内服，并用常规抗感染为主治疗100例对照，结果加用复方土牛膝合剂的治疗组对感冒引起的咽喉不适、咽喉炎、急性扁桃体炎和慢性扁桃体炎的有效率分别为97.7%、95.6%、100%和91.6%，总有效率为97%。而对照组的有效率分别为88.6%、86.9%、85.7%和75%，总有效率为86%。

（3）治疗感冒高热：土牛膝60 g，切碎，煎浓汁，加蜜糖调服[7]。

（4）治疗外伤：以鲜品捣敷可治跌打肿痛[8]。

参考文献

[1] 刘晓燕，曾晓春，江剑东，等. 广东土牛膝抗炎镇痛的研究［J］. 中医药学刊，2004，22（8）：1566–1568.

[2] 曾品会. 土牛膝根对白喉杆菌的抑制和对动物实验的观察［J］. 广东中医，1959（9）：345–347.

[3] 陈国清，邱小梅，郑鸣金，等. 14种草药对白喉菌的抗生力及其对白喉毒素作用的观察［J］. 福建中医药，1964（9）：137–147.

[4] TAKAHASHI，TAK EMI. Anticarcinogenic substances in *Eupatorium chinense*［OB/OL］. jpn. Kokai Koho 80 45，652（Cl. C07D307/ 93）.

[5] 黄华庭. 我对土牛膝复方治疗白喉的经验与体会［J］. 广东中医，1958（7）：7–14.

[6] 黄洁媚. 复方土牛膝合剂的制备及临床疗效观察［J］. 中药材，2004，27（8）：622–623.

[7] 余传隆，黄泰康，丁志遵，等. 中草药辞海：第1卷［M］. 北京：中国医药科技出版社，1993：597–598.

[8] 张俊荣. 岭南中草药撮要［M］. 广州：广东高等教育出版社，1994：140.

1.51.5 白花蒿

［基源］为菊科植物白花蒿*Artemisia lactiflora* Wall. 的全草。

［别名］白苞蒿、鸭脚艾、四季菜、甜艾、刘寄奴、白花艾、珍珠菜。

［产地］分布于越南、老挝、柬埔寨、新加坡、印度（东部）、印度尼西亚，以及我国的江苏、湖南、贵州、湖北、广西、广东、浙江、甘肃、云南、四川、福建、安徽、江西、陕西、河南等地。

［性味功效］味辛、苦，性微温。理气，活血，调经，利湿，解毒，消肿。

［主治范围］主血瘀痛经，经闭，产后瘀滞腹痛，慢性肝炎，肝硬化，食积腹胀，寒湿泄泻，疝气，阴疽肿痛，跌打损伤，水火烫伤，水肿，带下病，瘾疹，疝气。

［用法用量］内服：10～15 g，鲜品加倍，煎汤服或捣汁饮。外用：适量，捣烂敷或用汁涂，研末撒或调敷。

［毒副反应及注意事项］孕妇忌服。

［现代药理研究］

（1）抑菌作用：实验结果表明[1]完全抑制（金黄色葡萄球菌、枯草杆菌、副流感嗜血杆菌、溶血性链球菌、卡他球菌、肺炎双球菌）6种细菌的最低药物浓度，白花蒿醇0.05 mg/mL，白花蒿挥发油为0.2 mg/mL。

（2）平喘作用：白花蒿挥发油对豚鼠痉挛性离体气管和实验性哮喘豚鼠有很好的解痉作用，其效优于氨茶碱，能明显地抑制PCA 反应和非常显著地增加小鼠离体肺的灌流量。故我们初步推断该药有氨茶碱样直接扩张痉挛状态支气管平滑肌的作用，以及对抗组胺，影响生物体的变态反应发挥平喘效应的作用[2]。

（3）改善微循环作用：实验表明[3]，白花蒿能改善慢支等肺阻塞性疾病引起的肺微循环障碍。

［临床应用］

（1）治疗慢性支气管炎：予白花蒿油丸治疗慢性喘息型支气管炎330例，每丸含白花蒿挥发油20 mg，每日3次，每次8丸，10日为1个疗程，连服3个疗程。总有效率达96.97%[4]。

（2）治疗肺热咳嗽：鸭脚艾（白花蒿）60 g ，薄荷6 g，水豆腐120 g，蜂蜜120 g，治疗肺热顿咳，取得较好疗效[5]。

（3）治疗顽固性腹水：顽固性腹水中医诊断鼓胀病，病机为气阴两亏、瘀血内结。予温阳化瘀法治疗顽固性腹水数十例，取得较好疗效。药用净麻黄、川桂枝、淡附子、炙鳖甲各10 g，细辛3 g，淡干姜、甘草各2 g，莪术、三棱、四季菜各20 g，红枣30 g，每日1剂，水煎，分多次温服。四季菜即鸭脚艾，为菊科艾属植物白苞蒿即白花蒿的全草，有解毒活血利水之功[6]。

参 考 文 献

［1］袁美娟．白花蒿挥发油和白花蒿醇的抑菌作用（摘要）［J］．江西医药，1984（1）：29–30.

［2］万阜昌，黄元元，钟世同，等．白花蒿挥发油平喘作用和毒性实验观察［J］．江西医药，1983（2）：31–33.

［3］张年甲，张昆照．白花蒿和牡荆治疗慢支疗效的甲皱微循环的观察［J］．宜春医专学报，1985（1）：1–4.

［4］张昆照，陈武，李开泉．白花蒿油丸治疗喘息型慢性支气管炎330例临床疗效分析［J］．江西中医药，1983（2）：59–61.

［5］杨士清．蜂蜜在内科中的民间疗法（三）［J］．养蜂科技，1996（3）：21.

［6］商炜琛，茹海港．鼓胀阴虚不忌热药［J］．浙江中医杂志，2001（7）：315.

1.51.6 白背三七

［基源］为菊科植物白子菜*Gynura diuaricata*（L.）DC. 的全草。

［别名］大肥牛、枪刀药、清心菜、土生地、白仔菜药、散血姜、土田七、白血皮菜、胡豆七、胖儿草、三百棒、地滚子、磊救驾、百步还阳、石三七、树三七、大绿叶、接骨丹、玉枇杷、金丝枇杷、白东枫、厚面皮、鸡菜、白番苋、白红菜、疔拔、叉花三七、大晕病药。

［产地］分布于浙江、台湾、广东、广西、四川、贵州及云南等地。

［性味功效］味辛、淡，性平。清热凉血，活血止痛，止血。

［主治范围］主咳嗽，疮疡，烫伤，跌打损伤，风湿痛，崩漏，外伤出血。

[用法用量] 内服：6 ~ 15 g，煎汤服或浸酒服。外用：适量，鲜品捣敷或研末敷。

[毒副反应及注意事项] 有毒。

[现代药理研究] 降血糖的作用：胡勇等[1]研究发现，白背三七鲜样水提物3.3 mL/kg、6.6 mL/kg（相当于生药0.2 g/kg、0.4 g/kg）及95%乙醇提取物0.75 mL/kg、1.50 mL/kg（相当于生药0.2 g/kg、0.4 g/kg）对正常小鼠的血糖有显著的降低作用，其中1.50 mL/kg 95%乙醇提取物的降血糖效果优于格列本脲；白背三七乙酸乙酯提取物生药40 g/kg，正丁醇提取物生药4 g/kg均可明显降低正常小鼠的血糖，且乙酸乙酯提取物生药40 g/kg能明显降低四氧嘧啶糖尿病小鼠的血糖；白背三七总生物碱（32 mg/kg、16 mg/kg，8 mg/kg）、总黄酮（8 mg/kg、4 mg/kg、2 mg/kg）及单体化合物Ⅳ［3-O-β-D-吡喃葡萄糖（6→1）-α-L-鼠李糖山柰素］（8 mg/kg、2 mg/kg）对正常及四氧嘧啶糖尿病模型小鼠血糖水平均有降低作用，该作用对四氧嘧啶糖尿病模型小鼠更为显著，其中对四氧嘧啶糖尿病模型小鼠血糖水平的降低作用从末次给药后0.5 h即已显现，一直持续到末次给药后6 h，说明这些提取物和单体化合物的降血糖的作用不但迅速而且持久。

[临床应用]

（1）治疗疮痈，消肿散毒：土生地、雾水葛各等份，捣烂敷。《广西药植图志》

（2）治疗烫火伤、刀伤：大绿叶根粉，加糖调成糊状，包患处。《云南中草药选》

（3）治疗跌打损伤：土生地、荆芥各等份，捣烂，好酒炒敷。《广西药植图志》

（4）治疗骨折，外伤出血：白背三七茎叶研末撒布患处，另用白背三七根适量泡酒服。《云南中草药》

（5）治疗水火烫伤：白背三七鲜叶，捣烂，加白糖适量，拌成糊状，敷患处。《云南中草药》

（6）治疗百日咳：白背三七茎6 ~ 9 g，红糖为引，煮鸡蛋吃。《云南中草药》

（7）治疗风湿痛：白背三七鲜叶半片，炒鸡蛋吃。《云南中草药选》

（8）治疗跌仆损伤，疮疖痈肿：鲜白背三七全草适量，捣烂敷患处。《浙江药用植物志》

（9）治疗妇女血崩：白背三七根6 ~ 9 g，水煎服。《云南中草药选》

参考文献

［1］胡勇，李维林，林厚文，等. 白背三七地上部分降血糖作用研究［J］.西南林学院学报，2007，27（1）：55-57.

1.51.7 艾纳香

[基源] 为菊科植物艾纳香*Blumea balsamifera* DC.的全草。

[别名] 大风艾、冰片艾、家风艾、大毛艾、大艾。

[产地] 分布于广东、广西、海南、云南、贵州、福建、台湾等地。

[性味功效] 味辛、微苦，性微温。祛风消肿，活血散瘀。

[**主治范围**] 用于感冒，风湿性关节炎，产后腹痛，痛经；外用治跌打损伤，疮疖痈肿，湿疹，皮炎。

[**用法用量**] 内服：25 ~ 50 g，煎汤服。外用：鲜茎叶适量，捣烂敷患处，或煎水洗。

[**毒副反应及注意事项**] 阴虚血热者慎用。

[**现代药理研究**]

（1）抗菌作用：对艾纳香叶提取物进行抗菌活性的研究，发现其中挥发油最有效，对蜡样芽孢杆菌和金黄色酿脓葡萄球菌及白色念珠菌最低抑制浓度分别150 U/mL和1.2 mg/mL，己烷提取物对肠杆菌和金黄色葡萄球菌也有一定的抗菌活性[1]。

（2）促凝血作用：从艾纳香地上部分的乙醇提取物中分离出香草酸、丁香酸、香豆酸、咖啡酸和原茶儿酸，能显著减少小鼠血液凝固时间和尾部出血时间。香草酸缩短前凝血酶时间并加强小鼠子宫收缩，香豆酸缩短血液凝结时间并激活部分促凝血活酶时间，原茶儿酸也缩短了血液凝结时间和增加小鼠子宫收缩频率，香草酸、香豆酸和原茶儿酸通过不同的机制来共同促进血液凝结[2]。

（3）抗肥胖作用：艾纳香提取物能抑制3T3–L1前体脂肪细胞和3T3–L1脂肪细胞中脂质累积和三酰甘油–3–磷酸脱氢酶（GPDH）的活性，而且没有细胞毒性。此外，艾纳香提取物也能减少脂肪形成过程中重要转录因子表达，包括过氧化物酶体增殖激活受体（PPAR）和瘦蛋白等[3]。

（4）抗肿瘤作用：从艾纳香中分离出一种二氢黄酮类物质BB–1，发现其对肿瘤坏死因子相关的凋亡诱导配体的抵抗作用有较强的辅助活性，能选择性诱导肿瘤细胞凋亡，对大多数正常细胞无杀伤作用[4]。

（5）保护肝脏作用：研究发现艾纳香素对花生四烯酸、5–羟色胺及肾上腺素诱导大鼠及人血小板聚集活性有明显的促进作用，艾纳香二氢黄酮对四氯化碳等造成大鼠过氧化肝损伤细胞有保护作用[5]。

[**临床应用**]

（1）治疗阴道流血：妇血康冲剂治疗药物流产后阴道出血80例，取得满意疗效。艾纳香作为临床用药妇血康冲剂的主要成分，具有补血活血，祛瘀生新，敛血止血的功效[6]。

（2）促进产后子宫复旧：笔者对178例阴道分娩产妇随机分为治疗组和对照组，治疗组产后口服伊血安颗粒，每日3次，1次15 g，服用6日为1个疗程，对照组未服用，并于治疗后分别进行产后子宫复旧评估，进行治疗前后比较。治疗组服用伊血安颗粒后，临床子宫复旧顺利。对恶露量及持续时间以及产后宫缩痛有明显疗效。伊血安颗粒主要由滇桂艾纳香、益母草、延胡索乙素、甘草等成分组成，其中滇桂艾纳香具有活血化瘀、止血调经功效[7]。

（3）治疗急性痛风性关节炎：笔者予刺络放血联合冰片外敷治疗急性痛风性关节炎，取得满意疗效。冰片为龙脑香科植物龙脑香树脂的加工品或菊科植物艾纳香叶提取的结晶，或以樟脑、松节油等为原料，经化学方法合成的精制品[8]。

（4）治疗冠心病心绞痛：冠心病中医诊断胸痹、心痛，其基本病机为气虚血亏，瘀血阻滞，笔者将以延胡索、冰片为主要成分的延冰止痛贴在心俞、内关、膻中等穴位敷贴治疗冠心病心绞痛76例，取得满意疗效。冰片为龙脑香科植物龙脑香树脂的加工品或菊科植物艾纳香叶提取的结晶，具有活血通窍散郁火之功效[9]。

参 考 文 献

[1] SAKKE U，MANEERAT S，CUSHNIE T P，et al．Antimicrobial activity of *Blumea balsamifera* （Lin.）DC．extracts and essential oil［J］．Nat Prod Res，2001，30（1）：8.

[2] HUANG L，LIN C，LI A，et al．Procoagulant activity of phenolicacids isolated from *Blumea riparia* ［J］．Nature Products Communication，2010，5（8）：1263-1266.

[3] KUBOTA H，KOJIMA A，MORRI K，et al．Anti-Obesity effect of *Blumea balsamifera* extrast in 3T3-L1 preadipocytes and adipocytes ［J］．The American of Chinese Medicine．2009，37（5）：843-854.

[4] HASEGAWA H，YAMADA Y，KAMIYAMA K，et al．Dihydroflavonol BB-1．an extract of natural piant *Blumea balsamifera* abrogates TRAIL resisstance in leukemia cells［J］．Blood．2006，107（2）：679-688.

[5] 许实波，胡莹，林永成，等．艾纳香素对护肝及血小板聚集的作用［J］．中山大学学报论丛，1994（6）：48-53.

[6] 王行美．妇血康缩短药物流产后阴道出血［J］．临床观察医学理论与实践，2002，15（11）：1243.

[7] 磊娜．伊血安颗粒促进产后子宫复旧的临床观察［J］．中国医药指南，2014，12（21）：75-76.

[8] 鲍玉晓．针刺放血联合冰片外敷治疗急性痛风性关节炎临床观察［J］．湖北中医杂志，2015，37（2）：17-18.

[9] 尚坤，于清华，石光，等．穴位敷贴疗法治疗冠心病心绞痛76例［J］．吉林中医药，2014，34（5）：519-522.

1.51.8 金盏银盘

［基源］为菊科植物三叶鬼针草或金盏银盘*Bidens pilosa* Linn.的全草。

［别名］黄花雾、黄花母、虾箝草、金杯银盏、黄花草、金盏银盆、玉盏载银杯、鬼针草、婆婆针、感暑草、盲肠草、一包针、一把针、引线包、豆渣菜、金丝苦令、草鞋坪、铁筅帚、千条针、金盘银盏。

［产地］分布于我国华东、中南、西南及辽宁、河北、山西等地。

［性味功效］味甘、淡，性平。清热解毒，凉血止血，散瘀，消肿。

［主治范围］主感冒发热，咽喉肿痛，腹泻，疟疾，痢疾，肝炎，急性肾炎，胃痛，跌打损伤及蛇虫咬伤等。

［用法用量］内服：10～30 g，煎汤服或浸酒饮。外用：适量，捣敷，或煎水洗。

［毒副反应及注意事项］妇女行经期忌服。

［现代药理研究］

（1）抑菌抗炎作用：研究鬼针草总黄酮对二甲苯所致小鼠耳郭肿胀和氟氏完全佐

剂诱导佐剂性关节炎大鼠原发性炎症的保护作用与可能机制，通过观察小鼠耳郭肿胀度、大鼠足肿胀度、炎症关节病理学变化，结果表明鬼针草总黄酮对急性炎症具有保护作用，其抗炎机制可能与调节炎症介质释放有关[1]。通过研究鬼针聚炔苷对巴豆油诱发的小鼠耳郭再肿胀、小鼠蛋清性足肿胀、小鼠毛细血管通透性、大鼠棉球肉芽肿等急慢性炎症和大鼠白细胞游走的影响，发现鬼针聚炔苷对急慢性炎症均有很强的抗炎效果，对大鼠的白细胞游走亦有明显的抑制作用[2]。

（2）降压作用：采用随机对照的实验方法，对162例高血压病左室肥厚病例进行研究，结果表明鲜鬼针草（金盏银盘）降低血压，逆转左室肥厚，改善心功能疗效显著[3]。

（3）抗高脂血症作用：通过研究鬼针草乙酸乙酯萃取物、水提取物对实验性高脂血症大鼠血脂的影响，实验结果显示鬼针草具有调节脂代谢、降低氧化应激损伤和保护血管内皮等作用，可有效防治动脉粥样硬化和冠心病的发生[4]。张媛媛等[5]观察鬼针草总黄酮对实验性高脂血症大鼠脂质代谢的影响，结果表明鬼针草总黄酮能明显纠正高脂血症大鼠血清脂质代谢紊乱，并显著改善肝细胞内脂肪沉积变性，其机制可能与抑制胆固醇酯转移蛋白水平有关。

（4）保肝护肝：鬼针草（金盏银盘）可用于治疗肝纤维化疾病及乙醇溶液性脂肪肝疾病等。Zhong 等[6]研究了鬼针草总黄酮对四氯化碳所致小鼠急性肝损伤的保肝活性和机制，结果表明鬼针草总黄酮有重要的保肝活性，其机制与黄酮的抗氧化活性有关系。闫波等[7]观察鬼针草总黄酮对肝纤维化大鼠的治疗作用及机制，采用四氯化碳诱导大鼠肝纤维化模型，结果表明鬼针草总黄酮对肝纤维化大鼠有很好的治疗作用。

（5）抗肿瘤作用：90%鬼针草醇提物通过提高机体免疫力抑制小鼠肿瘤生长[8]。多个实验表明[9]，鬼针草（金盏银盘）提取物能抑制肝癌细胞（HepG2）、白血病细胞（K562）、人结肠癌（RKO）细胞、人宫颈癌（Hela）细胞的增殖。

（6）抗结石作用：通过实验研究发现鬼针草（金盏银盘）能够减少胆汁中成核因子的形成，防止形成胆固醇过饱和的病理性胆汁，可起到逆转结石形成趋势，在一定程度上具有防石溶石的作用[10]。

［临床应用］

（1）治疗干燥综合征：周婉瑜等[11]将60例泪液分泌不足型干眼症患者分为观察组和治疗组各30例，观察组口服滋阴润目汤，药物组成为鬼针草（金盏银盘）、熟地黄、生地黄、麦冬、枸杞子、石斛、玄参、菊花，对照组滴润洁滴眼液。结果两组视疲劳、异物感和干涩感症状较治疗前均有明显改善，观察组视疲劳症状的改善优于对照组。

（2）治疗高血压：蒋卫民等[12]认为高血压胰岛素抵抗具有瘀热的证候特点，发现针箭颗粒（由鬼针草、鬼箭羽、玄参、泽泻等组成）能改善瘀热证候，降低炎症反应，能有效降压并改善高血压伴有的胰岛素抵抗。笔者予五草降压汤治疗原发性高血压，药物组成为鬼针草（金盏银盘）30 g，夏枯草30 g，益母草15 g，五叶草30 g，车前草20 g，效果确切[13]。

（4）治疗梗阻性肾病：笔者对35例梗阻性肾病患者行手术治疗后予三草汤口服，对促进肾功能恢复起到良好的效果，三草汤方药物组成：鬼针草（金盏银盘）60 g、车前草30 g、白茅根30 g，共奏清热解毒、活血化瘀、通腑泻浊的功效[14]。

（5）治疗感冒、流感：外感多因风寒、风热侵犯肌表而致。鬼针草（金盏银盘）疏风清热解表，可用治风热外感，伴咽痛、咳嗽、痰多。鬼针草30 g，柴胡、牛蒡子、苍耳子各15 g，黄芩6 g，蝉衣12 g，水煎服，对感冒、流感有疗效[13]。对感冒、流感引起的咽痛可用鬼针草30 g，薄荷、防风各15 g，荆芥10 g，煎服，清热利咽之效显著[15]。

（6）治疗阑尾炎：将鲜鬼针草（金盏银盘）60 g，金银花30 g水煎液加入蜂蜜60 g，每日1剂，分2次服，治疗急性阑尾炎疗效明显，随访患者3个月至2年无复发现象[16]。

（7）治疗胃肠炎、菌痢：鲜鬼针草（金盏银盘）、铁苋菜各30 g，水煮，加红糖或蜂蜜同服[17]。

（8）治疗肝炎：鬼针草（金盏银盘）30 g，白术15 g，茯苓30 g，金钱草30 g，白鲜皮15 g，鱼鳅串30 g，水煎服，有佳效[13]。

（9）治疗急性胰腺炎：鬼针草60 g（鲜品120 g），柴胡、枳壳、厚朴、川楝子各12 g，郁金9 g，木香6 g，大黄10 g（后下），治疗水肿型急性胰腺炎疗效满意[18]。

（10）治疗前列腺肥大：采用鬼针草（金盏银盘）合剂内服，药物组成为鬼针草30 g，补骨脂、菟丝子、杜仲、山茱萸各10 g，炙黄芪18 g，益母草20 g，莪术15 g，煎服，每日1剂，15日为1个疗程，连服2个疗程。治疗前列腺肥大，可改善排尿困难，促进前列腺血液循环，从而使症状减轻[19]。

（11）治疗霉菌性阴道炎：用土茯苓、鬼针草（金盏银盘）各30 g，苦参20 g，黄柏15 g，水煎液每晚冲洗阴道或坐浴，并用败酱草30 g，鬼针草30 g，苍术15 g，黄柏6 g，兔耳风30 g，金荞麦30 g，苦参5 g，地肤子15 g，蛇床子15 g，萹蓄15 g，水煎服，对霉菌性阴道炎有明显的疗效[13]。

（12）治疗烧伤：鬼针草60 g，黄连、黄柏、黄芩各30 g，地龙20 g，香油500 mL，蜂蜡45 g，制成软膏约300 g。用于小面积烧伤创面，可促进表皮愈合，缩短愈合时间，效果肯定[20]。

参考文献

[1] 林梅英，陈飞虎，葛金芳，等．鬼针草总黄酮对急性炎症的保护作用及可能机制研究［J］．中国临床药理学与治疗学，2013，18（6）：614-620.

[2] 王建平，张惠云，秦红岩，等．鬼针草抗炎新成分的药理作用［J］．药理实验与临床观察，1997，28（11）：665-667.

[3] 于兆安．鲜鬼针草对逆转高血压病左室肥厚及心功能影响的研究［J］．基层中药杂志，2001，15（3）：59-60.

[4] 黄川锋，马瑜红，周新，等．鬼针草提取物对实验性高脂血症大鼠血脂和NO及NOS的影响［J］．中国现代药物应用，2009，3（17）：14-16.

[5] 张媛媛，彭磊，徐涛，等．鬼针草总黄酮对高脂血症大鼠脂质代谢的影响［J］．安徽医药，

2012，16（9）：1247-1249.
[6] ZHONG M M，CHEN F H，YUAN L P，et al．Protective effect of total flavonoids from *Bidens bipinnata* L．against carbon tetrachloride-induced liver injury in mice［J］．J Pharm Pharmacol，2007，59（7）：1017-1025.
[7] 闫波，陈飞虎，吴繁荣，等．鬼针草总黄酮对肝纤维化大鼠治疗作用及机制探讨［J］．中国药理学通报，2008，24（12）：1640-1645.
[8] 冯涛，李青旺，李健，等．鬼针草90%醇提物对U14荷瘤小鼠的抑瘤效应［J］．安徽农业科学，2007，35（4）：1037-1038.
[9] 吴婷妮，余长柱，李荣，等．鬼针草的研究进展［J］．安徽医药，2014，18（9）：1614-1616.
[10] 陈玲，涂春香，施文荣．鬼针草对实验性豚鼠胆囊结石的影响［J］．福建中医药，2009，40（3）：40-41.
[11] 周婉瑜，李越虹，寇秋爱．滋阴润目汤治疗干眼症的临床观察［J］．中国中医眼科杂志，2006，16（4）：202-204.
[12] 蒋卫民，唐蜀华，汪云翔，等．针箭颗粒对高血压患者胰岛素抵抗瘀热证候及炎症因子的影响［J］．中国中医急症，2010，19（12）：2011-2012.
[13] 郭芸．鬼针草的临床应用［J］．中国民族民间医药杂志，2001（49）：119.
[14] 章毅，周菲，陈伟东．三草汤对35例梗阻性肾病术后肾功能恢复的疗效观察［J］．海峡药学，2013，25（11）：110-111.
[15] 潘月琼，史敏．鬼针草配对临床运用点滴［J］．中国民族民间医药杂志，2001（51）：240.
[16] 林英，蒙秀林．三叶鬼针草与金银花联用治疗急性阑尾炎11例［J］．中国民间疗法，2006，14（2）：38.
[17] 吴兴坤．鬼针草的临床应用［J］．中国民族民间医药杂志，1999（38）：183.
[18] 郑葆强．重用鬼针草治疗急性胰腺炎［J］．浙江中医杂志，1997（11）：519.
[19] 舒俊．鬼针草合剂治疗前列腺肥大的临床分析［J］．西部医学，2005，17（5）：505.
[20] 庄文选，孙莉华，王光顺．复方鬼针草软膏的制备及临床应用［J］．时珍国医国药，2002，13（4）：219.

1.51.9　菊三七

［基源］为菊科植物三七草*Gynura segetum*（Lour.）Merr的根茎。

［别名］土三七，金不换，紫三七，血当归、血三七、血七、血格答、水三七、紫蓉三七、艾叶三七、铁罗汉、乌七，菊叶三七、狗头三七。

［产地］分布于四川、云南、广东、广西、江苏、江西、湖南、贵州等地。

［性味功效］味甘、苦，性温。破血散瘀，止血，消肿。

［主治范围］主吐血，鼻出血，尿血，便血，功能性子宫出血，产后瘀血腹痛，大骨节病。外用治疗跌打损伤，痈疖疮疡，外伤出血等。

［用法用量］内服：6～9 g，煎汤服，或1.5～3 g，研末服。外用：捣敷。

［毒副反应及注意事项］菊三七含有双稠吡咯生物碱，能使肝细胞核糖核酸（RNA）酶活性下降，RNA、脱氧核糖核酸（DNA）的合成能力下降，重者导致肝细胞

坏死[1]。在临床应用中也常有菊三七致急性药物性肝损害的报道[2-3]。另有文献报道其引起过敏反应[4]，并可能导致布-加氏综合征。

［现代药理研究］

（1）止血作用：有研究表明[5]，10% 菊三七注射液能使血小板发生伸展伪足、聚焦、变形等黏性变形运动，能使血小板细胞膜破损和部分溶解，能使血小板产生脱颗粒等分泌反应，从而诱致血小板释放二磷酸腺苷、血小板因子Ⅲ和钙离子等止血活性物质而达到止血作用。

（2）局麻作用：以菊三七水提液进行脊蛙足蹼、豚鼠皮丘、在体蛙坐骨神经丛及腓肠肌等局麻试验，结果显示有明显的表面麻醉、浸润麻醉及传导麻醉作用；对蛙、兔的椎管麻醉试验也表明菊三七水提液可引起脊髓麻醉，且具有量效关系[6]。

（3）镇痛作用：通过小鼠热板法试验，发现菊三七可提高小鼠痛阈值，具有镇痛作用[7]。

（4）阿托品样作用：以菊三七碱水溶液给小鼠灌胃，发现能明显抑制小鼠肠道炭末推进运动，使小肠蠕动减弱，有较强的阿托品样作用[8]。

（5）抗疟作用：将菊三七水煎液用鼠疟进行药理初筛，发现对疟原虫的抑制率大于65%；以菊三七醇浸膏和不同的化学提取部位筛选，发现对疟原虫的最高抑制率达97%[9]。

（6）抗肿瘤作用：研究中可以发现菊三七的乙酸乙酯和正丁醇部位对宫颈癌细胞（Hela）具有一定的杀伤作用，无明显细胞毒作用[10]。

（7）抗炎作用：以菊三七水提液局部给药，发现对巴豆油引起的小鼠耳郭肿胀有抑制作用；以菊三七茎叶水提液灌胃，发现对角叉菜胶引起的大鼠足部肿胀有抑制作用[11]。

［临床应用］

（1）治疗崩漏：笔者予菊三七组成的菊连升板颗粒（主要由菊三七、连翘、小蓟、地黄、炒栀子、鹿茸草、炒山药组成）、地黄止血胶囊、升板汤口服治疗紫癜病导致的子宫出血30例，取得较好疗效[12]。

（2）治疗乳腺瘤样病变：乳腺瘤样病变中医诊断为乳癖病，菊三七具有活血散瘀、破瘀消瘤功效，笔者予天花粉50 g，菊三七40 g，甘草10 g治疗乳腺瘤样病变130例，总有效率达90%[13]。

（3）治疗毒蛇咬伤：笔者予新鲜菊三七外敷治疗毒蛇咬伤100例，局部炎症水肿效果优于季德胜蛇药[14]。

（4）治疗慢性腰腿痛：杨炜炜等[15]以菊三七白酒浸渍饮治疗慢性腰腿痛取得了较好的疗效。

（5）治疗骨折：菊三七水提物用来治疗骨折，具有较好的促进骨折愈合作用[16]。

参 考 文 献

［1］王希海，王光照．药用植物引起中毒性肝病时的病理变化［J］．中西医结合肝病杂志，1996，6（4）：48.

[2] 严红，白岚，彭梅．菊三七致急性药物性肝损害1例［J］．实用肝脏病杂志，2005，8（6）：336.
[3] 张满萍，石红荣，章玉珍．过量服用菊叶三七致肝小静脉闭塞病的护理体会［J］．浙江创伤外科，2009，14（1）：90.
[4] 沈天华，韩诚正，沈洪．土三七导致布-加氏综合征1例［J］．现代诊断与治疗，2009，20（6）：384.
[5] 刘贺之，庞健，王增岭．菊三七止血作用的研究［J］．中国医院药学杂志，1985，5（7）：4.
[6] 陈学韶，刘希智．菊三七的药理研究-I、局部麻醉作用［J］．中药药理与临床，1985（00）：95-96.
[7] 刘贺之．菊三七镇痛作用的研究［J］．中国药检药理工作通讯，1990，2（1）：72.
[8] 张铭龙，刘文彬，李星元，等．菊三七生物碱的提取以及其类似物的药理活性比较［J］．吉林中医药，1988（4）：35.
[9] 唐世蓉，吴余芬，方长森．菊叶三七抗疟成分的提取鉴定［J］．中草药，1980，11（5）：27.
[10] 刘杭，俞坚，童芬美．菊三七不同提取部位体外抗肿瘤实验研究［J］．医学研究杂志，2006，35（5）：66.
[11] 彭财英，舒积成，刘建群．鄱阳湖生态经济区地产中药菊三七研究进展［J］．江西中医药，2011，42（347）：58-60.
[12] 刘清池，王淑珍，冯寿歧，等．凉血解毒法治疗紫癜病崩漏30例疗效观察［J］．河北中医，2014，36（11）：1633-1634.
[13] 吴超．天花粉为主治疗乳腺瘤样病变130例［J］．陕西中医，2014，35（6）：694-696.
[14] 罗丽柏．土三七外敷毒蛇咬伤局部炎症水肿100例［J］．辽宁中医杂志，2006，33（10）：1289.
[15] 杨炜炜，孙红丽．土三七治疗慢性腰腿痛［J］．中国民间疗法，2006，14（5）：60.
[16] 曾晓琼，宋一心．菊三七对运动性骨折治疗作用的研究闭［J］．西安体育学院学报，2003，20（1）：64.

1.51.10　鹿角草

［基源］为菊科香刺属植物鹿角草*Glossogynetenuifolia* Cass.的全草。

［别名］小号一包针、落地柏、小鬼叉、鬼针草、山黄连。

［产地］分布于我国东北、内蒙古、河北、河南、山西、山东、江苏、福建等地。

［性味功效］味甘、微苦，性凉。归肺、心、肝经。清热解毒，活血去瘀。

［主治范围］主感冒发热，喉痛，肠炎腹泻，阑尾炎，跌打损伤，痈疽热疖。

［用法用量］内服：25 ~ 50 g。外用：捣敷。

［现代药理研究］对消化系统作用：鹿角草注射液40 g/kg皮下注射，对大鼠、豚鼠幽门结扎性溃疡有显著抑制作用；45 g/kg皮下注射，也显著减少小鼠应激性胃溃疡面积；鹿角草注射液46 g/kg还显著抑制小鼠利血平性溃疡发生。鹿角草注射液40 g/kg、20 g/kg皮下注射，均明显减少大鼠胃液分泌量，降低胃液酸度。鹿角草注射液对离体豚鼠胃肌条收缩无影响，但静脉注射40 g/kg，于给药后5 ~ 15 min就完全抑制胃肌条的运

动，直至2 h不恢复。小鬼叉腹腔注射45 g/kg，显著抑制小鼠肠道炭末推进。

［临床应用］

（1）治疗副鼻窦炎：鬼针草、白芷、天麻、猪脑，水煎服。《内蒙古中草药》

（2）治疗跌打损伤：小花鬼针草二两（100 g），水煎，兑黄酒一两（50 g）服。《河南中草药手册》

（3）治疗阑尾炎：小花鬼针草二两（100 g），水煎，加蜂蜜二两（100 g）服。《河南中草药手册》

（4）治疗咽喉痛：小花鬼针草三棵，水煎服。《河南中草药手册》

（5）治疗毒蛇咬伤：小花鬼针草三两（150 g），水煎服。外用小花鬼针草、犁头草各二两（100 g），捣敷伤处。《河南中草药手册》

（6）治疗热疖屡发不愈：鲜山黄连每次一至一两半（50 ~ 75 g），水煎服。《泉州本草》

（7）治疗小便疼痛：鲜山黄连每次一至二两（50 ~ 100 g），酌加冰糖煎服。《泉州本草》

（8）治疗下消手足酸软无力：鲜山黄连一两（50 g），木本白椿根一两（50 g），合猪小肚炖服，连服4次。《泉州本草》

1.51.11 鹅不食草

［**基源**］为菊科植物石胡荽Hydrocotyle sibthorpioides Lam.的带花全草。

［**别名**］猪屎草、食胡荽、石胡荽等。

［**产地**］分布于福建、广东、海南、广西等地。

［**性味功效**］味苦、微辛。归肺、心、肝经。发散风寒，通鼻窍，止咳，解毒。

［**主治范围**］主感冒，寒哮，喉痹，百日咳，痧气腹痛，阿米巴痢，疟疾，疳泻，鼻渊，鼻息肉，目翳涩痒，臁疮，疥癣，跌打。

［**用法用量**］内服：5 ~ 9 g，煎汤服或捣汁饮。外用：适量，捣敷，或捣烂塞鼻，或研末搐鼻。

［**现代药理研究**］

（1）抗过敏作用[1]：全草热水提取物对大鼠被动皮肤超敏反应（PCA）和化合物48/80或刀豆素A（ConA）诱导的腹腔肥大细胞组胺释放有显著抑制作用，其有效成分为伪愈创内酯类和黄酮类。

（2）抗炎作用：覃仁安[2]等研究表明，鹅不食草挥发油0.05 mL/kg和0.1 mL/kg剂量组对小鼠急性炎症均有明显抑制作用，以抑制急性炎症早期毛细血管通透性亢进（抗渗出）的效果较好，同时对炎症组织的前列腺素释放也有较好的对抗作用，提示其抗炎作用与抑制外周酸性脂类炎症介质（如前列腺素E2）的生成或释放有关。

（3）抗诱变作用：Ames试验，全草水提物对直接诱变剂酚酮酸（Picronic acid ）诱变的抑制率在10%以上，对间接诱变剂苯并芘（BaP）诱变的抑制率超过50%[3]。

（4）抗肿瘤和细胞毒素作用：从鹅不食草中分离出的α－次甲基－γ内酯结构的化合物具有抗肿瘤和细胞毒素作用。

（5）保护肝脏：钱妍等[4]用鹅不食草实验治疗肝损害，采用机制不同的3种小鼠肝损害模型（四氯化碳、对乙酰氨基酚、D-氨基半乳糖+脂多糖），结果显示煎液高低剂量对这三种肝损伤模型导致的小鼠血丙氨酸转氨酶水平升高都有显著降低作用，表明鹅不食草对以上3种肝损伤模型均有显著的保护作用。

（6）抗菌与抗原生物作用：李苌清等[5]对临床分离的绿脓杆菌R质粒进行了检测，并选用中药鹅不食草水煎剂对该质粒进行了体外消除试验，表明鹅不食草水煎剂对绿脓杆菌R质粒具有较强的消除作用，随作用时间的延长，其消除作用也明显增强。

（7）对肺损伤的影响：覃仁安等[6]采用油酸合并脂多糖“两次打击”致大鼠急性肺损伤模型，观察鹅不食草挥发油对大鼠急性肺损伤的保护作用，结果表明鹅不食草挥发油能显著抑制急性肺损伤所致大鼠肺水肿及中性粒细胞升高，对大鼠急性肺损伤有明显的保护作用，并抑制肺损伤大鼠支气管上皮细胞中CD54的表达，可能与其抗呼吸道炎症作用的机制相关。

（8）其他：鹅不食草具有较强的杀螺效果，其水提取物杀螺效果最好[7]；其挥发油和醇提液有止咳、祛痰和平喘作用；全草提取物对β-羟基-β-甲基戊二酚（HMG）辅酶A、钙通道阻滞剂受体和胆囊收缩素有明显抑制作用。

［临床应用］

（1）治疗鼻咽癌：周维顺[8]以鹅不食草为主药治疗鼻咽癌，获得良效。基础方是鹅不食草30 g，猫爪草60 g，夏枯草30 g，苍耳草30 g，辛夷15 g，炒薏苡仁30 g，石上柏30 g，山豆根10 g。根据不同分型采用不同的治则，在基础方上加减。每日1剂，水煎分次服。

（2）治疗鼻炎：阎荣军等[9]采用鹅不食草苍耳子浸液（苍耳子用文火焙成深棕色后去壳，碾碎；鹅不食草5 g碾碎，与苍耳子一同浸泡于10 mL香油1周，备用）治疗急慢性鼻炎，总有效率100%。

（3）治疗结石症：连长相[10]用鲜品鹅不食草捣汁口服配合自拟乌金汤（乌梅10～20 g，鸡内金30～50 g，山楂10 g，金钱草50 g，茯苓20 g，甘草10 g。肾结石可加石韦15 g；胆结石加菖蒲10 g；疼痛剧烈加元胡10 g，白芍15 g）治疗结石症效果显著。

（4）治疗头痛：吕善云等[11]采用鹅不食草为主（鹅不食草10 g，薄荷6 g，黄酒30 mL，水煎取汁150 mL）配合西药（口服谷维素、维生素B_1、地西泮、尼莫地平）治疗偏头痛89例，疗效满意。

（5）治疗腰扭伤：谭成纪[12]应用鹅不食草治疗急性腰扭伤38例，疗效满意，总有效率92%。

（6）治疗面瘫：刘月兆[13]用鹅不食草30～60 g捣烂，用纱布包好，外敷于贝尔氏面瘫患者患侧耳根及颊车穴位24 h，10日为1个疗程，同时口服维生素B_1片、维生素B_6片，肌内注射维生素B_{12}，总有效率96%。

参考文献

[1] 张鑫. 鹅不食草化学成分的初步研究［J］. 第一军医大学分校学报，2004，6（27）：7.

[2] 覃仁安，梅璇. 鹅不食草挥发油抗炎作用及机制［J］. 中国医院药学杂志，2006，26（4）：369-371.

[3] 杨宝学. 药用植物抗诱变作用研究进展［J］. 国外医学中医中药分册，1991，13（1）：1.

[4] 钱妍. 鹅不食草煎液对小鼠肝损伤的保护作用［J］. 中国药业，2004，13（6）：25-26.

[5] 李苌清，舒德忠. 鹅不食草水煎剂对绿脓杆菌R质粒体外消除作用的实验研究［J］. 川北医学院学报，2003，18（3）：1-2.

[6] 覃仁安，师晶丽，宛蕾，等. 鹅不食草挥发油对急性肺损伤大鼠支气管上皮细胞中CD54表达的影响［J］. 中华中医药杂志，2005，20（8）：466-468.

[7] 吴燕，倪红，王万贤，等. 中药植物鹅不食草杀螺效果［J］. 中国血吸虫病防治杂志，2009，21（4）：327-329.

[8] 申兴勇，周春华，殷洁. 周维顺教授治疗鼻咽癌经验［J］. 长春中医药大学学报，2009，25（2）：170-171.

[9] 阎荣军，李明娟，何幼民，等. 鹅不食草苍耳子浸液滴鼻治疗鼻炎54例［J］. 山东中医杂志，1995，14（12）：554.

[10] 连长相. 中药配合鹅不食草治疗结石症60例［J］. 中国民间疗法，2003，11（11）：40-41.

[11] 吕善云，于风波. 鹅不食草为主配合西药治疗89例偏头痛［J］. 中华综合医学杂志，2001，2（7）：640.

[12] 谭成纪. 鹅不食草治疗急性腰扭伤38例［J］. 中国民间疗法，2000，8（10）：311.

[13] 刘月兆. 鹅不食草外敷治疗贝尔氏面瘫50例［J］. 陕西中医，1994，15（3）：126-127.

1.52 桫椤科

飞天蠄蟧

［基源］为桫椤科桫椤属植物桫椤*Cyathea spinulosa* Wall.，以主干入药。

［别名］桫椤、刺桫椤、山蠄蟧、山棕、龙骨风、树蕨、大贯众。

［产地］分布于贵州、四川、广西、广东、台湾等地。

［性味功效］味微苦，性平。归肺、胃、肾。祛风除湿，活血通络，止咳平喘。

［主治范围］主风湿痹痛，跌打损伤，小肠气痛，风火牙痛，咳嗽，哮喘，疥癣，蛔虫病，蛲虫病及预防流行性感冒。

［用法用量］内服：15～30 g，煎汤服或炖肉服。外用：适量，煎水洗，或取鲜汁擦患部。

［现代药理研究］抑菌作用：以金黄色葡萄球菌、大肠埃希菌、枯草芽孢杆菌为供试菌种，研究了桫椤茎叶和茎叶甲醛提取物对它们的抑菌作用，并用黄连提取物的抑菌效果进行比较。桫椤叶对大肠埃希菌的抑制效果最好，最低抑制浓度为0.10%，对枯草芽孢杆菌的抑制效果次之，对金黄色葡萄球菌的抑制作用最弱；桫椤茎干对枯草芽孢杆

菌的抑制效果最好，最低抑制浓度为0.10%，对大肠埃希杆菌的抑制效果次之，对金黄色葡萄球菌的抑制作用最弱。桫椤叶和茎干提取物的抑菌作用与黄连提取物相比较弱[1]。

［临床应用］

（1）治疗哮喘咳嗽：飞天蠄蟧、陈皮、猪肉煎汤服。《岭南采药录》

（2）治疗内伤吐血：飞天蠄蟧、猪瘦肉，煎汤服。《岭南采药录》

（3）治疗骨痛，腹痛，风火牙痛：飞天蠄蟧，水煎冲酒服。《岭南采药录》

（4）治疗小肠气痛：飞天蠄蟧、猪小肚，煎汤服。《岭南采药录》

（5）治疗肾虚腰痛：龙骨风、杜仲藤、续断、红牛膝、五指牛奶、淫羊藿、巴戟天，煎服及外洗。《广西实用中草药新选》

（6）治疗癣症：龙骨风鲜品捣汁，擦患部。《广西实用中草药新选》

（7）治疗儿童喘息型支气管炎：吴巧燕等[2]在治疗组在对照组基础上，自拟飞天蠄蟧汤，飞天蠄蟧12 g，法半夏4 g，枇杷叶4 g，橘络3 g，蝉蜕3 g，地龙3 g，陈皮4 g，茯苓8 g，炙甘草3 g，并辨证加减。用水300 mL煎成60 mL药液，每日1剂，分3次温服。

参考文献

［1］弓加文，陈封政，李书华，等．桫椤叶和茎干抑菌活性初探［J］．安徽农业科学，2007，35（33）：10566-10568.

［2］吴巧燕，陈源．中西医结合治疗儿童喘息型支气管炎30例［J］．江西中医药，2008，39（3）：53-54.

1.53　萝　藦　科

1.53.1　白叶藤

［基源］为萝藦科植物白叶藤*Cryptolepis sinensis*（Lour.　）Merr［*Per-gularia sinensis* Lour.］的全草。

［别名］铁边、蜈蚣草、篱尾蛇、藤羊角扭、母乳藤、对面笑、红藤仔、乌仔藤、淋汁藤、飞杨藤、牛蹄藤、脱皮藤、扛棺回。

［产地］生于丘陵山地灌木丛中。分布于台湾、广东、海南、广西、贵州、云南等地。

［性味功效］味甘，性凉，小毒。入肺、肝、胃经。清热解毒，止血，散瘀止痛。

［主治范围］主肺热咯血，肺痨咯血，胃出血，痈肿疮毒，跌打刀伤，蛇虫咬伤。

［用法用量］内服：鲜品9～15 g，煎汤服。外用：鲜品适量，捣敷。

［毒副反应及注意事项］服本品过量，能产生腹痛等副作用。

［现代药理研究］抗炎作用：白叶藤素的弱抗炎作用机制并不是阻止前列腺素的合成或释放，而是明显地对抗释放到对前列腺素敏感的大鼠胃底组织上的前列腺素，因此白叶藤素的抗炎作用可能是具有受体中介性质，能阻止致炎介质到达效应器官。

［临床应用］治肺结核咯血，肺热咯血，胃出血：白叶藤250 g，捣烂，冲蜂蜜适

量，取汁内服。另取茎叶60 g，水煎服，每日1剂，重症2剂。《全国中草药汇编》

1.53.2 古钩藤

[基源] 为萝藦科植物古钩藤*Cryptolepis buchananii* Roem. et Schult.的根。

[别名] 白叶藤，白马连鞍、牛角蘑，断肠草，大暗消、半架牛、白都宗、白浆藤。

[产地] 生于海拔500～1 500 m的山地疏林中或密林中。分布于我国广东、广西、贵州、云南等地。

[性味功效] 味淡，性平，有毒。活血，消肿，镇痛。

[主治范围] 治跌打伤，骨折，腰疼腹痛，水肿。

[用法用量] 内服：0.25～0.5 g，研末服或浸酒服。外用：鲜品适量，捣敷，或干品研末敷。

[现代药理研究]

（1）护肝作用：董妹灵等[1]研究古钩藤提取液对四氯化碳所致小鼠急性肝损伤的保护作用。实验结果显示，古钩藤提取液高、中剂量组能降低四氯化碳所致肝损伤小鼠的血清、丙氨酸转氨酶、天冬氨酸转氨酶的值升高，降低肝匀浆中丙二醛的含量，增强超氧化物歧化酶的活性，具有明显的剂量依赖性。通过病理学切片观察，古钩藤提取液高、中剂量组能显著改善肝组织的病理变化。古钩藤提取液对四氯化碳造成的小鼠急性肝损伤具有显著的保护作用。

（2）调节血脂：张兴燊等[2]研究古钩藤水提液对高脂模型小鼠血脂的影响。实验结果显示，古钩藤水提液各组均能降低高脂血症小鼠的血清总胆固醇、三酰甘油，并能显著升高高密度脂蛋白。古钩藤水提液具有调节血脂的作用。

（3）抗炎、镇痛作用：张兴燊等[3]采用小鼠热板法和扭体法镇痛实验，观察古钩藤醇提液的镇痛作用，观察小鼠腹腔毛细血管通透性和二甲苯致小鼠耳郭肿胀的影响，观察其抗炎作用。实验结果显示，古钩藤醇提液具明显的镇痛作用，大剂量能降低毛细血管的通透性，抑制由二甲苯所致的炎症反应，可减轻小鼠耳郭肿胀的作用。

（4）降血糖作用：陆翠林等[4]探讨古钩藤水提液对小鼠实验性高血糖的影响，建立链脲佐菌素和四氧嘧啶诱导小鼠高血糖模型，按高、中、低剂量的古钩藤水提液灌胃给药，空白对照组和模型对照组给予等体积的生理盐水，阳性对照组给予盐酸二甲双胍、格列本脲，观察给药后小鼠血糖的变化。实验结果显示，古钩藤水提液对链脲佐菌素致高血糖小鼠和四氧嘧啶致高血糖小鼠都有显著降血糖作用。

[临床应用]

（1）治疗跌打损伤，骨折，腰痛，腹痛：半架牛根研末，每服0.5 g；或用10 g，泡酒二斤（1 000 mL），每次5 mL，每日服3次。《云南中草药》

（2）治疗蜂蜇伤：鲜古钩藤15 g，鲜六耳棱叶、鲜枫树嫩叶各7.5 g，共捣烂外敷伤口处，数分钟换药1次，以吸尽毒汁，至伤处不痛为止。

参考文献

[1] 董妹灵，潘乔丹，阮艳娥，等. 古钩藤提取液对小鼠急性肝损伤的保护作用[J]. 右江民族医

学院学报，2014，3：358–360.
[2] 张兴燊，张壮，周雨晴．古钩藤水提液对小鼠血脂影响相关药理实验研究［J］．时珍国医国药，2013，24（10）：2356–2357.
[3] 张兴燊，文丽艳，秦红玲，等．古钩藤醇提液镇痛抗炎药理作用的实验研究［J］．时珍国医国药，2009，20（11）：2735–2736.
[4] 陆翠林，梁欣娜，陈颖．古钩藤水提液对小鼠实验性高血糖影响的实验研究［J］．广西医学，2013，35（6）：702–704.

1.53.3　徐长卿

［基源］为萝藦科牛皮消属植物徐长卿*Cynanchum paniculatum*（Bge.）Kitag．的干燥根及根茎。

［别名］寥刁竹，竹叶细辛。

［产地］分布于黑龙江、吉林、辽宁、河北、河南、 山东、内蒙古、江苏、浙江、广东、广西、福建、江西等地。

［性味功效］味辛，性温。归肝、胃经。可祛风止痛，止痒。

［主治范围］主风湿痹痛，腰痛，跌打损伤疼痛，脘腹痛，牙痛等各种痛症；用于湿疹、风疹块、顽癣等皮肤病。

［用法用量］内服：3 ~ 10 g，散剂1.5 ~ 3 g。徐长卿芳香入汤剂不宜久煎。入丸剂或浸酒。外用：捣敷或煎水洗。

［毒副反应及注意事项］体弱者慎服。

［现代药理研究］

（1）镇静作用：徐长卿浓缩（加乙醇溶液除去沉淀，其中不含丹皮酚）给小鼠腹腔注射，能使小鼠自发活动显著减少、安静、眼睑下垂，而对外界刺激仍有反应，作用可持续60 min以上，但并不延长巴比妥类的睡眠时间[1]。

（2）镇痛作用：提取液给小鼠腹腔注射，10 min即出现镇痛作用，10 min后仍未消失。临床研究表明，将丹皮酚溶解花生油中制成注射液，治疗各种疼痛20余例，有效率为83%，其中以风湿性关节痛效果良好，对肾绞痛、牙痛的止痛效果满意，而对脉管炎、骨髓炎引起的疼痛无效。小鼠热板测痛法实验也表明徐长卿有镇痛作用，对痛经、跌打损伤等均有较好的止痛效果[1]。

（3）对心血管系统的作用：徐长卿注射液可使豚鼠离体回肠张力下降，并可对抗氯化钡引起的回肠强烈收缩。在心血管系统方面，徐长卿能有效降低心肌细胞内钙离子浓度，减轻心肌细胞内钙超载，保护心肌细胞，从而改善心肌的舒张功能，提高心肌收缩力，可防治心肌缺血再灌注损伤所致的心功能低下，减轻心肌损伤[1]。

（4）对血脂的影响：对于喂饲胆固醇食物引起的家兔实验性高脂血症和实验性动脉粥样硬化模型，徐长卿有降低血清总胆固醇和β-脂蛋白的作用，并可减轻主动脉粥样硬化及小动脉脂类沉积，从而表明徐长卿对动脉粥样硬化有防治作用[1]。

（5）抑菌作用：徐长卿在试管内对痢疾杆菌、金黄色葡萄球菌等有抑制作用[1]。

（6）抗炎作用：丹皮酚磺酸钠对大鼠甲醛性足肿有明显抑制作用。丹皮酚对二甲苯引起的小鼠耳肿胀以及角叉菜胶、蛋清、甲醛、组胺、5-HT、缓激肽所引起的大鼠足跖肿胀有显著抑制作用，并能显著抑制内毒素引起的腹腔毛细血管通透性升高[1]。

（7）其他作用：实验表明，丹皮酚对Ⅱ型、Ⅲ型及Ⅳ型变态反应均有显著抑制作用，它并不显著影响特异性抗体的形成，但可选择性地抑制补体经典途径的溶血活性，亦可调节细胞免疫功能[1]。

［临床应用］

（1）治疗各种痛证：丁筠平[2]报道用徐长卿、当归各12 g，蜈蚣3条，全蝎3 g，川芎、蔓荆子、白芷、细辛、白芍各10 g，炙甘草6 g组成徐长卿祛风定痛汤，治疗血管性头痛154例，32例痊愈，77例显效，42例有效，3例无效，总有效率为98%。

（2）治疗周围性神经麻痹：谭永东[3]应用徐长卿30 g，大黄20 g，水蛭20 g，泽兰叶10 g，浸泡20 min，加水5 000 mL煎沸，置于盆中，先熏后洗患处，浸洗水温30～40 ℃，每次10～15 min，每日2次，2日1剂。取其散瘀止痛，活血通络，用熏洗使药力直达病所，取得良好效果。对糖尿病神经病变，可在辨证治疗中加入徐长卿40 g以增加疗效，并可用徐长卿和怀牛膝各50 g煎水浸泡局部，疗效甚佳，一般用量可达50～60 g。

（3）治疗卡他性结膜炎：王洪泉[4]辨证治疗卡他性结膜炎，采用疏风清热、泻火解毒、表里双解、养阴明目等法，虚、实证均加徐长卿10～30 g，每日1剂，水煎服，同时用煎药水蒸气熏眼，治疗80例卡他性结膜炎，取得良好的效果。

（4）治疗盆腔炎症：邹琴娣[5]报道以徐长卿12 g，柴胡9 g，当归9 g，土茯苓12 g，生蒲黄12 g，皂角刺12 g，元胡12 g，药灌肠栓剂，每日1次，20日为1个疗程，治疗31例盆腔炎症患者，总有效率为97.2%。

（5）治疗各种皮肤病：郎玮[6]重用徐长卿治疗顽固性荨麻疹、接触性皮炎、湿疹多例。其验方为徐长卿15 g，荆芥10 g，防风10 g，生地黄15 g，黄芩10 g，制大黄6 g，大枣3枚，生甘草3 g，水煎服，每日1剂。该方取其活血祛风、解毒消肿之功，镇痛、镇静之用，解病久血瘀之关键，收效较好，不仅能消除或缓解症状，且能达到根治的目的。

（6）治疗神经衰弱症：伍桂林[7]报道单味徐长卿制成散剂、丸剂、胶囊治疗神经衰弱150例，其中对头痛症状的改善总有效率为94.1%，对失眠症状的改善总有效率为95.2%，对健忘、焦虑、心悸等症状均有明显疗效。

（7）治疗毒蛇咬伤：张庆[8]报道用徐长卿、三叶鬼针草、半边莲各30～40 g外敷创口周围，治疗18例毒蛇咬伤，结果17例在10日内痊愈，仅有1例出现伤口溃烂，继用徐长卿、半边莲各50 g煎汤外洗伤口后，撒上南瓜叶粉，2周后亦获治愈。

（8）治疗肝炎、肝纤维化：张力群[9]报道用从徐长卿中提取的丹皮酚和葫芦素B实验观察对苯并（d）芘［p（d）P］在大鼠肝微粒体代谢中的作用。结果表明，该二药用极少剂量就能显著地抑制p（d）P代谢产物，其机制与改变酶区域选择性有关，从而抑制了致癌物的形成。徐长卿用于各型病毒性肝炎的治疗，其能抑制病毒复制，提高机体的体液免疫和细胞免疫，保护肝细胞，防止癌变。

（9）治疗男科疾病：魏宝华[10]自拟方，用徐长卿30 g，配伍蜈蚣2条，威灵仙20 g，蜂房20 g，蛇床子20 g，地龙20 g，鸡血藤30 g，太子参20 g，治疗阳痿，取得良效。

（10）治疗心脏疾病：潘用水等[11]以徐长卿为君药，辅六君生脉散和真武汤加防己、黄芪、五加皮、桂枝，治疗慢性顽固性心力衰竭，患者每日服药1剂，连服3周后治愈。

参考文献

[1] 金贤兰．徐长卿药理作用及临床应用研究进展［J］．现代医药卫生，2010，26（19）：2947-2948.

[2] 丁筠平．徐长卿祛风定痛汤治疗血管性头痛154例［J］．浙江中医杂志，1995，30（5）：237.

[3] 谭永东．徐长卿治疗糖尿病及周围神经病变［J］．中医杂志，2001，42（10）：584.

[4] 王洪泉．徐长卿治疗卡他性结膜炎效佳［J］．中医杂志，2001，42（10）：585.

[5] 邹琴娣．中药灌肠栓剂治疗31例盆腔炎临床分析［J］．上海中医药杂志，1996，30（9）：16.

[6] 郎玮．徐长卿治疗顽固性应变性皮肤病［J］．中医杂志，2001，42（10）：585.

[7] 伍桂林，沈默．单味徐长卿治疗神经衰弱150例报告［J］．中民间疗法，1998，12（6）：46.

[8] 张庆．徐长卿治疗毒蛇咬伤［J］．浙江中医杂志，1994，29（5）：233.

[9] 张力群．中西医临床应用［M］．太原：山西科学技术出版社，1998：721.

[10] 魏宝华．徐长卿应用琐谈［J］．中医杂志，2001，42（10）：584.

[11] 潘用水，黄小龙．徐长卿辅助治疗慢性顽固性心力衰竭征［J］．福建中医药，2002，33（3）：26.

1.54 野牡丹科

1.54.1 天香炉

［基源］为野牡丹科植物金锦香*Osbeckiachinensis* L.的全草或根。

［别名］紫金种、大香炉、天吊香、仰天盅、小金香炉、小金钟、蜂窝草、山牡丹、金石榴、七星附地、化痰草、紫金钟、向天石榴、九盏灯、葫芦草、细架金石榴、小朝天罐、九里堂根、小红参、七孔莲、小留行、竹叶地丁、小号王不留行、朝天石榴、紫花蛇舌草、金香炉、仰天钟。

［产地］分布于长江以南及台湾、广西、贵州等地。

［性味功效］味辛、淡，性平。归肺、脾、肝、大肠经。化痰利湿，祛瘀止血，解毒消肿。

［主治范围］主咳嗽，哮喘，痢疾，泄泻，吐血，咯血，便血，经闭，疳积，风湿骨痛，跌打损伤，毒蛇咬伤。

［用法用量］内服：10～30 g，煎汤服或捣汁饮，浸酒服或研末服。外用：适量，研末调敷，煎汤洗或漱口。

［现代药理研究］抑菌作用：金锦香煎剂用试管稀释法，（1∶8）～（1∶4）对绿

脓杆菌、变形杆菌、伤寒杆菌、痢疾杆菌及金黄色葡萄球菌等有抑制作用。

[临床应用]

(1)治疗赤白痢、泄泻：金锦香全草15~30 g，水煎服。《湖南药物志》

(2)治疗产后恶血不下：干金锦香9 g，老母鸡1只，合炖服。《泉州本草》

(3)治疗便血、下痢：金锦香、木槿花，炖服。一方以金锦香一两（50 g），冰糖五钱（25 g），开水适量冲炖服。《闽东本草》

(4)治疗久痢、脱肛：金锦香30 g，当归6 g，山白菊30 g，五倍子1.5 g，水煎服。《安徽中草药》

(5)治疗月经不调：金锦香干根30~60 g，益母草干全草9 g，水煎，调酒、糖服。《福建中草药》

(6)治疗跌打损伤：鲜金锦香一两（50 g），捣绞汁泡温酒服。《泉州本草》

(7)治疗久伤胸闷痛：干金锦香全草15~30 g，酒水煎服。《福建中草药》

(8)治疗风寒咳嗽：金锦香全草15 g，水煎服。《湖南药物志》

(9)治疗小儿疳积：天香炉、山地粘各等份，为末，每服1.5 g，蒸猪瘦肉服。《广西中药志》

(10)治疗风牙痛：小金香炉适量，煎水含嗽。《广西中药志》

(11)治疗腹痛型结肠炎[1]：取丁香6 g，八月札6 g，八角茴香9 g，九里香9 g，九香虫3 g，刀豆6 g，土木香3 g，川楝子3 g，云实3 g，乌药6 g，甘松3 g，龙涎香3 g，郁金9 g，小蓟6 g，天香炉3 g，艾叶6 g，仙人掌3 g，仙鹤草3 g，白及6 g，伏龙肝3 g，血余3 g，羊蹄1 g，花蕊石6 g，苎麻根3 g，茜草根3 g，荔枝草6 g，蜀葵花6 g，墨旱莲6 g，木香6 g和甘草9 g，将以上30味药放入1 800 mL水中，浸泡30 min，然后文火煎制30 min，过滤去渣共煎药液390 mL，煎出的药液即为治疗腹痛型结肠炎的中药。

(12)民间治疗赤白痢疾[2]：天香炉草约100 g，加水约400 mL，煮10 min，冷却后，汤药内服。

(13)潘文昭[3]天香炉治疗常见病症验方：

①治疗肠炎腹泻、痢疾：天香炉60 g，火炭母60 g，加水煎成300 mL，每日分3次服用。

②治劳损性关节肌肉疼痛：天香炉30 g，两面针15 g，老鹤草13 g，榕树须18 g，甘草8 g。加水煎成300 mL，每日分2次温服。

③治疗咽喉炎症疼痛，导致颈项、背肌酸痛：天香炉、老鹤草各12 g，玄参15 g，连翘13 g，生石膏35 g，射干10 g，甘草8 g，加水煎成300 mL，每日分2次冷服或暖服。

④治疗关节肌肉疼痛：天香炉30 g，秦皮15 g，老鹤草13 g，黑面神12 g，广木香10 g（后下），甘草8 g。加水煎成400 mL，每日分2次服。治疗期间忌食油腻之品。

⑤治疗哮喘：天香炉15 g，地龙12 g，射干10 g，麻黄9 g，银杏叶8 g，北杏仁10 g，甘草6 g。加水煎成300 mL，每日分2次服。治疗期间忌食煎炸、辛热食品。

(14)治疗血瘀型结肠炎[4]：取五灵脂9 g，三七6 g，大蓟9 g，山茶花6 g，小蓟

6 g，天香炉3 g，艾叶6 g，仙人掌9 g，仙鹤草9 g，白及6 g，伏龙肝9 g，血余3 g，羊蹄3 g，花蕊石6 g，苎麻根9 g，茜草根9 g，荔枝草9 g，蜀葵花6 g，墨旱莲6 g，郁金9 g，柚6 g，枳实9 g，橙子6 g，夏枯草9 g，青葙子6 g，密蒙花3 g，谷精草3 g，木贼草6 g，菊花9 g，薄荷12 g，蝉蜕9 g，佛手6 g，甘草9 g，将以上33味药放入1 800 mL水中，浸泡30 min，然后文火煎制30 min，过滤去渣共煎药液390 mL，煎出的药液即为治疗血瘀型结肠炎的中药。

参考文献

[1] 宗雪梅，肖钦伟. 一种治疗腹痛型结肠炎的中药制备方法：中国，CN201210095446. 8 [P]. 2012-08-15.

[2] 侯茂星. 天香炉草治赤白痢疾 [J]. 家庭医药，2006（8）：67.

[3] 潘文昭. 天香炉可治劳损性关节肌肉疼痛 [J]. 农村新技术，2013（6）：46.

[4] 单淑香. 一种治疗血瘀型结肠炎的中药制备方法：中国，CN201210095433. 0 [P]：2012-8-15.

1.54.2　地稔

[基源] 为野牡丹科植物地稔*Melastoma dodecandrum* Lour. 的全草。

[别名] 山地稔、地葡萄、金头石榴、铺地锦。

[产地] 分布于广西、广东、湖南、江苏、浙江、福建、贵州等地。

[性味功效] 味甘、涩，性凉。活血止血，消肿祛瘀，清热解毒。

[主治范围] 主高热，肿痛，咽喉肿痛，牙痛，赤白血痢疾，黄疸，水肿，痛经，崩漏，带下，产后腹痛，痈肿，疔疮，痔疮，毒蛇咬伤等病症。

[用法用量] 内服：15 ~ 30 g，鲜品用量加倍，或鲜品捣汁。外用：适量，捣敷或煎汤洗。

[毒副反应及注意事项] 孕妇慎服。

[现代药理研究]

（1）抗氧化作用：地稔多糖、黄酮具有一定的抗衰老、抗溃疡与抗炎症、抗肿瘤、降血糖、降血脂等药理作用[1-2]。

（2）止血作用：地稔注射液能显著增加家兔的血小板含量，减少凝血酶原时间，对出血时间和凝血时间都有明显缩短作用，具有显著的止血效果[3]。

[临床应用]

（1）止血消炎：民间利用鲜地稔外敷治疗外伤出血。取鲜地稔叶适量，清水洗净，捣烂后直接敷于外伤伤口处。此法有很好的止血消炎作用。我国中医临床用于治疗消化道出血，胃、十二指肠溃疡合并上消化道出血及其他原因所引起的消化道出血，效果显著，其止血作用可能与它含有鞣质及酚类有关。但由于地稔含有大量的鞣质，部分病人服药后有便秘现象[4]。

（2）治疗痔疮：用地稔七份，鬼点灯三份，将其混合，再加上少许米饭或红糖捣烂，洗澡后，将捣好的药敷在肛门处固定即可。

（3）治疗带状疱疹：取新鲜地稔250 g，比常用圆珠笔芯略大的小爆竹10只，干净泉水500 g。把新鲜地稔捣碎，放入装有泉水的盆里搅拌几下，去其渣，然后把小爆竹全部对中折断，点燃其硝，使其火星往地稔水里面窜，最后用这些药水频擦患处[5]。

参考文献

［1］张超，姚惠珍，徐兰琴．地稔多糖MD1清除活性氧自由基及对人红细胞膜脂质过氧化作用影响的研究［J］．广州医学院学报，2002，30（4）：18.

［2］张超，张婷，姚慧珍，等．地稔总黄酮体外抗小鼠肝线粒体脂质过氧化作用的研究［J］．中医药学刊，2005，23（9）：1680.

［3］周添浓．地稔注射液对家兔血液的影响［J］．广州中医学院学报，1995，12（1）：40.

［4］广东吴川县卫生局人民医院．地稔止血水治疗消化道出血70例［J］．新医学，1973（1）：27.

［5］彭万祥．地稔外用治疗带状疱疹35例［J］．中医外治杂志，2002，11（1）：50.

1.54.3 多花野牡丹

［基源］为野牡丹科植物多花野牡丹*Melastoma polyanthum* Blume的全株。

［别名］炸腰果、野广石榴、老扫叶。

［产地］分布于我国西南及福建、广西、广东、台湾、海南等地。

［性味功效］味苦、涩，性凉。化瘀止血，清热利湿，解毒。

［主治范围］主肠炎，肝炎，疟疾，偏头疼，咯血，咯血，便血，月经不调，难产，宫颈糜烂，乳腺增生，痈疖肿毒，水火烫伤，湿疮，跌打肿伤。

［用法用量］内服：10～30 g，煎汤服。外用：适量，鲜品捣敷或干品研末敷。

［毒副反应及注意事项］孕妇及月经期慎服。

［现代药理研究］对256例宫颈糜烂的临床观察表明，多花野牡丹对金黄色葡萄球菌、溶血性链球菌等有较强的抑菌作用[1]。

［临床应用］治疗宫颈糜烂：取200%多花野牡丹煎剂10～15 mL置无菌烧杯中，用无菌棉球浸湿后贴敷于宫颈，每日1次[1]。

参考文献

［1］宫晶梅，毛焕仁．多花野牡丹治疗宫颈糜烂［J］．长春中医学院学报，1999，13（63）：56.

1.55 旋 花 科

1.55.1 马蹄金

［基源］为旋花科植物马蹄金*Dichondra repens* Forst 的全草。

［别名］黄疸草，在福建称螺丕草，在广西一带又称小金钱草，金挖耳、鸡眼草等。

［产地］广泛分布于我国贵州、广西、福建、四川、浙江、湖南等地。

［性味功效］味苦、辛，性微寒。清热解毒，利水，活血。

［**主治范围**］主黄疸，痢疾，砂石淋痛，白浊，水肿，疔疮肿毒，跌打损伤。

［**用法用量**］内服：6～15 g，或鲜品30～60 g，煎汤服。外用：适量，捣敷。

［**毒副反应及注意事项**］忌盐。《纲目拾遗》

［**现代药理研究**］

（1）保肝降酶作用：药理研究实验表明[1]，马蹄金提取物对四氯化碳所致动物的急性肝损伤有一定的治疗保护作用，可明显降低1周及3周内肝损伤引起的小鼠升高的血清氨基转移酶，使肝脏病理改变减轻，亦可使肝脏损伤后倒置的白球蛋白比值升高。

（2）镇痛作用：动物实验表明[2]，不同剂量马蹄金提取物给药，测定小鼠的痛阈值。结果显示，马蹄金提取物各剂量组痛阈提高率均达到50%以上，潜伏期明显延长，表明马蹄金提取物有较好镇痛作用。

（3）抗炎作用：小剂量马蹄金提取物对醋酸所致的毛细血管通透性增加有明显的抑制作用；抑制角叉菜胶所致的大鼠足趾炎症性肿胀[2]。

（4）抗菌作用：微生物试验表明，马蹄金提取物对金黄色葡萄球菌、乙型溶血性链球菌等革兰阳性致病球菌的抗菌作用较强，而对大肠杆菌、伤寒杆菌、变形杆菌、产气杆菌等革兰阴性杆菌作用较弱，主要为抑制作用，对福氏痢疾杆菌无效[2]。

（5）解热利胆的作用：大剂量马蹄金提取物（32.5 g /kg）能明显降低蛋白胨所致大鼠发热体温，且持续时间较长，有较好的解热作用。用小剂量马蹄金提取物（8.2 g /kg）注入大鼠十二指肠120 min内胆汁流量明显增加，表明该药有较强的利胆作用[3]。

（6）增强免疫的作用：小剂量的马蹄金即可明显增加动物免疫器官胸腺和脾脏的质量，增强单核巨噬细胞的吞噬功能，提高血清溶血素的水平，说明该药有促进细胞免疫和体液免疫的作用[3]。

（7）抗癌作用：艾常春等[4]测定马蹄金中锶（Se）含量较高，Se具有较高的抗氧化活性，是维生素E 的50～500倍，能清除体内自由基，防止器官老化和病变，能增强人体免疫力，抵抗有毒重金属的毒害作用。研究证明，Se能抑制癌细胞生长及其脱氧核糖核酸（DNA）、核糖核酸（RNA）和蛋白质的合成，抑制癌基因的转录，干扰致癌物质在人体内的代谢过程，从而有效抗癌。

［**临床应用**］

（1）抗肝纤维化：苗药金马肝泰颗粒（由马蹄金）等组成，具有活血化瘀，补肾益肝，健脾利湿，清热解毒作用，尤其对抗肝纤维化有突出作用[5]。

（2）治疗功能性消化不良：本病总的病机为气机停滞，脾胃升降失常，用自拟消痞汤为基本方辨证施治治疗功能性消化不良124例，取得满意疗效。方药为马蹄金9 g，木香12 g，砂仁12 g，枳实9 g，厚朴9 g，凤凰衣9 g，莱豆壳9 g，黄连6 g[6]。

（3）治疗急性黄疸肝炎：

①新鲜马蹄金50～200 g，水煎服，治疗急性黄疸型病毒性肝炎28例，黄疸及症状完全消失27例，无效1例[7]。

②溪黄草、马蹄金、车前草各30 g，水煎服，用于治疗急性黄疸型肝炎[8]。

（4）治疗乳痈：取鲜品加少量食盐捣烂外敷，治疗乳痈[9]。

（5）治疗类风湿性关节炎：药用马蹄金、生地黄、忍冬藤、连翘、黄柏、豨莶草等，治疗热盛型类风湿性关节炎，取得满意疗效[10]。

（6）治疗慢性肾炎：药用五皮饮加河白草、马蹄金、陈葫芦、川椒目、赤苓等辨证治疗慢性肾炎水肿，疗效满意[11]。

参考文献

[1] 曲莉莎，曾万玲，梁光义. 民族药马蹄金提取物对小鼠肝损伤的保护作用［J］. 中国医院药学杂志，2003. 23（4）：197-199.

[2] 曲莉莎，曾万玲，谢达莎，等. 马蹄金提取物镇痛、抗炎及抑菌作用的实验研究［J］. 中国中药杂志，2003，28（4）：374-377.

[3] 曲莉莎，曾万玲，梁光义. 马蹄金的解热利胆作用及其对免疫功能的影响［J］. 辽宁中医杂志，2003，30（2）：146-147.

[4] 艾常春，仇佩虹. 吴迪. HG-ICP-AES 测定马蹄金中As、Se含量［J］. 广东微量元素科学，2007，14（3）：32-34.

[5] 包骏，冉懋雄. 贵州苗族医药研究与开发［M］. 贵阳：贵州科技出版社，1999：311-322.

[6] 林郁，陈向阳. 辨证施治功能性消化不良124例［J］. 中外医疗，2014（31）：153-154.

[7] 周嘉善，李慎勤. 肝炎的草药治疗（之五）［J］. 江西中医药，1991，22（5）：55.

[8] 全国中草药汇编编写组. 全国中草药汇编：上册［M］. 2版. 北京：人民卫生出版社，1996：886.

[9] 衷敬柏. 高血压［M］. 北京：中国医药科技出版社，2000：177.

[10] 杨玉峰. 以“金龙亢”为主综合治疗类风湿病326例临床研究［J］. 山西中医，1993，9（5）：17-18.

[11] 沈庆法. 中医药治疗肾脏病的几个临床问题思考（2）［J］. 辽宁中医杂志，2001（9）：518-519.

1.55.2 白鹤藤

［基源］白鹤藤*Argyreia acuta* Lour为旋花科*Convolvulaceae*银背藤属*Argyreia*植物，全藤入药。

［别名］合包叶、一匹绸、白背丝绸、白底丝绸、白面水鸡、绸缎藤、银背藤。

［产地］分布于印度、老挝、越南以及我国广东、广西、海南、云南等地。

［性味功效］味微苦、甘，性凉。止咳化痰，止血生肌，舒筋活络，解毒消痈。

［主治范围］主热咳，痰喘，吐血，崩带，跌打损伤，风湿痛，疮毒。

［用法用量］内服。

［现代药理研究］凝血作用：蔡少林等[1]研究发现白鹤藤醇提物低、中、高剂量组能显著缩短大鼠凝血时间，且随剂量的增大而凝血时间缩短，提示其具有一定的凝血作用。

［临床应用］

（1）治疗褥疮：邓行爱等[2]采用自拟中草药配方治疗褥疮，有明显效果。

（2）治疗老年喘息型慢性支气管炎：白洪龙等[3]取鹿仙草、白鹤藤置于容器内加白酒浸泡，加入樟脑及适量矫味剂。每日2～3次，每次服10～15 mL，治疗老年喘息型慢性支气管炎有明显疗效。

参考文献

［1］蔡少林，徐梦丹. 白鹤藤醇提物止血作用及其机理的初步研究［J］. 广东药学院学报，2013，29（3）：298-301.

［2］邓行爱，钟俊娥. 自拟中草药配方治疗褥疮15例［J］. 广西中医药，2001，5：47.

［3］白洪龙，永树高. 鹿仙草白鹤藤治疗老年喘息型慢性支气管炎［J］. 云南中医杂志，1984（2）：25-28.

1.56　猕猴桃科

猕猴桃

［基源］猕猴桃科 Actinidiaceae 的藤本植物，在全球约有54个以上的种或变种，主要分布于东亚地区.

［别名］叶下珠、狗杏条、黄根子、一叶萩。

［产地］分布于江西、浙江、江苏、广西等地。

［性味功效］味甘、苦，性微温、平。归肝、脾、肾经。祛风活血，补肾强筋。

［主治范围］主面部神经麻痹，小儿麻痹后遗症，眩晕，耳聋，风湿腰痛等疾病。

［用法用量］内服：6～9 g，煎汤服。

［现代药理研究］

（1）抗肿瘤作用：猕猴桃根对多种肿瘤细胞均有抑制的作用，具有明显的抗肿瘤活性，对胃癌、食管癌、肺癌均有良好的临床效果。孙雪飞等[1]研究发现，藤梨根（即猕猴桃根）的乙酸乙酯提取物在动物体内外对肺癌均有抑制的作用。周留勇等[2]用六君子汤配伍藤梨根治疗晚期胃癌，结果表明其可以显著提高患者的肿瘤稳定率、卡氏评分、生存率等指标，患者癌胚抗原指标明显下降。

（2）调血脂作用：猕猴桃具有抑制胆固醇在动脉内壁的沉积、防治动脉硬化的作用。朱黎明等[3]对 41例患者口服猕猴桃果王素进行治疗，并对比分析了其服用此药前后的血脂水平，结果表明，在服用猕猴桃果王素后这些患者发生血清总胆固醇、三酰甘油、低密度脂蛋白胆固醇下降的比例分别为 81.5%、67.5%、74.1%，可见，猕猴桃果王素具有显著的调脂作用。

（3）抗病毒、抗炎作用：猕猴桃根提取液的主要成分中华猕猴桃多糖（ACPS）是一种具有抗炎作用的免疫调节剂。动物实验表明，ACPS 能促进脾细胞产生 IL-2，促进小鼠淋巴细胞增殖，进而发挥抗病毒、抗感染的作用。邵传森等[4]的实验表明，中华猕猴桃多糖在动物体外对轮状病毒具有抑制作用。

（4）对免疫功能的影响：刘若英等[5]研究了猕猴桃中药复方制剂对人体免疫功能的影响，并对105例服用此类制剂1个月的健康人的免疫学指标进行检测，结果表明，服用该制剂可调节人体的免疫力。

（5）抗畸变、抗突变作用：杨业鹏等[6]的研究结果证明，猕猴桃汁具有抗辐射、抗畸变的作用，能减少 Co-γ 射线对小鼠鼠骨髓有核细胞数、DNA 合成量的损害，降低其染色体的畸变率。猕猴桃汁具有提高动物体内免疫球蛋白的含量，增强肝超氧化物歧化酶的活性，降低丙二醛水平的作用。

（6）抗氧化作用：猕猴桃根中的多糖及三萜类化合物有清除氧化自由基和保肝降酶等重要作用[7]。黄瑾等[8]研究了狗枣猕猴桃根提取物对小鼠抗脂质过氧化及延缓衰老的作用，结果狗枣猕猴桃根具有增强组织清除自由基功能及延缓衰老的作用。

［临床应用］[9]

（1）治疗胃溃疡：猕猴桃根30 g，乌药15 g，水煎，分2次饭前服。

（2）治疗食管癌、胃癌、乳腺癌：鲜猕猴桃根80 g，鲜水杨梅根60 g，鲜葡萄根50 g，半枝莲、白花蛇舌草、白茅根各30 g，水煎服，每日1剂，15日为1个疗程，停药3日再服。

（3）治疗乳汁不足：猕猴桃根60～90 g，水煎，分2～3次服。

（4）治疗食欲不振，消化不良：猕猴桃干果60 g，水煎服。

（5）治疗风湿关节痛：猕猴桃根30 g，五加皮15 g，威灵仙10 g，水煎，分2～3次服，每日1剂，连服3～5日。

（6）治疗偏坠：猕猴桃30 g，金橘根9 g，白酒30 g，水煎去渣，冲入白酒，分2次服。

（7）治疗急性乳腺炎：鲜猕猴桃叶适量，红糖、乙醇溶液少许，共捣烂，加热外敷患处，保持乳汁通畅。

参考文献

［1］孙雪飞，杜贾军，孟龙，等．藤梨根提取物抗人肺腺癌 A549细胞生长的实验研究［J］．山东医药，2006，46（9）：40-41.

［2］周留勇，单珍珠，尤建良．六君子汤配伍藤梨根治疗晚期胃癌107例［J］．四川中医，2004，23（11）：41-42.

［3］朱黎明，张永康，孟祥胜．猕猴桃果王素降血脂作用的临床研究［J］．中医药学报，2002，30（6）：12-13.

［4］邵传森，林佩芳．中华猕猴桃多糖体外抗轮状病毒作用的初步观察［J］．浙江中医学院学报，1991（6）：29-30.

［5］刘若英，朱晓萍，查筑红，等．猕猴桃中药复方制剂对人体免疫功能的影响［J］．贵阳医学院学报，1994，19（1）：20-21，26.

［6］杨业鹏．两种猕猴桃果汁对Co-γ照射小鼠骨髓细胞的保护作用［J］．卫生研究，1999，28（6）：361.

［7］吴瑾瑾．浙产猕猴桃属植物根、茎、叶中多糖的比较［J］．中草药，2010，7（7）：3-5.

［8］黄瑾，郑玉建，王维山，等．狗枣猕猴桃根对小鼠抗氧化作用［J］．中国公共卫生，2008，24（1）：75-76.

[9] 韩学俭. 猕猴桃医药方剂选[J]. 家庭医学，2015，10：52.

1.57 银杏叶科

银杏

[基源] 为银杏科、银杏属落叶乔木的果实银杏*Ginkgo biloba*。

[别名] 白果、公孙树、鸭脚树、蒲扇。

[产地] 除黑龙江、内蒙古、青海、西藏外，各省、区均有分布。

[性味功效] 银杏果味甘、苦、涩，性平，有毒。归肺经。敛肺定喘，止带浊，缩小便。

[主治范围] 银杏果用于痰多喘咳，带下白浊，遗尿尿频。

[用法用量] 4.5 ~ 9 g。

[毒副反应及注意事项] 银杏果生食有毒。临床应用的副作用较少，少数患者有食欲不振、恶心、便稀、口干、鼻塞、头晕及耳鸣等，个别有过敏性皮疹。在治疗过程中如出现血压明显下降，心绞痛加重，特别是心功能不全加重时，应停药或减量[1]。

[现代药理研究]

（1）对心脏器官的作用：丁勤学等[2]认为银杏提取物对心肌缺血再灌注损伤有保护作用。

（2）降血糖的作用：研究表明银杏黄酮不仅可以抑制α-淀粉酶、α-葡萄糖苷酶的活性，且能抑制肠道对葡萄糖的吸收，起到降血糖的作用。同时它还能够抑制醛糖还原酶，从而可以预防糖尿病及其并发症的发生[3]。

（3）改善认知表达能力：长期服用银杏提取物的健康成年人，其记忆力有明显增强的迹象[4-5]。

（4）改善脑功能：银杏制剂能增加脑血流量，改善脑营养，对中枢神经损伤有治疗作用。同时可通过它的抗氧化作用提高免疫力，改良有精神分裂症前兆患者的脑功能[6-8]。

（5）拮抗血小板活化因子的作用：有研究认为银杏制剂具有较佳的预防和治疗动脉粥样硬化的作用[9]。

（6）清除自由基，抑制脂质过氧化作用：实验表明X射线、γ射线和紫外线等电离辐射鼠眼可使其产生由自由基引起的白内障，而银杏提取物对其产生最佳的疗效[9-10]。其中类黄酮中的黄酮醇在清除自由基、抗衰老方面起关键作用[9]。

（7）对平滑肌的作用和抗过敏作用：分析认为，经银杏提取物治疗后患糖尿病的大鼠肌细胞内葡萄糖水平提高，是一氧化氮合酶表达能力增强所致[11]。

（8）对泌尿系统的作用：银杏提取物是治疗由缺血再灌注引起睾丸损伤的良药[12]。

（9）抗菌消炎及其他作用：银杏内酯对革兰阴性菌感染引起的脓毒血症有治疗作用，并可降低牛黄胆酸钠诱导的急性胰腺炎、大鼠炎症反应的发生，降低死亡率、延长存活时间[13]。另外银杏提取物可能还有防治帕金森病作用、抗肿瘤作用、对糖尿病大鼠肾脏保护作用等[14-15]。

[临床应用]

（1）治疗脑梗死：赵舒武等[16]用银杏联合奥扎格雷钠治疗脑梗死疗效可靠。

（2）治疗缺血性脑卒中：蔺心敬等[17]采用银杏叶提取物治疗缺血性脑卒中患者，临床疗效观察结果表明，银杏叶提取物可显著减轻缺血性脑卒中患者的神经功能缺损程度，改善其生活自理能力。

（3）治疗冠心病心绞痛：李红鹰用银杏叶注射液治疗老年冠心病心绞痛总有效率达92.6%，治疗后患者的胆固醇、三酰甘油、高密度脂蛋白等明显降低[18]。

（4）治疗老年痴呆：有学者研究表明，运用银杏提取物治疗血管性老年痴呆，能显著改善痴呆患者认知功能和日常生活能力，并延缓痴呆的发展[19-20]。

（5）辅助治疗癫痫：解旭东等[21]在抗癫痫治疗至少3个月后，保持原抗癫痫药剂量不变，同时添加银杏叶提取物天保宁治疗，总有效率达58.65%，认为银杏叶提取物辅助治疗癫痫有效。

（6）治疗椎-基底动脉供血不足：王绣锦[22]用奥扎格雷钠联合银杏叶注射液治疗椎-基底动脉供血不足的疗效优于单用银杏叶注射液，且起效迅速。

（7）降低低密度脂蛋白：张景云等[23]临床研究表明银杏叶口服液能抑制冠心病病人低密度脂蛋白的氧化，降低血清丙二醛，提高维生素C水平，因而有利于冠状动脉疾病的防治。

参 考 文 献

[1] 傅晓艺，刘桂茹，杨学举．银杏的药用价值及组织培养研究［J］．中国农学通报，2005（8）：314-317.

[2] 丁勤学，刘耕陶．银杏叶提取物（EGb761）拮抗阿霉素引起的心脏毒性不影响其抗肿瘤活性［J］．中国药学杂志，1999，34（2）：90-93.

[3] 刘宗敏，张慧，戴梓茹，等．银杏黄酮的生理作用研究现状及发展前景［J］．湖南林业科技，2006，33（6）：75-77.

[4] KENNEDY D O，SCHOLEY A B，WESNES K A. The dose-dependent cognitive effects of acute administration of Ginkgo biloba to healthy young volunteers［J］. sychopharmacology，2000，151（4）：416-423.

[5] WESENES K A，WARD T，MCGINTY A，et al. The memory enhancing effects of a Ginkgo biloba Panax ginseng combination in healthy middle-aged volunteers［J］. Psychopharmacology，2000，152（4）：353-361.

[6] ZHANG X Y，ZHOU D F，CAO L Y，et al. The effects of Ginkgo biloba extract added to haloperidol on peripheral T cell subsets in drug-free schizophrenia：a double-blind，placebo-controlled trial［J］. Psychophar-macology，2006，188（1）：12-17.

[7] AHMET M，R KEMAL K，VATAN T，et al. Effects of mexiletine，Ginkgo biloba extract（EGb761），and their combination on experimental head injury［J］. Neurosurg Rev，2003，26

（4）：288-291.

[8] AHLEMEYER B，KRIEGLSTEIN J. Neuroprotective effects of Ginkgobiloba extract [J]. Cell Mol Life Sci，2003，60（9）：1779-1792.

[9] CHEN P，OZCAN M，HARNLY J. Chromatographic fingerprint analysis for evaluation of Ginkgo biloba products [J]. Anal Bioanal Chem，2007，389（1）：251-261.

[10] BARDAK Y，OZERTURK Y，OZGUNER F，et al. Effect of melatonin against oxidative stress in ultraviolet-B exposed rat lens [J]. Curr Eye Res，2000，20（3）：225-230.

[11] PUNKT K，ZAITSEV S，PARK J K，et al. Nitric oxide synthase isoforms Ⅰ，Ⅲ and protein kinase-C θ in skeletal muscle fibres of normal and streptozotocin-induced diabetic rats with and without Ginkgo biloba extract treatment [J]. Histochem J，2001，33（4）：213-219.

[12] AKGUL T，AYYIDIZ A，NUHOGU B，et al. Ginkgo biloba（EGb 761）usage attenuates testicular injury induced by testicular ischemia/reperfu-sion in rats [J]. Int Urol Nephrol，2008，40（3）：685-690.

[13] 赵志茹，谢乾松，吴晓凤. 银杏制剂的药理作用及临床应用研究进展 [J]. 中医药研究，2001，8（5）：54-56.

[14] 周兰兰，明亮，江勤，等. 银杏叶提取物对反复脑缺血再灌注损伤的保护作用 [J]. 中国中西医结合杂志，2000，20（5）：356-358.

[15] 邓永强，赫慧，王宏，等. 银杏叶及其提取物药理作用研究进展 [J]. 药物流行病学杂志，2004，14（1）：10-12.

[16] 赵舒武，汪涛，王晓玲. 银杏联合奥扎格雷钠治疗脑梗死30例 [C] //第十三届中国科协年会第4分会场—中医药发展国际论坛论文集，2011，9：1-3.

[17] 蔺心敬，李吕力，张丽香，等. 银杏叶提取物对缺血性脑卒中患者临床疗效研究 [J]. 陕西中医，2010，31（6）：667-669.

[18] 李红鹰. 银杏叶注射液治疗老年冠心病心绞痛68例疗效观察 [J]. 中国误诊学杂志，2006，5（9）：1667-1668.

[19] 张冬梅，李德香. 银杏叶治疗血管性痴呆的疗效观察 [J]. 实用老年医学，2003，17（4）：197.

[20] 李月滨. 银杏叶治疗血管性痴呆92例 [J]. 实用中医内科杂志，2003，17（4）：272.

[21] 解旭东，冀风云，王辞，等. 银杏叶提取物辅助治疗癫痫临床观察 [J]. 脑与神经疾病杂志，2000，8（3）：172-173.

[22] 王绣锦. 奥扎格雷钠联合银杏叶注射液治疗椎-基底动脉供血不足疗效观察 [J]. 中国误诊学杂志，2009，11（9）：8108-8109.

[23] 张景云，路方红，吴坚美，等. 银杏叶口服液对冠心病病人低密度脂蛋白氧化的抑制作用 [J]. 中国新药与临床医学杂志，1998，17（1）：13-14.

十 二 画

1.58 景 天 科

伽蓝菜

[基源]为景天科植物伽蓝菜*Kalanchoe laciniata*（L.）DC.[Cotyledon laciniata L.]的全草。

[别名]青背天葵、鸡爪三七、五爪三七、假川连、五爪田七、小灯笼草、大还魂、高凉菜、土三七。

[产地]分布于福建、台湾、广东、广西、云南等地。

[性味功效]味甘、苦，性寒。归心、肝经。散瘀止血，清热解毒。

[主治范围]主跌打损伤，扭伤，外伤出血，咽喉炎，烫伤，湿疹，痈疮肿毒，毒蛇咬伤。

[用法用量]内服：煎汤，10～15 g。外用：适量，捣敷，或捣汁涂。

[临床应用]

（1）治跌打损伤，扭伤：伽蓝菜绞汁30～50 mL，加等量黄酒冲服；另取鲜草揉烂蘸酒擦伤部。《福建药物志》

（2）治痈肿初起：伽蓝菜、榔榆叶各等量，捣烂敷患处。《福建药物志》

（3）治毒蛇咬伤：伽蓝菜鲜叶30～60 g，捣烂取汁冲酒服，渣敷伤口周围。《广西本草选编》

（4）治疗小儿肌内注射部位硬肿：将新鲜伽蓝菜叶洗净捣烂，敷在局部皮肤硬肿处，其上用保鲜膜覆盖，胶布粘贴固定。每日换药2次，连用3～4日。24例患儿全部治愈，局部无感染及不良反应[1]。

参 考 文 献

[1] 韦君．伽蓝菜外敷治疗小儿肌注部位硬肿24例[J]．中国民间疗法，2005，13（5）：23.

1.59 葫 芦 科

木鳖子

[基源]为葫芦科植物木鳖子*Momordica cochinchinensis*（Lour.）Sp-reng.的种子。

[别名]木蟹、土木鳖、壳木鳖、漏苓子、地桐子、藤桐子、鸭屎瓜子、木鳖瓜。

[产地]分布于安徽、浙江、江西、福建、台湾、广东、广西、湖南、四川、贵州、云南和西藏。

[性味功效]味甘，性温。归肝、脾、胃经。消肿散结，解毒，追风止痛。

[主治范围]主痈肿，疔疮，无名肿毒，痔疮，癣疮，粉刺，乳腺炎，淋巴结结

核，痢疾，风湿痹痛，筋脉拘挛，牙龈肿痛。

[用法用量] 内服：0.6 ~ 1.2 g，煎汤服，多入丸、散服。外用：适量，研末调醋敷、磨汁涂或水熏洗。

[毒副反应及注意事项] 有毒。孕妇及体虚者忌服。

[现代药理研究]

（1）心血管系统方面：将木鳖子水浸液、乙醇水浸出液和乙醇浸出液试验于狗、猫、兔等动物，有降压作用，但毒性较大。无论静脉注射或肌内注射，动物均于数日内死亡。大鼠静脉注射木鳖子皂苷，血压暂时下降，呼吸短促，兴奋，心搏加快；注射于狗腹股沟动脉可暂时增加下肢血流量，其作用强度约为罂粟碱的1/8；对离体蛙心及离体兔十二指肠均具有抑制作用，而对豚鼠回肠则能加强乙酰胆碱作用，拮抗罂粟碱作用，高浓度时引起不可逆收缩[1]。

（2）对肠管的作用：木鳖子皂苷对离体兔十二指肠呈抑制作用，而对豚鼠回肠则能加强乙酰胆碱的作用，拮抗罂粟碱的作用，高浓度时引起不可逆性收缩[2]。

（3）抗炎作用：大鼠口服或皮下注射木鳖子皂苷，能显著抑制角叉菜胶引起的足踝浮肿[2]。

（4）抗病毒作用：在单磷酸阿糖腺苷交联物及植物毒素蛋白抗乙型肝炎病毒的体外研究中表明木鳖子素5 ~ 40 mg/mL有轻度到明显的抗病毒作用，对HBsAg或HBeAg的治疗指数分别达到2.6和5.9，有望研制成抗乙肝病毒的靶向药物[3]。

（5）抗菌杀螨作用：木鳖子水煎液对白色念珠菌具有一定的抑制作用，最低抑菌浓度为2.5 mg/mL[4]。木鳖子0.1 g/mL的丙酮提取物对孢子萌发有抑制作用，抑制率在75%以上[5]。木鳖子汤剂及粉剂均可抑制金黄色葡萄球菌及化脓链球菌的生长，但无杀菌作用[6]。木鳖子煎剂对嗜热链球菌及人体蠕形螨也有一定作用[7-9]。

（6）毒性：其水、醇浸液静脉注射或肌内注射，动物均于数日内死亡。小鼠静脉注射木鳖子皂苷半数致死量为32.35 mg/mL、腹腔注射则为37.34 mg/mL[10]。有人认为木鳖子的毒性成分是木鳖子皂苷[11]。木鳖子水煎剂长期给药可以造成大鼠肝脏、肾脏损伤，血中丙氨酸转氨酶 及总胆红素含量显著升高，血糖下降[12, 13]。

[临床应用]

（1）治疗两耳卒肿热痛：木鳖子仁一两（50 g）（研如膏），赤小豆末半两（25 g），川大黄末半两（25 g），上药同研令匀，水、生油旋调涂之。《太平圣惠方》耳肿痛方

（2）治疗小儿丹瘤：木鳖子新者去壳，研如泥，淡醋调敷之，一日三五次。《外科精义》丹瘤方

（3）治疗阴疝偏坠痛甚：木鳖子1个，醋磨，调黄柏，芙蓉末敷之。《寿域神方》阴疝方

（4）治疗脚气肿痛，肾脏风气，攻注下部疮痒：甘遂半两（25 g），木鳖子仁4个，为末，猪腰子1个，去皮膜，切片，同药四钱（20 g），掺在内，湿纸包煨熟，空心食之，米饮下。服后便伸两足，大便行后，吃白粥二、三日。《本事方》

（5）治疗痞癖：木鳖子多用（去壳），独蒜半钱，雄黄半钱，上杵为膏，入醋少

许，蜡纸贴患处。《普济方》木鳖膏

（6）治疗疟母：木鳖子、穿山甲（炮）等份为末，每服三钱（15 g），空心温酒下。《医方摘要》

（7）治疗经络受风寒邪气，筋脉牵连，皮肤疼痛，结聚成核，拘挛麻痹：木鳖子一两（50 g）（去皮，锉如小豆大），用清油二两（100 g），浸一宿，然后慢火熬到一半，取出木鳖子，下黄醋一钱（5 g），搅匀，等醋化为度，绢滤去滓，乳香一钱（5 g）（别研细，等木鳖子油与醋相次欲凝，急投在油内，不住手搅匀）。上以瓷器收，每用少许，擦肌肉皮肤疼痛聚硬处，不住手，以极热为度。《百一选方》木鳖子膏

（8）治疗跌仆损伤，瘀血不散疼痛：木鳖子（去壳）半两（25 g），桂皮（去粗皮）三分（1.5 g），芸苔子（酒浸研）二合，丁香五十粒。将丁香、桂皮为末，与木鳖子、芸苔子二味和匀，次用生姜汁煮米粥摊纸上，将药末量多少掺入粥内，看冷热裹之，一日一换。《圣济总录》木鳖裹方

（9）治疗疳病目蒙不视物方：木鳖子仁二钱（10 g），胡黄连一钱（5 g），为末，米糊丸龙眼大，入鸡子内蒸熟，连鸡子食之。《孙天仁集效方》

（10）治疗倒睫拳毛，风痒，赤烂：木鳖子仁捶烂，以丝帛包作条，左患塞右鼻，右患塞左鼻；次服蝉蜕药为妙。《孙天仁集效方》

（11）顾铭印等重用木鳖子治验3则[14]：

①治疗乳腺增生病，木鳖子15 g，栀子10 g，牡丹皮10 g，当归10 g，赤芍药15 g，薏苡仁20 g，酒大黄5 g，白芷15 g，甘草10 g，水煎服，每日1剂。3剂后肿块变软，疼痛消失，复进15剂，病愈。随访2个月未复发。

②治疗滑膜炎，木鳖子30 g，熟地黄30 g，黄芪40 g，苏木10 g，附子8 g，白附子10 g，黄柏10 g，牛膝10 g，甘草10 g，生姜10 g 。每日1剂，水煎40 min，分3次服，药渣热敷患处。5剂后疼痛缓解，关节较前灵活。复进20剂，病情基本痊愈。

③治疗肺癌，木鳖子10 g，大黄5 g，苏叶3 g，甘草2 g，山茱萸15 g，砂仁2 g，人参5 g，生姜10 g。水煎，频频小量服用。5剂药后，呕吐渐止，能少量进食，但仍胸痛咳嗽。复诊处方，木鳖子15 g，白术10 g，茯苓15 g，猪苓10 g，山茱萸10 g，大黄3 g，人参5 g，甘草5 g，5剂药后咳痰容易，无咯血，能进食馒头、鸡蛋等。

（12）王宗水[15]治疗骨质增生：生川乌15 g，生草乌15 g，羌活20 g，独活20 g，肉桂15 g，赤芍15 g，穿山甲15 g，生地黄30 g，大黄15 g，白芷20 g，天麻20 g，红花20 g，木鳖子10 g，槐枝20 g，柳枝20 g，桃枝20 g，三七粉15 g，乳香15 g，没药15 g，麝香10 g，金银花15 g，狗脊15 g，露蜂房15 g，血竭15 g。除三七粉、乳香、没药、麝香外，余药俱入锅熬枯，去渣滤净，熬至滴水成珠，将乳香、没药、三七粉、麝香加入搅匀，每1 000 mL加黄丹420 g 收膏，放入凉水中浸泡7日 以上，以去火毒，半个月后摊于布上备用。腰椎增生者，贴腰1至腰5椎体部，5日换药1次，忌生冷辛辣油腻食物。1个月为1个疗程，1个疗程后评定疗效。结果治疗组痊愈78例，总有效率96%。

（13）治疗增生性膝关节炎：顾铭印等[16]用四神煎加味，黄芪40 g，远志12 g，牛膝10 g，石斛10 g，忍冬藤20 g，乳香2 g，没药2 g，天南星30 g。病程超过12个月者加沙参10 g，黄精10 g；肿胀严重者加薏苡仁20 g，白芥子10 g；疼痛严重者加木鳖子

20 g。首煎30 min，次煎20 min，取400 mL，早晚分服，同时以所煎药渣热敷患处。20日为1个疗程。30例中显效18例，占60%；有效9例，占30%；无效3例，占10%。其中最快起效时间1日，平均起效时间5日。

（14）治疗急慢性软组织损伤：焦红波等[17]先把木鳖子去壳，再用麻油炸黄，把油挤出，然后用米醋磨成软膏备用。把药膏摊在纱布上，外敷于患者损伤部位，2日换药1次。治疗600例急慢性软组织损伤患者，临床治愈540例，治愈率为90%；显效42例，显效率为7%；有效12例，有效率为2%；无效6例，无效率为1%。总有效率为99%。

参考文献

[1] 郑硕，李格娥，颜松民. 木鳖子素的纯化和性质研究［J］. 生物化学与生物物理学报，2002，24（3）：311.

[2] 杨仓良. 毒药本草［M］. 北京：中国中医药出版社，1998：1037.

[3] 杨生，黄继强，梁勇，等. 单磷酸阿糖腺苷交联物及植物毒素蛋白抗乙型肝炎病毒的体外研究［J］. 解放军医学杂志，1995，20（3）：196.

[4] 欧阳录明，黄晓敏，吴兴无，等. 中草药体外抗白色念珠菌的实验研究［J］. 中国中医药信息杂志，2000，7（3）：26.

[5] 张应烙，尹彩萍，赖伟明，等. 10种中药提取物的离体抑菌活性测定［J］. 河南农业科学，2005，6：98.

[6] 张应烙，尹彩萍. 15种中药提取物对几种植物病源菌抑菌活性的初步研究［J］. 西北农林科技大学学报（自然科学版），2005，1：78.

[7] 吴国娟，张中文，李焕荣，等. 中草药对奶牛乳房炎6种致病菌的抑菌效果观察［J］. 北京农学院学报，2003，3：33.

[8] 宋晓平，于三科，张为民，等. 杀螨植物药及其有效部位的离体筛选试验［J］. 西北农林科技大学学报（自然科学版），2002，30（6）：69.

[9] 袁方曙，郭淑玲，于安珂，等. 杀人体蠕形螨中药筛选试验研究［J］. 中国病原生物学杂志，1993，3：15.

[10] 于智敏，王克林. 常用有毒中药的毒性分析与配伍宜忌［M］. 北京：科学技术文献出版社，2005：202.

[11] 松田久司. 皂苷类功能的开发：齐墩果酸糖苷的胃黏膜保护作用［J］. 国外医学中医中药分册，1999，21（4）：56.

[12] 向丽华，陈燕萍，张智，等. 24味有毒中药长期毒性实验对大鼠脏器指数的影响［J］. 中国中医基础医学杂志，2006，12（1）：47.

[13] 张智，闪增郁，向丽华，等. 24味有毒中药长期给药对大鼠血液生化学指标的影响［J］. 中国中医基础医学杂志，2005，11（12）：918.

[14] 顾铭印，刘灵芝. 重用木鳖子治验3则［J］. 河北中医，2008，30（1）：50.

[15] 王宗水. 骨质增生膏贴敷治疗骨质增生260例［J］. 山东中医杂志，2009，28（9）：619.

[16] 顾铭印，王秉岳，刘灵芝，等. 加味四神煎治疗增生性膝关节炎30例［J］. 现代中西医结合杂

志，2008，17（30）：619.

[17] 焦红波，刘海英，焦念学，等. 木鳖子软膏外敷治疗急慢性软组织损伤［J］. 中医外治杂志，2005，14（1）：56.

1.60 葡萄科

1.60.1 四方藤

［基源］为葡萄科植物戟叶白粉藤*Cissus hastata*（Miq.）Planch.的藤茎。

［别名］宽筋藤、红宽筋藤、春根藤、伸筋藤、方根藤、蚂蝗藤、软筋藤、风藤、方藤、红四方藤、翼枝白粉藤。

［产地］分布于台湾、广东、海南、广西、云南等地。

［性味功效］味辛、微苦，性平。入肝经。祛风除湿，活血通络。

［主治范围］主风湿痹痛，肢体麻痹，腰肌劳损，跌打损伤。

［用法用量］内服：10～30 g，煎汤服或浸酒服。外用：适量，捣烂敷或泡酒搽。

［毒副反应及注意事项］虚寒无瘀者勿服。《广西中药志》

［现代药理研究］

（1）调节血清炎症因子作用：曾瑜等[1]实验研究认为，四方藤60%乙醇提取物（EECH）对CII型胶原诱导类风湿性关节炎模型大鼠的关节具有明显的治疗作用，其机制可能与其下调血清中炎症因子中TNF-α、IL-1β的表达有关。

（2）抗肿瘤作用：池翠云等[2]实验表明，四方藤乙酸乙酯萃取物、正丁醇萃取物对鼻咽癌细胞CNE和宫颈癌细胞Hela具有一定的抑制作用，研究证明11-O-没食子酰岩白菜素（6）-O-（4-hydroxy benzoyl）bergenin（7）对肿瘤细胞有一定的抑制作用，可推测为四方藤抗肿瘤活性的主要成分之一。本试验中没食子酸（9）鼻咽癌细胞C N E的细胞株显示出微弱的抑制细胞增殖作用。

［临床应用］

（1）治疗风湿痹痛，关节胀痛，筋络拘急：四方藤15～30 g，水煎服，或浸酒内服、外搽。《广西本草选编》

（2）治疗筋骨损伤：四方藤适量，捣烂敷患处。《广西民族药简编》

（3）治疗产妇分娩无力：四方藤10～30 g，水煎冲鸡蛋服。《广西民族药简编》

（4）治疗肝硬化腹水：贝光明等[3]观察瑶药敷脐结合药浴治疗肝硬化腹水的临床疗效，将60例肝硬化腹水患者分为2组，对照组30例采用西医常规治疗，治疗组30例在对照组治疗的基础上加用瑶医膏药（药物组成为黄花倒水莲、绣花针根、黑九牛根、百花羊古草根、吴茱萸、百花益母草、水菖蒲）敷脐联合药浴疗法（药物组成为鸢尾花、白花羊牯柴（瑶语）、油麻树根、白背风、四方藤、满山香、红九牛、四叶莲老艾、山野椒）治疗；1个疗程（3周）后统计疗效，结果显示治疗组总有效率为90.0%，对照组总有效率为66.7%，治疗组疗效明显优于对照组。治疗组患者的乏力、腹胀、胁痛等临床症状改善明显，丙氨酸转移酶、天冬氨酸转氨酶、总胆红素、凝血酶原时间、白蛋白、白蛋白球蛋白比值等肝功能指标的改善亦明显，尤其白蛋白球蛋白比值的改善优于单纯西药治疗。因此，瑶药敷脐结合药浴与西药配合治疗肝硬化腹水能够相辅相成，标本兼治，可改善患者预后，提高患者的生活质量。

（5）治疗骨质疏松及骨折：许建文等[4]比较两种不同的保守治疗方案对原发性骨质疏松性胸腰椎骨折患者的干预效果，其用于骨折疼痛急性期过后的口服方药组成为黄芪15 g，透骨消10 g，山药10 g，扶芳藤20 g，松兰15 g，红杜仲15 g，四方藤10 g，三七10 g，鸡血藤20 g，丢了棒10 g，均为免煎颗粒剂，每日1剂，温开水冲服。曾国光[5]采用杉树皮夹板固定，结合内服中药、外敷中药跌打接骨膏治疗前臂尺、桡骨干双骨折，在骨折后期解除夹板后用活血通经汤（伸筋草、四方藤、桑枝、大黄、白鲜皮、苦参、黄柏各50 g，桂枝、红花30 g），外洗1周，效果良好。

参考文献

[1] 曾瑜，罗远．瑶药四方藤提取物对类风湿关节炎模型大鼠抗风湿作用的研究［J］．大众科技，2014（10）：130-132.

[2] 池翠云，王锋，雷婷，等．瑶药四方藤化学成分研究［J］．中药材，2010，33（10）：1566-1568.

[3] 贝光明，李海强，曾红儒，等．瑶药敷脐结合药浴治疗肝硬化腹水临床观察［J］．广西中医药，2014（5）：1336-1338.

[4] 许建文，钟远鸣，张家立，等．原发性骨质疏松性胸腰椎骨折的中西医结合非手术治疗方案研究［J］．中国临床新医学，2012，5（11）：1021-1025.

[5] 曾国光．杉树皮夹板治疗前臂闭合性双骨折68例［J］．河南中医，2000，22（7）：506-507.

1.60.2 三叶青

［基源］为葡萄科草质藤本植物三叶崖爬藤*Tetrastigma hemsleyanum* Diels et Gilg的全草，以地下块根和果实的药用效果最好。

［别名］金线吊葫芦、丝线吊金钟、三叶扁藤、石老鼠、小扁藤、石猴子、土经丸、三叶对。

［产地］分布于浙江、江西、福建、湖北等地。

［性味功效］味微苦，性平。归肺、心、肾、肝经。清热解毒，祛风化痰，活血止痛。

［主治范围］主小儿高热惊厥，百日咳，疔疮痈疽，淋巴结结核，痢疾，支气管炎，肺炎，咽喉炎，肝炎及病毒性脑膜炎。外用治毒蛇咬伤，扁桃体炎，蜂窝织炎，跌打损伤。

［用法用量］内服：3～9 g，煎汤服。外用：适量。

［现代药理研究］现代药理学研究发现三叶青具有抗肿瘤、保肝、抗病毒、抗炎、解热、镇痛以及免疫调节等多方面的药理作用。

（1）抗肿瘤作用：三叶青提取物已被多方证明能抑制多种癌症细胞增殖，如对肝癌细胞 H22[1-2]、HepG-2[3]等的抑制作用。

（2）抗病毒作用：杨学楼等[4]发现从三叶青中提取的含氮碱A和含酮物F对流感

PR3及仙台病毒有较强的抗病毒作用。

（3）抗炎、解热、镇痛作用：黄真等[5]以三叶青水提液给小鼠灌胃，能明显抑制小鼠腹腔毛细血管的通透性变化、耳肿胀和大鼠足跖肿胀；减少扭体模型小鼠的扭体次数，提高热板模型的痛阈值；对干酵母和2，4-二硝基苯酚致大鼠发热模型有较强的解热作用。

（4）抗急性肝损伤作用：三叶青抗四氯化碳致急性肝损伤机理可能与其提高肝细胞抗氧化能力有关，通过对抗由四氯化碳引起的膜脂质过氧化，从而提高肝损伤动物的抗氧化能力，保护肝细胞的膜结构及其功能完整，以达到拮抗四氯化碳损害肝细胞膜的作用[6]。有效成分及机制探讨还需更进一步深入的研究。

（5）抗慢性肝损伤作用：张同远等[7]研究表明，服用三叶青可使慢性肝损伤大鼠血清中丙氨酸转氨酶、天冬氨酸转氨酶、透明质酸、粘连蛋白及总胆红素水平下降，抑制血清总蛋白、白蛋白水平及白蛋白球蛋白比值下降，提高大鼠存活率，提示三叶青具有良好的保肝降酶作用。同时发现，服用三叶青可以有效抑制透明质酸、粘连蛋白的异常增高，提示三叶青可能具有一定的抗肝纤维化的作用。

（6）抗免疫性肝损伤：三叶青提取物对由注射微量的卡介苗和脂多糖诱导的小鼠免疫性肝损伤具有良好的防护作用，不同剂量的三叶青提取物均可使小鼠血清天冬氨酸转氨酶、丙氨酸转氨酶 和乳酸脱氢酶的水平降低，不同程度减轻肝损伤[8]。

（7）免疫调节作用：口服三叶青脂溶性提取物，可以使小鼠体内肿瘤坏死因子-α（TNF-α）和干扰素-γ（IFN-γ）含量增高，增强单核-巨噬细胞吞噬功能[9]。

［临床应用］

（1）治疗小儿外感：刘为熙等[10]以三叶青饮治疗小儿外感高热80例，经治疗痊愈的有41例，23例具有明显的治疗效果，有效的为11例，只有5例为无效，总有效率达到了93.75%。

（2）治疗癌症：魏克民等[11]用以三叶青为主的金芪片临床验证，120位癌症病人在服用金芪片90日后，只有8位病人的病情有恶化，94位病人的病情得到了不同程度的缓解，总有效率达到了78.33%。

（3）治疗麻疹并发肺炎：朱祖禄等[12]对28例麻疹并发肺炎的患儿服用三叶青的临床观察表明，治疗三叶青对肺炎、结合膜炎等具有非常不错的治疗效果。此外，还报道了以三叶青作为原料之一的药剂抗癌、抗艾滋病病毒，治疗慢性乙型肝炎、妇科疾病、蚊虫叮咬、类风湿性关节炎等。

参考文献

［1］倪克锋，丁志山，黄挺，等．三叶青黄酮对H22荷瘤小鼠瘤体的抑制作用及其机理研究［J］．浙江中医药大学学报，2008，32（6）：732.

［2］倪克锋，金波，蒋福升，等．三叶青黄酮对H22荷瘤小鼠TIMP-2mRNA表达的影响［J］．中国中医药科技，2009，16（3）：195.

［3］丁钢强，郑军献，魏克民，等．三叶青提取物对肝癌细胞HepG2及原代大鼠肝细胞的体外毒作用研究［J］．浙江预防医学，2005，17（9）：1.

[4] 杨学楼，罗经，孙松柏，等. 中药三叶青抗病毒作用的研究［J］. 湖北中医杂志，1989，11（4）：40.
[5] 黄真，毛庆秋，魏佳平. 三叶青提取物抗炎、镇痛及解热作用的实验研究［J］. 中国新药杂志，2005，14（7）：861.
[6] 黄真，毛庆秋. 三叶青总氨基酸对四氯化碳致小鼠肝损伤的保护作用［J］. 中国现代应用药学杂志，2007，24（3）：190.
[7] 张同远，倪荷芳. 三叶青抗慢性肝损伤实验研究［J］. 南京中医药大学学报，2008，24（1）：37.
[8] 杨雄志. 三叶青对小鼠免疫性肝损伤保护作用的研究［J］. 实用中西医结合临床，2008，8（2）：88.
[9] 丁钢强，徐彩菊，孟佳，等. 三叶青对小鼠细胞因子及免疫功能影响研究［J］. 中国卫生检验杂志，2008，18（9）：1724.
[10] 刘为熙，林宝福. 三叶青饮治疗小儿外感高热80例［J］. 中国民间疗法，1997（6）：31-32.
[11] 魏克民，丁刚强，浦锦宝，等. 中草药三叶青抗肿瘤作用机制实验研究和临床应用［J］. 医学研究杂志，2007，36（11）：41-43.
[12] 朱祖禄，王观鼎，胡永年，等. 用中药三叶青治疗麻疹并发肺炎的临床观察［J］. 中级医刊，1957（1）：45-46.

1.60.3　爬山虎

［基源］ 为葡萄科植物爬山虎*Parthenocissus tricuspidata*（Sieb et Zucc）Planch的根茎，果可酿酒。

［别名］ 爬墙虎、地锦、飞天蜈蚣、假葡萄藤、捆石龙、枫藤、小虫儿卧草、红丝草、红葛、趴山虎、红葡萄藤。

［产地］ 分布于亚洲东部、喜马拉雅山区及北美洲等地。

［性味功效］ 味甘、涩，性温。归肺、心、肝经。祛风通络，止痛，活血解毒。

［主治范围］ 主风湿关节痛，外用跌打损伤，痈疖肿毒。

［用法用量］ 内服：25～50 g，水煎或泡酒服。外用：适量，根皮捣烂，酒调敷患处。

［毒副反应及注意事项］ 无毒。孕妇慎用。

［现代药理研究］

（1）消炎作用：爬山虎的黏液对口腔、消化道黏膜有轻度消炎（保护黏膜）的作用[1]。马武开[2]等探讨药用爬山虎对牛Ⅱ型胶原诱导性关节炎大鼠（CIA）血清肿瘤坏死因子α（TNF-α）、白介素1（IL-1）及白介素1β（IL-1β）水平的影响，实验结果显示，药用爬山虎能够降低CIA大鼠TNF-α、IL-1及IL-1β等炎症因子的表达。

（2）抗氧化作用：梁晓霞等[3]采用分光光度法对爬山虎多糖提取物体外抗氧化活性进行了研究，结果表明，该多糖具有一定的体外抗氧化能力和抗氧化多样性。

［临床应用］

（1）主破老血、产后血结，妇人瘦损，不能饮食，腹中有块；淋沥不尽，亦白带

下，天行心闷，并煎服之，亦浸酒。《本草拾遗》

（2）活血祛风。凡筋骨疼痛，及妇人赤白带下等之由于血滞者，皆主治之。近时用作祛风止痛药，适用于关节风湿，腰脚软弱等症。《江西中药》

（3）祛风湿，通经络，止血。《浙江民间常用草药》

参考文献

[1] 全国中草药汇编编写组. 全国中草药汇编：上册［M］. 北京：人民卫生出版社，1973，559-560.

[2] 马武开，唐芳，姚血明，等. 药用爬山虎对胶原诱导性关节炎大鼠炎症及血清TNF-α、IL-1、IL-1β表达的影响［J］. 风湿病与关节炎，2012，1（3）：46-49.

[3] 梁晓霞，尹恒，孔令茜，等. 爬山虎多糖的体外抗氧化活性研究［J］. 天然产物研究与开发，2015，27：451-454.

1.61 紫金牛科

1.61.1 大罗伞

［**基源**］为紫金牛科植物百两金*Ardisia crispa*（Thunb.）A.DC.的根。

［**别名**］破凉散、竹叶走马胎、铁树高伞、地杨梅、八爪金龙。

［**产地**］多生于山坡林下阴湿处。产于广西富川、临桂、灌阳、全州、资源、龙胜、融水、金秀、柳江、罗城、凌云等县市，分布于我国西南及广东等省。

［**性味功效**］味苦辛，性温。活血散瘀，消肿止痛。

［**主治范围**］主跌打肿痛，骨折，内伤淤积，风湿痹痛，闭经，产后瘀滞腹痛。

［**用法用量**］内服：9～15 g，水煎服。

［**毒副反应及注意事项**］百两金醇提取物小鼠灌胃、腹腔注射的半数致死浓度分别为2.34 mg/kg和18.16 mg/kg，小鼠多数在36 h内死亡，死前表现为活动减少，安静，呼吸困难，最后呼吸抑制而死亡[1]。

［**现代药理作用研究**］

（1）抗炎作用：3%百两金醇提物外涂对巴豆油混合致炎液诱发小鼠耳郭炎症和醇提物0.45 g/kg灌胃、6 mg/kg腹腔注射对大鼠蛋清性足跖肿胀均有明显的抑制作用。醇提取物0.4 g/kg、0.2 g/kg灌胃，对蛋清所致小鼠皮肤毛细血管通透性增高有显著的对抗作用，表明醇提取物对炎症早期毛细血管通透性亢进、渗出和水肿有显著抑制作用。醇提取物6 mg/kg、3 mg/kg分别腹腔注射，连续6日，对大鼠肩部植纸片诱发肉芽肿增生也有显著的抑制作用，醇提后水提取物未见有抗炎效果，表明其抗炎有效部位为95%乙醇提取物，但无抑菌作用[1]。

（2）解热作用：0.3%醇提物6 mg/kg腹腔注射，对霍乱、伤寒等混合菌所致之家兔发热有较强的退热作用[1]。

（3）抗生育作用：百两金中的两种皂苷是收缩子宫的活性成分，可剂量依赖性地引起子宫平滑肌、小肠、胸动脉的收缩，收缩形式与衍生物相同，可能发挥地诺前列酮样作用，作用在地诺前列酮受体，但不被前列腺素合成刺激或增强[2]。

（4）抗肿瘤作用：百两金提取物具有抗转移和抗肿瘤效果[3]。

［临床应用］

（1）治疗疮疖：大罗伞叶、土牛膝叶各适量，共捣烂，用酒调冷敷患处。《广西中草药》

（2）治疗刀伤出血：大罗伞叶适量捣烂或研末外敷。《陆川本草》

（3）治疗骨折：大罗伞根、叶适量研粉，酒、醋调敷患处。《广州部队常用中草药手册》

（4）治疗跌打肿痛：大罗伞根皮、大驳骨叶或小驳骨叶各15 g，老鸦酸9 g，韭菜根12 g，山栀子30 g，共捣烂，酒炒热敷患处。又方大罗伞根、红花、桃仁、归尾、土鳖、血竭各9～12 g，水煎冲酒服。

（5）治疗风湿骨痛：大罗伞根、五指牛奶各30 g，透骨消、千年健根各15 g，紫珠草根60 g，水煎服或浸酒服，并外擦患处。

参考文献

［1］刘文江，段青宏，檀密艳，等．中药百两金的药理作用研究［J］．中草药，1986，17（9）：21-24.

［2］张清华．紫金牛属植物化学成分研究概况［J］．华西药学杂志，1994，9（2）：99.

［3］KANG，YOUNG-HWA．Antimetastatic and antitumor effects of benzoquinonoid AC7-1 from *Ardisid crispa*［J］．International Journal of Cancer，2001，93（5）：736.

1.61.2　血党

［基源］为紫金牛科植物山血丹*Ardisia punctata* Lindl.的根或全株。

［别名］腺点紫金牛、活血胎、小凉伞、散血丹。

［产地］广西以苍梧、容县、平南、灵山、上思、蒙山、大瑶山、龙胜、兴安等县较多。喜生于深山林下。

［性味功效］味苦、甘、微辛，性平，无毒。活血调经，舒筋活络。

［主治范围］主月经不调，经闭，不孕症，产后风痛，瘫痪，贫血，风湿痹痛，跌打损伤。

［用法用量］内服：10～15 g，煎汤服。外用：适量，鲜品捣敷。

［现代药理研究］对金黄色葡萄球菌、肺炎球菌、大肠杆菌、绿脓杆菌有明显抑制作用。

［临床应用］

（1）治疗痛经、萎黄病：

①以本品配香附、姜黄、茜草、槟榔钻、黄花倒水莲，煎服，治愈痛经2例，萎黄病5例。《广西实用中草药新选》

②血党20 g，姜黄5 g，茜草10 g，大血藤10 g，黄花倒水莲10 g，水煎服。《中国壮药学》

（2）治疗产后风湿痛：用本品配箭棹枫、血风藤、石菖蒲、枫桐桂、黄花倒水莲

煎水外洗，治疗产后风湿痛。1例半个月痊愈，2例3个月内痊愈。《广西实用中草药新选》

（3）治疗跌打损伤：用根30～60 g，煎水兑酒服，或加大血藤。《湖南药物志》

（4）治疗风湿关节痛，咽喉肿痛：用根15～30 g，鸡血藤30 g，水煎服。《湖南药物志》

（5）治疗胃痛，牙痛：用根15 g，水煎频饮，或研末每次服9 g，每日2～3次。牙痛并可擦漱。《湖南药物志》

（6）治疗风湿痹痛：血党30 g，鹰不扑15 g，牛大力15 g，藤杜仲15 g，藤当归15 g，风车藤15 g，石楠藤10 g，水煎服。《中国壮药学》

（7）治疗喉咙肿痛：血党15 g，牛甘子10 g，土甘草10 g，水煎服。《中国壮药学》

1.61.3 朱砂根

［基源］ 为紫金牛科紫金牛属植物圆齿紫金牛*Ardisia crenata* Sims和红凉伞*Ardisia crenata* Sims f.hortensis（Migo）W. Z. Fang et K. Yao［*A. bicolor* Walk.］的根。

［别名］ 大罗伞，小罗伞，大凉伞，珍珠伞，高脚罗伞，凉伞遮珍珠，凤凰翔，金鸡爪，散血丹，山豆根，土丹皮。

［产地］ 分布于陕西、安徽、浙江、江西、湖南、湖北、四川、福建、广西、广东、云南等地。

［性味功效］ 味苦、辛，性凉，无毒。清热解毒，活血止痛。

［主治范围］ 主咽喉肿痛，风湿热痹，黄疸，痢疾，跌打损伤，流火，乳腺炎，睾丸炎。外用治外伤肿痛，骨折，毒蛇咬伤。

［用法用量］ 内服：15～30 g，煎汤服或研末为丸服、浸酒服。外用：适量，捣敷。

［毒副反应及注意事项］ 本品如服至25～50 g时，可出现恶心、厌食等副作用。《全国中草药汇编》

［现代药理研究］

（1）对心血管系统的影响：朱砂根中的环苯缩酚酸肽具有降血压和抑制血小板凝聚的作用，是防治心血管疾病的天然药物[1]。

（2）抗肿瘤作用：朱砂根皂苷对多种肿瘤细胞的增殖有明显的抑制作用，如肝癌、结肠癌、鼻咽癌、白血病和宫颈癌等[2]。

（3）抑菌作用：朱砂根醇提液对金黄色葡萄球菌和甲型、乙型溶血性链球菌有显著抑菌作用[3]。

（4）抗早孕作用：研究表明朱砂根中的三萜皂苷有抗早孕作用。试验结果表明小剂量朱砂根总皂苷使成年小鼠、豚鼠和家兔离体子宫的收缩频率加快，振幅加大，张力明显升高；大剂量朱砂根总皂苷使子宫强直性收缩。离体试验表明，三萜皂苷对子宫产生的兴奋作用可能与兴奋H_1受体以及影响前列腺素合成酶系统相关[4-5]。

［临床应用］

（1）治疗咽喉肿痛：

①朱砂根三至五钱（15～25 g），水煎服。

②朱砂根全草二钱（10 g），射干一钱（5 g），甘草一钱（5 g），水煎服。《湖南药物志》

（2）治疗风湿骨节痛：小罗伞五钱（25 g），木通二两（100 g），虎骨三钱（15 g），鸡骨香三钱（15 g），大血藤四钱（20 g），桑寄生三钱（15 g），浸酒二斤（1 000 g），每服五钱至一两（25 ~ 50 g），每日2次。《广西中药志》

（3）治疗上呼吸道感染，扁桃体炎，白喉，丹毒，淋巴结炎，能抗菌消炎退热：朱砂根二至五钱（15 ~ 25 g），煎服；或研末蜜丸，每次二至三钱（10 ~ 15 g），每日2次。浙江《中草药抗菌消炎经验交流会资料选编》

（4）治疗流火（丝虫病引起的淋巴管炎）：朱砂根干根一至二两（50 ~ 100 g），水煎，调酒服。《福建中草药》

（5）治疗肺病及劳伤吐血：朱砂根三至五钱（15 ~ 25 g），同猪肺炖服，先喝汤，后去药吃猪肺，连吃3个肺为1个疗程。《浙江民间常用草药》

（6）治疗跌打损伤，关节风痛：朱砂根三至五钱（15 ~ 25 g），水煎或冲黄酒服。《浙江民间常用草药》

（7）治疗妇女白带，痛经：朱砂根三至五钱（15 ~ 25 g），水煎或加白糖、黄酒冲服。《浙江民间常用草药》

（8）治疗毒蛇咬伤：朱砂根鲜者二两（100 g），水煎服。另用盐肤木叶或树皮、乌桕叶适量，煎汤清洗伤口，用朱砂根皮捣烂，敷创口周围。《单方验方调查资料选编》

（9）治疗急性咽峡炎：用10%水煎液，每次服30 mL，每日3次；或用粉剂1 g装胶囊吞服，每日3次；或用蜜丸，每日服3次，每次1丸（含药粉1 g）。经治45例，痊愈22例，好转19例，无效4例。一般于服药当天咽痛减轻，第2日热退，3 ~ 4日局部红肿消退。服药后少数有恶心、呕吐、胃痛等副作用，停药后即可恢复。

参 考 文 献

[1] 邓素芳，黄烯，赖钟雄．朱砂根的药用价值与观赏价值［J］．亚热带农业研究．2006，2（3）：176–178.

[2] 沈欣．朱砂根总皂苷抗癌作用及作用机理研究［D］．北京：北京中医药大学．2003–10–1.

[3] 田振华，何燕，骆红梅，等．朱砂根抗炎抗菌作用研究［J］．西北药学杂志，1998，13（3）：109.

[4] 关雄泰，汪茂田，宫予敏，等．朱砂根中皂苷元及次生苷的研究［J］．中草药，1987，18（8）：2–5.

[5] 王怀真，何功倍，孙江桥，等．朱砂根三萜总皂苷对子宫的兴奋作用［J］．中草药，1988，19（11）：19–20.

1.61.4 走马胎

［基源］为紫金牛科植物走马胎*Ardisia gigantifolia stapf.* 的干燥根。

［别名］大发药、走马风、山鼠、血枫、山猪药（海南）。

［产地］分布于广西、广东、江西、福建等地。

［性味功效］味辛，性温。归肝、脾、肾经。祛风湿，壮筋骨，活血祛瘀。

［主治范围］主风湿筋骨疼痛，跌打损伤，产后血瘀，痈疽溃疡。

［用法用量］内服：9～15 g，鲜品30～60 g，煎汤服或浸酒服。外用：适量，研末调敷。

［现代药理研究］

（1）抑制血栓形成的作用：沈诗军等[1]研究发现走马胎提取液能有效地延长血栓模型大鼠体内凝血酶原时间、凝血酶时间、活化的部分凝血活酶时间，以及降低全血黏度及血浆纤维蛋白原含量，影响机体内、外源性凝血系统从而发挥其抗凝血、抑制血栓形成的作用。

（2）抗肿瘤的作用：穆丽华等[2]研究走马胎提取物中的某化合物含量较高，对4种肿瘤细胞都显示了较好的抗肿瘤活性。

［临床应用］

（1）治跌打损伤，风湿骨痛：走马胎根二两（100 g），大罗伞、小罗伞各三两（150 g），五指牛奶、土牛膝各四两（200 g），浸好酒三斤（1 500 g），3日可服用，每日早晚各服二两（100 g），兼用药酒外擦患处。《广西中草药》

（2）治疗骨质增生症：龙智忠[3]治疗骨质增生，内服药方剂组成为走马胎25 g，观音莲20 g，接骨木25 g，螺丝藤25 g，每日1剂，煎水分3次服，连服7日为1个疗程。或用上方煎水滤去渣，炖猪脚1只，喝汤食肉。治疗结果总有效率89.5%。

（3）治疗坐骨神经痛：林聚坤[4]治疗坐骨神经痛方剂组成为牛膝、草果、走马胎各450 g，米酒750 g，浸泡7日后，每日分早晚适量服用。用法为每次服15～30 mL，每日2次，可连服10～15日。此方孕妇及阴虚发热、高血压患者忌用。

（4）治疗类风湿性关节炎：唐亚平[5]治疗类风湿关节炎，走马胎组用走马胎煎剂，每日30 g，分2次煎汤口服。雷公藤多苷组用雷公藤多苷片，每次20 mg，每日3次，口服。两组病人均同时服用非甾体类抗炎药双氯芬酸钠，75 mg，每日1次。治疗结果显示，走马胎组总有效率98.56%。

参考文献

［1］沈诗军，周定刚，黎德兵．走马胎提取液体内抗血栓作用研究［J］．时珍国医国药，2008，19（9）：2224-2226.

［2］穆丽华，赵海霞，龚强强，等．走马胎中的三萜皂苷类成分及其体外抗肿瘤活性研究［J］．解放军药学学报，2011，27（1）：1-6.

［3］龙智忠．侗药走观合剂治疗骨质增生症48例［J］．中国民族医药杂志，2007（11）：1-14.

［4］林聚坤．牛膝、草果、走马胎能治坐骨神经痛［J］．家庭医药，2006（12）：60.

［5］唐亚平．中药走马胎治疗类风湿关节炎的临床观察［J］．四川中医，2007，25（1）：54.

1.61.5　郎伞木

［基源］为紫金牛科植物美丽紫金牛*Ardisia hanceana* Mez. 的根。

［别名］珍珠盖罗伞、大罗伞、硬骨伞、高脚鸡腿、小罗伞、胭脂木、雀儿肾。

［产地］生于海拔1 300 m左右的山谷、山坡林下湿地。分布于广东、海南、广西等地。

［性味功效］味苦、辛，性凉。清热解毒，活血止痛。

［主治范围］咽喉肿痛，风湿痹痛，跌打损伤。

［用法用量］内服：15 ~ 30 g，煎汤服或捣汁服。

［毒副反应及注意事项］孕妇慎用。

［临床应用］

（1）治疗跌打肿痛：郎伞木根皮、大驳骨叶或小驳骨叶各15 g，老鸦酸9 g，韭菜根12 g，山栀子30 g，共捣烂，酒炒热敷患处。另外，大罗伞根、红花、桃仁、归尾、土鳖、血竭各9 ~ 12 g，水煎冲酒服。《广西特色中草药资源选编》

（2）治疗风湿骨痛：郎伞木根、五指牛奶各30 g，透骨消、千年健根各15 g，紫珠草根60 g，水煎服或浸酒服，并外擦患处。《广西特色中草药资源选编》

（3）治疗扭伤：郎伞木根、盐肤木根各100 g，酢浆草、火炭母各60 g，两面针根30 g，共研细粉，用醋或用30%乙醇溶液适量调匀，敷患处，每日1次。另外，鲜郎伞木根皮、鲜朱砂根各200 g，鲜小驳骨、鲜韭菜根、鲜三加皮叶各120 g，鲜两面针根皮60 g，鲜香附、鲜三叉苦叶各30 g，捣烂，加酒调匀敷患处。《骨伤科病中草药原色图谱》

1.61.6　矮脚罗伞

［基源］为紫金牛科植物雪下红*Ardisia villosa* Roxb. 的茎叶或全草。

［别名］小罗伞、矮茶风、毛茎紫金牛、九节龙、地茶、猴接骨、毛罗伞、土丹皮、石狮子、铁羊伞。

［产地］分布于广东、广西、云南等地。

［性味功效］味苦、辛，性平。祛风湿，活血止痛。

［主治范围］主风湿痹痛，咳嗽吐血，寒气腹痛，跌打损伤，痈疮肿痛。

［用法用量］内服：6 ~ 12 g，煎汤服。外用：适量，捣敷。

［临床应用］

（1）治疗关节风湿痛：毛茎紫金牛干根15 ~ 30 g，水煎服或调酒服。《福建中草药》

（2）治疗扭伤肿痛、久年积伤痛：鲜毛茎紫金牛藤茎15 ~ 30 g，水煎调酒服；或用60 ~ 90 g捣碎，浸酒2 ~ 3日，每次服一盏，每日2 ~ 3次。《福建中草药》

1.62　紫　葳　科

紫葳

［基源］紫葳科植物紫葳*Campsis grandiflora*的全草。

[**别名**] 凌霄花、中国霄、大花凌霄、争墙风、白狗肠。

[**产地**] 分布于我国大部分地区及巴基斯坦、日本、印度、越南等地。

[**性味功效**] 味甘、辛，性寒。凉血祛风，活血通络。

[**主治范围**] 主血热生风，身痒，风疹，腰脚不遂，痛风，风湿痹痛，跌打损伤。

[**用法用量**] 内服：6～9 g，煎汤服，或入丸、散服，或浸酒服。外用：鲜品适量，捣敷。

[**毒副反应及注意事项**] 孕妇及体虚者慎用。

[**现代药理研究**]

（1）抑制未孕子宫收缩，增强孕子宫收缩：凌霄花（紫葳）能抑制未孕子宫收缩，降低收缩强度，减慢收缩频率，降低收缩活性；对离体子宫能增强收缩活性，对孕子宫，凌霄花能使其收缩频率增加，收缩强度增大[1]。

（2）改善血液循环：凌霄花（紫葳）粗提取物对老龄大鼠微循环有较好改善作用，能扩张小血管管径，增加毛细血管网交叉点，加快血流速度，而且能改善红细胞功能[2]。

（3）抑制血栓形成：凌霄花（紫葳）粗提取物能够抑制红细胞和血小板聚集，降低血液黏稠度[3]。美洲凌霄花醇提取物剂量依赖性延长小鼠尾部出血时间、毛细血管凝血时间，并剂量依赖性小鼠肺栓塞时间[4]。

（4）抗炎镇痛作用：凌霄花（紫葳）喷雾剂能显著抑制组胺所致小鼠皮肤毛细血管通透性增加，明显降低二甲苯所致小鼠炎性肿胀；灌胃给药能使热板法小鼠痛阈值显著提高，机制可能是抑制其炎症反应的多个环节[5]。

（5）抗氧化、抗自由基活性：采用新鲜胎儿羊水舌下注射所致大鼠DIC模型，观察中药凌霄花（紫葳）注射液抗脂质过氧化作用，结果显示凌霄花注射液治疗组丙二醛含量与模型组相比显著下降，说明凌霄花提取物对自由基和活性氧等物质具有清除活性[6]。

[**临床应用**]

（1）治疗接触性皮炎：凌霄花（紫葳）、白鲜皮、甘草，提取有效成分，加入表面活性制剂，治疗化工厂接触性皮炎患者156例，总有效率达92.3%[7]。

（2）治疗荨麻疹：凌霄花（紫葳）、土茯苓、白鲜皮、地肤子、防风等制成凌霄花合剂，水煎服，治疗荨麻疹患者95例，全部治愈，平均治愈时间为5.8日[8]。

（3）治疗痤疮：凌霄花（紫葳）、白花蛇舌草、白芷、茵陈、金银花等制成三白饮，口服治疗痤疮患者386例，总有效率达95.6%[9]。

（4）治疗复发性口疮：凌霄花（紫葳）、丹参、红花、川芎、北豆根粉碎等制成复方凌霄胶囊，口服治疗复发性口疮患者38例，有效率达97.37%。凌霄花破瘀生新，泄热止痛，治疗复发性口疮疗效佳[10]。

（5）治疗哮喘：凌霄花（紫葳）、川芎、白果、地龙干、细辛、炙麻黄、仙灵脾等制成银龙凌霄花汤，随症加减，治疗12～16岁少年儿童支气管哮喘，疗效佳[11]。

（6）治疗椎基底动脉供血不足性眩晕：凌霄花（紫葳）、川芎、丹参、党参、黄芪、白芷等水煎剂，随症加减，治疗椎基底动脉供血不足性眩晕，疗效佳[12]。

（7）治疗失眠：凌霄花（紫葳）、黄芪、水蛭、桃仁、红花、石菖蒲、胆南星等药物，制成黄芪凌霄花胶囊，治疗老年失眠100例，口服30 g，总有效率94%。凌霄花具有活血化瘀功能，可扩张小动脉，增加脑血流量，改善病变与周围组织缺血状况[13]。

（8）治疗黄白带：凌霄花（紫葳）、土茯苓、椿根皮、知母、黄柏等药物制成中药汤剂，随症加减，治疗黄白带，可获良效[14]。

参考文献

［1］沈琴，郭济贤，邵以德．中药凌霄花的药理学考察［J］．天然产物研究与开发，1995，7（2）：6-11.

［2］李建平，侯安继．凌霄花粗提取物对老龄大鼠微循环的影响［J］．国际中医中药杂志，2007，26（2）：136-138.

［3］岩岗惠实子．凌霄花改善致敏小鼠血液循环的作用［J］．国际中医中药杂志，2006，28（6）：364.

［4］韩海燕，姚士，褚纯隽，等．美洲凌霄花抗凝血功能研究［J］．中医药导报，2012，18（9）：75-77．.

［5］楚敏，赵鲁青，慕红丹．凌霄花喷雾剂的药效学［J］．中医医院药学杂志，2000，20（12）：726-728.

［6］CUI X Y，KIM J H，ZHAO X，et al．Antioxidative and acute anti-inflammatory effeces of Campsis grandifloraflowerflower［J］．Ethnopharma-col，2006，103（2）：223-228.

［7］谷杰，周仲强，李佳，等．复方白鲜皮清洗液的制备［J］．中国药学杂志，1996，31（7）：404-406.

［8］黄梅生．凌霄花合剂治疗荨麻疹95例［J］．广西中医药，1994，17（3）：7.

［9］操贤才，陶宏友，姜楚涛．三百饮治疗痤疮386例［J］．中国民间疗法，2001，9（1）：43.

［10］张昀，尹士起．复方凌霄胶囊治疗复发性口疮38例［J］．河北中医，2002，24（3）：165.

［11］程越明．银龙凌霄汤治疗小儿支气管哮喘55例［J］．辽宁中医杂志，1998，25（4）：168.

［12］王贤斌，王英．凌霄花汤治疗椎基底动脉供血不足性眩晕［J］．湖北中医杂志，2002，24（9）：26.

［13］付革新．黄芪凌霄胶囊治疗失眠100例临床观察［J］．中西医结合杂志，2005，3（11）：1007.

［14］骆春．墓头回凌霄花为主治疗黄白带［J］．湖南中医杂志，2002，18（40）：59.

1.63 鼠李科

1.63.1 下果藤

［**基源**］为鼠李科嘴签属植物大苞嘴签*Gouania leptostachya* DC．var．*tonkinensis* Pitard．的茎、叶。

［**别名**］嘴签、亚奔波（傣名）。

［产地］生于山坡杂木林中或林缘空旷地。分布于我国云南、贵州、广东等地。

［性味功效］味酸、微苦、涩，性凉。凉血解毒，舒筋活络。

［主治范围］主肢体麻木，外用治烧烫伤，疮疡。

［用法用量］内服：6～15 g，煎汤服。外用：适量，鲜品捣敷，或干粉撒敷。

［临床应用］

（1）治疗流行性腮腺炎：名老傣医康朗香用亚奔波（傣名）根（下果藤根）磨水外搽患处治疗“拢达儿”（流行性腮腺炎），有一定效果[1]。

（2）治疗烧烫伤：佤医使用外包外洗法治疗外伤疾病。方法是先用下果藤叶煮水外洗，后用番茄叶、落地生根叶适量捣烂外包患处，治疗局部烧烫伤[2]。傣医认为下果藤（亚奔波）入水塔，具有清火解毒、消肿止痛、祛风除湿作用，治疗疮疡肿毒、水火烫伤，煎水外洗[3]。

（3）治疗烧伤，烫伤：下果藤鲜茎叶捣烂，加适量冷开水浸泡，取浸出液涂搽创面。

参考文献

［1］罕华珍，玉光香．名老傣医康朗香治疗“拢达儿”验方介绍［J］．中国民族医药杂志，2015（1）：27.

［2］赵霞，倪凯．佤族民族民间医药现状浅述［J］．云南中医中药杂志，2014，35（10）：103-106.

［3］刘毅，黄之镨，李建道，等．傣医药治疗皮肤病拾萃［J］．中国民族医药杂志，2008（3）：68.

1.63.2 铁包金

［基源］为鼠李科植物铁包金*Berchemia lineata*（*L.*）DC. 及光枝勾儿茶*Berchemia polyphylla* Wall. var. *leioclada* Hand.Mazz.的茎藤或根。

［别名］鼠乳根、老鼠耳、鸭公青、乌龙根、勾儿茶、乌口仔、小叶铁包金、假榄仔、细纹勾儿茶、狗脚利、提云草、小桃花、老鼠草、老鼠乌、鼠乳头、乌金藤、老鼠乳、鼠米、乌瘀头、乌李楝、乌儿仔、小号铁包金、乌石米、老鼠屎。

［产地］分布于福建、台湾、湖南、广东、广西等地。

［性味功效］味苦、微涩，性平。归肝、肺经。消肿解毒，止血镇痛，祛风除湿。

［主治范围］主痈疽，疔毒，咳嗽咯血，消化道出血，跌打损伤，烫伤，风火牙痛。

［用法用量］内服：15～30 g，或鲜品30～60 g，煎汤服。外用：适量，捣敷。

［现代药理研究］大量研究表明，铁包金中所含槲皮素具有明显的抗肿瘤作用[1]。

［临床应用］

（1）治疗心血管疾病：刘树喜[2]重用铁包金治疗14例心血管方面疾病，组方为铁包金根30 g，茴心草9 g，莲子9 g，大枣9 g，除1例外均有较好疗效。

（2）治疗跌打损伤：罗时伟[3]将跌打万花油用于痔科术后换药，取得较好疗效。跌打万花油时由铁包金、红花、血竭、三七、还魂草、桉叶油等20余味药组成，具有止血止痛，消炎生肌，消肿散瘀之功，是治疗跌打损伤、火伤、烫伤、刀伤出血的要药。

（3）治疗声带息肉：关凯旋[4]以铁包金为主治疗声带息肉，组方为铁包金30 g，穿破石30 g，木贼15 g，葛根30 g，桔梗10 g，甘草6 g，乌梅15 g，当归10 g，熟地黄12 g，太子参18 g。效果好。

（4）治疗食管癌：徐兰芳[5]采用土茯苓合剂（土茯苓、铁包金、代赭石、薏苡仁、党参、麦芽、谷芽、蒲公英各30 g，土生南星、半夏、桔梗、枳壳、乌梅、陈皮各9 g，瓜蒌片、丹参、葶苈子、黄芪各20 g，黄药子、旋覆花、威灵仙、七叶一枝花、白术各15 g，血竭、甘草各3 g）治疗食管贲门癌28例，效果良好。

（5）治疗呼吸系统疾病：汪霞[6]用小儿清肺止咳糖浆，金银花10 g，连翘10 g，大青叶10 g，铁包金20 g，麻黄3 g，杏仁10 g，甘草3 g，石膏10 g，白花蛇舌草10 g，效果好。

（6）治疗肺结核：刁桂山[7]用铁包金为主药的中草药，十大功劳八钱（40 g），石油菜一钱半（7.5 g），铁包金一两（50 g），核桃（打碎）5个，白果（打碎）10个，白及三钱（15 g），陈皮三钱（15 g），冰糖适量，治疗肺结核，效果好。

（7）治疗病毒性肝炎：融安铁路工程医院肝炎研究小组[8]用草药铁黄劳合剂配合自灸草发泡疗法（铁包金50 g，黄花棉30 g，十大功劳30 g，水煎服，每日1剂，分2次服）治疗急性病毒性肝炎共104例，效果好。

（8）治疗膝骨性关节炎[9]：治疗组采用铁包金按摩膏治疗。嘱患者取坐位，屈膝90°，暴露膝关节，寻找髌周的内外膝眼、内外侧副韧带起止点的压痛点，在压痛点及周围涂抹铁包金按摩膏，并用手掌小鱼际轻轻揉搓5 min，促进药物吸收。嘱患者每日早晚各治1次。总有效率91.7%.

（9）治疗肺痨久咳：铁包金六两（300 g），穿破石六钱（30 g），甘草三钱（30 g），共煎服。《杏林医学》

（10）治疗鼠疣（鼠痣）：铁包金水煎，常洗。《福建民间草药》

（11）治疗蛇咬伤：铁包金捣烂，调米粉敷贴伤口。《岭南草药志》

（12）治疗肺结核，肺燥咳嗽，内伤咯血，肝炎：铁包金干品一至二两（50～100 g），水煎服。《广州部队常用中草药手册》

（13）治疗跌打损伤，蛇咬伤：铁包金浸酒外擦。《广州部队常用中草药手册》

（14）治疗关节风湿痛，流火（丝虫病淋巴管炎）：铁包金二至三两（100～150 g），水煎加黄酒冲服。

（15）治疗胃脘痛：铁包金一两（50 g），苏铁干花五钱（25 g），水煎服。

（16）治疗疔疮：老鼠草30 g，捣烂，加盐少许，敷患处，并用白菊花60 g，甘草5 g，煎服。《岭南草药志》

（17）治疗睾丸脓肿：老鼠耳草头15～30 g，鸭蛋1只，水、酒各半煎服。《闽南民间草药》

（18）治疗外痔：老鼠耳鲜草头30 g（洗净，切片），猪尾口头1节，水适量，炖服。《闽南民间草药》

（19）治疗烫火伤：老鼠草适量，捣烂，调茶油外敷患处。《岭南草药志》

（20）治疗跌打肿痛：光枝勾儿茶鲜根皮适量，捣烂外敷，或浸酒外搽。《湖南药

物志》

（21）治疗关节风湿痛，流火：铁包金60 ~ 90 g，水煎加黄酒冲服。《福建中草药》

（22）治疗胃脘痛：铁包金30 g，苏铁干花15 g，水煎服。《福建药物志》

（23）治疗鼻出血，肺结核咯血，胃出血：铁包金30 g，白及、百合各15 g，桃仁6 g，白茅根9 g，水煎服。《全国中草药汇编》

（24）治疗糖尿病：铁包金60 g，地耳草30 g，炖冰糖服。《福建药物志》

参 考 文 献

[1] 林增海，孟勇，马涛. 槲皮素对肿瘤作用的研究现状［J］. 实用医学杂志，2010，26（18）：3446-3447.

[2] 刘树喜. 草药铁包金根为主治疗心血管疾病14例［J］. 云南中医学院学报，1983，2：32-35.

[3] 罗时伟. 跌打万花油用于痔科术后换药［J］. 四川中医，1990，7：43.

[4] 关凯旋. 声带息肉的中医治疗——兼谈铁包金、穿破石的作用［J］. 广州中医药大学学报，1986，3（2）：127-128.

[5] 徐兰芳. 土茯苓合剂治食道贲门癌的体会［J］. 云南中医药学院报，1997，9（3）：32-35.

[6] 汪霞. 小儿清肺止咳糖浆的制备与临床观察［J］. 中国药师，2002，5（4）：247-248.

[7] 刁桂山. 中草药治疗肺结核［J］. 右江医学，1978，10：40-41.

[8] 融安铁路工程医院肝炎研究组. 铁黄劳合剂配合自灸草发泡疗法治疗急性病毒性肝炎104例疗效观察［J］. 广西医学，1974，5：45-46.

[9] 罗星华，易爱江，戎宽. 等. 铁包金按摩膏治疗膝骨性关节炎36例［J］. 右江医学，1978，10：40-41.

1.63.3 黄鳝藤

［基源］为鼠李科勾儿茶属植物多花勾儿茶*Berchemia floribunda* Brongn. 的根。

［别名］熊柳藤、铳子藤、老鼠藤、皱皮草、羊母锁、花眉跳架、鼻朴子、厝箕藤、勾儿茶。

［产地］分布于云南、四川、贵州及广西等地。

［性味功效］味微涩，性温。归肝、胆经。祛风利湿，活血止痛。

［主治范围］主风湿痹痛，胃痛，痛经，产后腹痛，跌打损伤，骨关节结核，骨髓炎，小儿疳积，肝炎，肝硬化。

［用法用量］内服：15 ~ 30 g，大剂量60 ~ 120 g，煎汤服。外用：适量，鲜品捣敷。

［临床应用］

（1）治风湿关节痛：

①黄鳝藤根60 g，猪瘦肉120 g或鸡蛋2个，水炖，和酒少许服，每日1剂。

②黄鳝藤根60 g，五加皮、吊风根各30 g，猪脚1只，水煎服。

（2）治疗慢性骨髓炎：黄鳝藤、苦刺根各60 g，羊肉125 g，酌加酒炖服。

（3）治疗血小板减少症：黄鳝藤、疑吴根、埔盐根、金英根各30 g，水煎服。

（4）治疗肝硬化：黄鳝藤、黄蛇根各45 g，水煎服。

（5）治疗慢性肝炎：黄鳝藤根60 g，钉地根45 g，香附10 g，水煎服。

（6）治疗肺结核：黄鳝藤根60 g，黄蛇根30 g，百部12 g，水煎服。

（7）治疗肾虚腰痛：黄鳝藤根30 g，钉地根15 g，煲猪尾1条服食。

（8）治疗胃脘痛：黄鳝藤根60 g，水煎服。

（9）治疗跌打损伤：黄鳝藤根皮适量烘干研末，和酒外敷患处。

（10）治疗湿热黄疸：熊柳藤一至二两（50～100 g），玉柏（金不换草）四至五钱（20～25 g），水煎服。《福建民间草药》

（11）治疗风毒流注，恶疮寒热：熊柳藤全草（根、茎、叶合用）每次一至一两半（50～75 g），干者酌减，水煎服。《泉州本草》

十　三　画

1.64　瑞　香　科

了哥王

［基源］为瑞香科植物南岭荛花*Wikstroemia indica*（Linn.）C. A. Mey的茎叶。

［别名］九信菜，鸡子麻，山黄皮，鸡杧头，南岭荛花，蒲仑。

［产地］分布于我国广东、海南、广西、福建、湖南、江西、四川、贵州、云南、浙江及台湾等地，越南、印度、菲律宾也有分布。

［性味功效］味苦、辛，性寒，有毒。归心、肺、小肠经。跌打损伤，清热解毒，消肿散结，止痛。

［主治范围］主痈肿疮毒，瘰疬，风湿痛，跌打损伤，蛇虫咬伤。

［用法用量］内服：根10～15 g，根皮9～12 g，久煎后服用。

［毒副反应及注意事项］有毒。孕妇忌服。粉碎或煎煮过程易引起皮肤过敏，宜注意防护。

［现代药理研究］

（1）抑菌作用[1]：根和茎皮水煎剂在试管内对金黄色葡萄球菌有明显的抑制作用，对溶血性链球菌有抑制作用；叶水煎剂对肺炎双球菌、金黄色葡萄球菌高度敏感，对绿脓杆菌、伤寒杆菌中度敏感。

（2）抗病毒作用：了哥王提取物有抗甲型流感病毒的作用，从了哥王中分离得到的牛蒡苷元有抗艾滋病毒的作用[2]；瑞香黄烷素B和芫花醇A均有抗 HIV-Ⅰ活性的作用[3]。Hen等[4]通过试验表明西瑞香素（daphnoretin）对乙型肝炎病毒基因在人类肝细胞内的正确表达有抑制作用。

（3）抗炎镇痛作用：了哥王中的南荛素对由二甲苯引起的大鼠耳郭炎症及由多种因素所致的大鼠足跖肿胀有明显的抑制作用，且对大鼠的巴豆油囊肿肉芽组织增生也有明显的抑制作用。此外，了哥王中的南荛素还能抑制由醋酸引起的小鼠扭体反应。研究证明了哥王除对早期炎症和增殖期炎症有抑制作用外，还有镇痛作用[5]。柯雪红等[6]通过采用二甲苯所致小鼠耳郭炎症试验、大鼠足趾肿胀试验及小鼠扭体法镇痛试验方法，得出结论了哥王片对一般急性炎症具有明显的抗炎消肿作用，对化学因素所致疼痛有镇痛作用。

（4）抗肿瘤作用：据李国雄等[7]报道了哥王水煎剂对P388淋巴细胞性白血病 、小鼠淋巴肉瘤-1号腹水型 、艾氏腹水癌、子宫颈癌均有明显的抑制作用。了哥王中的多种化学成分均有抗白血病作用[7-8]。

（5）引产作用：王振登等[9]报道了哥王中的甾体类化合物5-豆甾烯-3β，7α-二醇具有引产作用。用了哥王根的石油醚提取物对小鼠、狗和猴进行中期引产试验，其有效剂量分别为50～100 mg/kg，0.5 mg/kg，0.05～0.06 mg/kg，且受试动物的体重、血象、肝肾功能及红细胞渗透性等均无异常变化。试验结果表明了哥王对多种实验动物具有中期引产作用[10]。

（6）促癌作用：了哥王的水提液和乙醚提取液均对Raji细胞EB病毒早期抗原有诱发作用，且能促进EB病毒对淋巴细胞的转化，但其乙醚提取液的诱导作用强于水提取液[11-12]。另有报道了哥王的水提液对小鼠表皮细胞鸟氨酸脱羧酶有早期诱导作用，且呈一定的量效关系，当药物剂量达到5 mg /cm^{2}时，诱导作用较为明显[13]；了哥王的乙醚提取液对Ⅱ型单程疱疹病毒（HSV-2）和甲基胆蒽（MCA）诱发小鼠宫颈癌具有一定的促进作用[14]。唐慰萍等[15]证实了哥王对化学物诱发鼻咽癌具有促进作用。在诱发大鼠鼻咽癌试验中，单独应用小剂量二亚硝基哌嗪组以及了哥王组均无癌变发生，而在二亚硝基哌嗪加用了哥王组中，23只大鼠有6例鼻咽黏膜发生癌变，癌症发病率达26.1%。

［临床应用］

（1）治疗瘰火疬（腋下鼠蹊生核疮或四肢掣挛疼痛）：了哥王叶五钱（25 g），加入食盐少许，共捣烂敷患处。《岭南草药志》

（2）治疗鹤膝风：南岭荛花、接骨草，水煎，兑酒服。《湖南药物志》

（3）治疗疔疮肿毒，跌打损伤，蛇虫咬伤，小儿头疮：鲜了哥王茎叶，捣烂外敷或挤汁外涂。《广州部队常用中草药手册》

（4）治疗疮疡，乳痈：了哥王叶适量，捣烂敷患处。《广西中草药》

（5）治疗无名肿毒：了哥王叶捣烂，加米酒少量，敷患处。《江西草药手册》

（6）治疗风湿性关节炎[16]：了哥王20 g，铁包金60～90 g，青风藤25 g，凉粉藤20 g，两面针35 g，徐长卿25 g，王不留行35 g，山慈菇15 g，金银花20 g，板蓝根20 g，黄芪20 g，巴戟天18 g，女贞子20 g，煎水500～800 mL，药液浸毛巾后外敷肿痛的关节，每次敷0.5～1 h，也可以外洗，水温适宜在40～50 ℃。25日为1个疗程，治疗3～4个疗程。

（7）治疗疖痈[17]：全蝎10 g，利福平15 g，冰片2 g，了哥王叶20 g，将各药研成极细粉末混合为全福散备用。局部常规消毒，擦干。有化脓者需清洗，全福散拌凡士林外敷。无化脓者，全福散拌陈醋敷上麝香止痛膏，每日如换药1次。

（8）治疗乳腺增生症[18]：了哥王片，口服，每次3片，每日3次，同时服用乳癖内清汤，30日1个疗程，连服3个疗程。

（9）治疗颌面部间隙感[19]：口服了哥王片，每片含生药0.22 g，每次3片，每日3次，同时服敏感抗生素，治疗5日为1个疗程。

（10）治疗化脓性皮肤病[20]：了哥王片，口服，每日3次，每次3片。根据病情治疗时间3～4日。

（11）治疗痔疮[20]：了哥王叶、犁头尖草各适量，鲜品捣烂敷患处，每日换药1～2次，连用5～7日。

（12）慢性支气管炎：贾钰华等[21]用三越了哥王片治疗热痰型老年慢性支气管炎52例，并与双黄连口服液治疗46例对照观察，1个月后评定疗效。结果治疗组临床控制28例，减轻19例，总有效率90.38%；对照组临床控制18例，减轻15例，总有效率71.74%。

参考文献

[1] 全国中草药汇编编写组. 全国中草药汇编：上册［M］. 2版. 北京：人民卫生出版社，1996：10.

[2] VIETINCK A J. Plant-derived leading compounds for chemotheray of human immunodeficiency virus（HIV）infection［J］. Plant Med，1998，64（2）：97.

[3] Hu K，Kobayashi H，Dong A J，et al. Antifungal antimitotic and anti-Hl V-l agents from the roots of *Wikstroemia indica*［J］. Planta Med，2000，66（6）：564.

[4] HEN H C，CHOU C K，KUO Y H，et al. Identification of aprotein kinase C （PKC）activator，daphnoretin，that suppress hepatitis B virus gene expression in humanhepatoma cells［J］. Bio Chem Pharm，1996，52（7）：1025.

[5] 王筠默，张海根，朱根麟，等. 了哥王素抗炎症作用的研究［J］. 现代应用药学，1987，4（2）：1.

[6] 柯雪红，王丽新，黄可儿. 了哥王片抗炎消肿及镇痛作用研究［J］. 时珍国医国药，2003，14（10）：603.

[7] 李国雄. 中药抗癌成分［J］. 国外医学·药学分册，1985（3）：135.

[8] TOSHIHIKO H，MANABU G，KITARO O. Natural flavono idsand lignans are potent cytostatic against human leukemicHL-60 cells［J］. Life Sci，1994，55（13）：1061.

[9] 王振登. 南岭荛花的化学成分［J］. 福建中医药杂志，1989，19（2）：45，48.

[10] 周柄南，周长坚，郑兴中，等. 南岭荛花中期引产成分的初步研究（一）［J］. 中草药，1982，13（8）：26.

[11] 曾毅，钟建明，莫永坤，等. 中草药对Raji细胞EB病毒早期抗原的诱发作用［J］. 中国医学科学院学报，1984（2）：84.

[12] 胡垠玲，曾毅. 几种中草药对淋巴细胞的促转化作用［J］. 中华肿瘤杂志，1985，7（6）：417.

[13] 李铭新，金长炼. 大戟等水提取液和鱼露对小鼠表皮细胞ODC的诱导作用［J］. 癌症，1993，12（2）：121.

[14] 孙瑜，王志洁，张友新，等. 乌桕与了哥王对实验性宫颈癌促进作用的研究 [J]. 中华病理学杂志，1988，17（2）：139.

[15] 唐慰萍，曾毅，黄培根，等. 了哥王对大鼠实验性鼻咽癌的促发作用 [J]. 广东医学院学报，1986，4（2）：62.

[16] 牟科媛，周文生. 五金汤外敷治疗类风湿性关节炎46例 [J]. 广西中医药，2003，26（5）：32.

[17] 卢彩玉. 全福散外敷治疗疖痈 [J]. 中医外治杂志，2003，12（3）：48.

[18] 王莉萍. 乳癖内清汤合了哥王片治疗乳腺增生症585例 [J]. 浙江中医杂志，2004（10）：435.

[19] 袁洪章. 了哥王与抗生素合用治疗颌面部间隙感染80例 [J]. 浙江中医杂志，2004（10）：435.

[20] 彭国缘，祝斌，肖飞，等. 了哥王片治疗化脓性皮肤病200例的体会 [J]. 中国医院药学杂志，2006，26（8）：1022.

[21] 贾钰华，孙学刚. 三越了哥王片治疗热痰型老年慢性支气管炎52例 [J]. 浙江中医杂志，2000，35（3）：135.

1.65 锦　葵　科

1.65.1 赛葵

[基源] 为锦葵科植物赛葵*Malvastrum coromandelianum*（L.）的全草。

[别名] 黄花棉、黄花草。

[产地] 分布于福建、广东、广西、云南、海南、台湾等地。

[性味功效] 味微甘，性凉。清热利湿，祛瘀消肿。

[主治范围] 主湿热泻痢，黄疸，肺热咳嗽，咽喉肿痛，痔疮，痈肿疮毒，跌打损伤，前列腺炎。

[用法用量] 内服：10～15 g，煎汤服。外用：适量，鲜品捣敷。

[现代药理研究] 解热镇痛抗炎作用：采用伤寒-副伤寒菌苗致热家兔法研究赛葵的解热作用，热板法和扭体法研究赛葵的镇痛作用，二甲苯致炎鼠耳郭肿胀法和腹腔毛细血管通透性法研究赛葵的抗炎作用，结果表明赛葵具有解热镇痛抗炎的作用[1]。

[临床应用]

（1）治疗扭伤：赛葵叶、积雪草、牡荆叶各适量，捣烂敷伤部。《福建药物志》

（2）治疗急性黄疸型传染性肝炎：

①十大功劳叶9～15 g，赛葵15 g，煎服，每日1剂，分3次服。《全国中草药新医疗法展览会资料选编》。

②赛葵、三叶刺针草各30 g（鲜品各60 g），水煎，每日1剂，分2次服。《全国中草药汇编》

（3）治疗风湿性关节炎：赛葵根30 g，加猪蹄或猪尾骨适量，水炖服。《福建药物志》

（4）治疗前列腺炎：鲜赛葵根60 g，水煎或炖豆腐服。《福建药物志》

（5）治疗内痔发炎：赛葵根30 g，红花9 g，猪大肠适量，水炖服。《福建药物志》

参考文献

［1］罗谋伦，钟文，黄世英，等. 赛葵的解热镇痛抗炎作用［J］. 中草药，1999，30（6）：426-428.

1.65.2 磨盘根

［基源］为锦葵科植物磨盘草*Abutilon indicum*（L.）Swee的根。

［别名］磨盘草根、帽仔盾头。

［产地］分布于云南、广西、福建等地。

［性味功效］味甘、淡，性凉。清热利湿，通窍活血。

［主治范围］主感冒高烧不退，流行性腮腺炎，淋病，耳聋耳鸣，疝气痈肿，跌打损伤等。

［用法用量］内服：10～15 g，鲜品加倍，煎汤服。外用：煎汤熏洗、捣烂敷或绞汁滴耳。

［临床应用］

（1）治疗尿路结石血尿：磨盘根15 g，石韦12 g，金钱草20 g，鸡内金或鸭内金12 g，加水煎成400 mL，每日分2次温服[1]。

（2）治疗风热咽喉疼痛：磨盘根12 g，天星根（又名岗梅根）10 g，鸭脚木皮12 g，生石膏35 g，牛蒡子10 g，荆芥8 g，甘草7 g。加水煎成200 mL，每日分2次温服。

（3）治疗肺燥咳嗽：磨盘根12 g，雪梨皮干用12 g，新鲜的33 g（如无雪梨可用普通的新鲜梨果皮65 g代替），枇杷叶18 g，鲜品用43 g（用竹片刮去叶脊的毛），北杏仁10 g，甘草8 g。加水煎成320 mL，每日分2次温服。

参考文献

［1］潘文昭. 磨盘根治病三则［J］. 农村新技术，2013，8：46.

1.66 蒟蒻薯科

水田七

［基原］为蒟蒻薯科植物裂果薯*Schizocapsa plantaginea*（Hance）. 的根茎。

［别名］水三七、土三七、屈头鸡、水鸡头、水鸡仔、囫头鸡、水虾公、山大黄、田螺七、马老头、小田螺七、水狗仔、水槟榔。

［产地］分布于广东、广西、贵州、湖南及云南等地。

［性味功效］味苦，性寒，有小毒。清热解毒，止咳祛痰，理气止痛，散瘀止血。

［主治范围］主感冒发热，痰热咳嗽，百日咳，脘腹胀痛，泻痢腹痛，消化不良，小儿疳积，肝炎，咽喉肿痛，牙痛，痄腮，瘰疬，疮肿，烫伤，烧伤，带状疱疹，跌打损伤，外伤出血。

[用法用量] 内服：9～15 g，煎汤服，或1～2 g，研末服。外用：适量，捣敷，或研粉调敷。

[毒副反应及注意事项] 孕妇忌用。本品有毒，服用过量易致吐泻，严重者会引起大量出血。

[现代药理研究]

（1）抑菌作用：琼脂培养基法测定不同浓度水田七水煮物对耐药性大肠杆菌的抑菌研究显示，浓度为0.5 g/mL时有抑菌作用，浓度在1.0 g/mL时7种壮药均有不同程度的抑菌作用。体外可抑制幽门螺旋杆菌的生长，最低抑菌浓度为（1∶320）～（1∶160），可用于治疗慢性胃炎、消化性溃疡伴幽门螺旋杆菌感染。

（2）抗疟原虫作用：国内外学者从水田七中分离出氨基酸、甾族皂苷类、黄酮和花青色素以及多种甾族苦味物质，其中新型五环甾族内酯-箭根酮内酯A对P-388有细胞毒作用，并对鼠疟原虫有杀灭作用。

（3）抗血小板聚集作用：本品水提取物对胶原诱导的人血小板聚集有一定程度的抑制作用，其半数抑制浓度为2.45 mg/mL。

（4）抑制氧自由基作用：本品水提取物有一定程度抗超氧负离子自由基活性的作用。

（5）致泻作用：本品含蒽醌类成分大黄素和大黄酚，有较好的致泻作用，致泻速度快于正品大黄。

[临床应用]

（1）治疗慢性萎缩性胃炎[1]：万年荞30 g，水三七20 g，舌质紫暗或疼痛明显者加丹参15 g，檀香6 g（后下）；腹胀明显者加枳实10 g，莱菔子10 g；呃逆明显者加旋覆花9 g（包煎），代赭石9 g（先煎）；纳呆明显者加鸡内金、炒谷麦芽各10 g；大便秘结者加瓜蒌仁10 g，火麻仁15 g。水煎取400 mL，分3次饭前温服，每日1剂，12周为1个疗程。

（2）治疗胃脘痛：水田七、鸡屎藤、独脚莲各10 g，水煎服。

（3）治疗跌打伤痛：水田七、铁筷子、黑骨藤、见血飞各30 g，泡酒服。

（4）治疗风湿痹症关节痛：水田七、甜酒糟各适量，捣烂外敷患处。

（5）治疗臌胀：水田七、车前子各三至五钱（15～25 g），水煎服。

（6）治疗百日咳：水田七10 g，五匹风30 g，水煎服。

（7）治疗初期肺结核：水田七三分至一钱（1.5～5 g），炖冰糖服，每日1～2次。

（8）治疗刀伤出血及伤口溃烂：水田七适量，研末撒敷出血处。《贵州草药》

（9）治疗咽痛、牙痛：水田七切片含口中。

（10）治疗溃疡病：水田七、胡椒根（或胡椒）、淀粉、乌贼骨、地榆、石菖蒲，水煎服。《广西实用中草药新选》

参考文献

[1] 游绍伟，詹亚梅，赵琦，等. 万年荞、水三七药对加味治疗气虚血瘀型慢性萎缩性胃炎34例[J]. 陕西中医，2012，33（5）：519-520.

1.67 蓝雪科

白花丹

[基源] 为蓝雪科植物白花丹*Plumbago zeylanica* L. 的全草及根。

[别名] 白雪花、白皂药、山波苓、一见消、乌面马、火灵丹、假茉莉、猛老虎、白花岩陀。

[产地] 分布于东南亚地区和我国华南、西南地区。

[性味功效] 味辛、苦，性微温，根叶均有毒。祛风除湿，散瘀消肿。

[主治范围] 主风湿骨痛，腰腿痛，心胃气痛，肝脾肿大，跌打扭伤，恶疮，蛇伤，退眼翳。

[用法用量] 根9～15 g（久煎3～4 h），叶外用适量，捣烂敷患处，一般外敷不宜超过30 min，局部有灼热感即除去。

[毒副反应及注意事项] 白花丹全草及根含有白花丹醌（又名肌松素），为有毒成分。用白花丹外敷包扎，可引起局部红肿脱皮。多食中毒，可出现麻痹等。可引起流产，若皮肤中毒可用清水或硼酸水洗涤，糜烂时可用硼酸软膏敷患处，服鲜品中毒后服蛋清、糖水、活性炭[1]。孕妇忌服。

[现代药理研究]

（1）抗菌作用：有药理实验表明[2-4]，从白花丹中提取的白花丹素能抑制流感病毒、肠炎杆菌、脑膜炎双球菌、葡萄球菌等的生长，显示很强的抗菌活性，对溶血性链球菌也有较强的抑菌作用。Jaber等[5]检测了白花丹素对*M. intracellulare*、*M. smegmatis*、*M. xenopei*、*M. chelonei*等4种抗结核分枝杆菌的抗菌作用，显示了较强效果，并且与抗结核药物异烟肼有协同作用。

（2）抗炎作用：研究发现高浓度白花丹醌可抑制致炎物质白三烯B_4和二十碳烯酸的产生，显示强烈的抗炎作用[6]。

（3）抗肿瘤作用：对白花丹素的体外活性实验研究表明[7]，白花丹素对4种肿瘤细胞，即伯基特淋巴细胞株（Raji）、人肺癌细胞株（Calu-1）、人宫颈癌细胞（HeLa）和人羊膜细胞（Wish）都表现出了较强的细胞毒活性。

（4）抗肝损伤和肝纤维化作用：应用四氯化碳引起的化学性肝损害动物模型观察表明白花丹水煎液对四氯化碳所致的急、慢性肝损伤有明显的保护作用，不同剂量白花丹水煎液能显著降低血中丙氨酸转氨酶、天冬氨酸转氨酶的活性和小鼠肝指数[8]。

（5）抗氧化作用：白花丹提取物对单线态氧自由基、混合自由基、香烟烟气自由基的清除率分别是53.3%、59.1%、26.0%，表明白花丹提取物具有较好的抗氧化能力，且抗氧化能力与其浓度呈正相关[9]。

（6）杀螨作用：研究表明白花丹具有明显的杀螨和杀卵作用，经薄层层析和GC-MS 检测结果，其杀螨主要活性成分为白花丹素[10]。

[临床应用]

（1）治疗眼科疾病：用白花丹素眼药水（每毫升含50 μg的白花丹素）治疗急性卡

他性结膜炎等6种结膜炎111例，除2例无效，其他均治愈，治愈率为98.2%。在急性卡他性结膜炎中，用白花丹素治愈平均天数为3日，而用新霉素可的松眼药水治愈平均天数为7日，可见白花丹素治愈天数明显缩短[11]。

（2）治疗关节病：采用白花丹粉配伍生草乌等其他中药外敷治疗骨关节疾病30例，患者敷药后关节肿痛均消失，功能恢复正常，半年内未复发，表明用复方白花丹散外敷能迅速活血化瘀、消肿止痛，疗效好[12]。

（3）治疗液体外渗：采用白花丹乙醇液外涂静脉输液致液体外渗80例，另外80例采用33%硫酸镁湿敷。结果表明，白花丹乙醇液外涂疗效显著优于33%硫酸镁湿敷疗效，提示白花丹乙醇液具有散瘀止痛、消肿消炎作用，适用于治疗液体外渗[13]。

（4）治疗疮疡：取白花丹煎剂外洗疮疡206例，治愈时间最短3日，最长12日，平均3.5日。另外51例采用常规换药及注射抗生素治疗，平均治愈时间为12.04日[14]。

（5）治疗皮肤瘙痒：用白花丹48%乙醇溶液浸液外擦患处，在50例患者中，47例治疗效果显著，止痒时间最快2 min，最慢15 min。用此药不仅作用快速、效佳，且无副作用，远期疗效也好，特别是对荨麻疹、瘙痒性皮炎、各种药物及食物过敏所致的瘙痒均有良好疗效[15]。

（6）治疗体、股癣：取新鲜白花丹叶80%乙醇溶液浸取液，治疗体、股癣62例。痊愈49例，治愈率79.0%；显效8例，占12.9%。用此法治疗体、股癣具有疗程短、疗效显著等特点[16]。

参考文献

[1] 韩建勇，曾鑫年，杜利香．白花丹根提取物的杀螨活性［J］．植物保护学报，2004，31（1）：85.

[2] KRISHNASWAMY M，PURUSHOTHAMAN K K．Plumbagin：a study of its anticancer，antibacterial and antifungal properties［J］．Indian J Exp Biol，1980，18（8）：876-877.

[3] TILAK J C，DEVASAGAYAM T P A，BANERJEE M．Differential antioxidant effects of plumbagin in rat tissues［J］．BARC Newsletter，2002，225：117-129.

[4] WURM G，GRIMM H，GERES U．Plumbagin reactivity toxicity and antimicrobial activity of a *Drosera* and *Plumbago* natural substances［J］．Dtsch Apoth Ztg，1984，124（43）：2128-2132.

[5] JABER S M，FAROUK S E，MUHAMMAD I．Antimycobacterial constituents from *Juniperus procera*，*Ferula communis* and *Plumbago zeylanica* and their In Vitro Synergistic Activity with Isonicotinic Acid Hydrazide［J］．Phytother Res，2004，18：934-937.

[6] 赵霞，陆阳．不同剂量白花丹醌对猪多形白细胞中花生四烯酸的代谢产生相反作用［J］．中草药，1996，27（5）：315.

[7] 甘炳春，杨新全，李榕涛．黎族民间治疗外伤药用植物的收集整理［J］．中国民族民间医药杂志，2005，77：357-360.

[8] 赵铁建，钟振国，方卓，等．白花丹提取物抗小鼠肝纤维化作用的研究［J］．广西中医药，2005，28（4）：50-52.

[9] 毛绍春，李竹英，李聪．白花丹提取物抗氧化活性研究［J］．应用科技，2007，34（1）：

63–65.

[10] 曾鑫年，杜利香，陈秀. 几种植物的杀螨活性研究［J］. 广东农业科学，2003，2：43–46.

[11] 曾颖，邓燕明，姚敏元，等. 白花丹的药理研究及在眼科中的应用［J］. 中国药房，1997，8（4）：161–162.

[12] 林金莲，钟峨祥. 复方白花丹散治疗30例骨关节疾病［J］. 铁道医学，2001，29（5）：344.

[13] 阮江华，尹淑丽，赵洋洋. 白花丹乙醇液治疗液体外渗疗效观察［J］. 中华护理杂志，2003，18（10）：796.

[14] 张秀兰，史瑞芬. 白花丹煎剂外洗治疗疮疡206例的护理［J］. 护理学杂志，1993，8（5）：223.

[15] 苏伟人. 白花丹治疗皮肤瘙痒50例疗效观察［J］. 中国民族民间医药杂志，1996（2）：27–28.

[16] 赵辉，常新军. 白花丹治疗体、股癣62例［J］. 中医外治杂志，2003，12（3）：47.

十　四　画

1.68　蓼　　科

1.68.1　水蓼

［**基源**］为蓼科植物水蓼*Polygonum hydropiper* Linn. 的地上部分。

［**别名**］蓼、蔷、蔷虞、虞蓼、泽蓼、辣蓼草、柳蓼、川蓼、药蓼子草、红蓼干草、白辣蓼、胡辣蓼、辣蓼、辣柳草、撮胡、辣子草、水红花、红辣蓼、水辣蓼。

［**产地**］我国南北各地均有分布。

［**性味功效**］味辛、苦，性平。行滞化湿，散瘀止血，祛风止痒，解毒。

［**主治范围**］主湿滞内阻，脘闷腹痛，泄泻，痢疾，小儿疳积，崩漏，血滞经闭痛经，跌打损伤，湿痹痛，便血，外伤出血，皮肤瘙痒，湿疹，风疹，足癣，痈肿，蛇咬伤。

［**用法用量**］内服：15～30 g，鲜品30～60 g，煎汤服。外用：适量，煎水浸洗或捣敷。

［**毒副反应及注意事项**］蓼食过多有毒，发心痛。和生鱼食之，令人脱气，阴核疼痛。妇人月事来，不用食蓼及蒜，喜为血淋带下。《千金·食治》

蓼叶与大麦面相宜。《药性论》

［**现代药理研究**］

（1）祛痰、平喘、抗炎作用：水蓼挥发油中的萜烯具有明显的镇咳、祛痰和抗炎作用，其中石竹烯具有一定的平喘作用，是治疗老年慢性支气管炎的有效成分之一[1]。

（2）抗肿瘤作用：水蓼中的黄酮类化合物能促进肿瘤细胞生长进而诱导肿瘤细胞的凋亡，此外水蓼中的蒽醌类化合物如大黄素亦能通过抑制蛋白络氨酸酶的活性而起到抗肿瘤作用[2]。

（3）抗微生物活性：水蓼的茎叶中含有的鞣质，对痢疾杆菌有一定的抑制作用，水蓼的水提取物对部分革兰阴性菌有相当的抗菌活性，临床上用于治疗细菌性痢疾、肠炎。有文献记载利用水蓼挥发油进行抑菌实验，结果表明水蓼挥发油对金黄色葡萄球菌、枯草杆菌、蜡样杆菌有抑制作用；水蓼醇提水溶液对绿脓杆菌、伤寒杆菌、痢疾杆菌、金黄色葡萄球菌、蜡样杆菌也有抑制作用[3]。

（4）抗氧化活性：有文献报道存在于水蓼水溶液中黄酮苷元和黄酮苷类成分具有抗氧化活性[4]。

（5）杀虫活性：水蓼叶内含有甲氧基蒽醌、蓼酸、糖苷、氧茚类化合物等，有杀虫、杀菌作用[5]。

［临床应用］

（1）治疗子宫出血：水蓼有止血活血作用。水蓼含黄酮苷，其作用与麦角相似，能加速血液凝固，其所含挥发油能降低小肠及子宫平滑肌张力，治各型子宫出血若干例，简便易行，疗效极好[6]。

（2）治疗痢疾：仙鹤草根50 g，水蓼根50 g（均为鲜品）。上两味取根洗净切片，加水500 mL煎至200 mL，服时加红糖适量，每次服50 ~ 100 mL。一般痢疾服3次即愈，中毒性菌痢效果差[7]。

（3）治疗急性肠炎：辣蓼草50 g（鲜草150 g）、枣树皮15 g，煎煮2次，合并滤液，浓缩至400 mL，加红糖50 g，分2次口服，每日1剂，痊愈为止[8]。

（4）治疗鼻出血：鼻出血患者，取鲜水蓼嫩叶，以清水洗净捣烂，轻轻敷塞出血鼻部（非压迫止血），1 ~ 2 min局部有凉爽舒适感时，出血即停止。经治45例，敷药后1 ~ 2 min止血者36例，3 min以上止血者9例，对因伤风感冒发热而致鼻出血者效果更好，对剧烈活动致鼻出血者效果也佳[9]。

（5）治疗坐骨臀肌滑囊炎（又称坐骨滑膜囊肿）：取新鲜水蓼全草洗净晾干，水煎出味，将药液过滤倒在盆内，趁热先熏后坐浴，每日3次，每次约30 min，再次使用时，须把药液重新加热至沸腾，治疗20例，痊愈16例，好转3例，无效1例（局部化脓转外科切开引流），治疗时间最长10日，最短3日[10]。

（6）治疗卵巢囊肿：来俊英等[11]用栀子辣蓼汤治疗卵巢囊肿80例，痊愈者57例，1个疗程痊愈者34例，2个疗程痊愈者23例，显效者23例，总有效率100%。

（7）眼科疾病：骆鸿列[12]用辣蓼滴眼液治疗细菌性角膜炎，病毒性角膜炎，急、慢性结膜炎和眼痒病，均取得了较好的疗效。

（8）治疗皮脂腺囊肿：何茂英等[13]应用辣蓼治疗皮脂腺囊肿6例，收到满意效果。

（9）治疗慢性鼻炎：骆鸿烈等[14]应用辣蓼治疗慢性鼻炎患者61例，取得较好效果，其中显效32 例，好转25 例，无效4 例，总有效率93%。

（10）治疗皮肤病：崔学婵[15]外用复方辣蓼膏治疗神经性皮炎35例，并与外用去炎尿素软膏治疗的29例作对照。治疗结果表明，痊愈28例，有效6例，无效2例，总有效率94%。与对照组差异有非常显著性意义。赵成春等[16]用辣蓼芫花枝条制剂治疗手足癣83例，治愈38例，好转42例，无效3例，有效率96%。

参 考 文 献

[1] 国家医药管理局中草药情报中心站. 植物药有效成分手册 [M]. 北京：人民医药出版社，1986：182–183，669–670.
[2] 翟延君. 水红花质量标准规范化研究 [D]. 辽宁中医学院，2005.
[3] 骆鸿烈，罗文莹，谢荣权. 辣蓼治疗慢性鼻炎 [J]. 新药与临床，1990，9（4）：255.
[4] HIROYUKI H，KENSUKE H，AKIRA Y. Antioxidative substances in leaves of *Polygonum hydropiper* [J]. Chem，1992，40：1349–1351.
[5] 曾维爱，谭济才，谭琳，等. 辣蓼的应用及其功效 [J]. 中国农学通报，2006，22（8）：369–372.
[6] 李树钿. 水蓼叶治子宫出血 [J]. 中国民族民间医药杂志，2001（3）：157.
[7] 肖石钢. 仙蓼煎剂治疗痢疾 [J]. 辽宁中医杂志，1980（9）：46.
[8] 赵桂法，王承菊，侯云芬，等. 辣蓼草枣树皮治疗急性肠炎 [J]. 中国民间疗法，1998（2）：45.
[9] 廖国康. 水辣蓼治疗鼻出血 [J]. 实用医学杂志，1988（4）：54.
[10] 李建成. 鲜水蓼坐浴治坐骨臀肌滑囊炎效果好 [J]. 新中医，1995（1）：16.
[11] 来俊英，何恩梅. 栀子辣蓼汤治疗卵巢囊肿80例临床观察 [J]. 中国民族民间医药杂志，2003（62）：145–146.
[12] 骆鸿烈. 辣蓼治疗角、结膜炎的研究 [J]. 眼科新进展，1991，11（1）：10–11.
[13] 何茂英，于永秀，宋文玲. 辣蓼治疗皮脂腺囊肿 [J]. 中国民间疗法，2003，11（6）：62.
[14] 骆鸿烈，罗文莹，谢荣权. 辣蓼治疗慢性鼻炎 [J]. 新药与临床，1990，9（4）：255.
[15] 崔学婵. 复方辣蓼膏治疗神经性皮炎35例 [J]. 广东医学，1995，9（3）：238.
[16] 赵成春，邱士岭，张文敏. 辣蓼芫花枝条制剂治疗手足癣83例 [J]. 中国民族民间医药杂志，2000（2）：81–82.

1.68.2 火炭母

[基源] 为蓼科植物火炭母草*Polygonum chinense* Linn. 的全草。

[别名] 火炭毛、乌炭子、运药、山荞麦草、地肤蝶、黄鳝藤、晕药、火炭星、鹊糖梅、乌白饭草、红梅子叶、白饭草、大叶沙滩子、乌饭藤、水沙柑子、鸪鹚饭、水退痧、胖根藤、老鼠蔗、小晕药、花脸晕药、蓼草、信饭藤、酸管杖、大沙柑草、火炭藤、接骨丹、大红袍。

[产地] 分布于广东、海南、广西、浙江、江西、福建、台湾、湖北、湖南、四川、贵州、云南、西藏等地。

[性味功效] 味酸、甘，性寒。清热利湿，凉血解毒，平肝明目，活血化瘀，舒筋活络。

[主治范围] 主痢疾，泄泻，咽喉肿痛，白喉，肺热咳嗽，百日咳，肝炎，带下，癌肿，中耳炎，湿疹，眩晕耳鸣，角膜云翳，跌打损伤。

[用法用量] 内服：9～15 g，鲜品30～60 g，煎汤服。外用：适量，捣敷或煎水洗。

[毒副反应及注意事项] 脾胃虚寒蕴湿者忌服，反甘草。

[现代药理研究]

（1）抗菌作用：本品煎剂在试管内对金黄色葡萄球菌、大肠杆菌、炭疽杆菌、乙型链球菌、白喉杆菌、伤寒杆菌、绿脓杆菌和痢疾杆菌均有较强的抗菌作用。本品的醇提液或水提液对金黄色葡萄球菌、大肠杆菌、绿脓杆菌、肺炎杆菌和痢疾杆菌等也有较强的抗菌作用。

（2）抗乙型肝炎病毒作用：用抑制乙型肝炎病毒DNA多聚酶（HBV-DNAP）及降解乙肝病毒的脱氧核糖核酸（HBV-DNA）的体外试验法，发现本品煎剂对DNAP抑制率在50%以上，降解HBV-DNA的作用在25%以上，表明本品有抗乙肝病毒作用。

（3）对平滑肌和骨骼肌的作用：本品煎剂对离体豚鼠回肠无明显影响，对离体大鼠子宫有抑制作用；水提取物对离体豚鼠回肠有收缩作用，对离体兔十二指肠可轻度增强其张力。煎剂对蟾蜍腹直肌，水提物对大鼠膈肌-膈神经支配均无作用。

（4）降压作用：煎剂在大鼠后肢灌流实验中无明显作用，给麻醉犬静脉注射生药0.1 g/kg，有降血压作用。

（5）中枢抑制作用：给小鼠腹腔注射鲜生药水提取物10 g/kg有中枢抑制作用，表现为运动失调，并能延长环己巴比妥钠的催眠时间。

（6）毒性：鲜生药水提取物5 g/kg静脉注射，使小鼠中枢抑制，运动失调，呼吸加深加快，头部轻度震颤，24 h后5只中有1只死亡。腹腔注射煎剂每日1 g，24 h内小鼠全部死亡。

（7）抗肝癌作用：研究者采用体外抗肿瘤药物筛选MTT法，对50种广西常用中草药、壮药进行抗肿瘤作用筛选试验，结果显示，当火炭母稀释度为1∶100时，对肝癌细胞呈现明显抑制作用[1]。

[临床应用]

（1）治疗湿热型带下病：火炭母、布渣叶各15 g 加入完带汤中治疗湿热型带下。带下较多，色黄且伴异味者可加入萆薢以利湿去浊，兼暑热者可配伍藿香，湿热之邪不盛者，只取一味即可。除带下病外，如其他疾病辨证为湿热证，亦可选用二药[2]。

（2）治疗大肠湿热证：对急、慢性痢疾，结肠炎，溃疡性结肠炎等辨证属于大肠湿热证者有良好疗效，火炭母常与白头翁、秦皮、黄连等配伍[3]。

（3）治疗乳腺小叶增生：采用火炭母外敷治疗乳腺小叶增生，结果治疗115例中痊愈102 例，占88.7%，好转13例，占11.3%，无效0例，总有效率100%[4]。

（4）治疗小儿急性细菌性痢疾：采用中药火炭母复方之基本方加减汤剂治疗小儿急性细菌性痢疾。火炭母复方基本方组成如下：火炭母30～40 g，金香炉20～30 g，葛根15 g，车前子15 g，白芍10～15 g，木香5 g（后下），黄芩10 g，甘草5 g。年龄2岁以下者，药量可酌情减少；兼表者加防风8 g，荆芥6 g；挟食滞者加神曲10 g，山楂肉8 g；好转后期可加入健脾开胃药。结果治疗52例小儿急性细菌性痢疾中，治愈40例，占76.3%；好转12例，占23.7%。其中12 例好转病例继续按本法治疗1个疗程，均治愈[5]。

（5）治疗白喉：将火炭母鲜叶捣烂，取汁30 mL，加蜂蜜适量，每日分6次服，病重者少量多次灌服。临床观察63例，全部治愈。疗程一般2～4日。

（6）治疗小儿脓疱疮：取火炭母全草150～250 g切碎，加适量水煮沸15～20 min，过滤，滤液浸洗局部，每日数次。有全身感染症状者另服中药。治疗25例，均获治愈。

（7）治疗角膜云翳、斑翳、白斑：用100%火炭母滴眼剂，每隔1～2 h滴眼1次，连续使用1～2月为1个疗程。治疗316例，其中角膜云翳88例，斑翳163例，白斑65例。达到良好效果者（较原视力进步2行以上），角膜云翳占63.4%，角膜斑翳占46%，角膜白斑占38.4%。但火炭母滴眼剂的溶液不稳定，滴4～5日后即变质失效，需另换新鲜眼药水。又可用火炭母、十大功劳叶各50 g，加水2 000 mL，煎4～5 h，去渣后浓缩至150 mL，过滤，取澄清液即可滴眼。滴眼时必须无异物感。加入十大功劳叶的目的在于矫正溶液的酸碱度。溶液需新鲜配制。每隔1～2 h滴眼1次，连续1～2个月。适用于角膜云翳、斑翳、非中心性角膜白斑，外眼疾病如急性结膜炎、结膜疱疹、浅层角巩膜炎、电光性眼炎、角结膜化学伤。临床试治200例，效果良好者角膜云翳36例，斑翳46例，白斑17例，总有效率达92%。

参考文献

［1］韦金育，李延，韦涛，等．50种广西常用中草药、壮药抗肿瘤作用的筛选研究［J］．广西中医学院学报，2003，6（4）：3-7.

［2］杨利林，罗颂平．罗颂平教授应用岭南草药经验总结［J］．新中医，2014（10）：28-30.

［3］谭玮璐，杨群玉．杨群玉教授应用岭南草药经验介绍［J］．国医论坛，2014（1）：28-29.

［4］杨爱花．火炭母治疗乳腺小叶增生102例［J］．现代中西医结合杂志，2007，16（30）：4496.

［5］任国珍，何世东．火炭母复方为主治疗小儿急性细菌性痢疾52例［J］．广西中医药，2001，24（1）：32.

1.68.3　火炭母草根

［基源］为蓼科植物火炭母草*Polygonum chinense* L. 的根。

［产地］分布于浙江、江西、福建、台湾、湖北、湖南、广东、海南、广西、四川、贵州、云南、西藏等地。

［性味功效］味辛、甘，性平。补益脾肾，平降肝阳，清热解毒，活血消肿。

［主治范围］主体虚乏力，耳鸣耳聋，头目眩晕，白带异常，乳痈，肺痈，跌打损伤。

［用法用量］内服：9～15 g，煎汤服。外用：适量，研末调敷。

［临床应用］

（1）治疗跌打损伤：鲜火炭母草根60 g，合猪肉炖熟，加酒再炖10多分钟服。《泉州本草》

（2）治疗乳痈：鲜火炭母草根30 g，水煎调酒服。《福建中草药》

（3）治疗风热头昏，虚火上冲（高血压）或气血虚弱，头晕耳鸣：火炭母草根500 g，炖黑皮鸡服。《重庆草药》

1.68.4　石荞草

［基源］为蓼科植物头花蓼*Polygonum capitatum* Buch.-Ham. ex D. Don的全草。

[**别名**] 省订草、红岩花叶、雷公须、火眼丹、水绣球、草石椒、满地红、四季红、火溜草、红花地丁、绣球草、惊风草、小红草、小铜草、太阳草、石辣蓼、太阳花、省丁草、铜矿草、青影子、小红蓼、小红藤、骨虫草、沙滩子。

[**产地**] 分布于江西、湖北、湖南、广西、四川、贵州、云南、西藏等地。

[**性味功效**] 味苦、辛，性凉。清热利湿，活血止痛。

[**主治范围**] 主痢疾，肾盂肾炎，膀胱炎，尿路结石，风湿痛，跌打损伤，疮疡湿疹。

[**用法用量**] 内服：15 ~ 30 g，煎汤服。外用：适量，捣敷、煎水洗或熬膏涂。

[**毒副反应及注意事项**] 无毒。孕妇及无湿热者忌用。

[**现代药理研究**]

（1）抗菌作用：任光友等[1]1995年，以大鼠为实验对象，用大肠杆菌（ATCC 25922）制作细菌性肾盂肾炎模型，监测分析大鼠尿液中的各项指标。与对照组比较，发现头花蓼水提取物组大鼠尿液中的白细胞和隐血明显减少，因此它的水提物对肾盂肾炎具有一定的治疗作用。李孟林等[2]2006年又以相同的肾炎模型对热淋清颗粒进行了药效学研究。通过监测分析大鼠尿液中的各项指标发现热淋清颗粒对细菌性肾炎有一定的治疗作用。只有灌服热淋清52.32 g/kg以上才能显著降低模型大鼠尿液中的白细胞和隐血，否则无明显疗效，这一研究为临床用药提供了依据。

（2）抑菌作用：任光友等[1]以大鼠为实验对象，灌胃头花蓼水提物，取大鼠尿液注入已接种大肠杆菌菌液的营养琼脂平板孔内，测量平板抑菌圈直径。结果表明头花蓼水提物药后大鼠尿液对大肠杆菌生长有明显的抑制作用。徐英春等[3]2001年，采用琼脂稀释法检测了头花蓼对10株淋病奈瑟球菌（淋球菌）的体外抑菌活性，结果表明头花蓼对淋球菌有抑菌活性。它对10株淋球菌的最小抑菌浓度范围为8 ~ 32 g/L，平均值为11.2 g/L。

（3）降温作用：任光友等[1]以家兔为实验对象，研究了头花蓼水提物对家兔正常体温和发热体温的影响。结果表明，水提物组灌胃头花蓼水提物后与对照组比较，不能降低正常家兔的体温，但能降低由静脉注射伤寒-副伤寒菌苗引起的发热家兔的体温，这一作用的研究在临床治疗细菌感染性疾病时有一定意义。

（4）利尿作用：任光友等[1]以家兔、大鼠为实验对象，用头花蓼水提物分别灌胃动物，再与对照组和呋塞米组比较尿量。结果表明水提物对家兔和大鼠均无利尿作用。

（5）急性毒性研究：梁斌等[4]以小鼠、大鼠为实验对象对热淋清颗粒进行了急性毒性研究，经预试他们发现头花蓼浸膏粉灌服测不出半数致死浓度，故分别测定其对小鼠和大鼠的最大耐受量。他们按最大给药体积灌服给药。给药后连续14日监测动物体征、行为活动、精神状态等，第14日处死动物并进行尸检。结果表明，该药毒性比较低。

[**临床应用**]

（1）治疗风湿痛：石莽草煎水蒸洗。《广西中药志》

（2）治疗痢疾：石莽草60 g，水煎，日分2次服。《广西中草药》

（3）治疗血尿、膀胱炎：鲜太阳草30 g，水煎服。若血止仍尿痛则加背蛇粉4.5 g，

水煎服。《云南中草药》

（4）治疗疮疡、麻风溃烂：石荠草一斤（500 g），九里明五两（250 g），爬山虎五两（250 g），桉树叶五两（250 g）。水煎成膏，加梅片二钱（10 g）搅匀，涂患处，每日1次。《广西中草药》

（5）治疗肾盂肾炎，尿道结石，跌打损伤：头花蓼15 ~ 30 g，煎服。《云南中草药选》

（6）治疗跌打瘀肿：石荠草打烂，酒炒外敷。《广西中药志》

（7）治疗尿布疹、黄水疮：鲜太阳草煎水，洗患处。《文山中草药》

（8）治疗烂疮：石荠草、爬山虎、九里明各适量，水煎，洗患处。《广西中草药》

（9）治疗痞：省丁草根和米煮稀饭吃。《贵州草药》

（10）治疗蛔虫病：省丁草根6 g，蒸瘦肉吃。《贵州草药》

（11）治疗尿路感染：俞建军等[5]治疗尿路感染治疗方法研究表明，治疗组用热淋清颗粒（热淋清颗粒是以蓼科植物头花蓼为主要原料，经提炼精制而成的）加氟嗪酸，热淋清颗粒每次8 g，每日3次，氧氟沙星胶囊每次0.12 g，每日3次；对照组氧氟沙星胶囊每次0.12 g，每日3次。7日为1个疗程。并记录治疗前后两组的临床症状、体征及血常规、尿常规、尿培养结果及相关不良反应。结果治疗组50例总有效率90%，对照组总有效率74%。可见治疗组治愈率及总有效率均明显高于对照组，统计学有显著性差异。

参考文献

［1］任光友，常凤岗，卢素琳，等．石荠草的药理研究［J］．中国中药杂志，1995，20（2）：107-109.

［2］李孟林，梁斌，唐靖雯，等．热淋清颗粒对肾盂肾炎模型大鼠的药效研究［J］．中国中药杂志，2006，31（2）：153-155.

［3］徐英春，张小红，谢秀丽，等．热淋清颗粒对淋病奈瑟球菌体外抑菌活性的研究［J］．临床泌尿外科杂志，2001，16（6）：287.

［4］梁斌，李孟林，左爱萍，等．热淋清颗粒的急性毒性研究［J］．中国中药杂志，2006，31（2）：174.

［5］俞建军，马小琴．热淋清颗粒治疗尿路感染的疗效评价［J］．浙江中医杂志，2002，37（3）：135.

1.69 漆 树 科

干漆

［基源］为漆树科植物漆树*Toxicodendron vernicifluum*（Stokes）F. A. Barkl. 的树脂经加工后的干燥品。

［别名］漆渣、漆底、漆脚、续合筒、黑漆。

［产地］全国除黑龙江、吉林、内蒙古、新疆以外，各地均有分布。

［性味功效］味辛，性温，小毒。归肝、脾经。破瘀，消积，杀虫。

［主治范围］主妇女瘀血阴滞，经闭，癥瘕，虫积。

［用法用量］内服：2～4.5 g，入丸、散服。外用：烧烟熏。内服宜炒或煅后用。

［毒副反应及注意事项］小毒。孕妇及体虚无瘀者均应慎服。

［现代药理研究］

（1）解痉作用：干漆的醇提取物对离体平滑肌具有拮抗组胺、5-羟色胺、乙酰胆碱的作用，与抗组胺药、麦角酸二乙胺及阿托品相似，但强度较弱[1]。

（2）对心血管作用[2]：小剂量时，使蛙、兔心脏的收缩增强，搏动增快，舒张充分，因而搏动量增加，还能使动物的血管收缩，血压升高，瞳孔散大。而大剂量时，对心脏有抑制作用，还可导致血压下降，瞳孔缩小，麻痹中枢神经系统。

（3）促凝作用[3]：抗凝血酶作用的实验结果表明，干漆提取液（生药0.2 g/mL）与对照组相比，凝血时间显著延长。

［临床应用］

（1）治疗妇人血气疼痛不可忍，丈夫小肠气撮痛：干漆一两（50 g，为末），湿漆一两（50 g），先将湿漆入铫子内熬，后与干漆末一处拌和，丸如半皂子大；每服一丸，温酒吞下，无时。如小肠膀胱气痛，牙关紧急，但斡开牙关，温酒化一丸灌下。《经验方》二圣丸

（2）治疗妇人脐下结物，大如杯升，月经不通，发作往来，下痢羸瘦，此为气瘕，按之若牢强肉症者不可治，末者可治：干漆末一斤（500 g），生地黄三十斤（15 kg，捣绞取汁），火煎干漆，令可丸，食后服，如梧子大三丸，日三服。《补缺肘后方》

（3）治疗胞衣不出，及恶血不行：干漆（碎，炒令烟），当归（切，焙）一两（50 g）。上二味捣罗为散。每服二钱匙，用荆芥酒调下，时一服，以下为度。《圣济总录》干漆散

（4）治疗九种心痛，及腹胁积聚滞气：筒子干漆二两（100 g），捣碎，炒烟出，细研，醋煮面糊和丸，如梧桐子大，每服五丸至七丸，热酒下，醋汤亦得，无时服。《简要济众方》

（5）治疗小儿蛔虫心痛：干漆一两（50 g），捣细，罗为散，每服以新汲水一合，生油一橡斗子，空心调下一字，不过三服，当取下虫。《太平圣惠方》

（6）治疗五劳七伤：干漆、柏子仁、山茱萸、酸枣仁各等份，为末蜜丸，如梧子大，服二七丸，温酒下，日二服。《千金方》

（7）治疗喉痹欲绝不可针药者：干漆烧烟，以筒吸之。《圣济总录》

（8）治疗鼓胀[2]：干漆、漆粉各200 g，鸡骨草200 g，丹参、谷芽各1 000 g，莪术、山药粉各500 g，干漆炒至无烟，放冷研细过筛，合各药制成丸剂，每丸重10 g，每服1～2丸，每日3次。治疗10例，肝脾肿大3例，肝硬化5例，肝硬化腹水2例，均明显好转。

（9）治疗肝硬化[1]：干漆 20 g（炒至烟尽），生三七 25 g，研筛成细粉，分21

包，每日3次，每次1包，连服5日。鸡屎白100 g，瓦上焙干炒黄，加水 500 mL，煮沸，加入米酒100 mL，白糖30 g，再煮沸，去渣滤过，澄清，取汁，1日分3次服（兼蚕服药粉），连服数日。治疗肝硬化，获得显效。

（10）治疗血栓闭塞性脉管炎[2]：干漆10 g，三棱、莪术、地龙、元胡、川楝子、川芎、生甘草各12 g，当归、红花各15 g，每日1剂，水煎服，3个月为1个疗程，疗程间隔10日。治疗中辨证暑湿瘀滞脉管炎423例，痊愈率40.8%，显效率25.6%，进展31.1%，无效2.5%。

（11）治疗颅脑损伤[2]：以干漆、苏木、山甲、莪术加入血俯逐瘀汤中治疗瘀血重型颅脑损伤24例，其中1例外伤后脑压增高，21例X线平片可见颅骨骨折和蛛网膜下腔出血，平均住院20日，痊愈17例，随访7例均愈。

（12）治疗慢性盆腔炎[2]：干漆、威灵仙、赤芍、蒲黄、皂刺、山甲、虻虫、没药各60 g，红娘、蜂房、藤黄各30 g，铅丹、血竭各35 g，沉香20 g，麝香1 g。按传统手工黑膏药制法推成膏药。每贴直径4 cm，厚3 mm。贴敷穴位，根据不同辨证，分别贴敷水道、归来、气海、中枢、俯舍、命门、关元、石门、肾俞、三阴、血海等穴。每日换贴1次，10次为1个疗程。酌情配服中药汤剂。治疗184例，痊愈71例，好转102例，无效11例，总有效率为94%[3]。

（13）治疗子宫内膜异位[2]：干漆4.5 g，川牛膝、炒当归、制香附、炙甲片、海藻、赤勺各9 g，皂角刺、莪术、丹参各12 g，桂枝、血竭各3 g，随症配合经痛方与血崩方治疗143例，显效13例（症状基本消失9例，受孕4例），好转102例，无效11例，总有效率为92%。

（14）治疗血吸虫病[2]：服用漆雄丸（含干漆、雄黄），总剂量为50 g。治疗10例，大便检查虫卵阴性率为80%，约半数以上患者在第2个疗程中肝脾逐渐缩小及变软。

（15）治疗猪囊尾蚴病[2]：干漆灰、芜荑各240 g，雷丸120 g，朱砂60 g，共为细粉，每次服3 g，每日早晚各服1次。治疗52例，痊愈35例，明显减轻17例。

（16）治疗丝虫病[2]：干漆灰300 g，地龙、莪术（炒）各500 g，研末水泛为丸，早晚饭后各服1.5 g。治疗15例，丝虫计数全部消失者3例，丝虫计数减少者12例。

（17）治疗癌瘤[2]：用平消片治疗180例癌症患者，其中包括肺癌、肝癌、食管癌及骨肿瘤4种。结果，显效25例，有效91例，无效64例，总有效率为64.5%。本片既能减轻患者的痛苦，增加食欲，延长寿命，又能使瘤体缩小以至消失。本片由仙鹤草、枳实、郁金、干漆、五灵脂、净火硝、白矾、制马钱子制成片剂，每片0.48 g。每次4 ~ 8片，每日3次，连服3个月为1个疗程。

（18）治疗肠易激综合征[4]：干漆、马钱子、玄明粉各2 g，郁金4 g，炒枳壳、白及各12 g，酒大黄3 g，青黛6 g，共为细末，每次5 g，加生理盐水100 mL，保留灌肠，治疗以腹胀便秘为主的肠易激综合征。

参考文献

[1] 郭晓庄. 有毒中药大词典[M]. 天津：天津科技翻译出版社，1992：23.

[2] 金莲花. 中药干漆的药理作用及临床应用[J]. 现代医药卫生，2007，23（16）：2467-2468.
[3] 欧兴长. 100味中药和复方抗凝血酶作用的实验观察[J]. 中西医结合杂志，1988，8（2）：102.
[4] 李青春. 中西药灌肠治疗易激综合征的对比观察[J]. 中医杂志，1993，34（1）：39.

1.70 蔷 薇 科

1.70.1 三月泡

[基源] 为蔷薇科悬钩子属植物山莓*Rubus corchorifolius* L. F. 的根和叶。

[别名] 三月泡（湖南、四川、广东）、托篷、五月泡（广东）、刺葫芦、吊杆泡、薅秧泡、黄莓、大麦泡、猪母泡、高脚泡、洞蒙子（苍溪）、覆盆子、饽饽头（大连）、企晃刺、野杜利、竖藤火梅刺、饭消扭、割田藨。

[产地] 分布于江苏、浙江、江西、福建和广东等地。

[性味功效] 根：味苦、涩，性平。活血散瘀，止血，祛风活络，清热镇惊。果：味微甘、酸，性温。涩精益肾，助阳明目，醒酒止渴，化痰解毒。叶：味苦，性凉。清热利咽，解毒，消肿，敛疮，接骨。

[主治范围] 根主小儿惊风，风湿筋骨痛。果主肾虚，遗精，醉酒，丹毒等症。叶主咽喉肿痛，多发性脓肿，乳腺炎，断指等症。在湖南湘西地区，群众常将嫩叶捣碎饲喂动物治疗腹泻。

[用法用量] 根25～50 g；叶外用适量。

[现代药理研究]

（1）抗菌作用：谭明雄等[1]认为茅莓叶挥发油对大肠杆菌、巴氏杆菌有明显的抑菌活性。

（2）抗氧化作用：Ku等[2]研究发现，插田泡种子提取物具有很好地清除自由基、过氧化氢和氧离子自由基活性，并可螯合金属铁离子，减轻二价铁离子介导的脂质过氧化的作用。托盘根萃取物可以显著抑止小鼠心、肝、脑、肾组织中过氧化脂质的生成。

（3）抗炎作用：秦攀等[3]利用小鼠实验性腹膜炎模型，发现三叶悬钩子醇提物对小鼠实验性腹膜炎有明显的抑制作用，表明三叶悬钩子具有抗炎作用。

（4）血管方面的作用：Kee等[4]发现由插田泡果酒提取的多酚化合物（PCRC）可减少离体正常血压大鼠肾上腺髓质儿茶酚胺的释放，认为PCRC对心血管疾病有保护作用。郑永玲等[5]认为茅莓水提物对心血管疾病保护作用的机制可能与下调热休克蛋白70的表达有关。

（5）镇痛作用和抗焦虑作用：Nogueira等[6]取山莓的己烷提取物对小鼠进行试验，发现这种提取物具有催眠、抗惊厥、镇痛等作用。Sibat报道，甜叶悬钩子的提取物还有抗过敏作用。

（6）保肝作用：叶蕻芝[7]以四氯化碳引起小鼠急性肝损伤模型，发现粗叶悬钩子粗提物能降低四氯化碳所致小鼠血清中异常增高的部分化学物质的含量，且能改善肝脏病理损伤，认为粗叶悬钩子粗提物对小鼠急性肝损伤有一定的治疗作用。

（7）降糖作用：张淑芬等发现树莓液对2型糖尿病模型大鼠可明显降低大鼠血糖，对早期2型糖尿病肾病大鼠，也可显著降低血糖、血尿素氮、血肌酐，认为对肾脏有保护作用，对糖尿病患者具有较为理想的改善患者临床症状的作用，降低患者血糖值和升高血清胰岛素的作用。悬钩子属植物分泌的甜叶悬钩子苷具有刺激胰岛素分泌[8]、控制糖异生途径、降低血清三酰甘油水平、清除过氧化脂质的作用。

（8）其他：茅莓水提物中还具有抗脑缺血的作用，并进一步研究证明皂苷类成分为抗脑缺血的有效活性成分。郭美仙等[9]在给小鼠灌胃三叶悬钩子总提物实验中发现其提取物对小鼠免疫功能有增强作用。而其中的甜叶悬钩子苷成分，则具有治疗胃酸过多的功能。

［临床应用］

（1）治疗断肢再植：三月泡（鲜叶）、鲜连钱草、鲜四季葱根（煨软）、白糖各等量，将断指复位后，用上药捣烂外敷，固定。每日换药1次。或加穿心莲和蒲公英，可进一步控制感染和肿胀。

（2）治疗牙周炎：三月泡嫩梢、车前草各150 g，捣烂取汁涂患处。

（3）治疗风湿关节痛：三月泡根50～100 g，水煎加酒或与猪脚炖服。

（4）治疗尖锐湿疣：鲜三月泡根刮去浅表层后切片备用。干品150 g水煎药两大碗约2 000 mL，分3次服用，睡前追加1次，放醪糟1匙，每日4次[10]。

参考文献

［1］谭明雄，王恒山，黎霜，等．茅莓根和叶挥发油抑菌活性研究［J］．化工时刊，2002，16（9）：21–22.

［2］KU C S，MUN S P．Antioxidant activities of ethanol extracts from seeds in fresh Bokbunja（*Rubus coreanus* Miq．）and wine processing waste［J］．Bioresour Technol，2007，10：9.

［3］秦攀，刘庆，张羽，等．三叶悬钩子的抗炎作用初探［J］．云南中医中药杂志，2008，29（9）：41–42.

［4］KEE Y W，LIM D Y．Influence of polyphenolic compounds isolated from *Rubus coreanum* on catecholamine release in the rat adrenal medulla［J］．Arch Pharm Research，2007，30（10）：1240–1251.

［5］郑永玲，胡常林．茅莓提取物治疗局灶性脑缺血的实验研究［J］．中医药研究，2002，18（2）：37–39.

［6］NOGUEIRA E，VASSILIEFF V S．Anticonvulsant and muscle–relaxant effects of *Rubus brasiliensis* Involvement of GABA（A）–system［J］．Journal of Ethnophar macology，2000，70（3）：275–280.

［7］叶蕻芝．粗叶悬钩子对实验性肝损伤的治疗作用研究［J］．中医药学刊，2005，23（2）：24–26.

［8］KOH G Y，MC CUTCHEON K，ZHANG F．Improvement of obesity pheno–type by Chinese sweet leaf tea（*Rubus suavissimus*）components in high–fat diet–induced obese rats［J］．J Agric Food Chem，2011，59（1）：98–104.

［9］郭美仙，施贵荣，刘晓波．三叶悬钩子对小鼠免疫器官和巨噬细胞吞噬功能的影响［J］．中国

药事，2009，23（5）：428-429.

[10] 李相亭. 草药三月泡治尖锐湿疣［J］. 中国社区医师，2006（9）：54.

1.70.2 山楂

［基源］为蔷薇科植物山里红、山楂*Crataegus pinnatifida* Bunge的成熟果实。

［别名］杭、檕梅、杭子、鼠查、羊梂、赤爪实、棠梂子、赤枣子、山里红果、酸枣、鼻涕团、柿樝子、山里果子、茅樝、猴樝、映山红果、海红、酸梅子、山梨、酸查、野山楂、小叶山楂、山果子。

［产地］分布于黑龙江、吉林、辽宁、内蒙古、河北、河南、山东、山西、陕西、江苏等地。朝鲜和俄罗斯西伯利亚也有分布。

［性味功效］味酸、甘，性微。归脾、胃、肝经。消食积，化瘀滞。

［主治范围］主泄泻痢疾，血瘀痛经，经闭，疝气，产后腹痛，恶露不尽，脘腹胀痛，瘀血经闭，产后瘀阻，心腹刺痛，疝气疼痛，高脂血症。

［用法用量］内服：10～20 g，煎汤服，或入丸、散服。外用：煎水洗或捣敷。

［现代药理研究］

（1）促进消化作用：山楂含有脂肪酶，能促进脂肪消化，并能增加胃消化酶的分泌，促进消化。对胃肠功能具有一定调节作用，对活动亢进的兔十二指肠平滑肌呈抑制作用，对松弛的大鼠胃平滑肌有轻度的增强收缩作用[1]。山楂酸提取液及水溶液对乙酰胆碱及氯化钡引起兔、鼠离体胃肠平滑肌收缩具有明显抑制作用，而对大鼠弛张状态下的胃平滑肌具有促收缩作用[2]。

（2）对心脏的作用：山楂提取物使在体、离体蟾蜍心收缩力增强，且持续时间长。山楂酸对疲劳衰弱的蟾蜍心脏停搏有恢复跳动的作用。山楂内所含的三萜酸能改善冠状动脉循环而使冠状动脉性衰竭得以代偿，达到强心作用。山楂制剂对豚鼠的心脏能引起显著持久的扩张冠状动脉作用，并增强心搏能力。北山楂提取物4 g/kg给豚鼠静脉注射连续6日，对异丙肾上腺素造成的心肌损伤有一定保护作用[3]。山楂可增加冠状动脉流量，降低心肌耗氧量，对心肌缺血、缺氧有保护作用[1]。山楂浸膏以及总黄酮苷给犬静脉注射，冠状动脉血流量可增加37.5%，心肌耗氧量开始稍有增加，但随后逐渐减少。山楂黄酮对兔实验性急性心肌梗死模型能缩小心肌梗死的范围，减轻S–T段改变。山楂流浸膏对动物垂体后叶素、异丙肾上腺素所致急性心肌缺血有一定保护作用。给犬饲喂山楂（含原矢菊苷元低聚物）以后，其左心室血流量增加可达数小时之久，最大增加量可达平时血流量的70%。给猫静脉注射原矢菊苷元低聚物，也可使其心脏血流量呈剂量依赖性地增加，并使动脉血压略有下降[3]。山楂浸膏对垂体后叶素引起的心律不齐有一定的抑制作用，三萜烯酸类能增加冠状动脉血流量，提高心肌对强心苷作用的敏感性，增加心排出量，减弱心肌应激性和传导性，具有抗心室颤动、心房颤动和阵发性心律失常等作用[4]。

（3）降压作用：山楂乙醇浸出物静脉给药，能使麻醉兔血压缓慢下降，持续3 h。山楂总黄酮10 mg/kg静脉注射能使猫血压下降40%，维持5～10 min，其总提取物对兔、猫亦有较为明显的中枢降压作用[5]。北山楂黄酮、三萜及水解物静脉注射、腹腔注

射、十二指肠给药，对麻醉猫的血压均显示不同程度的降压效应。山楂黄酮、三萜和水解物以同等剂量（25 mg/kg）静脉注射比较，以三萜酸降压效应最明显；但产生显著降压作用之剂量以黄酮为最低[6]。

（4）降脂作用：山楂提取物和醇浸膏0.5 mg/kg口服能使动脉粥样硬化兔血中卵磷脂比例提高，胆固醇和脂质在器官上的沉积降低[7-8]。南山楂粉口服有降低实验性高脂血症兔的血清总胆固醇和β脂蛋白的作用，血清β脂蛋白的降低值亦类似。15%、30%的山楂浸膏对乳幼大白鼠有降脂作用，其中以30%的山楂浸膏为显著。豚鼠服用山楂水煎剂后，对胆固醇含成酶活力有抑制作用，可使其肝细胞微粒体及小肠黏膜的羟甲基戊二酰辅酶A还原酶活力分别下降约70%和67%[9]。山里红水浸膏能显著降低血清总胆固醇含量，其作用显著大于泛硫乙胺，并能明显增加血清中HDL-C、HDL2-C、HDL3-C浓度，其作用可能是通过提高血清中HDL及其亚组分浓度，增加胆固醇的排泄而实现的[10]。

（5）抗氧化作用：山楂水提液有清除氧自由基、抑制小鼠肝脏脂质过氧化反应，减低经氧自由基诱导的透明质酸解聚作用[11]。

（6）对免疫功能的作用：山楂的水煎醇沉制成的注射液皮下注射给药连续9日，可使家兔血清溶菌酶活性、血清血凝抗体滴度、心血T淋巴细胞E玫瑰花环形成率及心血T淋巴细胞转化率均显著增强，提示有免疫增强作用[12]。

（7）抗菌作用：山楂对志贺痢疾杆菌、福氏痢疾杆菌、宋内痢疾杆菌等有较强的抗菌作用；对金黄色葡萄球菌、乙型链球菌、大肠杆菌、变形杆菌、炭疽杆菌、白喉杆菌、伤寒杆菌、绿脓杆菌等也有抗菌作用；一般对革兰阳性细菌作用强于革兰阴性细菌。

（8）防癌作用：在胃液的酸碱条件下，山楂提取液能够消除合成亚硝胺的前体物质，即能阻断合成亚硝胺[13]。山楂提取液对大鼠和小鼠体内合成甲基苄基亚硝胺诱癌有显著的阻断作用[14]。而山楂的丙酮提取液经对致癌剂黄曲霉毒素B_1诱导TA98移码型、TA100碱基置换突变株恢复突变抑制作用实验表明山楂对黄曲霉毒素B_1的致突变作用有显著抑制效果，说明山楂可能对预防肝癌有意义[15]。

（9）其他：山楂2.5 g/kg腹腔注射能显著延长小鼠戊巴比妥钠睡眠持续时间[16]。山楂有收缩子宫、促进子宫复原、止痛作用[17]。

[临床应用]

（1）治疗一切食积：山楂四两（200 g），白术四两（200 g），神曲二两（100 g），上为末，蒸饼丸，梧子大，每服七十丸，白汤下。《丹溪心法》

（2）治疗食肉不消：山楂肉四两（200 g），水煮食之，并饮其汁。《简便单方》

（3）治疗痢疾赤白相兼：山楂肉不拘多少，炒研为末，每服一、二钱（5～10 g），红痢蜜拌，白痢红白糖拌，红白相兼，蜜砂糖各半拌匀，白汤调，空心下。《医钞类编》

（4）治疗老年人腰痛及腿痛：棠梂子、鹿茸（炙）各等份，为末，蜜丸梧子大，每服百丸，日二服。《疗本草纲目》

（5）治疗寒湿气小腹疼，外肾偏大肿痛：茴香、柿楂子，上等分为细末，每服一钱（5 g）或二钱（10 g），盐、酒调，空心热服。《百一选方》

（6）生山楂用于产后瘀阻腹痛、心脉瘀阻之心绞痛、高脂血症等；炒山楂用于食积停滞、脾虚食滞；山楂炭用于泄泻、痢疾等[18]。

参考文献

[1] 李义奎．中药药理学［M］．北京：中国中医药出版社．1992：126.

[2] 卢振初，倪正，罗宇慧，等．苍术、山楂对动物离体胃、肠器官活动影响观察［J］．江苏中医杂志，1986（8）：25.

[3] 刘昌官．北山楂提取物对实验性心肌损伤的预防作用．中草药，1981，12（5）：27–29.

[4] RODDEWING C，HENSEL H．Reaction of local myocardial blood flow in non–anesthetized dogs and anesthetized cats to the oral and parenteral administration of a *Crateagus* fraction（oligomere procyanidines）．Arzneimittel forschung，1977，27（7）：1407.

[5] MANOLOV P．Phartnacologicol Study of a Preparation Based on a Flavoneid Mixture from *Crataegus Monogyna*［J］，Farmatsiya，1969，19（3）：38.

[6] 广州第四制药厂，中山大学生物学系山楂药理研究协作组．山楂对心血管系统药理作用的初步研究［J］．中草药通讯，1977，9：30–35.

[7] 中国人民解放军一五七医院中草药研究组．山楂［J］．中草药通讯，1975（5）：46–50.

[8] 陶有伦．山楂的药理作用、性味、归经、功能、主治及临床报道［J］．辽宁中医杂志，1980（6）：47.

[9] 王树立，李永德．山楂、黄芪及刺五加对豚鼠胆固醇代谢的影响［J］．中西医结合杂志，1987，7（8）：483–484.

[10] 李廷利，刘中申，梁德年．山里红水浸膏对SHR大鼠实验性高脂血症治疗作用的研究．中医药学报，1989（2）：45.

[11] 王伟，陈文为．从抗氧化反应探讨“药食同源”含义．中西医结合杂志，1991，11（3）：159.

[12] 金治萃，白莲花，胡茵，等．山楂注射液对免疫功能的影响［J］．中草药，1992，23（11）：592–593.

[13] 郭法长，郑香梅．山楂提取液消除亚硝酸根的研究［J］．河南医科大学学报，1989，24（1）：27–28.

[14] 刘作屏，郭法长，刘桂亭，等．山楂提取物对体内合成甲基苄基亚硝胺及其诱癌的阻断作用［J］．河南医科大学学报，1991，26（4）：349.

[15] 阮萃才，梁远，刘宗河，等．山楂等12种中药对黄曲霉毒素B_1诱变效应的抑制［J］．癌症，1989，8（1）：29.

[16] 林启云，潘晓春，方敏．广西大果山楂药理作用研究［J］．广西中医药，1990，13（3）：141–142.

[17] 全国中草药汇编编写组，全国中草药汇编：上册［M］．北京：人民卫生出版社，1975：115.

[18] 刘宗英．浅谈中药山楂饮片的不同炮制及功效应用［J］．内蒙古中医药，2013，33（11）：67.

1.70.3 桃仁

［基源］为蔷薇科植物桃*Prunuspersicabatsch*的种子。

［**别名**］桃核仁、桃核人、毛桃仁、扁桃仁、大桃仁。

［**产地**］分布于四川、云南、陕西、山东、河北、山西、河南等地。

［**性味功效**］味苦、甘，性平。活血祛瘀，润肠通便，止咳平喘。

［**主治范围**］用于经闭，痛经，癥瘕痞块，跌仆损伤，肠燥便秘。

［**用法用量**］内服：4.5～9 g，煎汤服；或入丸、散服。外用：捣敷。

［**毒副反应及注意事项**］孕妇忌服，便溏者慎用。该品有毒，不可过量。

［**现代药理研究**］

（1）对心脑血管系统的作用：桃仁可通过改善血流动力学，实现活血化瘀的作用。对心脑血管系统的药理作用主要是活血化瘀，抗凝血，抗血栓，预防心肌梗死等，其在临床治疗心脑血管疾病的应用也日益受到关注，疗效显著。桃仁可以增加脑血流量，降低脑血管阻力，同时还能够明显的增加灌流液的流量，改善血流动力学[1]。

（2）对肝脏、矽肺的作用：山桃仁水煎提取物有预防肝纤维化的作用，主要是通过有效地阻止血清中Ⅰ、Ⅱ型前胶原的沉积，同时也能够促进肝内已沉积的胶原纤维的降解和吸收，是预防肝纤维化及促进肝纤维逆转的一味良药[2]。有实验证实桃仁提取物能明显抑制矽肺大鼠胶原蛋白合成并减少血清铜蓝蛋白，起到延缓矽肺纤维化的作用[3]。

（3）抗炎、抗氧化作用：桃仁水提物中有强烈抑制浮肿的桃仁蛋白A、桃仁蛋白B，对炎症引起的血管通透性亢进具有明显的抑制作用，具有一定的抗炎作用，并且桃仁中的多糖对羟基和氧自由基都有一定程度的清除作用。桃仁中分离出来的蛋白质桃仁蛋白F、桃仁蛋白G、桃仁蛋白B对二甲苯所致小鼠耳部急性炎症有显著抑制作用[4-5]。方美善等[6]采用桃仁乙醇提取物给痴呆模型小鼠灌胃的实验结果显示，其可明显降低痴呆模型小鼠脑组织中超氧化物歧化酶、谷胱甘肽过氧化物酶的活性，显著增加丙二醛含量，证实桃仁乙醇提取物具有清除氧自由基和抗氧化的功能。

（4）提高机体免疫力，抗过敏，抗肿瘤作用：近年来，有较多研究证实桃仁蛋白能够提高机体的体液免疫功能，其能促进抗体形成细胞的产生及血清溶血素的生成，对内毒素诱导的小鼠B细胞转化功能无协同刺激的作用，同时，桃仁总蛋白可纠正CD4/CD8细胞的比值失衡，进而使机体恢复正常的免疫状态。桃仁蛋白能够促进 IL-2、IL-4 的分泌，刺激免疫功能纠正失调。桃仁水煎剂及提取物还有一定的镇痛、抗过敏的作用[7-8]。在此基础上，桃仁蛋白可通过调节免疫系统发挥到抗肿瘤的作用，与其诱导肿瘤细胞凋亡，调节IL-2、IL-4 分泌及刺激肿瘤坏死因子（TNF-α）的作用相关。

（5）其他：桃仁中含有的脂肪油起到润滑肠道的作用，有利于机体的排便。小剂量口服桃仁中的苦杏仁苷，能水解产生氢氰酸和苯甲醛，而氢氰酸具有镇咳平喘的作用，桃仁甲醇提取物还有抑制鸟结核分枝杆菌发育生长的作用，有着一定程度的抗菌作用[9]。

［**临床应用**］

（1）治疗妇人、室女，血闭不通，五心烦热：桃仁（焙）、红花、当归（洗焙）、杜牛膝各等份为末，每服9 g，温酒调下，空心食前。《杨氏家藏方》桃仁散

（2）治疗产后腹痛，干血着脐下，亦主经水不利：大黄150 g，桃仁20枚，蟅虫20枚（熬，去足），上三味，末之，炼蜜和为四丸，以酒一升煎一丸，取八合，顿服之，新血下如豚肝。《金匮要略》下瘀血汤

（3）治疗产后血闭：桃仁20枚（去皮、尖），藕1块，水煎服之。《唐瑶经验方》

（4）治疗血癥，漏下不止：桃仁（去皮、尖，熬）、芍药、桂枝、茯苓、牡丹（去心）各等份，上五味为末，炼蜜和丸如兔屎大，每日食前服一丸，不知，加至三丸。《金匮要略》桂枝茯苓丸

（5）治疗太阳病不解，热结膀胱，其人如狂，少腹急结：桃仁50枚（去皮、尖），大黄四两（200 g），桂枝二两（100 g，去皮），甘草（炙）二两（100 g），芒硝二两（100 g），上五味，以水七升，煮取两升半，去滓，内芒硝，更上火微沸，下火。先食温服五合，日三服，当微利。《伤寒论》桃核承气汤

（6）治疗伤寒蓄血，发热如狂，少腹硬满，小便自利：桃仁20个（去皮、尖），大黄三两（150 g，酒洗），水蛭（熬）、虻虫（去翅、足，熬）各30个，上四味，以水五升，煮取三升，去滓。温服一升，不下，更服。《伤寒论》抵当汤

（7）治疗热邪干于血分，溺血蓄血者：桃仁三钱（15 g，研如泥），牡丹皮、当归、赤芍各一钱（5 g），阿胶二钱（10 g），滑石五钱（25 g），水煎服。《瘟疫论》桃仁汤

（8）治疗跌打损伤：生桃仁、生栀子各等份，砸碎为末，一般各50～100 g，可随局部量增。再用适量鸡蛋清调成泥状，敷患处约1 cm厚，用无菌蜡纸及纱布包好，每日换药1次，一般换药2～5次即愈（局部皮肤呈黑色为正常现象，停敷后逐渐恢复肤色）[10]。

（9）治疗急性淤胆型乙型肝炎：应用桃仁佐治急性淤胆型乙型肝炎，其降低胆红素效果满意。治疗方法：用桃仁12 g，当归9 g，柴胡6 g，白芍9 g，牡丹皮9 g，水煎服，每日1剂，效果显著[11]。

（10）治疗口疮：取去皮尖桃仁40～50枚，盐酸黄连素片7～10片，共研细末，另取熬化的猪油20 mL，香油10 mL，将上药拌匀成糊状，贮瓶内备用，每日外涂2次，一般3～5日即愈[12]。

（11）治疗产后尿潴留：桃仁20 g，葱白2根，冰片1.5 g，上药一起捣成泥，用纱布包好蒸热，趁温填入脐部固定，待患者自觉有热气入腹，即有尿意，小便自通，若一次不通可再加热用一次[13]。

（12）治疗失眠多梦：桃仁12 g，红花6 g，当归12 g，川芎12 g，赤芍12 g，生地黄15 g，柴胡9 g，枳壳12 g，葛根12 g，黄芩9 g，大枣6 g，甘草6 g，水煎服[14]。

（13）治疗心绞痛：桃仁30 g，捣细，加适量蜂蜜调至成糊状，摊敷心前区对应皮肤上，布带束紧，每日更换1次，15日为1个疗程[15]。

（14）治疗咳喘症：桃仁、前胡、桑叶各12 g，知母、黄芩、金银花、枇杷叶各15 g，桔梗10 g，生甘草6 g，水煎服。大量内服桃仁可麻痹延髓呼吸中枢，引起中毒，故不宜多用[16]。

（15）治疗慢性胃炎：桃仁12 g，柴胡9 g，枳壳9 g，芍药9 g，香附9 g，川芎9 g，

陈皮9 g，甘草9 g，每日1剂，水煎，分3次服。桃仁苦甘，善活血化瘀，中药药理研究能改善毛细血管微循环[17]。

参 考 文 献

[1] 朱萱萱，朱芳，施荣山. 桃仁、防己提取物对大鼠血小板聚集作用的研究［J］. 中医药研究，2000，16（3）：44.

[2] 张晓平，陈建民，强世平，等. 山桃仁水煎提取物对肝纤维化小鼠血清Ⅰ、Ⅱ型前胶原的降解作用［J］. 福建中医药，2002，33（4）：36.

[3] 洪长福，娄金萍，周华仕，等. 桃仁提取物对大鼠实验性矽肺纤维化的影响［J］. 劳动医学，2000，17（4）：218.

[4] 邱蓉丽，李璘. 桃仁正品来源品种脂肪油和氨基酸分析与比较［J］. 中国药师，2008，11（12）：1426-1428.

[5] 王亮. 桃仁多糖对·OH^-及·O^{2-}的清除研究［J］. 大连民族学院学报，2009，01：96.

[6] 方美善，张红英. 桃仁提取物对痴呆模型小鼠脑组织超氧化物歧化酶，GSH-Px活性和丙二醛含量的影响［J］. 中国实验方剂学杂志，2012，18（16）：18.

[7] 许惠玉，运晨霞，王雅贤. 桃仁总蛋白对荷瘤鼠T淋巴细胞亚群及细胞凋亡的影响［J］. 齐齐哈尔医学院学报，2004，25（5）：487.

[8] 林小明. 桃仁化学成分和药理作用研究进展［J］. 蛇志，2007，19（2）：130-132.

[9] SHIMA H，GUARINO N，PURI P. Effect of hyperoxia on surfactant protein gene expression in hypoplastic lung in nitrofen-induced diaphragmmatic hemia in rats［J］. Pediatr Surg Int，2000（16）：473-477.

[10] 王秀峰，吴吉英. 桃仁善能活血化瘀［J］. 中医杂志，2003，44（3）：171.

[11] 张建明. 桃仁佐治急性淤胆型乙型肝炎［J］. 中医杂志，2003，44（3）：170.

[12] 成文尧，朱淑红. 桃仁治疗口疮［J］. 中医杂志，2003，44（3）：172.

[13] 陈仁礼. 桃仁泥敷脐治疗产后尿潴留［J］. 中医杂志，2003，44（3）：172.

[14] 母庆宏. 桃仁治失眠多梦［J］. 中医杂志，2003，44（3）：171.

[15] 邵景新. 桃仁外敷治疗心绞痛［J］. 中医杂志，2003，44（3）：171.

[16] 杨得明. 桃仁治疗咳喘症［J］. 中医杂志，2003，44（3）：170.

[17] 马波. 桃仁治疗慢性胃炎［J］. 中医杂志，2003，44（3）：170.

1.70.4 桃枝

［基源］为蔷薇科植物桃或山桃*Amygdalus persica* L. 的幼枝。

［产地］桃全国各地普遍栽培。山桃分布于河北、山西、陕西、甘肃、山东、河南、四川、云南等地。

［功效与主治］味苦，性平。归心、胃经。活血通络，解毒，杀虫。

［主治范围］主心腹痛，风湿关节痛，腰痛，跌打损伤，疮癣。

［用法用量］内服：9～15 g，鲜品加倍，煎汤服。外用：适量，煎水含漱或洗浴。

［毒副反应及注意事项］无毒。孕妇忌服。

［临床应用］

（1）治疗卒心痛：桃枝一把，切，以酒一升，煎取半升，顿服。《补缺肘后方》

（2）治疗天行若虫，下部生疮：浓煎桃枝加糖，以通下部。若口中生疮，含之。《伤寒类要》

（3）治疗黄疸：鲜桃枝90 g，切碎煎汁服。《陕甘宁青中草药选》

（4）治疗时气瘴疫：桃枝叶十两（500 g），白芷三两（150 g），柏叶五两（250 g），上药捣筛为散，每服三两（150 g），煎汤浴之。《伤寒类要》

（5）治疗癞及一切疮疽：用桃、柳、桑、槐、楮各一斤（500 g），煎浓汁一桶，先蒸，候半温，坐桶内平颈项浸洗一日，一月洗两次。《医学入门》

1.70.5　蛇莓

［**基源**］为蔷薇科植物蛇莓*Duchesnea indica*（Andr.）Focke的全草。

［**别名**］蛇泡草、蛇盘草、蛇果草、龙吐珠、宝珠草、三匹风、三叶莓、地杨梅、三爪风、三爪龙、三脚虎、红顶果、鸡冠果、野杨梅、蛇藨、地莓、蚕莓、三点红、狮子尾、疗疮药、蛇蛋果、地锦、三皮风、一点红、老蛇泡、蛇蓉草、蛇波藤、蛇八瓣、龙衔珠、小草莓、蛇不见、金蝉草、三叶藨、疗疮药、蛇皮藤、老蛇刺占、老蛇藁、龙球草、蛇葡萄、蛇果藤、蛇枕头、蛇含草、哈哈果、麻蛇果、九龙草、三匹草、蛇婆、蛇龟草、落地杨梅、血疔草。

［**产地**］分布于辽宁、河北、河南、江苏、安徽、湖北、湖南、四川、浙江、江西、福建、广东、广西、云南、贵州等地。

［**性味功效**］味甘、苦，性寒。清热，凉血，消肿，解毒。

［**主治范围**］主热病，惊痫，咳嗽，吐血，咽喉肿痛，痢疾，痈肿，疔疮，蛇虫咬伤，汤火伤，清热解毒，散瘀消肿。用于感冒发热，咳嗽，小儿高热惊风，咽喉肿痛，白喉，黄疸型肝炎，细菌性痢疾，阿米巴痢疾，月经过多；外用治腮腺炎，毒蛇咬伤，眼结膜炎，疔疮肿毒，带状疱疹，湿疹。

［**用法用量**］内服：9～15 g，鲜者30～60 g，煎汤服或捣汁服。外用：适量捣敷或研末撒。

［**毒副反应及注意事项**］有毒。

［**现代药理研究**］

（1）抗肿瘤作用：体内和体外研究均表明，蛇莓具有较强的抗肿瘤活性，这越来越引起人们的关注。蛇莓甲醇提取多糖部分在连续注射于移植S180肉瘤大鼠30日后，显示出很强的抗肿瘤活性，当剂量为100 mg/kg和200 mg/kg时，其抑瘤率分别为31.9%和63.0%[1]。机体的免疫功能与肿瘤的发生、发展有密切关系。机体对肿瘤的免疫反应既有细胞免疫又有体液免疫。其中细胞免疫占主导地位，T细胞为细胞免疫的主要方面，是机体抗肿瘤免疫的核心力量，T淋巴细胞增殖反应是一个能够代表机体的细胞免疫能力的重要免疫因素[2]。

（2）增强免疫功能：蛇莓流浸膏（2 g/mL）显著升高小鼠腹腔巨噬机能，表现为胞体显著增大，每个胞体吞噬的血红细胞达7～8个，但各级消化状态与对照组无显著差异[3]。

（3）对心血管系统作用：其流浸膏对麻醉狗或兔有短暂的降压作用，并与剂量相关。对心脏收缩（狗）和心率（豚鼠）有抑制作用，并有增加冠状动脉流量作用[3]。

（4）对平滑肌的作用：其流浸膏对离体肠仅使收缩振幅增大，张力无明显变化，且有随剂量增大抑制张力的作用；对家兔、豚鼠及大鼠的离体子宫均呈兴奋作用，对豚鼠离体气管无明显影响[3]。

（5）抑菌作用：蛇莓的甲醇提取物中水溶性部分和不溶于水而可溶于丙酮的部分，对金黄色葡萄球菌、绿脓杆菌和志贺痢疾杆菌的生长有较强的抑制作用[3]。梁薇等[4]将蛇莓水煎液用于体外抗菌研究，测定了其体外最低抑菌浓度。研究发现蛇莓对7种常见致病菌，包括金黄色葡萄球菌、肺炎球菌、痢疾杆菌、甲型副伤寒杆菌、变形杆菌、枯草杆菌、绿脓杆菌具有明显的和不同程度的抑制作用，蛇莓对金黄色葡萄球菌和变形杆菌的抑菌作用最强。

（6）对中枢神经系统的抑制作用：蛇莓醇提物（10～50 g/kg）和水提物（50 g/kg）灌胃后，对小鼠中枢神经系统具有明显的抑制作用。能减弱自由活动，增强阈下催眠剂量戊巴比妥钠的作用和对抗最大电休克惊厥，且醇提物的作用强于水提物[5]。

［临床应用］

（1）治疗癌症：蛇莓具有显著的抗肿瘤活性，与不同的中草药配伍，可治疗不同的癌症。

①鼻咽癌用寮刁竹30 g，入地金斗30 g，茅根30 g，蛇倒退30 g，川芎15 g，山药15 g，蛇莓60 g，生地黄24 g，葵树子90 g，制成煎剂口服，以本方为主治疗4例鼻咽癌患者，存活6年1例，生存3年1例[6]。

②食管癌用半夏12 g，丁香3 g，旋覆花15 g，代赭石24 g，苏梗15 g，竹茹15 g，龙葵30 g，蛇莓15 g，半枝莲15 g，金刚刺15 g，治疗食管癌21例，显效3例，有效16例，无效2例，有效率为90.47%[6]。

③喉癌用白英30 g，龙葵30 g，蛇莓24 g，半枝莲24 g，猕猴桃根30 g，治疗1例喉癌（右侧声带鳞状细胞癌），2个月后声带增响，咽痛痊愈，喉镜检查，肿块消失[6]。

（2）治疗多发性骨髓病：喜树根10 g，仙鹤草90 g，蛇六谷60 g，白花蛇舌草30 g，半边莲30 g，半枝莲30 g，败酱草根10 g，蛇莓10 g，白花藤10 g，大青叶10 g，三棱10 g，莪术10 g，赤芍10 g，红花10 g，薏苡仁12 g，结合化疗治疗多发性骨髓病10例，其中显效2例，缓解8例，变化5例，存活最长1例5年[6]。

（3）治疗肝炎：蛇莓、鬼针草各30 g，黄瓜根10～15 g，千里光、翠云草各15 g，马蹄蕨、鸡矢藤、糯稻秆各20 g，木贼10 g，每日1剂，水煎加白糖，分3～4次服，连服1～2个月。治疗男性乙型肝炎1例，口服该方30日，临床诸症状消除，麝絮呈阳性，其余各项全部转阴。继投上方30剂，诸症皆除。西洋参5 g或沙参30 g，黄芪30 g，丹参30 g，菌灵芝24 g，白花蛇舌草30 g，甘草5 g，蛇莓30 g，水煎服，每日1剂，每日3次，3个月为1个疗程[7]。

（4）治疗带状疱疹：在常规抗病毒药物治疗的基础上加用蛇莓草药外敷或取汁外涂治疗。蛇莓鲜全草150～300 g，洗净，加少量食盐捣糊直接外敷或捣糊取汁外涂（根据不同季节、不同部位，选择一种或两种方法交替使用，在皮肤病变处直接外敷，外层加盖保鲜膜，防止药液污染被服，同时增加药物的作用时间，每日1～2次。也可以取蛇莓草药汁外涂，每日3～5次，外涂范围要超出病灶边缘2cm以上。可包扎部位最好外敷，也可白天取蛇莓草药汁外涂，晚上外敷。治愈标准为症状完全消失，局部皮损颜色转暗红，水疱完全消失，水肿消退[8]。

（5）治疗白喉：蛇莓捣成泥状，加2倍量冷开水浸泡4～6 h，过滤即成50%浸剂，加糖调味，每日服4次，经治471例白喉，治愈率为85%。

（6）治疗腮腺炎：针刺后随即将鲜蛇莓全草洗净捣成泥状，外敷患处，每日换药1次，治疗42例流行性腮腺炎，全部治愈，其中1日治愈者8例，2日者10例，3日者14例，最长者7日。

（7）治疗细菌性痢疾：蛇莓制成糖浆，每次20～40 mL（小儿减半），每日服3次，5～7日为1个疗程。对高热、脱水、腹痛等配合常规处理。观察50例，治愈46例，好转1例，无效3例，用药最短2日，最长11日。治疗过程中少数患者有恶心、呕吐、上腹部不适，余未发现其他不良反应。

（8）治疗急性穿孔性阑尾炎：取鲜蛇莓100～200 g（干品50～100 g），鲜白骨树根25 g（干品15 g），水煎2次分服。阑尾脓肿者加皂角刺15 g，急性阑尾炎合并局限性或弥漫性腹膜炎加用行气活血之药，并稍加大蛇莓用量（每日鲜品不得超过300 g，干品不得超过200 g）；如为急性穿孔性阑尾炎则配合通里攻下药，如铁扁担鲜根25 g，磨成浆顿服，或甘遂末每次15 g冲服。共治疗50例，其中阑尾脓肿11例，合并局限性腹膜炎21例，合并弥漫性腹膜炎18例；结果治愈38例，近愈8例，无效4例；住院最短4日，最长43日，平均17日。

（9）治疗急性乳腺炎：鲜蛇莓30～50 g，食盐少许，共捣烂，外敷内关穴，另以蛇莓30～50 g，野菊花30 g，水煎服，治疗急性乳腺炎初起未成脓者多例，一般3～5日获愈。

（10）治疗高热：鲜蛇莓60 g（小儿酌减），水煎至300 mL左右，分3次服，治疗高热惊厥10余例，效果良好。

（11）治疗口角炎：蛇莓60 g，烧焦研粉，麻油调搽患处，治疗10例口角炎，均愈。

（12）治疗牙根尖周炎：鲜蛇莓根茎60 g（或干品15～20 g），水煎，取汁去渣顿服，治疗50例牙根尖周炎患者，治愈48例。

参考文献

［1］HOEM AKER MARK，HAM ILTON BOBBI，DAIRKEE SCHANAZ H．Invitro anti-cancer activity of twelve Chinese medicinal herbs［J］．Phytotherapy research PTR，2005，19（7）：649-651．

［2］ZHOU G，SHENG W，YAO W，et al．Effect of lowmolecular lambda-carageenan from chondrus ocellatus on antitumor H-22 activity of 5-Fu［J］．Phamacol Res，2006，53（2）：129-134．

［3］袁伟．三匹风的药理作用与毒性研究［J］．泸州医学院学报，1979（1）：1．

［4］梁薇，梁莹，应惠芳．蛇莓抗菌作用的实验研究［J］．咸宁学院学报，2005，19（3）：167-168．

[5] 马越鸣，程能能. 蛇莓提取物对小鼠中枢神经系统的抑制作用 [J]. 皖南医学院学报，1996，15（4）：293–295.
[6] 翁涛. 中药蛇莓的药理作用与临床应用 [J]. 科技咨询导报，2007（16）：131–132.
[7] 龙治平，邓晓舫，王雨谷. 乙肝1号对慢性肝炎免疫球蛋白及补体C3作用的观察 [J]. 上海中医药杂志，1995（7）：51–52.
[8] 芦启兴. 蛇莓治疗带状疱疹疗效观察 [J]. 中国乡村医药，2007，14（9）：51.

1.71　罂　粟　科

1.71.1　血水草

[基源] 为罂粟科植物血水草*Eomecon chionantha*的全草。

[别名] 黄水芋、金腰带、水黄连。

[产地] 分布于广西、广东、福建、云南、贵州、江西、湖北、浙江等地。

[性味功效] 味苦，性寒，小毒。清热解毒，活血止痛，止血。

[主治范围] 主目赤肿痛，咽喉肿痛，口腔溃疡，疔疮肿毒，毒蛇咬伤，湿疹，癣疮，跌打损伤，腰痛，咯血。

[用法用量] 内服：6 ~ 30 g，煎汤服或浸酒服。外用：适量，鲜草捣烂敷，或晒干研末调敷，或煎水洗。

[现代药理研究]

（1）抑菌抗炎作用：白屈菜红默碱（二聚苯并菲啶型）经体外抑菌实验表明，白屈菜红默碱对金黄色葡萄球菌、甲型链球菌、乙型链球菌、肺炎球菌及流感杆菌具有一定的抑制作用，但对绿脓杆菌、痢疾杆菌等无作用[1]。血根碱具有短暂麻醉作用，可兴奋猫的妊娠子宫[2]；亦有抗炎作用，可制成牙膏治疗牙周炎[3]。

（2）抗病原体作用：在体外可抑制革兰阳性菌、金黄色葡萄球菌、白假丝酵母菌、卡他球菌、大肠杆菌等[2]。

（3）增强免疫作用：增强白细胞吞噬功能，提高机体的防御机能[1]。

[临床应用]

（1）治疗急性结膜炎：鲜品30 ~ 60 g，水煎服，每日1剂。《江西草药》

（2）治疗小儿胎毒，疮痒：血水草、苦参、燕窝泥各等份，共研为末，调菜油搽，或煎水洗。《贵州民间药物》

（3）治疗口腔溃疡：全草适量，捣烂，绞汁漱口。《中国民族药志》

（4）治疗无名肿毒：鲜品适量，甜酒糟少许，捣烂外敷，每日换药1次。《江西草药》

（5）治疗毒蛇咬伤：血水草适量，捣烂，兑淘米水外洗或外敷，亦可内服。《中国民族药志》

（6）治疗内伤出血：血水草15 g，蜈蚣藤根、两面针根各10 ~ 15 g，泡酒内服，适量，每日2次。《中国民族药志》

参考文献

[1] 周天达，周雪仙. 血水草抗菌有效成分的提取分离 [J]. 中草药通讯，1979，1：11.
[2] 路洪顺. 白屈菜的药理及栽培技术 [J]. 特种经济动植物，2001，5：30.
[3] 美国专利. 含水合二氧化硅的牙膏 [P]. 牙膏工业，1992，3：98.

1.71.2 岩黄连

[基源] 为罂粟科植物石生黄堇*Corydalis saxicola* Bunting *C*. *thalictrifolia* Franch. non Jameson ex Regel的全草。

[别名] 岩胡、岩连、菊花黄连、土黄连。

[产地] 分布于广西、四川、贵州、云南、湖北等地。

[性味功效] 味苦，性凉。清热利湿，散瘀消肿。

[主治范围] 主急性黄疸型肝炎，肝硬化，肝癌，疮疖肿毒，急性胃肠炎等。

[用法用量] 内服：3～15 g，煎汤服。外用：适量，研末点患处。

[毒副反应及注意事项] 岩黄连注射液可引起特异体质的过敏反应，也可致寒战、高热[1-2]。临床表现为用药后周身瘙痒、心慌、寒战、发热，偶见恶心、呕吐等。

[现代药理研究]

（1）增强免疫功能：童鲲[3]研究提示岩黄连总生物碱在免疫调节中有增强作用。

（2）抗肿瘤：柯珉珉[4]通过体外、半体内及体内法抗肿瘤实验发现岩黄连总碱注射液对小鼠S180肉瘤、艾氏腹水癌及肝癌、腹水癌、大鼠256肉瘤均有一定的抑制作用，对瘤细胞呼吸亦有抑制作用，在小鼠试验中有显著增强小鼠腹腔巨噬细胞吞噬功能。谢沛珊[5]用4个批号的岩黄连针剂对动物小鼠移植性肿瘤S180肉瘤、艾氏癌实体瘤进行了筛选实验研究，实验结果表明，岩黄连针剂对小鼠S180肉瘤、艾氏癌实体瘤均有一定的抑制作用，平均抑瘤率达30%以上。

（3）抗病毒作用：岩黄连对甲、乙、丙型肝炎病毒均有不同程度的抑制和杀灭作用，并能较快产生抗体，且岩黄连能有效稳定肝细胞膜、线粒体膜，起保肝护肝作用[6-7]。

（4）对中枢神经的作用：黄燮陶等[8]研究的动物实验发现全草生物碱具有较强的安定作用。

[临床应用]

（1）治疗肝炎：刘立等[9]报道岩黄连治疗病毒性肝炎并高胆红素血症31例，李向阳等[10]报道岩黄连治疗高胆红素血症54例，认为岩黄连对甲、乙、丙型肝炎病毒均有不同程度的抑制和杀灭作用，岩黄连能通过清除肝细胞内病毒达到退黄的目的；亦认为岩黄连能增进小鼠腹腔巨噬细胞吞噬功能，并能促使机体较快产生抗体。

（2）治疗肝硬化、肝肿瘤：孙兆翠[11]运用岩黄连注射液配合介入疗法治疗原发性肝癌患者，亦有较好的效果。王丹等[12]比较生脉注射液与岩黄连注射液治疗肝硬化的疗效，随机应用生脉注射液和岩黄连注射液治疗肝硬化患者60例，通过观察临床及肝脏生化指标来判断疗效，结果显示岩黄连注射液同生脉注射液在缓解症状、保肝、利胆等方面均有良好的疗效。

参考文献

[1] 刘世萍，曲婷. 岩黄连注射液致过敏反应1例 [J]. 中药新药与临床药理，2004，15（6）：434.
[2] 刘世萍. 岩黄连注射液致寒战、高热 [J]. 药物不良反应杂志，2004，6（5）：337.
[3] 童岷. 岩黄连总生物碱对小鼠免疫功能的影响 [J]. 免疫学杂志，1995，11（4）：238.
[4] 柯珉珉. 岩黄连有效成分的研究 [J]. 药学通报，1980，15（6）：41.
[5] 谢沛珊. 中草药抗肿瘤筛选的实验研究 [J]. 时珍国药研究，1996，7（1）：19.
[6] 尹华. 岩黄连与丹参注射液合用对慢性乙型肝炎肝纤维化的影响 [J]. 实用医学杂志，2001，17（8）：782–783.
[7] 任仲轩. 岩黄连治疗病毒性肝炎33例疗效分析 [J]. 临床荟萃，2003，18（2）：94–95.
[8] 黄燮陶，刘国雄，张毅. 岩黄连总生物碱的安定作用 [J]. 中国药理学报，1981，2（3）：156.
[9] 刘立，张光华. 岩黄连治疗病毒性肝炎并高胆红素血症31例 [J]. 药物流行病学杂志，2001，10（4）：182.
[10] 李向阳，田莉婷. 岩黄连注射液治疗高胆红素血症54例 [J]. 现代中医药，2003，5：30.
[11] 孙兆翠. 岩黄连注射液配合介入疗法治疗原发性肝癌的疗效观察及护理 [J]. 青海医药杂志，2003，33（4）：39.
[12] 王丹，王英凯. 中药岩黄连主要成分脱氢卡维汀的药理研究 [J]. 人参研究，2002，14（3）：28–29.

1.71.3 博落回

[基源] 为罂粟科植物博落回和小博落回*Macleaya cordata*（Willd.）R. Br. 的根或全草。

[别名] 落回、号筒草、勃勒回、简秆、筒青、滚地龙。

[产地] 分布于广西、广东、海南、四川、贵州、云南、台湾等地。

[性味功效] 味苦、辛，性寒，大毒。散瘀，祛风，解毒，止痛，杀虫。

[主治范围] 主痈疮疔肿，痔疮，湿疹，蛇虫咬伤，跌打肿痛，风湿关节痛，顽癣，滴虫性阴道炎。

[用法用量] 外用：适量，捣敷，或煎水熏洗，或研末调敷。

[毒副反应及注意事项] 本品有毒，禁内服。

[现代药理研究]

（1）抑菌消炎作用：博落回的水煎剂对革兰阳性菌和革兰阴性菌及钩端螺旋体有较强的抑制作用。博落回中有效抑菌消炎作用成分为生物碱，其所含的盐酸血根碱、博落回碱和白屈菜红碱可抑制各种杆菌的生长[1]。郁建平等[2]试验证明，盐酸血根碱具有很强的广谱抑菌作用。高红梅等[3]在博落回生物碱对12种植物病原体菌的抑制活性研究显示乙氧基血根碱和乙氧基白屈菜红碱对肺炎双球杆菌、金黄色葡萄球菌、枯草芽孢杆菌较为敏感，与小檗碱相比，其抑制作用较强，乙氧基血根碱在体外对钩端螺旋体有很强的杀灭作用[4]。

（2）抗肿瘤作用：樊淑莲等[5]研究表明博落回总生物碱对荷瘤动物（实体瘤）有明显的抑制作用。杨舒等[6]试验证明，博落回含有的活性成分血根碱和白屈菜红碱具有抑制肿瘤细胞增殖的目的，这可能是博落回抗肿瘤的分子机制之一。

（3）增强免疫力，改善肝功能：杨军等[7]药理研究表明，博落回可显著改善肝脏功能，保护肝细胞膜和抑制肝脏纤维化。

［临床应用］

（1）治疗滴虫性阴道炎、宫颈糜烂：用博落回栓剂治疗滴虫性阴道炎132例，经1个疗程后全部病例症状均消失，阴道分泌物镜检滴虫全部为阴性[8]。

（2）治疗感染性疾病：有研究表明，博落回制备的注射液治疗大叶性肺炎、小儿肺炎等有较好疗效，对慢性支气管炎也有一定疗效，并有止咳作用。博落回或以博落回为君药所制配方治疗痔疮、脓性指头炎、疔痛等也有显效[9-10]。

（3）抗肿瘤：博落回注射液治疗甲状腺癌、腮腺混合瘤、颈癌有一定疗效，血根碱有弱的抗艾氏腹水瘤作用[11]。

（4）治疗皮肤疾病：博落回治疗酒糟鼻、足癣、疥疮、牛皮癣、头皮湿疹有确切效果[12]。

参考文献

［1］赵东亮，郁建平，周晓秋，等．博落回生物碱的抑菌作用研究［J］．食品科学，2005（1）：45–47．

［2］郁建平，赵东亮，孟祥斌，等．博落回生物对八种真菌的抑菌作用研究［J］．贵州大学学报（自然科学版），2003，23（1）：77–80．

［3］高红梅，付小草，何婷，等．博落回生物碱对12种植物病原菌的抑制活性研究［J］．安徽农业科学，2014，42（18）：5810–5812．

［4］郭小清，唐莉萍，聂建超，等．博落回的药理作用及其在动物保健中的应用［J］．中国动物保健，2005（5）：34–35．

［5］樊淑莲，焦峰，张园．博落回总生物碱对动物移植性肿瘤的作用研究［J］．陕西肿瘤医学，2000，8（3）：174–179．

［6］杨舒，刘岩，杨千帆，等．博落回抗肿瘤作用及诱导人体端粒DNA形成G–四链体分子机制研究［J］．中草药，2011，42（4）：738–742．

［7］杨军，王静，刘信顺，等．博落回药理研究［J］．中药材，1999，22（2）：82–84．

［8］上海中药二新品种试制小组．妇科新药“博落回栓剂”［J］．中成药研究，1978，1：18．

［9］熊晓荣．三味博落回煎剂治疗痔疮合并感染［J］．云南中医杂志，1988，23（4）：18．

［10］余震生．草药号筒树治疗脓性指头炎［J］．江西医药，1966，6（7）：371．

［11］樊淑莲，焦峰，张园，等．博落回总生物碱对动物移植性肿瘤的作用研究［J］．陕西肿瘤医学，2000，8（3）：174．

［12］罗裕民．博落回为主外治皮肤病［J］．福建中医药，1987，18（1）：封四．

十　五　画

1.72　樟　　科

1.72.1　桂枝

［基源］为樟科植物肉桂*Cinnamomum cassia* Presl的干燥嫩枝。

［别名］玉桂。

［产地］分布于广西、广东及云南等地。春、夏季剪下嫩枝，晒干或阴干，切成薄片或小段用。

［性味功效］味辛、甘，性温。发汗解肌，温经通脉，助阳化气，散寒止痛。

［主治范围］主风寒表证，寒湿痹痛，四肢厥冷，经闭痛经，癥瘕结块，胸痹，心悸，痰饮，小便不利，风寒感冒，脘腹冷痛，血寒经闭，关节痹痛，水肿，奔豚。

［用法用量］内服：3～9 g，煎汤服。

［毒副反应及注意事项］无毒，本品辛温助热，易伤阴动血，凡温热病及阴虚阳盛、血热妄行、孕妇胎热以及产后风湿伴有多汗等情形均忌用，月经过多者慎用。

［现代药理研究］

（1）抑菌作用：韩爱霞等[1]将100%桂枝浸出液滤纸片对金黄色葡萄球菌、白色葡萄球菌、绿脓杆菌、变形杆菌、甲型链球菌、乙型链球菌抑菌作用进行了研究。结果表明桂枝在体外对以上细菌均有明显的抑菌作用。

（2）抗炎、抗过敏作用：桂枝挥发油对急性、慢性和免疫损伤性炎症均有显著的拮抗作用，其作用与抑制花生四烯酸代谢、影响炎症介质生成及抗氧化等有关[2-4]。

（3）抗肿瘤作用：桂枝中桂皮醛具有良好的体内、体外抗肿瘤效果，其机制主要涉及对肿瘤细胞的细胞毒作用和诱导肿瘤细胞产生凋亡。对体外培养的人皮肤黑色素瘤、乳腺癌、食管癌、宫颈癌、肾癌、肝细胞瘤细胞的增殖具有良好的抑制作用，在适当剂量范围内可以保护和恢复荷瘤小鼠的免疫功能；桂皮醛能有效对抗小鼠S180肉瘤，对人肿瘤细胞发挥细胞毒作用的同时，也能诱导其发生细胞凋亡，且在一定剂量范围内具有保护和恢复机体免疫功能的作用[5]。

（4）抗病毒作用：汤奇等[6]采用鸡胚法，观察桂枝挥发油和桂皮醛抗流感病毒生长的作用，结果显示桂枝挥发油、桂皮醛具有良好的抗流感病毒作用，以治疗方式给药效果相对为优，桂皮醛可能是其抗病毒效应的主要成分之一。

（5）利尿作用：采用含桂枝的五苓散提取液以0.25 g/kg的剂量给麻醉犬静脉注射，可使犬尿量明显增加，单用桂枝（静脉注射剂量为0.029 g/kg）利尿作用比其他四药单用显著，故认为桂枝是五苓散中主要利尿成分之一[7]。

（6）扩张血管、促进发汗作用：现代医学认为桂枝中主要成分桂皮醛、桂皮酸钠具有扩张血管、促进发汗的作用，常与麻黄相须为用，以增强全方的发汗解表之功。研究证实桂枝汤具有扩张血管和促进发汗的作用[8-9]。

（7）降压作用：桂皮醛静脉连续给药后对麻醉大鼠心率、血压、左室收缩压、左室舒张压、左室最大压力变化速率等血流动力学指标的影响，结果显示桂皮醛在120 ~ 360 mg/kg剂量范围内呈剂量依赖性地降低。桂皮醛对麻醉大鼠的心率具有显著抑制作用，对血压具有降低作用且可能与其对心肌的负性变时、变力效应和舒张血管作用有关[10]。

（8）解热、解痉镇痛作用：药理学研究证实，桂枝具有明显的镇痛解痉作用，因能作用于大脑感觉中枢，提高痛阈而具有镇痛效果[11]。

（9）镇静、抗惊厥作用：桂枝中桂皮醛化合物具有镇静和抗惊厥作用。研究表明小鼠给予桂皮醛后，其自主活动减少，可增加巴比妥类药物的作用，同时对抗苯丙胺的作用，拮抗士的宁作用，降低烟碱致惊厥，抑制听源性惊厥等[12]。

（10）抗血小板聚集、抗凝血作用：研究发现桂皮醛在体外能够明显抑制胶原蛋白和凝血酶诱导的大鼠血浆中血小板的聚集，在体内能够显著延长小鼠断尾后的出、凝血时间，减轻大鼠动-静脉旁路丝线上血栓的质量，说明桂皮醛具有明显抗血小板聚集和体内抗血栓作用。其机理可能与抑制血栓烷素A2的形成，进而抑制血小板聚集有关[13]。

［临床应用］

（1）治疗房室传导阻滞：以桂枝15 g、白芍20 g、炙甘草15 g、大枣5枚、生姜3片、田七6 g（磨服）、黄芪30 g为主方，随证加减，取得了较好的效果[14]。

（2）治疗肺心病：以桂枝、杏仁各15 g，白芍30 g，生姜、大枣、厚朴各12 g，炙甘草10 g为基本方，随证加减，治疗效果显著[15]。

（3）治疗原发性低血压：以桂枝20 g、炙甘草10 g为基本方，气虚者加黄芪，血虚者加当归，阴虚者加五味子、麦冬[16]。

（4）治疗小儿支气管哮喘：以桂枝、杏仁、生姜、白芍各9 g，炙甘草、炙厚朴各6 g，大枣12枚为基本方，随证加减，治疗有效[17]。

（5）治疗慢性乙型肝炎：以柴胡15 g、桂枝10 g、干姜8 g、黄芩6 g、天花粉12 g、生牡蛎15 g、炙甘草6 g为基本方，治疗有效[18]。

（6）治疗颈椎病：以桂枝12 g、白芍15 g、甘草10 g、生姜10 g、大枣15 g、葛根20 g为基本方，按神经根型、交感型、椎动脉型、脊髓型加减，并配合牵引[19]。

参考文献

［1］韩爱霞，綦跃花，邱世翠，等．桂枝体外抑菌作用研究［J］．时珍国医国药，2004，15（11）：743.

［2］Research Group of Pain and Neuroscience in Vision 200 Project，East-West Medical Research Institute，Kyung Hee．The anti-inflammatory effect of Cinnamomi Ramulus［J］．Korean Oriental Med，2005，26（2）：140-151.

［3］沈映君．中药解表方药研究［M］．北京：中国医药科技出版社，2004：200-245.

［4］赵耀．桂枝的现代药理与临床应用浅议［J］．中国中医药现代远程教育，2009，7（9）：77.

［5］黄敬群，罗晓星，王四旺，等．桂皮醛抗肿瘤活性及对S180荷瘤小鼠免疫功能的影响［J］．中国临床康复，2006，10（11）：107-110.

[6] 汤奇，刘蓉，杨发龙，等. 桂枝挥发油与桂皮醛抗流感病毒作用的实验研究 [J]. 时珍国医国药，2012，23（7）：1622-1624.
[7] 王琍文，苏成业. 泽泻、猪苓、茯苓、桂枝及其复方五苓散的利尿作用 [J]. 大连医学院学报，1965，5（1）：40-46.
[8] 吴贻谷，宋立人. 中华本草精选本：上册 [M]. 上海科学技术出版社，1998：463-468.
[9] 杨百茀，李培生. 实用经方集成 [M]. 北京：人民卫生出版社，1996：341.
[10] 徐明，佘璐，丁媛媛，等. 桂皮醛对麻醉大鼠降血压作用的实验研究 [J]. 心脏杂志，2006，18（3）：272-276.
[11] 赵耀. 桂枝的现代药理与临床应用浅议 [J]. 中国中医药现代远程教育，2009，7（9）：77.
[12] 赵健一. 桂枝的药理研究及临床新用 [J]. 光明中医，2010，25（8）：1546.
[13] 黄敬群，罗晓星，王四旺，等. 桂皮醛对抗血小板聚集和血栓形成的特点 [J]. 中国临床康复，2006，10（31）：34-36.
[14] 胡意明，江乐平. 桂枝汤加味治房室传导阻滞30例 [J]. 江西中医药，1999，30（6）：56.
[15] 卜昌银，刘其玉. 桂枝加厚朴杏子汤治疗慢性肺心病50例 [J]. 实用中医药杂志，2000，16（5）：17.
[16] 高天德. 桂枝甘草汤治疗原发性低血压46例 [J]. 实用中医药杂志，2001，17（6）：20.
[17] 乔学军. 桂枝汤加味治疗小儿支气管哮喘 [J]. 四川中医，1998，16（9）：42.
[18] 张林军，张军爱，郑博. 柴胡桂枝干姜汤治疗慢性乙型肝炎49例临床观察 [J]. 河北医科大学学报，1999，20（5）：310.
[19] 曹俊寿，刘锦. 桂枝葛根汤加减治疗颈椎病86例 [J]. 福建中医药，2001，32（1）：13.

1.72.2　樟木

[基源] 为樟科植物樟*Cinnamomum longepaniculatum*（Gamble）N. Chao ex H. W. Li的木材。

[别名] 樟材、香樟木、吹风散。

[产地] 分布于台湾、江西、福建、广西、湖南、湖北、四川、云南等地。

[性味功效] 味辛，性温。祛风散寒，温中理气，活血通络。

[主治范围] 风寒感冒，胃寒胀痛，寒湿吐泻，风湿痹痛，脚气，跌打伤痛，疥癣风痒。

[用法用量] 内服：10～20 g，煎汤服，或3～6 g，研末服或泡酒饮。外用：适量，煎水洗。

[毒副反应及注意事项] 樟脑与冰片都有一定的毒性。内服樟脑0.5～1 g可引起眩晕、头痛，温热感，乃至兴奋、谵妄等，内服2 g以上引起大脑皮层的兴奋，导致癫痫样痉挛，最后可由于呼吸衰竭而死亡，内服7～15 g或肌内注射4 g可致死亡。孕妇忌服。

[临床应用]

（1）治疗胃寒胀痛：樟木15 g，煎水两碗服。《香港中草药》

（2）治疗绞肠痧：陈樟木、陈皮、东壁土各等份，水煎去渣。《卫生简易方》

（3）治疗脚气，痰壅呕逆，心胸满闷，不下饮食：樟木一两（50 g），捣烂为散，以粥饮调下一钱（5 g）。《普济方》樟木散

（4）治疗痧症：症见突然腹胀、腹痛、喜暖喜按、恶心呕吐、四肢冰冷麻木、唇舌青紫，疲乏短气、面色苍白等。用樟木20 g，细叶防风15 g，南木香15 g，生姜5片，水煎服，每日1剂。

（5）治疗胃痛：症见胃脘胀满而痛、牵引胁肋部疼痛、反酸水、打饱嗝、食欲减退等。用樟木20 g，高良姜15 g，香附15 g，白芍15 g，甘草10 g，水煎服，每日1剂。

（6）治疗胃肠型感冒：症见腹痛、腹泻、恶心、恶寒无汗、头部沉重且痛、项背拘急、四肢乏力等。用樟木20 g，藿香15 g，葛根20 g，苏叶10 g，水煎服，每日1剂。

（7）治疗食积腹痛：症见脐周疼痛、腹泻、泻下为未消化食物，味臭、泻后疼痛减轻，打饱嗝、呕吐、不思饮食等。用樟木20 g，马蹄香15 g，山楂15 g，神曲15 g，水煎服，每日1剂。

（8）治疗急性胃肠炎：症见上吐下泻、腹痛、腹胀、汗出、四肢冰冷、大便清稀、厌食等。用樟木25 g，马尾黄连15 g，白头翁15 g，草血竭15 g，水煎服，每日1剂。

（9）治疗胃寒呕吐：症见饮食稍多即出现呕吐，时作时止，食欲差，食入难化，胸闷，倦怠乏力，喜暖恶寒等。用樟木25 g，丁香10 g，草豆蔻15 g，生姜10 g，水煎服，每日1剂[1]。

参考文献

［1］刘鹏飞．哈药樟木治胃肠病［J］．医药养生保健报，2006，10（6）：1.

十　六　画

1.73　薯　蓣　科

薯莨

［**基源**］为薯蓣科植物薯莨*Dioscorea Cirrhosa* Lour的块茎。

［**别名**］薯良、鸡血莲、血母、朱砂莲、血三七。

［**产地**］分布于江西、广东、广西、福建等地。

［**性味功效**］味苦，性凉，小毒。活血止血，理气止痛，清热解毒。

［**主治范围**］主咯血，呕血，鼻出血，便血，崩漏，月经不调，痛经，经闭，产后腹痛，脘腹胀痛，热毒血痢，水泻，关节痛，跌打肿痛，疮疖，带状疱疹，外伤出血。

［**用法用量**］内服：3～9 g，煎汤服或研末服，每次1.5～3 g。外用：磨汁涂，研末撒或调敷。

[**毒副反应及注意事项**] 小毒。孕妇慎服。

[**现代药理研究**]

（1）镇痛作用：有研究表明，薯良水煎剂有明显的镇痛作用[1]。

（2）止血作用：薯莨煎剂1.5 g/kg灌胃，能显著缩短家兔出血时间与凝血时间。在试管内草酸血浆除去血小板后重新钙化凝固时间的测定，表示薯莨提取液有类似血小板的促凝作用。

（3）对子宫平滑肌作用：薯良煎剂或酊剂对离体小鼠子宫有明显兴奋作用，使子宫平滑肌张力、振幅及频率均有增强。

（4）抗菌作用：薯莨酊剂或煎剂在试管内对金色葡萄球菌中有中等程度抑菌作用，对甲型副伤寒杆菌与宋内痢疾杆菌有较弱的抑制作用，抑菌作用可能与薯莨中所含鞣质有关。

（5）毒性：薯莨煎剂小鼠皮下注射的半数致死浓度为（68.8 ± 9.1）g/kg，醇浸剂对离体蟾蜍心脏有抑制作用。

[**临床应用**]

（1）治疗咯血：朱砂莲、藕节各9 g，茅草根6 g，共炒焦，煎水服。《贵州经验方》

（2）治疗血崩：

①朱砂莲、红鸡冠花各9 g，百草霜3 g，研末，煮米酒服。《贵州经验方》

②鲜薯莨30 g，茶树根15 g，水煎，冲白糖服；或用鲜薯莨块茎30 g，酒炖服。《福建药物志》

（3）治疗功能性子宫出血、产后出血、上消化道出血、咯血：薯莨500 g，加水5 000 mL，煎成2 500 mL，每次服20 mL，每日3次。《全国中草药汇编》

（4）治疗痢疾：薯莨6 ~ 15 g，水煎服；或研末，每次用2 ~ 3 g，开水冲服。《广西草本选编》

（5）治疗疮疖：薯莨根、皂角刺、夏枯草各9 g，水煎服。《江西经验方》

（6）治疗烧伤：薯莨切片晒干，研成细粉，以凡士林配成20%软膏，再制成薯莨凡士林软膏纱布备用。将软膏纱布一层覆于创面上，加消毒纱布包扎。《全国中草药汇编》

（7）治疗带状疱疹：薯莨磨醋，涂患处。《福建药物志》

（8）治疗鱼虾中毒：薯莨30 g，水煎服；或鲜品60 g，捣烂取汁服。《福建药物志》

参考文献

[1] 张兴燊. 薯良水煎液镇痛药理作用的实验研究 [J]. 时珍国医国药，2008，19（12）：2967.

1.74　酢浆草科

大叶酢浆草

[**基源**] 为酢浆草科植物红花酢浆草*Oxalis corymbosa* DC. 的全草。

[别名] 铜锤草《四川中药志》、大酸味草《广州植物志》、三夹道《新华本草纲要》。

[产地] 原产美洲热带地区，我国大部分地区有分布。

[性味功效] 味酸，性寒。散瘀消肿，清热利湿，解毒。

[主治范围] 主跌打损伤，月经不调，咽喉肿痛，水泻，痢疾，水肿，白带异常，淋浊，痔疮，痈肿疮疖，烧烫伤。

[用法用量] 内服：15～30 g，煎汤服或浸酒，炖肉。外用：适量，捣烂敷。

[毒副反应及注意事项] 孕妇禁服。

[现代药理研究] 抑菌作用：红花酢浆草花色素对大肠杆菌、枯草芽孢杆菌、金黄色葡萄球菌均有抑制效果，并且随着色素溶液浓度的增加，抑菌效果也越明显[1]。

[临床应用]

（1）治疗慢性气管炎：大叶酢浆草312 g，水煎，浓缩至250 mL，分10日服完为1个疗程，连服2个疗程[2]。

（2）治疗跌打损伤：大叶酢浆草30 g，小锯锯藤15 g，拌酒糟，包敷患处。《贵州民间药物》

（3）治疗月经不调：大叶酢浆草30 g，泡酒服。《贵州民间药物》

（4）治疗扁桃体炎：鲜品30～60 g，米泔水洗净，捣烂绞汁，调蜜服。《福建药物志》

（5）治疗咽喉肿痛，牙痛：鲜品60～90 g，水煎，慢慢咽服。《浙江药用植物志》

（6）治疗肾盂肾炎：鲜品15～30 g，配鸡蛋煎服。《福建晋江中草药手册》

（7）治疗烫伤：鲜品全草适量，捣烂，用冷开水调敷患处。《浙江药用植物志》

参考文献

[1] 郭金耀，杨晓玲，黄玲．红花酢浆草花色素的稳定性及抑菌性研究［J］．食品科技，2011，10：223-227.

[2] 福建省医药研究所．福建药物志［M］．福州：福建人民出版社，1979：231.

十　七　画

1.75　爵　床　科

1.75.1　六月青

[基源] 爵床科六月青*Goldfussia psilostachys*（C. B. Clarke ex W. W. Smith）*Brem*的茎、叶。

[别名] 汗斑草。

[产地] 广西。

[性味功效] 味淡、微辛，性凉。疏肝利湿，解毒消肿，行血散瘀。

［主治范围］主疮疖肿毒，汗斑，跌打肿痛，急慢性肝炎，流行性腮腺炎，肾炎水肿等。

［用法用量］内服：15～30 g，煎汤服。外用：适量，鲜品捣敷。

［毒副反应及注意事项］孕妇慎用。

［现代药理研究］

（1）抗氧化作用：六月青多糖在体外可以抑制红细胞的氧化损伤，稳定红细胞膜，可显著降低肝匀浆自氧化与二价铁离子和过氧化氢诱导产生的丙二醛，有清除自由基以及抗氧化的作用[1]。

（2）保肝作用：六月青皂苷能有效地抑制细胞乙型肝炎病毒（HBV）脱氧核糖核酸（DNA）的复制，其作用呈明显的量效和时效反应关系[2]。实验还表明六月青皂苷可明显减轻四氯化碳所致小鼠脂质过氧化肝损伤[3]。

（3）提高免疫功能：六月青皂苷能增强环磷酰胺免疫抑制模型小鼠的特异性及非特异性免疫反应，提高其免疫功能[4]。

（4）抗肿瘤作用：六月青多糖对小鼠S180肉瘤有一定抑制作用，且随药物浓度增加抑瘤作用加强，呈明显的剂量依赖性。六月青多糖在一定程度上可逆转肿瘤生长而导致的细胞因子合成抑制，进一步增强机体的抗肿瘤免疫力，这可能是其抗肿瘤作用的重要机制之一[5]。

［临床应用］

（1）治疗肝炎：六月青与白花蛇舌草、半枝莲等配伍组成的复方六月青具有清热解毒、利湿退黄的功效，主要用于治疗急慢性黄疸性乙型肝炎的湿热黄疸等症，临床疗效显著[6]。

（2）治疗蛇咬伤：六月青生药200 g，加酒煎服，药渣外敷伤口，治疗蛇咬伤疗效佳[7]。

参考文献

［1］刘曦，黄仁彬，孙懿，等. 六月青多糖体外抗氧化作用的研究［J］. 中国医院药学杂志，2008，28（23）：1983-1986.

［2］林兴，黄权芳，张士军，等. 六月青总皂苷对HepG2.2.15细胞分泌的影响［J］. 中国医院药学杂志，2009，20（11）：2728.

［3］林兴，黄权芳，张士军，等. 六月青总皂苷对四氯化碳诱导小鼠脂质过氧化反应的影响［J］. 中成药，2009，31（12）：133.

［4］汤小军，黄建春，梁韬，等. 六月青皂苷对免疫抑制小鼠免疫功能的影响［J］. 中国免疫学杂志，2013，5（29）：486-489，494.

［5］汤小军，黄建春，黄仁彬，等. 六月青多糖抗肿瘤活性研究［J］. 时珍国医国药，2013，24（2）：354-355.

［6］张士军，张志伟，陈兆霓，等. 复方六月青对实验性肝纤维化大鼠肝脏超微结构的影响［J］. 时珍国医国药，2011，22（6）：1351.

［7］陆滋清. 验方、验案简介［C］. 全国首届壮医药学术会议暨全国民族医药经验交流会论文汇

编，2005（10）：392.

1.75.2 大驳骨

［**基源**］为爵床科植物鸭嘴花*Laurocerasus zippeliana*（Miq.）Yü的全株。

［**别名**］大还魂、龙头草、大驳骨消、大驳骨丹、大骨风、接骨木、大骨碎、大骨节草、大接骨。

［**产地**］分布于广东、海南、广西、云南等地。

［**性味功效**］味辛、微苦，性平。归肝、脾经。活血止痛，接骨续伤，止血。

［**主治范围**］主筋伤骨折，扭伤，瘀血肿痛，风湿痹痛，腰痛，月经过多，崩漏。

［**用法用量**］内服：10～30 g，煎汤服或浸酒服。外用：适量，鲜品捣敷，或研末调敷，或煎水洗。

［**毒副反应及注意事项**］无毒。孕妇慎服。

［**现代药理研究**］

（1）对支气管作用：早年报告认为鸭嘴花碱能产生轻度、持久的支气管扩张，应用于哮喘，其后证明，鸭嘴花碱对支气管有收缩作用。氧化后的鸭嘴花酮碱（可自动氧化；或自然存在于叶中，但含量较少）却有支气管扩张作用（豚鼠支气管链法肺灌流或整体法）。特别是对组胺引起的支气管收缩有较显著的解痉作用，左旋者较消旋型作用好，但较肾上腺素为弱。

（2）对心肌影响：鸭嘴花能削弱心肌收缩力，减少冠状动脉血管流量。

（3）降压作用：鸭嘴花酮碱对犬有短暂、微弱的降低血压作用，在离体豚鼠、兔心灌流标本上，有加强心脏收缩力、增加冠状动脉血管流量的作用。

（4）麻醉作用：鸭嘴花有局部麻醉作用，能抑制毛果芸香碱引起的唾液分泌，对外源性、内源性乙酰胆碱、肾上腺素有阻断作用。

（5）抑菌作用：从叶、花及根中提得的油脂部分，有抗结核杆菌的作用，而对其他抗酸菌则无作用。对人型结核菌（B19-4），抑制浓度为2 μg/mL，对牛型（B19-3）或鸟型（B19-1）结核菌需5 μg/mL方能完全抑制；从叶中分离出的有效成分对结核杆菌的作用较链霉素弱。

（6）毒性作用：小鼠皮下注射鸭嘴花2.3 g/kg时，未产生任何中毒症状。

（7）降低血糖作用：鸭嘴花叶中不含氮的中性成分，家兔口服（25 mg/kg），可降低血糖，持续时间较短，约2 h。

（8）对关节的作用：大驳骨对骨性关节炎的实验[1]结果显示，大驳骨能改善已损伤的关节，使关节活动得到改善，同时，使关节软骨表面粗糙、糜烂程度得以减轻，对软骨各层结构进行了修复，说明了大驳骨可改善、修复实验性骨性关节炎大鼠膝关节软骨的损伤。

［**临床应用**］

（1）消肿止痛，接骨，并治疗风湿痹痛：大驳骨120 g，泽兰30 g，透骨消30 g，双飞蝴蝶15 g，小驳骨60 g，肉郎伞90 g，鸡骨香15 g。共捣烂，酒炒热外敷。《广西中药志》

（2）治疗跌打筋骨折断：大接骨、小接骨、红边蚂蝗（焙干）各适量。研末，酒调敷。《广西民间常用中草药》

（3）治疗跌打创伤红肿：大驳骨适量。捶烂，用酒炒热，敷伤处。《广西民间常用中草药》

（4）治疗风湿关节痛：大驳骨120 g，大风艾120 g，过山香90 g，水菖蒲90 g，鹰不扑120 g，水煎，洗患处。《广西民间常用中草药》

参考文献

［1］刘文奇，刘洪波，刘娇莹，等. 海南大驳骨对骨性关节炎模型大鼠膝关节软骨形态学的影响［J］. 海峡药学，2014，26（11）：42.

1.75.3 大驳骨丹

［基源］为爵床科植物黑叶爵床*Gendarussa ventricosa*（Wall.）Nees的茎叶或根。

［别名］鸭仔花、逼迫树、大还魂、大驳节、大接骨草、救命王、大驳骨、鸭公青、十月青、大叶驳骨草、黑叶接骨草。

［产地］分布于广东、广西、云南等地。

［性味功效］味辛、苦，性平。活血止痛，化瘀接骨，祛风除湿，消肿解毒。

［主治范围］主跌打伤肿，骨折，劳伤腰痛，风湿痹痛，胃气痛，肺痈，乳痈，无名肿毒，外伤红肿。

［用法用量］内服：9～15 g，煎汤服或泡酒服。外用：适量，捣敷，或研末撒。

［毒副反应及注意事项］孕妇内服慎用。

［临床应用］

（1）治疗跌打损伤：大还魂、透骨消、泽兰、血见愁、金牛草，同煎服。《广东中药》

（2）治疗乳痈：功胜于蒲公英，同黄糖、酒糟捣敷。《本草求原》

（3）治疗跌打损伤，接合筋骨。《岭南采药录》

（4）治疗风湿痹痛，肺痈。《南宁市药物志》

（5）祛风湿，理跌打。治疗骨折，跌打扭伤，风湿性关节炎，创伤红肿，肋间神经痛。《广州部队常用中草药手册》

（6）治疗骨折：大驳骨、小驳骨、酢浆草、两面针根各30 g（皆鲜用），捣烂，加黄酒少许，骨折复位后外敷患处，小夹板固定，每日换药1次。《全国中草药汇编》

（7）治疗跌打：大驳骨根15 g，山荔枝15 g，鸟不企6 g，浸酒60 g，内服少许，外涂患处；或大驳骨、小驳骨各15 g，透骨消15 g，泽兰15 g，血见愁15 g，两面针根9 g，煎水冲酒服。《广东惠阳地区中草药》

（8）治疗风湿骨痛：鲜大驳骨、莪术各60 g，香附子30 g。共捣烂，酒炒敷患处。《梧州地区中草药》

（9）治疗胃气痛：大驳骨根30 g，树邦子30 g，细叶白兰香15 g。煎水调白糖服。《广东惠阳地区中草药》

（10）治疗外伤出血：大驳骨叶晒干为末，外撒伤口。《广东惠阳地区中草药》

（11）治疗老年性骨关节炎[1]：火焰花、旱莲草、马蓝、鸭嘴花、大驳骨丹、小驳骨丹、火桐树叶、车前草、白花丹、落地生根各适量。上药均取鲜品，切碎舂细，炒热，加入追风镇痛酒适量为辅料。包敷患处，温度以患者能耐受为宜。每次6～8 h，每日1次，10日为1个疗程。

参考文献

[1] 玉腊波. 傣医外治法治疗老年性骨关节炎38例[J]. 云南中医中药杂志，2008，29（6）：80.

1.75.4 鸭嘴花

[基源] 为爵床科鸭嘴花属植物鸭嘴花*Adhatodavasica* Nees的全株。

[别名] 大驳骨、大驳骨消、牛舌兰、龙头草、大叶驳骨兰、大接骨。

[产地] 分布于广东、广西、海南、澳门、香港、云南等地。

[性味功效] 味微苦、辛，性平。祛风活血，化瘀止痛，接骨疗伤。

[主治范围] 主风湿关节疼痛，跌打损伤，疖肿，疼痛，骨折疼痛，崩漏等。

[用法用量] 内服：15～25 g，煎汤服。外用：适量，鲜品捣烂敷患处。

[现代药理研究]

（1）子宫兴奋作用：鸭嘴花碱有显著的子宫兴奋作用，其作用强度与缩宫素和甲基麦角新碱相似，其作用机制与前列腺素相关，雌激素可促进前列腺素合成，能使鸭嘴花碱的作用加强；阿司匹林或吲哚美辛抑制前列腺素合成，可使鸭嘴花碱作用减弱[1]。王世渝[2]研究报道，鸭嘴花碱可选择性地兴奋子宫底，对子宫颈无显著兴奋作用，10 mg/kg、20 mg/kg的鸭嘴花碱给已妊娠小鼠皮下注射，有显著的抗早孕作用，其流产率分别为80%、93%。

（2）对神经系统的作用：脱氢鸭嘴花碱有显著的局部麻醉作用，对毛果芸香碱所致唾液分泌有抑制作用，对内源性和外源性乙酰胆碱和肾上腺素均有阻断作用；在阻断胆碱能神经方面，较阿托品弱，且无阿托品的中枢和心脏兴奋作用。

（3）对心血管系统的作用：鸭嘴花碱有减弱心肌收缩力，减少冠状动脉血流量、轻度降低血压的作用；鸭嘴花酮碱经离体豚鼠和兔心灌流实验表明，其能增强心肌收缩力，增加冠状动脉流量[3]。

（4）对支气管的作用：鸭嘴花酮碱对支气管有强的扩张作用，特别对组胺所致支气管收缩有显著的解痉作用，但较肾上腺素弱[3-5]。鸭嘴花碱对气管平滑肌具有显著的舒张作用，能抑制氯化钾、乙酰胆碱、磷酸组胺所致气管平滑肌收缩，而且能使磷酸组胺、乙酰胆碱收缩气管平滑肌的量效曲线右移，并抑制最大效应，其作用呈剂量依赖关系[6]。

（5）抗病原体作用：鸭嘴花碱对金黄色葡萄球菌、志贺菌、变形杆菌和伤寒杆菌等有中度抗菌作用。从叶、花及根部提取的油脂部分有抗结核杆菌作用，对人型结核菌（B19-4）的抑制浓度为2 g/mL，对牛型（B19-3）或鸟型（B19-1）结核菌在5 g/mL时才能完全抑制[7]。

（6）其他作用：鸭嘴花叶中有不含氮的中性成分，25 mg/kg给家兔灌胃，有降血糖作用，持续时间约2 h[1]；鸭嘴花酮碱尚有较强的抗过敏作用[3]。鸭嘴花提取物还具有抗诱变功效，连续7日，每日口服其提取物对氯化镉引起的诱变作用具有显著的抑制作用，其机制在于抑制丙二醛的形成[8]。

［临床应用］

（1）治疗小便热涩疼痛、小便不通：鸭嘴花根或枝20 g（去皮），茯苓20 g，车前子15 g（布包），猪苓15 g，玉米须20 g，金钱草20 g，水煎服[9]。

（2）治疗小腹冷痛[9]：鸭嘴花鲜叶、吴茱萸、葱白各适量，捣烂炒热后加酒包敷患处。

（3）治疗痛经：鸭嘴花鲜叶15 g，益母草15 g，香附10 g，醋制延胡索10 g，水煎服[9]。

（4）治疗跌打损伤：鸭嘴花、小驳骨、续断、骨碎补鲜品各适量，共捣烂，炒热加50%乙醇少许，骨折复位后外敷患处。每1～2日换药1次[9]。

（5）治疗风湿性关节炎：鸭嘴花15 g，续断18 g，杜仲18 g，桑寄生18 g，威灵仙12 g，甘草6 g，水煎服。或水煎浸泡和洗患处[9]。

（6）治疗崩漏：鸭嘴花15 g，大蓟15 g，小蓟15 g，生地黄15 g，水煎服[9]。

（7）治疗肾炎：鸭嘴花15 g，益母草20 g，蝉蜕10 g，水煎服[9]。

参考文献

［1］GUPTA O P，ANAND K K，GHATAK B J，et al．Vasicine，alk aloid of Adhatoda vasica，a promising uterotonic abort ifacient［J］．Indian Exp Biol，1978，16（10）：1075.

［2］王世渝．鸭嘴花生物碱抗早孕作用的研究［J］．中草药，1985，16（6）：13.

［3］DHULEY J N．Antitussive effect of Adhatoda vasica extract on mechanical or chemical Stimulation-inducedcoughing in animals［J］．Ethnopharmacol，1999，67（3）：361.

［4］ABD EL-MEGEED H F，AHMED E S．Isoquinoline and quinazoline alkaloids of Adhatoda vasica［J］．Pharm Pharmacol Lett，1998，8（4）：167.

［5］THAPPA R K，AGARWAL S G，DHAR K L，et al．Two pyrrol oquinazolines from Adhatoda vasica［J］．Phytochemistry，1996，42（5）：1485.

［6］高春艳，聂珍贵，梁翠茵，等．鸭嘴花碱对豚鼠离体气管平滑肌收缩功能的影响［J］．天津药学，2003，15（6）：4.

［7］江苏新医学院．中药大辞典：上册［M］．上海：上海科学技术出版社，1986：126.

［8］JAHANGIR T，KHAN T H，PRASAD L，et al．Reversal of cadmium chloride-induced oxidative stress and geno-toxicity by Adhatoda vasica extract in Swiss albinomice［J］．Biol Trace Elem Res，2006，111（1-3）：217.

［9］朱成兰．傣药鸭嘴花的药理作用和临床应用［J］．中国中医急症，2005，14（6）：63.

十 八 画

1.76 藤 黄 科

小连翘

［基源］为藤黄科植物小连翘*Hypericum erectum* Thunb. ex Murr. 的全草。

［别名］小翘、七层兰、瑞香草、奶浆草、大田基、小元宝草、小瞿麦、排草、排香草、小对叶草、小对月草。

［产地］分布于江苏、安徽、浙江、福建、台湾、湖北、湖南等地。俄罗斯、朝鲜及日本也有分布。

［性味功效］味辛，性平。归肝、胃经。散瘀止痛，解毒消肿，调经，止血。

［主治范围］主吐血，鼻出血，子宫出血，月经不调，乳汁不通，跌打损伤，创伤出血，风湿性关节痛，疮疖肿痛，毒蛇咬伤。

［用法用量］内服：10～30 g，煎汤服。外用：鲜品适量，捣烂敷或研末敷患处。

［现代药理研究］

（1）止血作用：本品提取物1 g/kg腹腔注射，小鼠尾静脉切断法实验证明有缩短出血时间的作用，其有效成分蟛蜞菊内酯和去甲蟛蜞菊内酯0.5 mg/kg静脉注射能分别使出血时间缩短3.9 min和4.2 min。

（2）抗过敏作用：由小连翘根中提取的欧妥吉素（Ⅰ）和花中提取的欧妥吉酮（Ⅱ）均为具抗菌作用的间苯三酚衍生物，尚能显著抑制血栓烷A_2（TXA A_2）和白三烯D_4所致豚鼠气管平滑肌的收缩，提示有抗过敏作用。

（3）抗病毒作用：从金丝桃属植物中分离到的金丝桃属素和伪金丝桃属素具有强大的抗病毒作用，包括人类HIV病毒，且毒性很低，因此具有抗艾滋病毒的可能性。

［临床应用］

（1）治疗咯血、鼻出血、便血：小连翘一至二两（50～100 g），水煎服；或加龙芽草一两（50 g），鳢肠一两（50 g），水煎服。《浙江民间常用草药》

（2）治疗风湿性关节痛，神经痛：小连翘15 g，酒拌渍片刻。《安徽中草药》

（3）治疗毒蛇咬伤：鲜小连翘、鲜犁头草、黄疸草、葡萄堇各适量（均鲜用），捣烂外敷。《江西草药》

（4）治疗疖肿：小连翘五钱至一两（25～50 g），水煎服，另取鲜全草捣烂外敷。《浙江民间常用草药》

（5）治疗跌打扭伤痛：小连翘全草四钱（20 g），酒、水各半煎服。《江西民间草药》

（6）治疗外伤出血：小连翘鲜叶捣烂外敷。《浙江民间常用草药》

2 昆虫类药物

2.1 芫 青 科

斑蝥

[基源] 为芫青科昆虫，南方大斑蝥或黄黑小斑蝥*Mylabris cichorii* Linnaeus. 的干燥全虫。

[别名] 斑猫、龙尾、斑蚝、龙蚝、斑菌、晏青、龙苗、斑毛、班蝥、羊米虫、老虎斑毛、花斑毛、花壳虫、小豆虫、放屁虫、花罗虫、章瓦。

[产地] 分布于河南、广西、安徽、四川、贵州、湖南、云南、江苏等地。以河南、广西产量较大。

[性味功效] 味辛，性温，有毒。破血散结，攻毒蚀疮。

[主治范围] 外用治恶疮，顽癣，口眼㖞斜，喉蛾；内服治瘰疬，狂犬咬伤。

[用法用量] 内服：0.03 ~ 0.08 g，炒炙研末服，或入丸、散服。外用：适量，研末敷贴、发泡，或酒、醋浸涂。

[毒副反应及注意事项] 有剧毒，内服宜慎；体弱者及孕妇慎用。斑蝥素的毒性最大，斑蝥酸钠次之，羟基斑蝥胺和甲基斑蝥胺的毒性很小。正常人口服斑蝥的中毒剂量为0.6 g，致死量为1.3 ~ 3 g。中毒表现为消化道、肾脏、肝脏及中枢神经系统症状。斑蝥素对人的致死量为30 mg[1]。

[现代药理研究]

（1）抗肿瘤作用：斑蝥素能引起小鼠腹水肝癌细胞明显萎缩、退化、细胞质多空泡等形态学改变，能抑制癌细胞的蛋白质合成，影响核糖核酸（RAN）和脱氧核糖核酸（DNA）合成，抑制癌细胞的生长分裂。去甲斑蝥素能降低微血管密度，抑制肿瘤血管生成，通过诱导肿瘤细胞凋亡，或通过抑制细胞增殖细胞核抗原表达而遏制肿瘤细胞增殖。此外，斑蝥体内含有17种微量元素。其中具抗癌、抑癌作用的元素锰和镁的含量较高，分别达0.41 μg/g和27.7 μg/g[2]。

另有报道证明[3]，斑蝥素及其衍生物对乳腺癌、食道癌、肺癌、贲门癌、肠癌、肝硬化等疾病也有一定疗效；同时可用于治疗疥癣、消瘰病；还可以通利水道，是一种很强的利尿剂。

（2）升高白细胞作用：斑蝥素具有升高白细胞的作用，其对骨髓造血系统的影响，可能与加速骨髓粒细胞成熟，释放及促进骨髓造血干细胞增殖有关。动物试验骨髓检查可见白细胞增生活跃[4]。

（3）免疫抑制作用：去甲斑蝥素能显著抑制体外刺激因子（CoA）或脂多糖引起的小鼠淋巴细胞的增殖及混合淋巴细胞反应，而对没有促细胞分裂素刺激的淋巴细胞无作用，去甲斑蝥素的抑制作用通过有选择地作用于激活的淋巴细胞而产生[5]。

（4）抗纤维化和抗氧化损伤作用：研究者在体外培养的NIH/373细胞株（国内外公认的鼠来源的成纤维细胞株）中加入不同浓度的斑蝥素，24 h后发现不同浓度的斑蝥素均能改变成纤维细胞的形态，抑制细胞增殖，成纤维细胞数目明显下降，形态变得不规则，排列混乱，代谢产物增加。从而证实斑蝥素能抑制NIH/373细胞的增殖，并且呈剂量依赖性[6]。

（5）其他：斑蝥素水浸剂体外试验可抑制堇色毛癣菌等12种致病皮肤真菌，可杀死丝虫幼虫，对某些常见植物病原真菌的菌丝生长和菌核萌发有抑制作用[7]。

［临床应用］

（1）治疗乙型肝炎：斑蝥有效成分斑蝥素具有较强的抗RNA、DNA病毒作用，甲基斑蝥素对乙肝表面抗原（HBsAg）和乙肝e抗原HBeAg具有抑制作用，并有一定的抗乙型肝炎病毒（HBV）作用[8]。

（2）治疗牛皮癣：用土槿皮9 g，木鳖子6 g，斑蝥2只，生姜酌量，上药以烧酒浸泡3日后，取药液涂抹患处，每日2次[9]。

（3）治疗神经性皮炎：用斑蝥醋浸泡剂（斑蝥、全蝎、皮硝、乌梅、米醋）涂患处，治神经性皮炎及皮肤瘙痒等疗效佳[10]。

（4）治疗原发性肝癌：笔者采用复方斑蝥胶囊（由斑蝥、人参、黄芪、三棱、半枝莲、莪术、山茱萸、女贞子、熊胆粉等组成）治疗原发性肝癌患者68例，取得了较好的疗效[11]。

（5）治疗肺癌：用复方斑蝥片（每片含斑蝥0.015 g，木通0.027 g，车前子0.027 g，滑石0.03 g）治疗肺癌，每次1片，每日2次，治疗效果满意[12]。

（6）治疗鼻咽癌：郭小部等[13]利用中药复方斑蝥汤治疗45例晚期鼻咽癌，采用复方斑蝥汤加减。基本方组成为：斑蝥1～3只，灵芝30 g，蚤休30 g，白参20 g，白术15 g，茯苓15 g，黄芪25 g，广木香10 g，金钱草15 g，守宫10 g，绿豆6 g，水蛭10 g，甘草5 g。每日1剂，分2～3次服，10日为1个疗程。治疗结果总有效率达80%。

（7）治疗面神经麻痹：邵长艳等[14]以祛风散寒化痰，活血通络法运用自制巴豆斑蝥膏治疗周围性面神经麻痹急性发病初期患者70例，取得满意疗效。巴豆10粒，斑蝥5只，生姜50 g。碾碎后贴敷于患侧面部8 h，外用敷料固定。待形成水泡后，用无菌注射器将泡内液抽出，油纱覆盖患处，使其自然愈合。结果显示，痊愈57例，好转9例，无效4例，总有效率为94.3%。

（8）治疗鼻炎：用斑蝥粉适量，以水醋或蜂蜜调糊，取胶布1块，中间剪一黄豆粒大小的孔，先贴于印堂穴处，然后将药物直接涂于小孔之内，再以胶布覆盖，24 h后去掉，1次不愈者，1周后重复使用。临床统计有效率为98.3%[15]。

（9）治疗斑秃：斑蝥6只，用95%乙醇溶液100 mL浸泡5～7日，用浸出液搽擦患处，每日2～3次，连用15日为1个疗程。一般用2～3个疗程，最多5个疗程。治愈率达75%[16]。

（10）治疗流行性腮腺炎：首先取大米适量，浸水后置锅内摊平，再加斑蝥20 g加热，翻炒至大米呈棕黑色时去米留药，凉后研细加炼蜜成丸，如绿豆大小，同时将丸捏略扁贴敷。取上述药丸置于肿胀腮腺中心处，以纱布敷盖，胶布固定，24 h后去药，可见皮肤有小水疱，用无菌针头将水疱挑破即可。注意局部清洁卫生。所有病例均不用其他方法治疗，高热者予对症处理。本组64例，治愈45例，有效17例，无效2例（均出现头痛、呕吐、嗜睡等症状，合并脑炎），总有效率为96.87%[17]。

参考文献

[1] 董环文，刘超美，何秋琴，等．斑蝥素及其衍生物的抗肿瘤构效关系研究进展［J］．药学实践杂志，2007，25（5）：276-280.

[2] 江励华，王明艳．斑蝥的研究进展［J］．医药导报，2004，23（6）：385-386.

[3] 钱锐．有毒昆虫及昆虫毒素的应用［J］．昆虫知识，1988（5）：305-307.

[4] 李森林，肖文海，黄岩．斑蝥的现代药理研究和临床应用［J］．社区用药指导，2007，9（109）：163.

[5] CARREL J E，MCCAIREL M H，SLAGL A J，et al．Cantharidin production in a blister beetle［J］．Experientia，1993，49（2）：171-174.

[6] 孙铭，朱争艳，于美丽，等．去甲斑蝥素纳米控释制剂抗肿瘤的实验研究［J］．肿瘤学杂志，2001，7（6）：321-325.

[7] 云月利，徐冠军．斑蝥素对植物病原菌抑制作用的研究［J］．湖北大学学报，2003，25（4）：342-345.

[8] 崔东来，陈卫，姚希贤．斑蝥素及其衍生物治疗乙型肝炎及消化系肿瘤的研究进展［J］．世界华人消化杂志，2008，16（5）：498-502.

[9] 王庆其．单方治疗牛皮癣［J］．中成药研究，1983（9）：46.

[10] 赵炳南．临床经验集［M］．北京：人民卫生出版社，1975：331.

[11] 曹阳．复方斑蝥胶囊治疗原发性肝癌的有效性、安全性及经济性评价［J］．中国医院用药评价与分析，2014（8）：711-713.

[12] 李文亮．千家妙方［M］．北京：解放军出版社，1982：531.

[13] 郭小部，陈永基．复方斑蝥汤治疗晚期鼻咽癌的临床疗效分析［J］．实用医技杂志，2006，13（13）：2312-2313.

[14] 邵长艳，毕臻．巴豆斑蝥膏治疗周围性面神经麻痹70例［J］．江苏中医药，2004，25（2）：33.

[15] 王丽，刘彩虹，刘俊芳．斑蝥临床应用［J］．中医中药，2006，9（9）：72-73.

[16] 周庆．单味斑蝥治疗斑秃58例［J］．中医药临床，2003，38（1）：67-70.

[17] 孙笃玲．斑蝥外敷治疗流行性腮腺炎64例［J］．中医外治杂志，2009，18（3）：17.

2.2　虻　　科

虻虫

［基源］为虻科昆虫复带虻*Tabanus bivittatus* Matsumura或鹿虻*T．chrysurus* Loew．的干燥雌虻成虫[1]。

［**别名**］蜚虻、牛虻、牛蚊子、牛蝱、中华虻、灰虻、牛蝇、白斑虻。

［**产地**］分布于广西、四川、浙江等地。

［**性味功效**］味苦、微咸，性凉，有毒。归肝经。破血通经，逐瘀消症。

［**主治范围**］主血瘀经闭，产后恶露不尽，干血痨，少腹蓄血，癥瘕积块，跌打伤痛，痈肿，喉痹。

［**用法用量**］内服：1.5 g～3 g，煎汤服，或0.3～0.6 g，研末或入丸剂服。外用：适量，研末敷或调搽。

［**毒副反应及注意事项**］气血虚者、孕妇及月经期均禁服。

［**现代药理研究**］

（1）抗凝作用：赵荣国[2]报道华虻*Tabanus mandarinus* Schi. 水浸液560 mg/kg或粗蛋白提取液150 mg/kg灌胃，每日1次，连续7日，能显著减少家兔血浆中纤维蛋白原含量，抑制血小板黏附性，降低全血黏度比和血浆黏度比，并能一定程度地降低血细胞比容。表明虻虫可能通过降低血液的“黏、浓、凝、聚”，而发挥活血、逐瘀、破积和通经的临床效果。金伟[3]报道尔瘤虻*Hybomitra erberi*（Brauer）虻虫中含有的多糖类物质能显著延长小鼠、大鼠凝血时间，并能降低内、外源凝血系统因子的活性，增加纤溶系统的活力，从而防治血栓的形成和发展。

（2）对小肠功能的影响：魏振装[4]报道虻虫水煎剂对小鼠离体回肠运动有明显抑制作用。灌胃给药，对小鼠小肠推进功能无明显影响。按千克体重计算，以相当于人用量的200倍，连续2日给小鼠灌服虻虫水煎液，也未见稀软便、黏液或腔血便。表明虻虫不阻止肠道水分的吸收，也无明显刺激作用，不但无致泻作用，相反使小鼠白天的排便次数明显减少。

（3）抗炎作用：虻虫提取物B、C和D组分各80 mg/kg，分别腹腔注射，均能明显抑制大鼠角叉菜胶性足肿胀。其中B组分作用较强，静脉注射10 mg/kg、20 mg/kg、40 mg/kg，即有显著作用，强度相当于静脉注射10～20 mg/kg的阿司匹林[5]。

（4）镇痛作用[5]：虻虫提取物A或B组分各100 mg/kg灌胃，能明显对抗苯醌所致小鼠扭体反应，其中B组分作用较强。

（5）其他：吴克让[6]报道虻虫对家兔离体子宫有兴奋作用，对内毒素所致肝出血性坏死病灶的形成有显著的抑制作用，虻虫醇提取物有明显溶血作用。

［**临床应用**］

（1）治疗太阳病，身黄，脉沉结，少腹硬，小便自利，其人如狂者：水蛭（熬）、虻虫（去翅、足）各30个，桃仁20个（去皮、尖），大黄三两（150 g，酒洗），上四味，以水5 L，煮取3 L，去滓，温服1 L，不下，更服。《伤寒论》抵当汤

（2）治疗月经不行，或产后恶露脐腹作痛：熟地黄四两（200 g），虻虫（去头、翅，炒）、水蛭（糯米同炒黄，去糯米）、桃仁（去皮、尖）各50枚，上为末，炼蜜为丸，如桐子大，每服五至七丸，空心，温酒下。《妇人良方》地黄通经丸

（3）治疗腕折瘀血：虻虫20枚，牡丹一两（50 g），上二味，治下筛，酒服方寸匕，血化为水。《千金方》

（4）治疗肿毒：虻虫、松香各等份，为末，置膏药中贴患部。《现代实用中药》

（5）抵当汤临床应用：抵当汤载于张仲景的《伤寒杂病论》，方由水蛭（熬）4 g，虻虫（去翅足，熬）4 g，桃仁9 g，大黄9 g组成，上药四味，以水500 mL，煮取300 mL，去滓，温服，每服100 mL。该方具有下瘀血、攻逐蓄血的功效。现代临床应用抵当汤，多治疗蓄血证和瘀血证中的发狂、小腹胀满、腹痛、脐下冷、女子闭经、三叉神经痛、高血压和偏头痛。

唐文生[7]总结唐祖宣应用抵当汤的经验如下。

①治疗慢性阑尾脓肿所致的右少腹硬满，治以调气活血，行瘀止痛，药用抵当汤，水蛭、大黄、桃仁各15 g，虻虫4.5 g。上方服后，下瘀紫之血，少腹硬满疼痛减轻，继服4剂，诸症好转。随访无复发。

②治疗瘀血所引起的狂病，治宜通瘀破结，泻热通便。药用酒大黄（后下）、桃仁、白芍各15 g，水蛭12 g，虻虫4.5 g。上方服后，泻下硬而黑晦如煤之便，腹痛减轻，神志清醒。续服2剂，又泻下4次，血压降至19.0/9.5 kPa，诸症好转，继以他药调治而愈。

③治疗劳伤疾患见面黄如熏，证似正虚，而内挟瘀血之疾者，治宜化瘀泻热。药用水蛭、桃仁、大黄各90 g，虻虫30 g，共为细末，蜂蜜为丸。每次3 g口服，每日3次。上方初服泻下黑便，饮食增加，心烦止。继服，夜能入眠，身黄渐去，药尽病愈。

（6）治疗前列腺增生：王付[8]方药用水蛭5 g，虻虫5 g，大黄3 g，桃仁12 g，本方既可作丸剂，又可作汤剂。 汤剂是将上4味药一并煎煮，煎煮时间为30 min左右，1日3次或2次服用。丸剂是将上述4味药研成粉状，炼蜜为丸。每次服用6～9 g，病轻者连续服用30日左右，即可取得预期治疗效果，病重者需要服用150日左右。

（7）治疗慢性盆腔炎：谢军[9]应用处方生水蛭6 g，虻虫6 g，桃仁9 g，红花9 g，莪术9 g，丹参30 g，败酱草30 g，金银花30 g，红藤34 g，生石膏12 g，皂角刺20 g。取生石膏先煎30 min，皂角刺包煎（严密过滤，防止棱角刺伤直肠）。将其余各药加水煎煮2次后，合并煎液，过滤，浓缩至100 mL并保持药液温度在38～40 ℃，备用。临睡前，将药液倒入输液瓶中，挂在输液架上（或衣架上），下接一次性输液器，排气后，拔掉输液器针管，换上一次性导尿管。用液状石蜡润滑导尿管前端，轻轻插入肛门，进入直肠13～18 cm。调节滴速，约每分钟60滴，待药液滴完，拔出导尿管，卧床休息，药液在直肠内应保留2 h以上。若能保留至次日凌晨，则效果更为理想。每日1剂，连续用药20日为1个疗程，一般需3个疗程。

参 考 文 献

［1］《全国中草药汇编》编写组．全国中草药汇编：下册［M］．2版．北京：人民卫生出版社，1996：447.

［2］赵荣国．虻虫药效学初探［J］．中草药，1993，24（2）：87.

［3］金伟．虻虫抗凝血物质的药理研究［J］．中医药信息，2000，3：64.

［4］魏振装．虻虫“致泻”作用的实验探讨［J］．中国中药杂志，1986，11（10）：630.

［5］难渡恒雄．虻虫生药学研究［J］．生药学杂志（日），1982，96（4）：292.

［6］吴克让．虻虫活血化瘀作用初探［J］．浙江中医学院学报，1983，增刊：2.

[7] 唐文生. 唐祖宣应用抵当汤的经验 [J]. 湖北中医杂志，2009：24-25.
[8] 王付. 治疗前列腺增生汤药方 [J]. 农村百事通，2004（14）：56.
[9] 谢军. 中药保留灌肠在慢性盆腔炎中的应用 [J]. 时珍国医国药，2007，18（6）：1483-1484.

2.3 蚕 蛾 科

白僵蚕

[基源] 为蚕蛾科昆虫家蚕*Byxomb Batryticatus* Jiang Can的幼虫在吐丝前，因感染（或人工接种）白僵菌*Beauveria bassiana*（Bals.）Vuillant而致死的干燥体。

[别名] 僵蚕、制僵蚕、僵虫、姜虫、天虫、姜蚕。

[产地] 分布于浙江、江苏、四川、广西等地养蚕区。

[性味功效] 味辛、咸，性平。熄风解痉，祛风燥湿，化痰散结，清热解毒，止痛止痒，定惊利咽。

[主治范围] 主瘰疬痰核，扁桃体炎，腮腺炎，痰热咳喘，慢性支气管炎，吐血，崩漏，水痘，荨麻疹，癫痫，中风口眼㖞斜，咽喉肿痛，淋巴结炎，头痛，三叉神经痛，乳腺炎，高脂血症，糖尿病，黄褐斑，老年性失智症，破伤风，面神经麻痹，食管癌，乳腺癌，膀胱癌，鼻咽癌，舌癌，肝癌，宫颈癌，绒毛膜癌，神经胶质瘤，恶性淋巴瘤，跌打损伤，风湿痛，压疮，小儿风热感冒，皮肤瘙痒症等。并可缓解癌性疼痛和癌性不完全梗阻[1]。

[用法用量] 内服：3～10 g，煎汤服，或1～1.5 g，研末吞服， 1日3次，一般制用。生用，散风热。外用：适量，煎水洗，或研末撒或调敷。

[毒副反应及注意事项]

（1）本品“恶桑螵蛸、桔梗、茯苓、茯神、萆薢”。《药性论》

（2）凡中风噤，小儿惊痫夜啼，由于心虚神魂不宁，血虚经络劲急所致，而无外邪为病者忌之。女子崩中，产后余痛，非风寒客入者，亦不宜用。《本草经疏》

（3）多服则小腹冷痛，今人遗溺，以其性下行而成寒也。《本草新编》

本品长期使用可致过敏反应，如痤疮样皮疹及过敏性皮疹，停药后消失。少数患者有口眼干燥、恶心、食欲减少、困倦等反应。僵蚕有抗凝作用，血小板减少、凝血机制障碍及有出血倾向患者应慎用[2]。另外，僵蚕、僵蛹均含有草酸铵，进入体内可分解产生氨，肝性昏迷者慎用[3]。

[现代药理研究]

（1）催眠、抗惊厥作用：主要含蛋白质、草酸钙及赖氨酸、亮氨酸、天冬氨酸等17种氨基酸，镁、钙、锌等28种元素，以及变态活性刺激素、促蜕皮甾醇等。所含蛋白质成分有刺激肾上腺皮质的作用。

（2）抗肿瘤作用：能增强机体防御能力和调解功能。僵蚕提取物对多种肿瘤细胞具有剂量相关的细胞毒作用，能够抑制人肝癌细胞、直肠癌细胞生长。抗肿瘤血管生成。实验证明[4]，消癌解毒方（由僵蚕、白花蛇舌草、蜈蚣、八月扎等组成）能抑制小鼠血管内皮生长因子的产生。

（3）抗菌作用[5]：研究证明，本品对金黄色葡萄球菌、大肠杆菌、绿脓杆菌等有抑制作用。

（4）抗凝作用[5]：研究证明，在对僵蚕抗实验性静脉血栓研究中发现，僵蚕水提液体内外实验均具有较强的抗凝作用。

［临床应用］

（1）治疗原发性肝癌：消癌解毒方（由白花蛇舌草、僵蚕、蜈蚣、八月扎等按特定剂量比例组成）可纠正患者外周血T细胞百分比，提高NK细胞活性，调节细胞免疫功能，从而提高机体抗肿瘤能力[6]。实验证明，消癌解毒方能抑制小鼠血管内皮生长因子的产生[4]。

（2）治疗晚期食管癌[7]：扶正消癌汤（僵蚕15 g，党参15 g，当归12 g，生地黄15 g，石斛15 g，天花粉15 g，三七10 g，威灵仙15 g，半夏12 g，茯苓20 g，柴胡10 g，白术10 g，甘草10 g），每日1剂，水煎服，早晚分2次温服。

（3）治疗膀胱癌[8]：抗癌复生汤（僵蚕25 g，穿山甲5 g，生牡蛎50 g，石韦20 g，薏苡仁25 g，山慈菇15 g，白及50 g，蒲黄25 g，墨旱莲30 g，三七5 g，半枝莲30 g），每日1剂，水煎服，早晚分2次温服。

（4）治疗神经胶质瘤[9]：脑瘤汤［僵蚕15 g，桂枝6 g，白附子10 g，牵牛子10 g，白芷10 g，白术10 g，石菖蒲10 g，赤芍10 g，牡丹皮10 g，川芎15 g，莪术15 g，郁金15 g，壁虎15 g，蜈蚣3条，全蝎5 g，黄芪50 g，谷芽20 g，鳖甲20 g，麦芽20 g，薏苡仁30 g，大黄6 g，炮姜6 g，冰片0.5 g（另包）］，每日1剂，水煎服，早晚分2次温服。

（5）治疗舌癌[10]：加味黄连解毒汤［僵蚕15 g，山慈菇15 g，黄连12 g，黄芩12 g，木通12 g，山豆根15 g，生地黄20 g，竹叶10 g，白花蛇舌草30 g，壁虎5条，冰片6 g（另包），甘草9 g］，每日1剂，水煎服，早晚分2次温服。

（6）治疗癌性疼痛[11]：玄通抗癌方［僵蚕10 g，山慈菇10 g，黄芪30 g，延胡索20 g，丹参20 g，白术15 g，郁金15 g，三棱15 g，莪术15 g，五灵脂15 g，白芷15 g，当归12 g，茯苓10 g，没药7 g，乳香7 g，三七粉3 g（冲服）］，每日1剂，水煎服，早晚分2次温服。

（7）治疗癌性不全梗阻[12]：开结汤（僵蚕12 g，黄芪20 g，蒲公英30 g，代赭石30 g，槟榔12 g，半夏12 g，大黄10 g，土鳖虫6 g，全蝎6 g），每日1剂，水煎服，早晚分2次温服。

（8）治疗乳腺癌：僵蚕、全蝎、威灵仙、木鳖子各30 g，红娘4.5 g（糯米炒），炙狼毒9 g，阿魏、五灵脂各15 g，露蜂房21 g，急性子24 g，蜈蚣40条，上药共为细末，水泛为丸，每次服1.5 g，每日2次。或上述药末6 g捣烂，水润湿外敷患处。两种方法合用，能使癌肿软缩，溃疡修复。

（9）治疗鼻咽癌：僵蚕、蜀羊泉各15 g，苍耳子、辛夷花、连翘、蒲公英、夏枯草各12 g，白芷、川芎、黄芩各3 g，木鳖子0.3 g，全蝎1.5 g，半枝莲30 g，牡蛎60 g，每日1剂，水煎服，早晚分2次温服。能使头痛鼻塞等症状缓解，癌肿逐渐缩小。

（10）治疗原发性肝癌：僵蚕60 g，硫黄、露蜂房各9 g，炙马钱子、全蝎、壁虎各12 g，生穿山甲、蜈蚣各24 g，石见穿、急性子各30 g，上药共研细末，水冷为丸，每丸重3 g，每次服1丸，每日2次。局部于肝肿硬处外敷蟾蜍鲜皮，隔日换1次。两种方法合用，3个月后肝区疼痛明显减轻，肝大缩小，症状好转，食欲增加，延长生存期。

（11）治疗黄褐斑：白僵蚕、桑白皮各15 g，白芷、白术各30 g，白扁豆20 g，当归12 g，白附子、白及、柴胡、红花、赤芍、川芎各10 g，桃仁、甘草各9 g，每日1剂，水煎服，早晚分2次温服。1个月为1个疗程。3个疗程后判定疗效，每个疗程间隔10日，重复治疗。

（12）治疗面神经麻痹：白僵蚕12 g，白附子10 g，全蝎12 g，白芷12 g，鸡血藤15 g，葛根15 g，荆芥10 g，防风10 g，地龙10 g，川芎10 g，每日1剂，水煎服，早晚分2次温服。药渣用布包裹加温后热敷患侧皮肤；同时要患者做鼓腮、皱眉练习，7日为1个疗程。

（13）治疗癫痫：干地龙、僵蚕各等份，上药共研细末，每次5 g，温开水送服，每日2次，连服1个月，至不发作时停药。另外，僵蚕10 g，葛根30 g，制半夏、制南星各12 g，牙皂6 g，石菖蒲、郁金各10 g，黄连、龙胆草各6 g，蜈蚣3条，全蝎5 g，露蜂房12 g，儿童剂量酌减，每日1剂，水煎服，早晚分2次温服。另用牛黄清仙丸1粒，吞服。三种方法合用，能使癫痫症状减轻，甚至痊愈。以上均以1个月为1个疗程，3个月评价疗效[13]。

（14）治疗荨麻疹：

①僵蚕12 g，生地黄12 g，牡丹皮19 g，桑白皮12 g，地骨皮12 g，荆芥10 g，防风10 g，蝉蜕9 g，刺蒺藜10 g，何首乌10 g，赤芍10 g，乌梅10 g，每日1剂，水煎服，早晚分2次温服，儿童减剂量，连服30日为1个疗程，疗效甚佳。（广西名中医黄智芬主任医师经验方）

②白僵蚕、银柴胡、五味子、乌梅各10 g，防风、羌活各6 g，虫草壳、薄荷（后下）各5 g。水煎服，每日1剂。该法祛风解毒，脱敏止痒。用治荨麻疹，屡用效佳[14]。

参考文献

[1] 米红霞，刘吉平. 白僵蚕应用研究进展［J］. 广东蚕业，2010，44（1）：46-48.

[2] 刘平，甘俊林. 昆虫巧治常见病［M］. 北京：金盾出版社，2014：133-134.

[3] 徐力. 鹿竞文. 中药抗癌研究与临床运用［M］. 北京：人民卫生出版社，2012：268-271.

[4] 陈海彬，沈波，李黎，等. 消癌解毒方抑制肝癌H22移植瘤的生长及其机制［J］. 中国肿瘤生物治疗杂志，2011，18（1）：28-32.

[5] 侯士良. 中药八百种详解［M］. 郑州：河南科学技术出版社，2009：717-718.

[6] 陈海彬，沈波，李黎，等. 消癌解毒方抑制H22小鼠肿瘤生长及促凋亡的实验研究［J］. 辽宁中医杂志，2011，38（4）：755-757，799.

[7] 柳建华，张正. 自拟扶正消癌汤治疗晚期食管癌25例［J］. 四川中医，2008，26（1）：82.

[8] 李东振，曲大伟，赵桂英. 抗癌复生汤治疗膀胱癌60例观察［J］. 中医函授通讯，1999，18（4）：44-45.

[9] 胡淑霞，朱德茂，刘志奇，等. 脑瘤汤防治神经胶质瘤综合治疗后复发的疗效观察［J］. 新中

医，2010，42（6）：74-75.
［10］邬晓东，王永林. 加味黄连解毒汤治疗舌癌30例［J］. 陕西中医，2002，23（12）：1078-1079.
［11］杨鹏飞，董宁霞，董恩霞. 玄通抗癌方药配合博生癌宁治疗癌痛40例［J］. 陕西中医，2011，32（10）：1343-1345.
［12］蒋士卿，杨钦河. 升结汤治疗癌性不全梗阻28例［J］. 新中医，2001，33（9）：62-63.
［13］刘平，甘俊林. 昆虫巧治常见病［M］. 北京：金盾出版社，2014：138.
［14］程爵棠. 虫蛇妙方［M］. 北京：人民军医出版社，2015：280.

2.4 蜚 蠊 科

蟑螂

［基源］为蜚蠊科动物美洲蜚蠊*Periplaneta americana*、东方蜚蠊*Blatta orientalis Linnaeus*、澳洲蟑螂*Periplaneta australasiae*的全体。

［别名］黄嚓（客家方言）、小强（广东香港地区）、甲甴（yuē yóu，粤语读gad⁶ zad⁶）、黄婆娘、骚甲（桂林方言）、油夹虫（溆浦方言）、偷油婆、焕嚓（梅州方言）、嘎抓（第二声，闽南方言）、活朗额（大连方言）、鞋板虫（山西方言）、灶妈子（武汉方言）、油灶婆（衡阳方言）。

［产地］分布于广东、广西、福建等地。

［性味功效］味咸，性寒。归肝、脾、肾经。散瘀，化积，解毒。

［主治范围］主癥瘕积聚，小儿疳积，喉痹，乳蛾，痈疮肿毒，虫蛇咬伤。

［用法用量］内服：0.5～1.5 g，或1～3只，煎汤服或研末服。外用：适量，捣敷。

［毒副反应及注意事项］有毒。《别录》

［现代药理研究］

（1）抗菌作用：蓝江林等[1]通过检测从美洲大蠊中提取分离得到抗菌肽成分对大肠杆菌的抑制作用，发现大肠杆菌的数量在一定测试时间内逐渐减少，经电镜观察显示，美洲大蠊抗菌肽首先使细菌的外层及细胞质膜损伤，形成开口，导致内容物外泄而死亡，最后菌体崩解成碎片。该研究表明，美洲大蠊抗菌肽对大肠杆菌不是一般的抑菌作用，而是直接杀灭作用。

（2）抗病毒作用：蟑螂提取物具有一定的抗坏死、抗乙型肝炎病毒作用，能明显改善化学性和免疫性肝损伤动物模型的丙氨酸转氨酶、天冬氨酸氨基转移酶活性，降低肿瘤坏死因子α、白细胞介素6、白细胞介素10水平，从而减轻炎性因子所致肝损伤，其制剂肝龙胶囊是国家实行新药研究开发登记备案制以来正式登记在案的抗乙型肝炎病毒的新药，具有疗效好、价廉、给药方便、不良反应少等优点[2]。

（3）抗癌作用：陈利铭[3]对蟑螂提取物AT2抗癌作用进行了研究，实验表明，AT2具有抗癌活性，能增强小鼠腹腔巨噬细胞吞噬功能，并能使脾脏重量增加，在体外可增加T淋巴细胞对刀豆蛋白A的转化反应。AT2片治疗原发性肝癌49例，临床观察表明，本品具有缓解症状，使甲胎蛋白下降，延长患者生存期的功效。消症益肝片是由蟑螂活成虫经提取制成的口服片剂。沙静姝等[4]报道消症益肝片具有破瘀、化积、消肿和解毒等功效，对某些小鼠肿瘤有抑制作用，对动物免疫功能无抑制作用，对小鼠的巨噬细胞机能有明显的增强作用，适用于中、晚期原发性肝癌的治疗。临床实验表明，用药后患者症状有改善，肝区疼痛减轻或消失、食欲增加、体重增加、腹胀减轻。流式细胞术检测（TUNEL）显示经康复新处理的胃癌BGC-823细胞出现明显的凋亡峰，随着作用时间的延长，其凋亡率逐渐升高，细胞周期阻滞在G2/M期S期细胞数大量减少，在整个过程中细胞凋亡和坏死同时存在[5]。

（4）保肝作用：马家骅等[6]采用四氯化碳制备肝损伤模型，以血清丙氨酸转氨酶（ALT）活性、天冬氨酸转氨酶（AST）活性、肝重系数和肝脏病理组织学变化为观测指标，检测美洲大蠊提取物对该模型的作用，结果显示美洲大蠊水提部位和直接水搅拌提取部位（室温）能够降低模型小鼠血清中丙氨酸转氨酶、天冬氨酸转氨酶活性，减轻肝脏病理状态，这表明该提取物对四氯化碳致小鼠肝损伤有一定的保护作用。甘平等[7]采用四氯化碳及刀豆球蛋白A建小鼠急性肝损伤模型，通过检测血清中丙氨酸转氨酶、天冬氨酸转氨酶和肝组织中超氧化物歧化酶、丙二醛水平的研究显示美洲大蠊醇提物具有显著抗四氯化碳和刀豆球蛋白A所致肝损伤的作用。甘平等[7]用四氯化碳复制小鼠肝纤维化模型，研究结果表明美洲大蠊提取物能降低四氯化碳肝纤维化小鼠的血清转氨酶、透明质酸、层粘连蛋白、Ⅳ型胶原和Ⅲ型前胶原水平，表明美洲大蠊提取物对四氯化碳所致大鼠肝纤维化具有防治作用。

［临床应用］

（1）治疗臌胀：蟑螂1个（焙干），萝卜子1撮，共炒为末，好酒送服。《纲目拾遗·周益生家宝方》

（2）治疗癥瘕积聚：蟑螂（炙），研末，每服1.5 g，以马鞭草、大蓟各30 g，煎浓汁冲服。《四川中药志》

（3）治疗小儿疳初起：蟑螂，去头、足、翅。新瓦焙干，常与食之。《百草堂》

（4）治疗无名肿毒：蟑螂10个，盐1撮，同捣烂敷之。《慈航活人书》

（5）治疗疔疮：蟑螂大者7个，去头、足、翅，将砂糖少许同捣烂，敷疔四围，露出头。《纲目拾遗》

（6）解诸疔毒：灶上红蟑螂5个，研烂，热酒冲服取汗为度。《养素园传信方》

（7）治疗白火丹：蟑螂，瓦上焙干，为末，白滚汤服1～2个。兼治疔疮。《纲目拾遗》

（8）治疗吐血：蟑螂5个，止去翅净，在火盘净瓦上焙干，为末，用湿腐皮包1个，滚烫吞下。每日如此，吞5日，不可间断。《纲目拾遗》

（9）治疗诸毒恶疮：蟑螂捣石灰敷之。《纲目拾遗》

（10）治疗肾癌：蟑螂10 g，山药40 g，蜈蚣20 g，海马30 g，共焙干研粉。每日6 g，分2次服；同时每日服维生素C和维生素E各3粒。连服15日，休息4日，再服。《抗癌本草》

参考文献

［1］蓝江林，周先治，卓侃，等. 美洲大蠊（*Periplaneta americana* L.）抗菌肽杀菌作用初步观察

［J］. 福建农林大学学报（自然科学版），2004，37（2）：166-168.
［2］高永翔，扈晓宇，钟森，等. 蟑螂提取物对急性肝损伤动物模型的干预［J］. 药物研究，2006，15（10）：4.
［3］陈利铭. 蟑螂提取物AT2抗癌作用的临床及实验研究［J］. 中西医结合杂志，1986（11）：648-650.
［4］沙静姝，毛洪奎. 消症益肝片［J］. 药学通报，1987，22（9）：569-570.
［5］蒋永新，王熙才，金从国，等. 康复新体外诱导胃癌BGC-823细胞凋亡的实验研究［J］. 昆明医学院学报，2006（2）：5-9.
［6］马家骅，蒋巧梅，徐华，等. 美洲大蠊抗CCl_4急性肝损伤作用的研究［J］. 中药药理与临床，2008，24（3）：79-80.
［7］甘平，张旭强，何旭，等. 美洲大蠊醇提物对小鼠急性肝损伤的保护作用［J］. 现代药物与临床，2011，26（2）：123-128.

3 其他动物类药物

3.1 巨 蚓 科

广地龙

［**基源**］为巨蚓科动物参环毛蚓*Pheretima asperfillm*（E. Perrier）和威廉环毛蚓*Pheretima guillelmi*（Michaelsen）、通俗环毛蚓*Pheretima vulgaris* Chen、栉盲环毛蚓*Pheretima pertinifera* Michaelsen等的全体。前一种药材习称“广地龙”，后三种药材习称“泸地龙”。

［**别名**］蚯蚓干（广东）、蚓蝼（广西）、土龙、曲蟮。

［**产地**］分布于广西、广东、山东、江苏等地。

［**性味功效**］味咸，性寒。归肝、肺、肾经。清热定惊，通经活络，平喘利尿。

［**主治范围**］主高热神昏，惊痫抽搐，关节痹痛，肢体麻木，半身不遂，肺热咳喘，水肿尿少。

［**用法用量**］内服：5～10 g，煎汤服，或1～2 g，研末服，或入丸、散服，或鲜品拌糖或盐化水服。外用：适量，鲜品捣烂敷或取汁涂敷，研末撒或调涂。

［**毒副反应及注意事项**］本品咸寒，易伤脾胃，故脾胃虚寒者慎用。孕妇禁服。

［**现代药理研究**］

（1）抗凝血溶血栓的双重作用：殷书梅等[1]研究发现，地龙具有减少或修复因脑缺血引起的组织损伤、增加脑血流量、减少脑血管阻力、降低血小板黏附和延长动物体内血栓形成等作用。金桂容等[2]发现蚓激酶只水解凝血因子3和纤维蛋白，而不水解血清中其他酶。因此，它可使体外的血栓形成时间延长，既抗凝又不影响止血，故有利于血栓的防治。

（2）抗癌作用：胡云龙等[3]进行体内试验发现蚯蚓提取物（EFE）对小鼠S180肉瘤和Heps肝癌抑瘤率分别为36.97%和48.55%。李洪燕等[4]又对EFE作了进一步研究，发现在200～1 000 mg/kg可明显抑制人胃腺癌BGC-823细胞及乳腺癌B37细胞裸鼠移植瘤生长，抑瘤率在23.9%～44.0%，呈一定的剂量效应关系。谢江碧等[5-6]研究发现蚯蚓提取物对多种人癌细胞株（HCT-116、SY5Y、K562、MGC803和Hela）有抑制杀伤作用，而其中与凋亡相关的丝氨酸蛋白酶Ⅰ（ARSPⅠ），在作用浓度为60 mg/L时，能观察到部分HCT-116细胞的坏死现象，即胞膜膨胀破裂以致胞质外泄，显微镜下可见圆的空细胞或胞膜碎片；当浓度为200 mg/L时HCT-116细胞外形明显的凋亡变化，表现为贴壁细胞变圆皱缩，最终胞膜内缝裂为多个小体。蚯蚓提取物抗肿瘤作用机理为：①提高机体免疫功能[7]，研究者测定正常和荷瘤小鼠，观察提取物对脾脏抗体形成细胞及对B细胞介导的免疫应答的影响，结果提示蚯蚓提取物能调节B细胞的增殖和分化，使特异

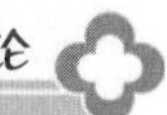

性抗体的形成和分泌增加。②腹腔巨噬细胞吞噬率增高，吞噬质数增高[8]。荷瘤脾由于肿瘤抗原性刺激而在一定程度上激活了免疫细胞，当与瘤细胞混合，发现其可抑制肿瘤细胞生长，同时抗原也激活了体内淋巴细胞而直接吞噬或杀伤肿瘤细胞，表现为对细胞免疫的促进作用。研究蚯蚓的提取物还发现其对放疗、化疗和热疗也有一定的增效作用，可增加放射治疗效果，减轻放射治疗的危害[9]

（3）免疫增强作用：张凤春等[10]给小鼠不同浓度的地龙提取液，测定腹腔巨噬细胞的活化率。结果表明，蚯蚓具有明显的促进巨噬细胞活化的作用。胡云龙等[3]研究发现蚯蚓提取物（EFE）能够使S180肉瘤和Heps肝癌荷瘤小鼠免疫功能显著增强，EFE治疗后实验组小鼠脾指数、胸腺指数、廓清指数、吞噬指数均较对照组明显升高；同时半数溶血素测定结果升高说明体液免疫也显著增强。

（4）降压作用：李淑兰等[11]报道，蚯蚓低温水浸液静脉注射（0.1 g/kg）对正常麻醉家兔以及大白鼠有缓慢而持久的降压作用，且降压最高峰出现在给药后90 min，一般维持2 ~ 3 h。同时，该浸液对肾型高血压大鼠有非常明显的降压作用。从地龙脂质分离得到的类血小板活化因子（PAF）物质是蚯蚓中重要的降压成分。

（5）平喘作用：实验证明，蚯蚓素9201对豚鼠过敏性哮喘有部分缓解作用，能部分抑制大白鼠的皮肤过敏反应；能对抗组胺所致的团鼠哮喘和离体气管片痉挛，对乙酰胆碱所致的团鼠哮喘无作用[12]。另一实验证明[13]，在整体试验中，从新鲜赤子爱胜蚓分离得到一组平喘活性蛋白成分口含吞服16.8 mg/kg预处理能明显抑制致敏豚鼠抗原攻击后引起的肺阻力增加和肺动态顺应性下降，作用稍弱于阳性对照药孟鲁司特；在离体试验中，活性蛋白成分能明显拮抗白三烯D4收缩气管平滑肌的作用，作用强度与孟鲁司特接近。

（6）杀灭精子、强化精子的双向作用：动物实验证明，当阴道内给予适当浓度的蚯蚓提取物或其制剂时，能迅速使精子制动，特别的包围粘连聚集精子，破坏精子结构，显示该药对人精子的杀灭是一种综合作用，其有效成分为蚯蚓和蚯蚓总碱[14]。郭宝珠等[15]用蚯蚓提取物进行人体体外杀精子实验以及抗阴道毛滴虫实验，证明其具有杀精子及抗阴道滴虫的双重作用。张复夏采用蚯蚓制剂QY–I（由提取蚯蚓杀精液后的剩余物加工而成），治疗男性不育30例，对遗精症状有明显改善，对精子浓度、活动率及存活率均有明显增加。说明QY–I对精子质量低下而导致的不育者有治疗作用[16]。生化分析证明，QY–I含蛋白质67.33%，精氨酸6.025%，镁、锌、锰、铁等元素为5 200 μg/g、168 μg/g、145 μg/g和6 750 μg/g。

（7）解热、抗炎、镇痛作用：陈斌艳等[17]研究发现，地龙粉剂有明显的镇痛作用，与对乙酰氨基酚合用有协同作用；且对内毒素致热兔有明显的解热作用，但与对乙酰氨基酚合用无明显的协同作用。吕金胜等[18]通过连续3日灌胃给药观察致炎动物肿胀程度和血管通透性的变化，以及对醋酸致痛作用的反应性来研究蚯蚓醇提物的抗炎镇痛作用。结果表明，蚯蚓醇提物可明显抑制致炎动物局部肿胀程度，降低血管通透性，作用维持时间约4 h，大剂量显示有明显的镇痛效果。

（8）加速创面愈合[19]：在创伤情况下，伤口局部生长因子的有效浓度偏低，局部给予外源性生长因子有利于损伤组织的修复。地龙产生生长因子，并提供营养物质促进这些组织的生长。动物伤口模型试验表明，地龙可促进肉芽组织中肌纤维母细胞增生，合成功能活跃，分泌伤口收缩的重要物质——肌动蛋白较多，有利于伤口的收缩，对伤口的愈合有促进作用。

［临床应用］

（1）治疗伤寒六七日热极，心下烦闷，狂言，欲起走：大蚓一升破去（土），以人溺煮，令熟，去滓服之。直生绞汁及水煎之，并善。《补缺肘后方》

（2）治疗小儿急慢惊风：白颈蚯蚓，不拘多少，去泥焙干，为末，加朱砂等份，糊为丸，金箔为衣，如绿豆大，每服一丸，白汤下。《摄生众妙方》

（3）治疗小儿慢惊风，心神闷乱，烦躁不安，筋脉拘急，胃虚虫动，反折啼叫：乳香（研）半钱（2.5 g），胡粉一钱（5 g），上二味，合研匀细，用白颈蚯蚓生捏去土，烂研和就为丸，如麻子大。每服七丸至十丸，煎葱白汤下，更量儿大小加减。《圣济总录》乳香丸

（4）治疗类风湿性关节炎：李宁波等[20]，用温肾蠲痹逐瘀汤基本方，独活20 g，秦艽10 g，细辛3 g，防风10 g，干姜10 g，桂枝10 g，丹参20 g，木瓜10 g，川乌6 g，乌蛇10 g，广地龙10 g，路路通10 g，牛膝20 g，炙乳香6 g，炙没药6 g，川续断20 g，杜仲10 g，桑寄生10 g。痹症疼痛较剧者，可酌加制草乌、白花蛇等以助搜风通络、活血止痛之效；寒邪偏盛者，酌加附子、肉桂等以温阳散寒；湿邪偏盛者，酌加防己、薏苡仁、苍术以祛湿消肿；气血俱虚者，酌加人参、黄芪、熟地黄，扶正祛邪；瘀血较重者加三七、当归、五灵脂、三棱、莪术以养血、活血、祛瘀止痛，水煎服，每日1剂，21日为1个疗程。结果总有效率为90.4%。

（5）类风湿性关节炎：金龙饮[21]方用，药物组成金刚刺、广地龙各15 g，蜈蚣1条，黄芪40 g，桂枝、海风藤、威灵仙各12 g，甘草10 g。制剂用法水煎服，每日1剂，每日2次，20剂为1个疗程，一般宜服2～3个疗程。

（6）治疗急性痛风性关节炎：傅宏伟等[22]用金黄散外敷，按原方配伍（《医宗金鉴》），研细末，黑药内烊化，加金黄散以5∶1搅匀，视红肿热痛范围，摊白布上贴患处，待患处疼痛消失可取掉。在治疗过程中，尽可能卧床休息。金黄散加减内服，用姜黄10 g，生川柏10 g，苍术10 g，白芷10 g，制南星6 g，陈皮5 g，甘草5 g，天花粉12 g，知母10 g，秦艽10 g，海螵蛸12 g，广地龙10 g，茯苓10 g，车前子（包）10 g，泽泻10 g，上肢加桑枝30 g，下肢加怀牛膝12 g，每日1剂，水煎2次口服，5日为1个疗程。平时多饮水，保持每日尿量在2 000 mL，以利尿酸排出。西药抗炎治疗，用0.9%氯化钠500 mL、青霉素640万U、地塞米松针10 mg，静脉滴注。治疗结果显示本组病例全部有效，血尿酸下降至420 mol/L。

（7）治疗顽固性咳嗽：陈亚萍[23]用麻黄3～6 g，杏仁10 g，甘草6 g，姜半夏10～15 g，蝉蜕10～15 g，徐长卿15 g，广地龙10～15 g，百部10～15 g，前胡10 g，石菖蒲10 g。偏热者加黄芩10～15 g，桑白皮10～20 g，鱼腥草30 g；痰多者加桑白皮20 g，生炒薏苡仁30 g，野荞麦根30 g，并加重石菖蒲的用量（最大不超过30 g）；痰黏难咯者加海蛤壳10～15 g；纳呆者加莱菔子15 g，水煎，分2次服，5剂为1个疗程。待咳嗽缓解后给予菖蒲六君子汤加减，以巩固治疗效果。治疗结果有效率为96.3%。

（8）治疗四肢骨折后期肿胀：单江荣[24]，160 例均给予加味补阳还五汤口服。生黄芪60 g，当归、白术、泽泻各15 g，川芎、广地龙、赤芍、防己各10 g，生甘草3 g，桃仁、红花各6 g，大枣30 g。脾肺气虚较甚者，加生黄芪至120 g，加党参、茯苓各10 g；肿胀顽固不退者，加车前子15 g，猪苓、茯苓各20 g；午后肿甚者加牡丹皮10 g，地骨皮20 g，丹参30 g；肢冷关节拘挛者，加炙桂枝10 g，白芍、鸡血藤各20 g，细辛3 g。每日1剂，水煎2次，分早晚温服。3煎加大水量，熏洗患肢，其间配合手法按摩理筋。本组160 例病例均得到随访，总有效率为92.5%。

（9）治疗颈椎病：傅金汉[25]用葛根20 g，蜈蚣2条，生黄芪30 g，当归、伸筋草各15 g，穿山甲、桂枝各9 g，羌活、炒白芍各10 g，广地龙、威灵仙各15 g，木瓜、延胡索各10 g 。7剂后，症状减轻，效不更方，续进30余剂。

（10）陈品需[26]茯苓四逆汤临床运用：

①治疗风湿性心脏病，辨证心阳虚衰，水气凌心。急投益气回阳救逆法，用茯苓四逆汤合生脉散加味：云茯苓、麦冬各15 g，西党参20 g，淡附片、广地龙、炙甘草、山茱萸各10 g，五味子、干姜片、川桂枝各5 g，三七粉3 g（冲）。3剂后，厥逆已回，自汗止，四肢转温，水肿明显消退，心悸气急好转。前方去山茱萸，加怀牛膝15 g，五加皮10 g，共服15剂，肿尽退，腹水消，气急平，心悸亦愈。后续进补益心肾之剂5剂，以巩固治疗。

②治疗震颤性麻痹，治以益气温阳，补肝养阴。方用：云茯苓15 g，西党参、全当归、生白芍、广地龙、枸杞子各10 g，淡附片6 g，炙甘草5 g，干姜、淡全虫各3 g。3剂后，精神好转，震颤亦好转，行走仍不稳，上方去生白芍、枸杞子，加桑枝、秦艽，3剂，精神尚好，行走已平稳，伸舌不抖动，双手仍有轻微抖动。续上方加鸡血藤30 g，先后调治月余，病情稳定。

（11）治疗毛细支气管炎：李辛夷[27]用大黄3 g（后下），麻黄3 g，杏仁10 g，金荞麦10 g，黄芩6 g，生石膏20 g（先煎），广地龙10 g，葶苈子10 g，甘草3 g。痰多者加冬瓜仁10 g；咳嗽剧烈者加紫菀、款冬花、蒸百部各10 g，桔梗5 g。水煎服，每日1剂，共100 mL分2次服或多次服用。治疗结果总有效率为98.3%。

参 考 文 献

［1］殷书梅，储益平，吴鹏. 地龙活性提取物的主要药效学试验［J］. 中草药，2002，10：64-66.

［2］金桂容，徐桂芝. 脑梗死的凝血纤溶状态和蚓激酶的作用［J］. 中国新药与临床杂志，1999，18（1）：48.

［3］胡云龙，徐梅，张双金，等. 蚯蚓提取物对小鼠肿瘤动物模型的研究［J］. 生物技术，2002，12（6）：9-10.

［4］李洪燕，刘悦，张福荣，等. 蚯蚓溶酶的抗肿瘤作用［J］. 中国药理学通报，2004，20（8）：908-910.

［5］谢江碧，贺卫国，翁宁，等. 蚯蚓中抗肿瘤蛋白组分的提取分离及其抗肿瘤活性［J］. 中国生物化学与分子生物学学报，2003，19（3）：359-366.

［6］谢江碧，郭振泉，翁宁，等. 一种凋亡相关蚯蚓丝氨酸蛋白酶的纯化、活性鉴定及部分性质研

究［J］．生物化学与生物物理进展，2003，30（3）：453-460.
［7］林少琴，皱开煌．蚯蚓QY-I对荷瘤小鼠免疫功能及抗氧化酶的影响［J］．海峡药学，2002，14（1）：10-12.
［8］智刚，朱敏生．912抗肿瘤作用机理的初探［J］．第四军医大学学报，1988，9（3）：171-172.
［9］张绍章．中药地龙胶囊对食管癌和肺癌的辐射增效作用［J］．第四军医大学学报，1992，13（3）：165-168.
［10］张凤春，陈云峰，苏彦珍，等．地龙促进大白兔背部创伤伤口收缩的实验研究［J］．中国中药杂志，1998，09：49-50.
［11］李淑兰，谢桂芹，弭晓菊，等．地龙降压作用的研究［J］．中医药信息，1995（3）：22.
［12］陈可夫，王前新，朱德艳，等．蚯蚓素9201平喘的实验研究和临床试验［J］．荆门职业技术学院学报，2002，17（6）：66-71.
［13］王茵，徐德生，冯怡，等．蚯蚓中平喘蛋白组分的提取分离及其作用机制的初探［J］．中国现代应用药学杂志，2008，25（3）：189-193.
［14］张复夏，郭宝珠，王惠云，等．蚯蚓体内杀精物质的实验研究［J］．陕西中医，1996，17（5）：234.
［15］郭宝珠，张复夏，王惠云，等．蚯蚓提取物体外杀精及抗阴道毛滴虫作用的实验研究［J］．中医药研究，1997，13（4）：39-41.
［16］张复夏，郭宝珠，王惠云，等．地龙粉治疗男性不育症30例［J］．陕西中医，1996，17（10）：438.
［17］陈斌艳，张蕾，王竟，等．地龙粉剂对小鼠、大鼠与兔的镇痛解热作用［J］．上海医科大学学报，1996，13（3）：115.
［18］吕金胜，吴畏，孟德胜，等．地龙醇提物抗炎及镇痛作用的研究［J］．中国药师，2003，6（1）：18.
［19］白凤瑞，吕志阳，等．药用地龙的研究进展［J］．黑龙江医药，2010，23（4）：610-613.
［20］李宁波，张雅琴，周爱萍，等．自拟温肾蠲痹逐瘀汤治疗类风湿性关节炎84例［J］．中国社区医师，2008，8（6）：50.
［21］金学述．金龙饮治疗类风湿性关节炎［J］．健康生活，2007（5）：19.
［22］傅宏伟，余锴，傅乃任，等．金黄散内服外敷联合西药治疗急性痛风性关节炎195例［J］．中国中医药科技，2010，17（5）：384.
［23］陈亚萍．加味三拗汤为主治疗顽固性咳嗽37例［J］．中医药临床杂志，2004，16（3）：218.
［24］单江荣．加味补阳还五汤治疗四肢骨折后期肿胀160例［J］．浙江中医杂志，2010，45（11）：812.
［25］傅金汉．葛根蜈蚣汤治疗颈椎病［J］．浙江中医杂志，2003，38（11）：483.
［26］陈品需．茯苓四逆汤临床运用体会［J］．新疆中医药，2003，21（4）：79.
［27］李辛夷．肺与大肠同治治疗毛细支气管炎60例疗效观察［J］．云南中医中药杂志，2005，26（6）：8-9.

3.2 水　蛭　科

水蛭

[基源] 为水蛭科动物蚂蟥*Whitmania pigra* Whitman、水蛭*Hirudo nipponica* Whitman或柳叶蚂蟥*Whitmania acranulata* Whitman的干燥全体。

[别名] 蛭蝚、至掌、虮、蛣、马蜞、马蛭、蜞、马蟥、马鳖、红蛭、蚂蟥蜞、黄蜞、水麻贴、沙塔干、肉钻子、门尔哥蚂里。

[产地] 分布于山东、江苏、广西、广东、浙江、安徽等地。

[性味功效] 味咸、苦，性平，有毒。归肝经。破血逐瘀，通经消癥。

[主治范围] 主血瘀经闭，癥瘕痞块，跌打损伤。

[用法用量] 内服：3～9 g，煎汤服，或0.5～1.5 g，入丸、散服，大剂量每次3 g。

[毒副反应及注意事项] 体弱血虚者、孕妇、妇女月经期及有出血倾向者禁服。

[现代药理研究]

（1）抗炎作用：谢艳华等[1]通过水蛭不同剂量、不同给药途径，以常规方法造成小鼠耳肿胀、小鼠腹腔毛细血管通透性增高、大鼠足跖肿胀小鼠滤纸片肉芽肿，研究水蛭对以血浆蛋白渗出、肿胀度为指标的急性炎症模型及对以肉芽组织增生为特征的慢性炎症模型的影响，研究发现，水蛭对炎症的早期及后期病理改变均有抑制作用。

（2）抗肿瘤作用：刘京生等[2]通过光镜、荧光显微镜和电镜从形态学和功能两方面观察到凋亡的细胞有染色质浓缩、边集、凋亡小体形成等典型的形态学变化，其研究表明，水蛭能诱导肿瘤细胞凋亡，抑制DNA的合成，并能提高机体的细胞免疫功能，具有明显的抗肿瘤功效。

（3）脑保护作用：李克明等[3]采用线拴法制备大脑中动脉脑缺血再灌注模型，观察大鼠的炎症因子变化，结果表明水蛭微粉可以减少炎症因子的产生，减轻炎症反应，推迟脑细胞凋亡的发生，促进脑水肿吸收，改善局部血液循环，对缺血脑细胞起保护作用。

（4）抗凝作用：李珊等[4]通过水蛭肽对兔抗凝疗效的观察，发现水蛭肽能够延长凝血酶时间、凝血酶原时间、活化的部分凝血活酶时间。水蛭肽具有明显抗凝作用，量效关系明确，不亚于现有抗凝药肝素。翟新艳[5]通过实验观察水蛭提取物对小鼠凝血、出血时间和家兔离体血浆复钙时间的影响。结果表明，水蛭提取物可明显延长小鼠凝血、出血时间及家兔离体血浆复钙时间，说明水蛭提取物能抑制内源性凝血系统，具有抗凝作用。

（5）抗血栓形成作用：吴喜国等[6]通过实验研究，发现水蛭醇提物对胶原蛋白-肾上腺素诱导的小鼠体内血栓和大鼠动-静脉旁路血栓形成有明显的抑制作用，并能提高红细胞和血小板膜脂流动性，表明水蛭提取物有抗血栓形成的作用。另据袁继伟等[7]报道，水蛭有直接溶解血栓的作用，它既可以与血浆中游离的凝血酶结合，又可以中和与纤维蛋白结合的凝血酶，可以防止血栓的形成和延伸。

[临床应用]

（1）治疗椎基底动脉供血不足性眩晕：周福等[8]用姜半夏10 g，天麻10 g，川芎10 g，水蛭6 g，陈皮10 g，白术12 g，茯苓15 g，泽泻30 g，三七3 g，葛根20 g，刺五加

20 g，白芷8 g，每日1剂，每剂水煎取汁至400 mL，早晚分2次温服，4周为1个疗程。颈部僵直不适者加威灵仙、白芍，高血压者加草决明、豨莶草、夏枯草，伴耳鸣者加磁石、蝉蜕，伴失眠者加炒酸枣仁、远志、琥珀。

（2）治疗脑梗死：臧修明[9]用水蛭6 g，土鳖8 g，桃仁12 g，红花12 g，丹参20 g，川芎15 g，鸡血藤20 g，地龙15 g，生大黄6 g（后下），黄芪20 g，党参10 g。肝阳暴亢、风火上扰型去黄芪、党参，加天麻12 g，钩藤30 g（后下），石决明30 g（先煎），羚羊粉0.6 g（冲服）；风痰瘀血、痹阻脉络型加天麻10 g，白附子10 g，全蝎4 g，半夏10 g；气虚血瘀型黄芪、党参加倍；痰热腑实、风痰上扰型加芒硝10 g（冲服）、竹茹10 g，胆南星10 g；阴虚风动型加玄参30 g，生地黄15 g，天麻10 g，钩藤30 g（后下）。每日1剂，水煎服，早晚分2次温服。两组均以15日为1个疗程。

（3）治疗颈椎病：陈勇[10]用中成药疏血通注射液（成分为水蛭、地龙）6 mL加入5%葡萄糖注射液250 mL缓慢静脉滴注，每日1次，10日为1个疗程，症状体征严重者每日用疏血通8～10 mL静脉滴注，糖尿病患者改用0.9%生理盐水静脉滴注。治疗组总有效率为96.77%。

（4）治疗良性前列腺增生症：陈双彪等[11]用水蛭1 g，冬虫夏草0.5 g，斑蝥0.1 g（均研末冲服），制大黄、炮穿山甲（先煎）各10 g，川楝子、黄芪各15 g，淫羊藿12 g。伴尿路感染者加萹蓄、瞿麦各15 g，白花蛇舌草、白茅根各30 g；血尿者加茜草、大蓟、小蓟各15 g；腰痛甚者加杜仲、续断各15 g。每日1剂，水煎取汁，再冲入水蛭、冬虫夏草、斑蝥，早晚分2次温服。1个月为1个疗程，共治疗2个疗程。

（5）治疗缺血性中风：王树财等[12]用生水蛭10 g（研末冲服），威灵仙30 g，川芎10 g，鸡血藤30 g，香附20 g，汉三七10 g。上肢瘫重者加桑枝10 g，桂枝10 g；下肢瘫重者加牛膝10 g，木瓜30 g，桑寄生30 g，川续断20 g；言语不清者加石菖蒲15 g，远志10 g，郁金10 g；口眼㖞斜者加地龙15 g，僵蚕10 g；口角流涎者加益智仁10 g；气虚脉弱者加黄芪30 g，白术10 g，党参20 g；风痰盛者加白附子10 g；腑实者加生大黄6 g（后下），芒硝6 g（后下）；肝阳偏盛者加菊花30 g，天麻10 g。每日1剂，水煎服，连用15日，禁服膏粱厚味及辛辣之品。

（6）治疗冠心病：蔡云海[13]用水蛭9 g，生大黄6 g，黄连9 g，黄芩9 g，甘草6 g，每日1剂，水煎分早晚2次服，15日为1个疗程。1个疗程后改用散剂，每次10 g，每日2次，连续服用30日。有气虚证者加黄芪、党参，有阴虚证者加玄参、麦冬，痰阻者加瓜蒌、胆南星，阳虚者加薤白、桂枝，用量依据病情酌加减。

（7）治疗偏头痛：邱全[14]应用芎蛭逐瘀汤（川芎15 g，水蛭10 g，丹参20 g，白芷10 g，藁本10 g，柴胡10 g，蔓荆子10 g），每日1 剂，水煎服，分2～3次服用；10日为1个疗程，可用1～2个疗程。伴头晕者加菊花、天麻各10 g，以平肝熄风、清热通络；胸闷、呕吐者加白术、法半夏各10 g，陈皮、竹茹各6 g，以健脾祛湿、化痰止呕；头痛剧烈者加全蝎3～5 g，地龙12 g，以逐瘀通络。

（8）治疗行经尾骶骨胀痛：马华等[15]，辨证属肝郁气滞、瘀阻胞络所致，拟方柴胡20 g，香附15 g，枳壳10 g，当归20 g，赤芍20 g，生地黄20 g，桃仁10 g，红花10 g，川芎10 g，水蛭10 g，川牛膝20 g。水煎服，每日1剂，早晚分服，忌生冷油腻。每次经行期服6剂，连服3个周期，共18剂而痊愈。

（9）治疗卵巢囊肿：张智莹[16]以桃仁内金汤加减治疗。桃仁15 g，鸡内金15 g，茯苓15 g，牡丹皮15 g，赤芍15 g，黄药子30 g，水蛭15 g（研末冲服），荔枝核15 g，乌药15 g。每日1剂，水煎分4次服。另在服汤药的同时，加服大黄虫丸1丸，早晚各1次。一般以服药3个月为1个疗程，少数患者加服1个疗程。

参考文献

[1] 谢艳华，王四旺，崔翰明，等. 水蛭对正常及血瘀模型大鼠血液流变的影响［J］. 第四军医大学学报，1996，17（2）：52.

[2] 刘京生，苗智慧，董力，等. 水蛭抗肿瘤作用的实验研究［J］. 时珍国医国药，2001，12（10）：884-885.

[3] 李克明，张国，武继彪，等. 水蛭的药理研究概况［J］. 中医研究，2007，20（2）：62-64.

[4] 李珊，盖鲁粤. 国产水蛭肽对兔抗凝疗效观察［J］. 中国康复理论与实践，2007，13（5）：421-422.

[5] 翟新艳. 水蛭的抗凝血作用研究［J］. 现代中西医结合杂志，2010，19（13）：1582-1583.

[6] 吴喜国，肖光艳，韩志，等. 水蛭醇提物的抗血栓作用研究［J］. 牡丹江医药学报，2009，30（2）：35-37.

[7] 袁继伟，焦跃军，王晶尧，等. 中药水蛭的药理药效研究［J］. 中国医疗前沿，2009，4（18）：18.

[8] 周福，史嵩海. 化痰活血定眩汤治疗椎基底动脉供血不足性眩晕［J］. 吉林中医药，2013，33（7）：688-689.

[9] 臧修明. 溶栓通腑饮治疗脑梗死76例［J］. 湖南中医杂志，2009，25（5）：55-56.

[10] 陈勇. 疏血通配合牵引治疗颈椎病62例［J］. 陕西中医，2006，27（12）：1501-1502.

[11] 陈双彪，苏腾良，陈祖红，等. 水蛭斑蝥汤治疗良性前列腺增生症30例［J］. 中医杂志，2009，50（3）：236-237.

[12] 王树财，王巍. 水蛭灵仙汤治疗缺血性中风132例疗效观察［J］. 医学信息，2010（11）：3425-3426.

[13] 蔡云海. 水蛭三黄汤治疗冠心病［J］. 光明中医，2009，24（6）：1081-1082.

[14] 邱全. 芎蛭逐瘀汤［J］. 广西中医药，2007，30（2）：30.

[15] 马华，张杰. 血府逐瘀汤加减治愈行经尾骶骨胀痛1例［J］. 中国民间疗法，2007，15（11）：37.

[16] 张智莹. 自拟桃仁内金汤治疗卵巢囊肿临床观察［J］. 中国社区医师·医学专业，2008，10（19）：97.

3.3　牛　　科

山羊血

［基源］为牛科动物青羊*Naemorhedus goral* Hardwicke、北山羊*Capra ibex* Linnaeus

及盘羊*Ovis ammon* Linnaeus的血 。

［**别名**］野羊、山羊、斑羚。

［**产地**］分布于四川、内蒙古、山东、湖北、广西马山等地。

［**性味功效**］味咸、甘，性温。归心、肝经。活血散瘀，止痛接骨。

［**主治范围**］主跌打损伤，骨折，筋骨疼痛，吐血，鼻出血，呕血，咯血，便血，尿血，崩漏下血，月经不调，难产，痈肿疮疖。

［**用法用量**］内服：鲜血，酒调服，每次30～50 mL；干血，研末酒调服，每次1～2 g，每日3～6 g；或入丸剂服。

［**毒副反应及注意事项**］阴虚血热者慎服。

［**临床应用**］

（1）治疗跌打损伤：山羊血一钱（5 g），三七三钱（15 g），为末，黑糖五钱（25 g），童便一合，酒一碗，调匀饮之，不必大醉。《洞天奥旨》山羊酒

（2）治疗碰伤，摔伤，伤处疼痛：干山羊血30 g，研末，每日服2次，每次0.9 g。冲酒服。《广西药用动物》

（3）治疗崩漏下血、吐血：鲜青羊血50 mL，黄酒200 mL。黄酒加热后，再将羊血放入调匀，1次服下，每日1次。《常见药用动物》

（4）治疗急性心痛：山羊血一分（0.5 g），烧酒化下。《年希尧集验良方》

（5）治疗赤痢：五味子、荜拔、锁阳、车前子各等量，青羊血粉量为以上四味药的总和。先将前四味药研末，再加青羊血粉混匀。早晚各服1次，每次1～1.5 g。温开水冲服。《内蒙古药用动物》

（6）治疗难产：山羊血七八分或一钱，用酒化开服之。《胎产心法》

（7）在伤科的临床应用：石琤[1]治疗外伤血肿结块，方用山羊血为主药，再结合泽漆组成药对，辅以花蕊石、牛角鳃、牛蒡子、白芥子以增强活血化痰的功效。经服药28剂后，结块逐渐消平，疼痛缓解，用力持物恢复正常。再服14剂活血养筋之剂巩固其效。治疗下肢深静脉栓塞，内服重用泽漆、山羊血，佐以黄芪。服10剂后，肿势基本退净，经1个多月治疗，能下床活动2 h左右，患肢始有微肿，逐步活动时间增长，很快恢复正常。治疗股骨头坏死，用山羊血、泽漆药对为主药，以化痰散瘀，佐以黄芪、丹参补气行血，增强活血之效；辅以茯苓、泽泻利水化湿以增强逐痰之功，年过花甲者，故再辅以怀牛膝、仙灵脾、龟板、鳖甲等补益肝肾。

参考文献

［1］石琤．山羊血、泽漆药对在伤科的临床应用［J］．上海中医药杂志，2009，43（3）：37.

3.4 蚶　　科

瓦楞子

［**基源**］蚶科动物魁蚶、泥蚶及毛蚶*Sapharca inflata*（Reeve）的贝壳。

［**别名**］蚶壳、瓦屋子、瓦垄子、蚶子壳、花蚬壳、瓦垄蛤皮、血蛤皮、毛蚶皮。

［产地］

（1）魁蚶我国沿海均有分布，以辽宁、山东产量最多。

（2）泥蚶我国广布于沿海。

（3）毛蚶我国广布于沿海，尤以渤海湾产量最大。

［功效与主治］味甘、咸，性平。归肝、脾、肺经。消痰化瘀，软坚散结，制酸止痛。

［主治范围］主瘰疬，瘿瘤，癥瘕痞块，顽痰久咳，胃痛吐酸，牙疳，外伤出血，冻疮及烫火伤。

［用法用量］内服：9～15 g，宜打碎，煎汤服，或1～3 g，研末服，或入丸、散服。外用：适量，煅后研末调敷。

［毒副反应及注意事项］无瘀血痰积者勿用。《本草用法研究》

［临床应用］

（1）治疗胃痛吐酸水，嗳气，甚则吐血者：瓦楞子（醋煅七次）九两（450 g），乌贼骨六两（300 g），广陈皮三两（150 g，炒），研极细末，每日3次，每次服二钱（10 g），食后开水送下。《经验方》

（2）治疗急性胃炎：煅瓦楞子9 g，良姜3 g，香附6 g，甘草6 g，共研末，每次服6 g，每日服2次。《青岛中草药手册》

（3）治疗外伤出血：煅瓦楞子30 g，冰片15 g，共研末外敷。《青岛中草药手册》

（4）治疗烧伤烫伤：将煅瓦楞子研成细末，加冰片少许，用香油调匀，涂患处。《山东药用动物》

（5）治疗痰饮：以瓦楞子壳（即海钳子），不拘多少，炭火煅，研末。候栝楼黄熟时，正捣和瓦粉作饼子，晒干为末。用蜜汤调一钱（5 g），或入诸药为丸，其效过于海粉多矣。《古今医统》

（6）治疗一切气血癥瘕，次能消痰：瓦垄子烧，以醋淬三度，埋令坏，醋膏丸。《万氏家抄方》瓦垄子丸

（7）治疗临经阵痛血不行，按之硬满，属实痛者：瓦楞子（煅红色，醋淬七次）、香附、桃仁、牡丹皮、川芎、川大黄、当归、红花。酒糊丸。《女科指掌》瓦楞子丸

（8）治疗慢性喉痞：张成凤[1]用理气消痰、活血化瘀治疗方法，方用海藻、昆布、当归、桃仁、赤芍、红花、射干各10 g，瓦楞子30 g，枳壳、竹黄各6 g，桔梗8 g。后期呈僵硬而与声带界限不清者加三棱、莪术各6 g；伴气虚者加黄芪、炒白术各10 g；伴声带失去瓷白色者加蚤休、金银花各10 g；伴痰多者加川贝粉3 g（吞），全栝楼10 g；伴咽部干燥者加玄参、石斛、麦门冬各10 g。每日1剂，水煎服，早晚各1 次，7日为1个疗程，可连续服用3～4个疗程。在服药期间，避免多说话、大声说话，忌烟酒、生冷刺激之品。

（9）治疗乳腺增生病：牛凤玲等[2]，治疗方法为治疗组应用柴胡疏肝合剂，青皮20 g，瓦楞子、丹参各15 g，王不留行12 g，柴胡、枳壳、郁金、赤芍、当归、白术各10 g，栀子5 g，制成合剂，1次100 mL，每日2次口服。对照组应用乳癖消，1次6片，每日3次口服。以1个月为1个疗程。

（10）治疗原发性肝癌：李小波等[3]，治疗方法基本方为莪楞汤（经验方）。三莪、莪术、郁金、当归各15 g，白芍、丹参、牡蛎、瓦楞子各30 g，蜂房、全蝎各10 g，土鳖虫12 g，生甘草3 g，料姜石60 g，每日1剂，水煎服。辨证分型治疗，肝血瘀阻型，予基本方加川楝子、元胡、夏天无。脾气虚型，予基本方加鸡内金、生山楂、生白术、龙葵、茯苓皮。肝胆湿热型，予基本方，如黄疸指数增高加茵陈、金钱草；丙氨酸转氨酶升高加蒲公英、败酱草、虎杖。肝郁气滞型，予基本方加柴胡、香附、神曲。肝肾阴虚型，予基本方加生地黄、山茱萸、女贞子。化疗或肝内静脉栓塞致呕吐者，加竹茹、半夏，重者改用旋覆代赭汤加减；白细胞降低加人参、生黄芪、枸杞子、阿胶（烊化）、连翘；低热加秦艽、知母、生石膏；肝区疼痛剧烈，可按三阶梯止痛法止痛。

（11）治疗胃溃疡及十二指肠溃疡：金建立[4]用复方瓦甘散治疗组成为瓦楞子、甘草、草豆蔻、延胡索。入选患者治疗4周，1次5 g，1日服3次。治疗结果显示 207例患者经4周治疗后，总有效率为87.4%。

（12）治疗慢性浅表性胃炎：霍益喜[5]用党参30 g，茯苓25 g，黄芩10 g，藿香10 g，黄连3 g，砂仁3 g（后下），甘草5 g。胃阴虚去黄连加五味子、旱莲草各15 g，胃寒加吴茱萸10 g，大便秘结加大黄10 g（后下），泛酸加瓦楞子30 g（先煎），乌贼骨20 g。每日1剂，水煎温服，每日2次。忌食生冷油腻之物，30日为1个疗程。治疗结果显示总有效率为90%。

（13）治疗消化性溃疡：王佃军[6]用人参15 g，白术10 g，山药15 g，茯苓10 g，甘草6 g，半夏10 g，黄连5 g，黄芩10 g，枳壳10 g，苏梗10 g，乌贼骨15 g（先煎），瓦楞子10 g（先煎），砂仁4 g（后下），焦三仙（各）10 g，上方加水500 mL，煎取300 mL，再加水400 mL，煎取200 mL，2汁相合，分2次服，每日1剂。

（14）治疗消化性溃疡：袁旭东[7]以温中益气、和理缓急方法治疗，方药组成为黄芪12 g，桂枝10 g，白芍18 g，炙甘草6 g，生姜10 g，大枣12 g，饴糖30 g。患者素有虚寒泛酸重者加吴茱萸3 g，瓦楞子15 g，海螵蛸12 g；泛吐清水者加法半夏9 g，干姜10 g，陈皮10 g，茯苓12 g；如疼严重者加良姜12 g，玄胡12 g，香附10 g；胃热喜冷饮者加柴胡10 g，栀子9 g，黄芩12 g；血虚或产后者加当归12 g，党参12 g；气滞呃逆者加香木12 g，郁金15 g，海螵蛸12 g；大便下血者加蒲黄15 g，白及15 g。临床以黄芪建中汤为基本方，随症加减，水煎，每日1剂，分3次服用。治疗结果显示97例患者总有效率为96.9%。

（15）治疗胆汁反流性胃炎：闫金富[8]治疗方法，治疗组在与对照组治疗相同的基础上，加服中药。药用半夏、白芍、枳实、香附、厚朴、陈皮各10 g，川楝子12 g，瓦楞子30 g。气滞加佛手15 g，木香6 g；食滞加神曲30 g，山楂20 g；嗳气频加代赭石30 g（先煎）；胃阴不足加石斛15 g，玉竹10 g；胃黏膜糜烂出血加白及10 g，三七2 g（研末冲服）；大便干结加大黄10 g（后下）。每日1剂，30日为1个疗程，3个疗程后统计结果。结果显示治疗组总有效率为91.7%。

（16）治疗胃食管反流病：刘信强等[9]治疗方法，治疗组采用清肝和胃、降逆制酸的。自拟建中左金汤：半夏12 g，黄连6 g，吴茱萸1 g，桂枝10 g，白芍18 g，瓦楞子10 g，乌贼骨10 g，炙甘草6 g，生姜10 g。呕吐者加代赭石10 g，旋覆花10 g；便秘者加槟榔10 g，莱菔子18 g；肝气郁结者加柴胡10 g，川楝子10 g；舌苔黄厚腻者黄连加至10 g；胃阴不足者加麦冬10 g，百合10 g。每日1剂，水煎服。2周为1个疗程，隔3日，进行第2个疗程，根据患者情况，服用1～2个疗程，胃镜复查，随访1年。结果治疗组较对照组明显，总有效率为92.16%。

参考文献

[1] 张成凤. 理气消痰活血化瘀法治疗慢性喉痞32例 [J]. 陕西中医，2011，32（12）：1580.

[2] 牛凤玲，赵刚，蔡海峰，等. 柴胡疏肝合剂治疗乳腺增生病568例 [J]. 陕西中医，2006，27（8）：940-945.

[3] 李小波，白丽萍，米新，等. 辨证治疗原发性肝癌86例 [J]. 山西中医，2006，22（2）：18-19.

[4] 金建立. 复方瓦甘散治疗胃溃疡及十二指肠溃疡207例 [J]. 四川中医，2010，28（5）：88-89.

[5] 霍益喜. 健胃清热法治疗慢性浅表性胃炎60例 [J]. 实用中医药杂志，2008，24（12）：771.

[6] 王佃军. 四君子汤合半夏泻心汤治疗消化性溃疡40例 [J]. 现代医药卫生，2006，22（18）：2849.

[7] 袁旭东. 温中益气法治疗消化性溃疡97例 [J]. 中国医药指南，2011，26（9）：326-327.

[8] 闫金富. 中西医结合治疗胆汁反流性胃炎60例 [J]. 实用中医药杂志，2007，23（12）：771.

[9] 刘信强，李泾渭. 自拟建中左金汤治疗胃食管反流病51例 [J]. 现代中医药，2008，28（5）：31-32.

3.5　蝮　蛇　科

蕲蛇

[基源] 为蝰科动物五步蛇*Agkisrrodon acutus*（Guenther）的干燥体。

[别名] 大白花蛇、棋盘蛇、五步蛇、百步蛇。

[产地] 分布于江西、福建、湖南、广东等地。

[性味功效] 味甘、咸，性温。归肝、脾经。祛风，通络，止痉。

[主治范围] 主风湿顽痹，麻木拘挛，中风口眼㖞斜，半身不遂，抽搐痉挛，破伤风，小儿惊风，杨梅疮，麻风，疥癣。

[用法用量] 内服：3～10 g，煎汤服，或1～1.5 g，研末服，每日2～3次，浸酒服、熬膏服或入丸、散服。

[毒副反应及注意事项] 阴虚内热以及血虚生风者禁服。

[现代药理研究]

（1）抗炎作用：研究发现，银屑病患者血清中磷脂酶A2活性明显高于正常人[1]。同时，通过对人和蛇毒分泌型磷脂酶A2（sPLA2）的比较，从理论上推断蛇血清中含有的解蛇毒蛋白磷脂酶A2抑制剂（PLI）可以抑制人sPLA2活性，减少sPLA2介导的炎症反应[2]。

（2）抗肿瘤作用：李虹等[3]通过细胞毒试验，发现从蛇毒中分离出来的ACTX6和

ACTX8这2种单一组分对体外培养的人多种肿瘤细胞均有很强的抑制作用。吴瑞敏[4]发现蕲蛇皮肤、肌肉、全胆、毒液中微量元素硒含量丰富，与蕲蛇抗癌效用有关。翁绳美等[5]则通过小鼠实验发现，蕲蛇酶具有抗肿瘤转移的作用。还有蛇毒神经生长因子对多种神经和非神经肿瘤可以起到抑制肿瘤细胞增殖和分化的作用[6]

（3）调节免疫功能作用：有研究[7-8]显示，蕲蛇水提取物对关节炎模型大鼠血清中肿瘤坏死因子-α（TNF-α）、白细胞介素-1β（IL-1β）、白细胞介素-6（IL-6）水平具有下调作用，同时上调血清中白细胞介素-10（IL-10）的含量，这主要通过口服免疫耐受、影响致炎效应、调节免疫系统功能等机制来实现，从而明显地缓解了关节炎大鼠模型的后足肿胀度，降低关节炎指数。此外，蕲蛇提取物可以增强大鼠T细胞增殖反应，升高白细胞介素-2（IL-2）和干扰素-γ（IFN-γ）细胞因子水平，实现免疫功能的改善[9]。王晓辉等[10]通过实验证明，从尖吻蝮蛇蛇毒中通过电泳获得的分子量为1.2万的蛇毒蛋白质对小鼠具有较高的镇痛作用。

（4）抗凝溶栓作用：刘广芬等[11]通过实验研究证明，蕲蛇酶可溶解已形成的血栓，还能减少动静脉血栓形成。由此可看出，蕲蛇毒制剂不仅能治疗，还能预防血栓性疾病。在实验研究方面，已经证实蕲蛇酶可以降低血浆纤维蛋白原，溶解血栓，抑制血小板聚集，抑制血栓形成，改善血液流变学，改善微循环，降低血管阻力，增加脑血管流量，改善梗死区的血液循环，减轻脑缺血再灌注损伤[12]。

（5）神经因子作用：有研究报道，从神经前体细胞和基因表达方面研究神经生长因子可以促进脑缺血再灌注损伤后神经的修复和再塑[13-14]。张颖等[15]发现，蛇毒纤溶酶也具有明显的神经生长因子活性，表明纤溶酶溶解血栓的同时，可以对受损细胞进行营养修复，促进神经细胞功能恢复。因此，也有用蛇毒神经生长因子治疗糖尿病多发性神经病变，有助于恢复肢体感觉、运动功能、肌力等，改善临床症状，提高生活质量[16]。

［临床应用］

（1）治疗脑风头痛甚者：白花蛇（酒浸三宿，去皮、骨，炙）二两（100 g），蒺藜子（炒去角）、蔓荆子（酒浸一宿，焙）各一两（50 g），白附子五枚（酒浸一宿，切片子，炒干），荜澄茄二十枚。上五味捣罗为散。每服一钱匕，用薄荷自然汁和温酒半盏调下，食后服。《圣济总录》

（2）治疗中风肢节疼痛，言语梗塞：白花蛇（酒浸，去皮、骨，炙）二两（100 g），何首乌（去黑皮，切）、牛膝（三味用酒浸半日，焙干）、蔓荆实（去白皮）各四两（200 g），威灵仙（去土）、荆芥穗、旋覆花各二两（100 g）。上七味，捣罗为末。每服一钱匕，用酒调下，空心临卧服。《圣济总录》白花蛇散

（3）治疗破伤风，颈项紧硬，身体强直：蜈蚣一条（全者），乌蛇（项后取）、白花蛇（项后取）各二寸（先酒浸，去骨并酒炙），上三味，为细散。每服二钱或三钱匕，煎酒小沸调服。《圣济总录》定命散

（4）治疗淋巴瘤[17]：辨证属痰浊内蕴，邪毒壅盛，治宜祛痰解毒散结，予守宫8 g，白花蛇、鹿角霜各10 g，沉香6 g，茯苓、浙贝母、土贝母各15 g，生龙骨、生牡蛎、青蒿、炙鳖甲、太子参各20 g。煎汤，每日1剂，分2次服用。

（5）治疗乳癌[17]：辨证痰湿内蕴，邪毒炽盛，治宜祛痰化浊，解毒和血，守宫8 g，白花蛇、鹿角霜各10 g，沉香6 g，茯苓30 g，浙贝母、土贝母各15 g，生龙骨、生牡蛎、生薏苡仁、熟薏苡仁各20 g，郁金10 g，泽兰15 g，紫草10 g，白术15 g，玄胡6 g。煎汤，每日1剂，分2次服用。

（6）治疗坐骨神经痛：刘才金等[18]，辨证为气虚血瘀型。治拟补气养血，活血通络，用补阳还五汤加味。黄芪60 g，桃仁、红花、当归、赤芍各12 g，牛膝、穿山甲（先煎）各15 g，白花蛇12 g，三七3 g（研末冲服），川芎6 g。每日1剂，水煎内服，每次服药100 mL，每日3～4 次。

（7）治疗颈性眩晕：石智勇[19]用川芎20 g，葛根15 g，丹参30 g，黄芪20 g，穿山甲10 g，羌活9 g，鸡血藤30 g，红花15 g，山楂15 g，白花蛇5 g。若头重如蒙，胸闷作呕加半夏10 g，白术15 g，天麻10 g；腰酸肢麻，五心烦热加生地黄20 g，白芍10 g，桑椹20 g；腰膝酸软，肢冷畏寒加黑附片10 g（先煎），肉桂6 g，巴戟天10 g。每日1剂，水煎后分3次服，15日为1个疗程。

（8）治疗三叉神经痛：王怀平[20]，治疗方法以四虫二蛇汤，药用全蝎5 g，蜈蚣2条，僵蚕10 g，地龙10 g，白花蛇5 g，乌梢蛇10 g，白附子5 g，川芎10 g，细辛5 g，防风15 g，白芍20 g，甘草5 g。兼胃火上攻者加生石膏、知母，兼肝火盛者加龙胆草、钩藤，兼风寒外袭者加荆芥、白芷，兼瘀血内阻者加桃仁、红花，兼风痰阻络者加半夏、天麻，兼阴虚风动者加龟板、鳖甲。每日1剂，分2次煎煮，各取汁300 mL混合后，早中晚饭后1 h温服200 mL，治疗期间嘱患者适寒温，调情志，忌辛辣，勿过劳。

（9）治疗痹证：廖代碧[21]，治疗方法以四物汤加味，药用熟地黄12 g，当归15 g，川芎10 g，白芍15 g，秦艽15 g，威灵仙12 g，海桐皮15 g，白花蛇1条，鸡血藤30 g。上肢疼痛加姜黄12 g，桂枝10 g；下肢疼痛加独活12 g，桑寄生15 g，川牛膝12 g；兼气虚加党参15 g，黄芪15 g；湿重去熟地黄，加何首乌15 g，薏苡仁30 g，苍术12 g；寒重加制川乌6 g，制草乌6 g；痛无定处加防风12 g，松节15 g；热重加银花藤30 g，连翘15 g。每日1剂，水煎服，15日为1个疗程。

（10）治疗高血压：赵巍[22]治疗方法，选神阙、涌泉、足三里、绝骨穴。药用白花蛇3条，蜈蚣9条，地龙9 g，吴茱萸10 g，川芎10 g，以上药物共研细末，将药粉用姜汁拌成膏，做成直径2 cm、厚0.5 cm的饼。治疗时将上述所选穴位用乙醇溶液棉球擦干净，将药饼放在穴位上，用麝香止痛膏固定，贴药后第1日测血压3次，以后每日测血压1次。

（11）治疗原发性三叉神经痛：贾德山[23]用生石膏30 g，葛根18 g，防风9 g，黄芩9 g，蔓荆子12 g，苍耳子15 g，天麻9 g，白花蛇3 g，全蝎9 g，蜈蚣半条，薄荷9 g，赤芍12 g，柴胡9 g。目痛者加桑叶12 g，菊花12 g；牙痛甚者加细辛3 g，生地黄18 g，牛膝12 g；大便秘结者加大黄9 g。

参考文献

[1] 张桂英，张运昌，张其亮. 银屑病患者磷脂酶A2和脂质过氧化物的研究［J］. 临床及实验研究，2002，31（1）：22-23.

[2] 陈柯，邓欣如，徐曦，等. 蛇血清分泌型磷脂酶A2抑制剂防治人炎症的生物信息学分析［J］. 基础医学与临床，2011，31（9）：970-975.

[3] 李虹，章良，吴梧桐. 中国皖南尖吻蝮蛇毒细胞毒素的体外抗癌活性［J］. 中国天然药物，2003，1（4）：240-242.

[4] 吴瑞敏. 五步蛇（蝰科）四种组织中几种元素的含量［J］. 武夷科学，1993（10）：82-84.

[5] 翁绳美，刘广芬，王晴川. 蕲蛇酶抗小鼠实验性肿瘤转移作用研究［J］. 蛇志，2000，12（3）：5-6.

[6] 郭根燕，张玮，李全荣，等. 蛇毒神经生长因子研究新进展［J］. 中国现代医生，2008. 46（22）：44-45.

[7] 张纪达，范永升，温成平，等. 蕲蛇水提取物对胶原诱导性关节炎大鼠血清TNF-α、IL-6 和IL-10的影响［J］. 中华中医药杂志，2012，27（5）：1407-1409.

[8] 谷恒存，丁兴红，马哲龙，等. 蕲蛇水提液对佐剂性关节炎大鼠的免疫调节作用［J］. 中华中医药杂志，2012，27（10）：2676-2678.

[9] 方晓阳，蒋诗平. 黄山产五步蛇醇提物对大鼠细胞免疫及细胞因子的影响［J］. 蛇志，1997，9（4）：6-7.

[10] 王晓辉，王化丽，李旭. 尖吻蝮蛇蛇毒中镇痛成分的研究［J］. 中国生化药物杂志，2001，22（4）：198-199.

[11] 刘广芬，王晴川，许云禄. 蕲蛇酶对动物实验性血栓的防栓和溶栓作用［J］. 蛇志，1997，9（3）：2-5.

[12] 詹学雄. 蕲蛇酶注射液综述［J］. 海峡药学，2006，18（2）：12-14.

[13] 石胜良，陈仕检，黎彬如. 蛇毒型神经生长因子对大鼠脑缺血再灌注损伤后神经前体细胞增殖的影响［J］. 中国脑血管病杂志，2010，7（9）：477-481.

[14] 石胜良，梁森，陈仕检. 蛇毒型神经生长因子通过影响候选可塑性相关基因15和核转录因子κB的表达促进脑缺血再灌注损伤后神经重塑［J］. 中华神经科杂志，2011，44（6）：389-392.

[15] 张颖，雷兰，李佐刚，等. 蛇毒纤溶酶的神经生长因子活性［J］. 生物技术，2004（14）：15-16.

[16] 张玉. 蛇毒神经生长因子治疗糖尿病多发性神经病变［D］. 哈尔滨：哈尔滨医科大学，2007：1-35.

[17] 吕新华. 伯州散加味治疗肿瘤临床体会［J］. 河北中医药学报，2010，25（4）：15-16.

[18] 刘才金，袁柳仙，何晓凤，等. 补阳还五汤治疗坐骨神经痛38例疗效观察［J］. 中外医学研究，2011，9（7）：36.

[19] 石智勇，刘荣荣，景涛丽，等. 活血通脉法治疗颈性眩晕40例［J］. 陕西中医学院学报，2006，29（4）：34-35.

[20] 王怀平. 四虫二蛇汤治疗三叉神经痛30例［J］. 实用中医药杂志，2008，24（11）：706.

[21] 廖代碧. 四物汤加味治疗痹证65例［J］. 实用中医药杂志，2007，23（1）：28.

[22] 赵巍. 穴位敷药治疗高血压30 例［J］. 光明中医，2011，26（4）：767-768.

[23] 贾德山. 中药辨治原发性三叉神经痛12例［J］. 国医论坛，2006，21（1）：20.

3.6　鲮　鲤　科

穿山甲

[**基源**] 为鲮鲤科动物穿山甲*Manis pentadactyla* Linnaeus的鳞甲。

[**别名**] 鲮鲤甲、鳣鲤甲、鲮鲤角、川山甲、鳖鲤甲、山甲、甲片、麒麟片、麟片、随碱片、山甲片、钱鲤甲。

[**产地**] 分布于云南、广西等地，东南亚列国亦为主产地。

[**性味功效**] 味咸，性微寒。归肝、胃经。活血散结，通经下乳，消痈溃坚。

[**主治范围**] 主血瘀经闭，癥瘕，风湿痹痛，乳汁不下，痈肿，瘰疬。

[**用法用量**] 内服：3～9 g，煎汤服或入散剂服。外用：适量，研末撒或调敷。

[**毒副反应及注意事项**] 气血虚弱、痈疽已溃者及孕妇禁服。

[**现代药理研究**]

（1）降低血液黏度作用[1]：对大白鼠凝血时间的影响，取大白鼠腹腔注射穿山甲片水煎液，实验结果表明，穿山甲片的水煎液有明显延长大白鼠凝血时间的作用和降低大白鼠血液黏度的作用。对小白鼠凝血时间的影响，取小白鼠灌胃穿山甲片水煎液，实验结果表明，穿山中片的水煎液有明显延长小白鼠凝血时间和降低小白鼠血液黏度的作用。

（2）抗炎作用[1]：小白鼠耳郭肿胀实验结果表明，穿山甲片的水提液、醇提液均有明显的抗巴油引起的小白鼠耳郭炎症作用。

（3）提高耐受缺氧能力[1]：对小白鼠常压缺氧的耐受能力的影响，穿山甲片中的环二肽Ⅵ和环二肽Ⅶ能够提高小白鼠常压缺氧的耐受能力。

（4）保护骨髓作用：张东伟等[2]动物研究实验表明，穿山甲能明显地使小鼠骨髓微循环损害得到一定延缓和遏制。

[**临床应用**]

（1）治疗风湿痹走注肢节疼痛：穿山甲（炮）、麻黄（不去节）、良姜各二两（100 g），石膏二两（100 g），上为细末，每服五钱（25 g），好酒一碗，热调下，出汗为效，休着风，衣被盖之。《普济方》一醉散

（2）治疗痢疾，里急后重：穿山甲、蛤蜊粉各等份，上为细末，每服一钱（5 g），好酒空心调服。《普济方》

（3）治疗毒蛇咬伤：穿山甲（炮）、广木香各一钱五分（7.5 g），研细末，热酒调下。《疡医大全》

（4）治疗吹奶痛不可忍：穿山甲（炙黄）、木通各一两（50 g），自然铜半两（25 g，生用），三味捣罗为散，每服二钱（10 g），温酒调下，不计时候。《本草图经》

（5）治疗乳汁不通：穿山甲（炮），研末，酒服方寸匙，日二服。《单骧》涌泉散

（6）治疗便毒便痈：穿山甲半两（25 g），猪苓二钱（10 g），并以醋炙研末，酒

服二钱（10 g）。外用穿山甲末和麻油、轻粉涂之。《仁斋直指方》

（7）治疗耵耳出脓：穿山甲（烧存性），入麝香少许吹之。《鲍氏小儿方》

（8）治疗瘰疬溃坏：鲮鲤甲二十一片，烧研敷之。《姚僧坦集验方》

（9）治疗蚁瘘疮多而孔小：烧鳣鲤甲，猪膏和敷。《补缺肘后方》

（10）治疗气痔脓血：穿山甲一两（烧存性），肉豆蔻仁三个，同为末，米饮调二钱（10 g）服。甚者加猬皮一两（50 g），烧入。中病即已，不必尽剂。《本草衍义》

（11）治疗喉癣：甲片（炙）五分（250 g），白霜梅一个（炙），雄黄五分（2.5 g），枯矾一钱（5 g）。上共研末，吹喉内。《疡科遗》穿山甲散

（12）治疗中风，手足偏废不举：穿山甲、红海蛤（如棋子者）、川乌头（大者，生用）各二两（100 g），上为末，每用半两（25 g），捣烈葱白汁，和成厚饼，约径一寸半，贴在所患一边脚中心，用旧帛裹紧缚定，于无风密室中椅子上坐，椅前用汤一盆，将贴药脚于汤内浸，候汗出，即急去了药，汗欲出，身麻木，得汗周遍为妙。切宜避风，自然手足可举，如病未尽除，候半月二十日以后，再依此法用一次。仍服治风补理药。忌口远欲以自养。《三因方》趁痛膏

（13）治疗但热不寒疟：穿山甲一两（50 g），干枣十枚，上同烧灰留性，研为细末，每服二钱（10 g），当发日，日未出时井水调下。《杨氏家藏方》

（14）治疗疝气膀胱疼痛：穿山甲（炒）三钱（15 g），茴香子二钱（10 g），为细末，每服二钱（10 g），滚水酒送下。《滇南本草》

（15）治疗妇人阴癞，硬如卵状：穿山甲五钱（25 g），以沙炒焦黄为末，每服二钱（10 g），酒下。《摘元方》

（16）治疗膝骨性关节炎：李野等[3]，治疗方法以滋补肝肾，强筋壮骨，活血止痛为主。用自拟补肾活血汤治疗。当归20 g，何首乌30 g，杜仲20 g，穿山甲（先煎）15 g，炙黄芪25 g，牛膝10 g，羌活15 g，申姜15 g，茯苓20 g，甘草15 g。每日1剂，水煎300 mL，分2次服用，3周为1个疗程。膝关节肿胀明显者加薏苡仁30 g，茯苓15 g；疼痛重者加桑寄生20 g，附片15 g。每日1剂，水煎，早晚分服，一般需连续服用3周。

（17）治疗白细胞减少症：孟庆常[4]用福建省名老中医孙宜尧老先生以黄芪浓煎送服穿山甲粉治疗白细胞减少症方法，疗效甚佳。基本方为黄芪30 g，当归12 g，枸杞子12 g，白术15 g，茯苓15 g，补骨脂15 g，桑寄生12 g，穿山甲粉6 g（冲服）。水煎服，服6～10 剂，亦可长期服用。一般服5剂即有效。

（18）治疗足跟痛：段春红[5]，治疗方法以足跟痛方，党参12 g，熟地黄20 g，木瓜12 g，木通10 g，穿山甲10 g，薏苡仁12 g，牛膝12 g，川芎10 g，五加皮10 g，藏红花3 g，秦艽10 g，丹参12 g。肾阴虚加生地黄、龟板，肾阳虚加枣皮、肉桂，外伤加续断、苏木，风湿加威灵仙、羌活、防风。水煎服，每日2次。配合局部封闭。

（19）治疗骨质增生：刘中淮[6]以基础方桂枝9 g，茯苓15 g，桃仁9 g，牡丹皮9 g，赤芍9 g，酒大黄6 g，生地黄15 g，当归9 g，炙穿山甲9 g。水煎，分3次口服，穿山甲冲服。有慢性肠炎，大便次数每日3～4 次，且热象明显者减酒大黄、桃仁用量，加葛根、黄芩、黄连；尿痛明显者加萹蓄、瞿麦；气短乏力等气虚症明显者加黄芪、党参；腰膝冷痛等肾阳虚证者加附片、巴戟天、淫羊藿；口干咽燥，舌红少苔等肾阴虚证

明显者加枸杞子、枣皮、麦冬等。

（20）治疗不孕症：田兴华[7]，治疗方法用桂枝茯苓丸加味。桂枝18 g，茯苓18 g，桃仁15 g，牡丹皮12 g，赤芍12 g，益母草24 g，延胡索12 g，附片12 g（先煎），炮穿山甲6 g，甘草6 g。每日1剂，水煎服，1个月为1个疗程，3个疗程统计结果。治疗结果，服药1个月停药后生子6例，2个月停药后生子8例，3个月停药后生子4例，无效2例，总有效率为90%。

（21）治疗慢性附睾炎：王祖龙[8]用桂枝茯苓丸加减（桂枝6 g，茯苓15 g，桃仁9 g，牡丹皮9 g，赤芍12 g，连翘20 g，败酱草30 g，生薏苡仁30 g，穿山甲6 g，皂刺12 g，路路通15 g，丹参30 g，黄芪30 g，牛膝15 g，荔枝核12 g，橘核12 g）。下坠明显，加党参、升麻、柴胡；胀痛明显，加延胡索、川楝子；疼痛明显，加三棱、莪术、制乳香、制没药；寒湿盛，去连翘、败酱草，加乌药、小茴香。每日1剂，水煎服，连用1个月为1个疗程。

（22）治疗类风湿性关节炎：原冬亚等[9]用桂枝15 g，赤芍15 g，白芍30 g，丹参30 g，当归12 g，乳香10 g，没药10 g，炒穿山甲10 g，蜈蚣3条，秦艽20 g，甘草3 g。每日1剂，水煎服，15日为1个疗程，2个疗程间隔2～3日，2个疗程结束后统计疗效。

（23）治疗声带小结：李永琼[10]，辨证属气滞血瘀型，宜理气活血，用四逆散合桃红四物汤加味，柴胡15 g，白芍15 g，枳实15 g，甘草6 g，桃仁12 g，红花15 g，当归15 g，生地黄15 g，川芎12 g，穿山甲6 g（先煎），香附15 g，怀牛膝12 g；属痰浊凝聚型，宜祛痰化浊，用二陈汤加味，云苓18 g，陈皮15 g，半夏15 g，甘草6 g，浙贝母15 g，穿山甲6 g（先煎），地龙15 g，瓜蒌仁15 g，胖大海15 g，木蝴蝶15 g，桔梗12 g，厚朴12 g。在药物治疗的同时，必须休息声带（噤声7日），多饮水，忌食辛辣刺激性食物，再给予用盐50 g，老姜50 g，花椒10 g，炒热布包熨大椎、哑门、天柱、风池等穴，1日1次，反复炒热熨1 h左右，10日为1个疗程。

（24）治疗慢性损伤性腰痛：何大昌[11]以补肾化瘀汤治疗，桂枝15 g，川牛膝20 g，当归15 g，川芎15 g，淫羊藿30 g，巴戟天30 g，黄芪30 g，续断30 g，骨碎补30 g，土鳖虫10 g，熟地黄30 g，鹿角片30 g，枸杞子30 g。水煎服，1日3次。伴腰僵直活动受限属痰瘀互结，气血痹阻者，加入虫类药物，如僵蚕15 g，全蝎10 g，乌梢蛇30 g，蜈蚣2条，穿山甲6 g等搜剔穿透之品。

（25）治疗肩周炎：王培业[12]用二龙戏珠汤治疗，黄芪30 g，姜黄10 g，白芍15 g，穿山甲10 g，秦艽15 g，当归15 g，桂枝10 g，威灵仙15 g，蜈蚣2条，甘草10 g。每剂加凉水400 mL浸泡30 min，文火煎30 min，渣再煎，共取药汁300 mL，分早晚2次服，每日1剂，10日为1个疗程，一般1～2个疗程治愈。服药期间忌食酸、凉、油腻食物，服药后避风。

参考文献

[1] 杨熙东．穿山甲的药理作用和临床应用［J］．中国社区医师（医学专业），2012，14（26）：194.

[2] 张东伟，付敏，彭贤文，等．猪蹄甲与穿山甲抗小鼠骨髓微循环障碍作用的实验研究［J］．中草药，2005，36（9）：1364.

[3] 李野，李晓春，罗宗键，等. 补肾活血汤治疗膝骨性关节炎临床观察［J］. 长春中医药大学学报，2012，28（6）：492.
[4] 孟庆常. 穿山甲治疗白细胞减少症应用体会［J］. 甘肃中医，2009，22（8）：27.
[5] 段春红. 跟痛方加局部封闭治疗足跟痛40例［J］. 中国社区医师，2012（2）：17.
[6] 刘学义，张昌华，潘黔芬. 中药配合物理疗法治疗膝关节骨质增生的疗效观察及护理［J］. 护士进修杂志，2011（15）：467–468.
[7] 田兴华. 桂枝茯苓丸加味治疗不孕症20例［J］. 实用中医药杂志，2008，24（5）：293.
[8] 王祖龙. 桂枝茯苓丸加味治疗慢性附睾炎68例［J］. 河南中医，2007，27（5）：17.
[9] 原冬亚，李霞丽. 桂枝活络汤治疗类风湿性关节炎64例［J］. 中国现代药物应用，2010，4（5）：123.
[10] 李永琼. 中医药治疗声带小结120 例［J］. 四川中医，2011，29（4）：104–105.
[11] 何大昌. 中医治疗慢性损伤性腰痛疗效观察［J］. 四川中医，2008，26（4）：108.
[12] 王培业. 自拟二龙戏珠汤治疗肩周炎120例［J］. 中国民间疗法，2010，18（8）：38.

3.7 鳖 蠊 科

䗪虫（土鳖虫）

［基源］为鳖蠊科昆虫地鳖*Eupolyphaga sinensis* Walker或冀地鳖*Steleophaga plancyi*的雌虫干燥体。

［别名］地鳖、土鳖、过街、簸箕虫、蚵蚾虫、地婢虫、山蟑螂、地乌龟、土元、臭虫母、盖子虫、土虫、节节虫、蚂蚁虎。

［产地］分布于江苏、广西、广东、湖北等地。

［性味功效］味咸，性寒，小毒。归肝经。破血逐瘀，续筋接骨。

［主治范围］主血瘀经闭，癥瘕积聚，血滞经闭，跌打瘀肿，筋伤骨折，木舌，重舌。

［用法用量］内服：3～10 g，煎汤服或酒浸饮； 1～1.5 g，研末服。外用：适量，煎汤含嗽、研末撒或鲜品捣敷。

［毒副反应及注意事项］年老体弱及月经期者慎服，孕妇忌服。

［现代药理研究］

（1）降低血黏度、抗凝血和抗血栓作用：周春风等[1-2]观察了土鳖虫提取液对大鼠血液流变学的影响，结果表明土鳖虫提取液可使红细胞压积、高切黏度、全血低切黏度、红细胞聚集指数、红细胞刚性指数均明显降低，使红细胞沉降率、血流方程常数明显升高。王怡等[3]用血液流变学方法对5种动物类活血化瘀药的作用进行了比较观察，其中土鳖虫对血液流变性各参数的改善作用最强。土鳖虫水浸膏连续给大鼠灌胃10日，结果可明显降低大白鼠实验性血栓重量，明显延长大白鼠凝血酶原时间，对小白鼠动脉取血进行体外抗凝观察，土鳖虫明显延长小白鼠体外凝血时间，说明土鳖虫具有抗凝血和抗血栓作用。

（2）抗缺氧作用：郭庆民等[4]认为土鳖虫水提液抗心肌缺氧作用不单纯是减少心

肌缺氧，还可能与改善心肌供氧和氧利用度有关。此外，黄金保等[5]认为，土鳖虫还有抗脑缺氧作用。

（3）保护血管内皮细胞作用：于燕等[6-7]先后两次报道了土鳖虫水提物对实验性高脂血症大鼠内皮细胞的保护作用。在实验的不同阶段，观察大鼠血脂、血清超氧化物歧化酶、一氧化氮、血浆内皮素及循环内皮细胞的变化，结果都显示土鳖虫水提物除了具有调脂作用外，还具有明显的保护内皮细胞的作用。

（4）影响红细胞免疫功能作用：杨耀芳等[8]研究得出，土鳖虫可提高心肌缺血小鼠及正常小鼠的肿瘤细胞花环率，可提高寒凝血瘀模型大鼠红细胞C3b受体花环率，表明土鳖虫能提高CR_1活性，提高红细胞免疫黏附能力。另外，杨耀芳等[9]另外一项研究土鳖虫对环磷酰胺所致小鼠“血虚”模型红细胞免疫功能的影响。结果表明土鳖虫通过提高红细胞CR_1活性，提高红细胞免疫黏附功能，抑制血清抗心磷脂抗体水平，血清中锌、钙含量增高。

（5）保肝作用：藤多哲朗等[10]给SD雄性大鼠口服土鳖虫提取物，服药30 min后每隔4 h给动物腹腔注射D−半乳糖胺250 mg/kg，连续4次，末次给药后12 h采血，同时摘取肝脏进行病理学检查。结果发现，土鳖虫雌成虫的己烷可溶性部分及四氯化碳可溶性部分可抑制D−半乳糖胺所致的肝损害。

（6）对自由基的影响：王达平等[11]给60例冠心病血瘀证患者服用水蛭土鳖虫原粉，每次1.0 g，每日3次，连服4周。服药后患者血中过氧化脂质明显下降，还原型谷胱甘肽、谷胱甘肽过氧化酶明显上升，与服药前比较有显著性差异。

（7）抗肿瘤作用[12]：土鳖虫提取物可抑制肝、胃癌细胞的呼吸，并能抑制白血病细胞增殖。

（8）罗佩强[13]的家兔实验表明，土鳖虫还具有促进骨折愈合作用。

［临床应用］

（1）治疗产妇腹痛，腹中有干血着脐下，亦主经水不利：大黄三两（150 g），桃仁二十枚，䗪虫二十枚（熬，去足），上三味，末之，炼蜜和为四丸。以酒一升，煎一丸，取八合，顿服之，新血下如豚肝。《金匮要略》下瘀血汤

（2）治疗跌打损伤，瘀血攻心：土鳖虫（去足，生半夏二个同焙干）一钱（5 g），乳香（去油），骨碎补（焙去毛）一钱（5 g），自然铜（煅）一钱（5 g），血竭一钱（5 g），当归尾一钱（5 g），硼砂一钱（5 g），共研细末，磁罐收贮，每用八厘（0.4 g），好酒送下。《寿世新编》八厘散

（3）治疗重舌塞痛：地鳖虫和生薄荷研汁，帛包捻舌下肿处。《鲍氏小儿方》

（4）治疗小儿腹痛夜啼：䗪虫（微炒）半分（0.25 g），赤芍一分（0.5 g），川芎一分（0.5 g）。捣罗为末，每服，以温酒调下半钱（2.5 g）。量儿大小，加减服之。《太平圣惠方》

（5）治疗卵巢囊肿：石志乔[14]用土鳖虫6 g，水蛭3 g，炮山甲2 g（研冲），丹参10 g，桃仁6 g，红花6 g，蒲黄10 g（包），五灵脂10 g，制没药10 g，炙鳖甲10 g（先入），三棱6 g，莪术6 g，皂刺6 g，茯苓15 g，桂枝10 g，当归身10 g，白芍10 g，川芎10 g，淮牛膝6 g。腹痛加元胡、广木香；便秘加大黄；便溏去桃仁、当归，加炒白术、怀山药；呕恶加姜半夏、陈皮；阳虚加炮附子；阴虚加炙龟板；气虚加党参、黄芪。

每日1剂，水煎2次，取汁400 mL，分早晚2次，餐前温服。经期不停药，但如经行量多时，需暂停12日。20日为1个疗程。

（6）治疗脑震荡后遗症：高仲录等[15]，辨证属痰蒙清窍，瘀血阻络。治以柴精汤加味，柴胡10 g，黄精30 g，土鳖虫10 g，云苓20 g，白芷6 g，细辛3 g（后下），牛膝30 g，牡丹皮20 g，薄荷3 g（后下），天麻10 g，菊花10 g，夜交藤30 g，炒枣仁20 g，半夏20 g，生姜10 g。每日1剂，水煎服，服药7剂，头痛、头昏明显减轻，恶心、呕吐已愈，夜眠安宁，舌面仍有瘀点瘀斑，舌苔薄白腻，脉细弦。减去半夏、生姜，再服7剂，诸症若失，舌面瘀点瘀斑也明显减轻。续服7剂，巩固疗效，病情痊愈，随访1年未见复发。

（7）治疗膝关节骨性关节炎：赵志刚等[15]用桃仁、红花、当归、川芎、延胡索、土鳖虫、僵蚕各10 g，独活、防风、松节各15 g，桑寄生、牛膝、鸡血藤各30 g，蜈蚣1条。膝关节冷痛加细辛、川乌、淫羊藿；膝关节刺痛加全蝎、炙乳没；下肢麻木加木瓜、伸筋草。每日1剂，水煎服，每日3次，1个月为1个疗程。治疗1个月后统计疗效，病程长者适当延长治疗时间。服药期间应忌食生冷食物，避免受寒，注意上肢保暖；视病情可酌情配用丹参注射液于足三里、梁丘、阳陵泉穴做穴位注射，每周2次。

（8）治疗腰椎骨质增生症：沈国忠[17]用金钱白花蛇4条，威灵仙72 g，土鳖虫36 g，血竭36 g，防风36 g，透骨草36 g，当归36 g。上药共研细末，每次饭后吞服3 g，每日2次，1个月为1个疗程。服药1个疗程后，停药5日，再服用1个疗程。肾亏明显，阴虚加龟板、鳖甲；阳虚加杜仲、鹿角片；气虚明显加黄芪、山药；血虚明显加制何首乌、阿胶；病程久、疼痛明显加马钱子、全蝎。

（9）治疗颈椎病经验[17]：辨证为肝气郁结，痰热内伏，瘀阻经络。治以疏肝清热、化痰活血。方以柴胡温胆汤加味，柴胡、黄芩、陈皮、竹茹、石菖蒲、远志、莱菔子、当归、川芎、红花、土鳖虫、肉豆蔻各10 g，法半夏15 g，茯苓50 g，枳实25 g，刘寄奴、徐长卿各25 g，酸枣仁50 g。7 剂，每日1剂，水煎服。辨证为痰湿中阻，兼肝阳上亢，经络不通，治当化痰通络，平肝降逆。方以半夏白术天麻汤加味，法半夏、白术、天麻、陈皮、藿香、佩兰、生姜、土鳖虫、红花、全蝎、火麻仁各10 g，钩藤、茯苓、忍冬藤、虎杖各30 g，枳实25 g，蜈蚣2条，莱菔子15 g。7剂，每日1剂，水煎服。辨证为气阴两虚，瘀阻脉络。治当补气养阴，养血活血通络，潜阳熄风。方以黄芪生脉饮加味：黄芪30 g，白人参、麦冬、五味子、当归、川芎、桂枝、赤芍、生地黄、阿胶、陈皮、法半夏、天麻各10 g，钩藤、茯苓各30 g，刘寄奴、徐长卿各25 g。7剂，每日1剂，水煎服。

（10）治疗早期狭窄性腱鞘炎[18]：秦艽10 g，红花10 g，当归10 g，路路通10 g，五加皮15 g，牛膝15 g，杜仲15 g，骨碎补15 g，伸筋草15 g，桂枝10 g，土鳖虫10 g，香附10 g，乳香5 g，没药5 g，制川乌10 g，加水2 000 mL，凉水浸30 min后，煮沸20 min后倒入盆内，患手置于盆上，用毛巾覆盖熏蒸，待药液温度降低后，放进药液中浸泡。每日2次，每次30 min，7日为1个疗程。疗程中，注意患手休息，注意保暖及避免接触冷水。

参考文献

[1] 周春凤，莱萌，王秀华，等. 土鳖虫对大白鼠血液流变学的影响［J］. 中草药，1994，25（1）：29.

[2] 周春凤，莱萌，王秀华，等. 土鳖虫抗凝血作用研究［J］. 长春中医学院学报，1999，15（4）：47.

[3] 王怡，翁维良. 动物类活血化瘀药对血流变性作用的比较研究［J］. 中药药理与临床，1997，13（3）：1.

[4] 郭庆民，刘继兰，王菊英，等. 土鳖虫对红细胞变形性和膜成分的影响［J］. 中国生化药物杂志，2000，21（5）：235-237.

[5] 黄金保，冯改壮，刘骁驷，等. 土鳖虫抗兔心脑缺氧实验研究［J］. 长治医学院学报，1994，02：102.

[6] 于燕，刘继兰，王菊英，等. 土鳖虫水提液对实验性高脂血症大鼠血管内皮细胞的保护作用［J］. 山东大学学报（医学版），2002，4095：398-399.

[7] 于燕，刘继兰，王菊英，等. 土鳖虫水提物对实验性高脂血症大鼠血管内皮和内皮素的影响［J］. 中国生化药物杂志，2003，24（1）：15.

[8] 杨耀芳，杨翊雯，王赛前，等. 土鳖虫口服液镇痛、活血化瘀与红细胞免疫研究［J］. 中成药，2003，25（6）：496-498.

[9] 杨耀芳，杨翊雯，彭名淑，等. 土鳖虫对血虚小鼠红细胞免疫功能的实验研究［J］. 中国免疫学杂志，2003，19（10）：686-689.

[10] 藤多哲朗. 土鳖虫的提取成分对D-半乳糖胺肝障碍发生的抑制作用［J］. 国外医学：中医中药分册，1984，6（5）：47.

[11] 王达平. 水蛭土元粉剂对冠心病血瘀证自由基的影响［J］. 实用中西医结合杂志，1992，5（5）：291.

[12] 杨红莲，刘梅. 土鳖虫的化学成分及药理研究［J］. 陕西中医学院学报，2005，28（2）：48-50.

[13] 罗佩强. 土鳖虫促进骨折的实验研究［J］. 中国骨伤，1992，5（6）：6.

[14] 石志乔. "化瘀消囊肿汤"治疗卵巢囊肿50例疗效观察［J］. 成都中医药大学学报，2012，35（3）：37-38.

[15] 高仲录，闫卫红，张文秀，等. 柴精汤加味治疗脑震荡后遗症52例［J］. 现代中医药，2011，31（5）：23-24.

[16] 赵志刚，王延青，黄本平，等. 活血通痹汤治疗膝关节骨性关节炎128例疗效观察［J］. 山西中医，2010，26（3）：23-24.

[17] 沈国忠. 金威散治疗腰椎骨质增生症304例［J］. 内蒙古中医药，2010（19）：17-18.

[18] 傅应昌，孙芳. 中药熏洗治疗早期狭窄性腱鞘炎35例疗效观察［J］. 中国医疗前沿，2011，6（9）：37-38.

3.8 蟾 蜍 科

蟾蜍

[基源] 为蟾蜍科动物中华大蟾蜍*Bufo bufo gararizans* Cantor或黑眶蟾蜍*Bufo melanostictus* Schneider 的干燥表皮。

[别名] 蟾诸、去甫、蟾、癞虾蟆、石蚌、癞蛤蟆、癞格宝、癞巴子、癞蛤蚆、蚧蛤蟆、蚧巴子。

[产地] 分布于湖北、山西、辽宁、江西、安徽、广东、广西等地。

[性味功效] 味辛，性凉，有毒。归心、肝、脾、肺经。解毒散结，消积利水，杀虫消疳。

[主治范围] 主痈疽，疔疮，发背，瘰疬，恶疮，癥瘕癖积，膨胀，水肿，小儿疳积，破伤风，慢性咳喘。

[用法用量] 外用：适量，烧存性研末敷或调涂；或活蟾蜍捣敷。内服：1只，煎汤服，或1～3 g，入丸、散服。

[毒副反应及注意事项] 有毒。表热、虚脱的人忌用。

[现代药理研究]

（1）麻醉止痛作用：李景苏等[1]药理研究表明，蟾皮中华蟾酥基毒具有麻醉止痛作用。

（2）免疫调节作用：赵兴梅等[2]报道，12.5 g/L（原液浓度）的华蟾素溶液能促进植物血凝素刺激健康献血者的单个核细胞分泌白细胞介素-2，白细胞介素-2对多种免疫效应细胞有促进其活化作用，并能增强淋巴因子活化的杀伤细胞的活性，具有很强的免疫增强作用，因此华蟾素具有免疫促进作用。刘祥胜等[3]研究表明，华蟾素能促进脾淋巴细胞分泌白细胞介素-2，从而增强T细胞免疫功能，诱导肿瘤免疫。

（3）抑制肿瘤细胞增殖作用：华蟾素能通过多种途径抑制肿瘤细胞增殖，主要包括以下几个方面。①抑制肿瘤细胞DNA和RNA的生物合成[4-5]；②诱导肿瘤细胞凋亡[6-9]；③诱导肿瘤细胞分化[10-11]；④抑制肿瘤血管形成[12-13]；⑤逆转多药耐药[14]。

（4）抗乙型肝炎病毒作用：刘庄等[15]研究了复方华蟾素口服液在体外抗乙型肝炎病毒活性的效果，其结果显示华蟾素对乙型肝炎病毒有抑制作用，其半数抑制剂量分别为0.08 g/L和0.07 g/L（原液浓度），治疗指数分别为31.3、35.7，表明该药体外有良好的抗乙型肝炎病毒作用。

（5）对心肌的作用：蟾蜍制剂可增强心肌收缩力，增加心搏出量，减低心率并消除水肿与呼吸困难，类洋地黄作用[16-17]。

（6）升压作用：本品升压作用迅速而平稳，维持时间长久且能使肾、脑、冠状动脉血流量增加，优于肾上腺素缩血管药[18]。

（7）杀菌和抑菌作用[19]：蟾皮中华蟾酥基毒成分能激活小鼠腹腔游走巨噬细胞，提高其吞噬能力，又能直接杀伤细菌和抑制细菌生长。

[临床应用]

(1)治疗一切疮肿、痈疽、瘰疬等疾，经月不瘥，将作冷瘘：蟾蜍一枚(去头用)，石硫黄(别研)、乳香(别研)、木香、桂皮(去粗皮)各半两(25 g)，露蜂房一枚(烧灰用)，上六味，捣罗为末，用清油一两(50 g)，调药末，入瓷碗盛，于桃子内重汤熬，不住手搅，令成膏，绢上摊贴之。候清水出，更换新药，疮患甚者，厚摊药贴之。《圣济总录》蟾蜍膏

(2)治疗发背肿毒未成者：活蟾一个，系放疮上半日，蟾必昏债，再易一个，如前法，其蟾必跟将；再易一个，其蟾如旧，则毒散矣。若势重者，以活赡一个，或二三个，被开连肚乘热台疮上，不久必臭不可闻，再易二三次即愈。《医林集要》

(3)治疗早期瘭疽：蟾蜍，将其腹切开1 cm创口，不去内脏，放入少许红糖。将患指伸入其腹内，经2 h后，可另换一只蟾蜍，共用10只左右可愈。治其他炎症也有效。《广西名中草药新医疗法处方集》

(4)治疗疔毒：蟾蜍1个，黑胡椒7粒，鲜姜1片，将以上三味药装入蟾蜍腹内，再放砂锅或瓦罐内，慢火烧焦研细末，每次五厘(0.25 g)，日服2次。《吉林中草药》

(5)治疗胸壁结核和淋巴结结核破溃成漏孔：癞蛤蟆1个，白胡椒三钱(15 g)，硫黄二钱(10 g)，先将白胡椒、硫黄塞入蛤蟆腹内，后用黄泥包裹蛤蟆厚约一二寸，火内煨透，取出去泥，研细末，香油调成糊状，灭菌后，涂于无菌纱布条放入漏孔内，外盖纱布，每二至四天换药一次。《辽宁中草药新医疗法资料选编》

(6)治疗气臌：大蟾蜍1个，砂仁不拘多少，为末，将砂仁装入蟾蜍腹内令满，缝口，用泥将身封固，炭火煅红，候冷，将蟾蜍研末，作三服，陈皮汤送下。《绛囊撮要》蟾砂散

(7)治疗腹中冷癖，水谷阴给，心下停痰，两胁痞满，按之鸣转，逆害饮食：大蟾蜍一枚(去皮及腹中物，支解之)，芒硝(大人一升，中人七含，瘦弱人五含)，以水六升，煮取四升，一服一升，一服后，未得下，更一升；得下则九日十日一作。《补缺肘后方》

(8)治疗破伤风：蛤蟆二两半(150 g)，切烂如泥，入花椒一两(50 g)，同酒炒热，再入酒二盏半温热，去渣服之，通身汗出效。《奇效良方》

(9)治疗五疳八痢，面黄肌瘦，好食泥土，不思乳食：大干蟾蜍一枚(烧存性)，皂角(去皮、弦，烧存性)一钱(5 g)，蛤粉(水飞)三钱(15 g)，麝香一钱(5 g)，为末，糊丸粟米大，每空心米饮下三四十丸，日二服。《全婴方论》五府保童丸

(10)治疗小儿疳瘦成癖几危者：蟾蜍去头皮脏腑，以桑叶包裹，外加厚纸再裹，火内煨熟，口啖二只，十余日愈。若口混，咽梨汁解之。《本草蒙筌》

(11)治疗大肠痔疾：蟾蜍一个，以砖砌四方，安于内，泥住，火殿存性，为末；以猪广肠一截，扎定两头，煮熟切碎，蘸蟾末食之，如此三四次。《本草纲目》

(12)治疗小儿走马疳，牙臭烂，侵蚀唇鼻，亦治身上肥疮：蚵皮(黄纸裹，煨焦)、黄连各研末一两(50 g)，青黛一钱(5 g)。为末，入麝香少许研和。先以甘草汤统去皮，令血出涂之。疮干好麻油调，湿则干用。《全婴万论》蟾酥散

（13）治癣：干蟾蜍烧灰，以猪脂和涂之。《僧深集方》

（14）治疗舌口生疮：胆矾一分，干蟾一分（炙），上研为末，每取小豆大掺在疮上，良久，用新汲水五升漱，水尽为度。《太平圣惠方》蟾矾散

（15）治疗肿瘤性疾病：黄锦林等[20]报道了华蟾素注射液联合化疗治疗复发转移性结直肠癌的临床观察，华蟾素注射液联合化疗组总有效率为66.67%，治疗后活动状态改善或稳定程度明显高于对照组，白细胞下降比例小，程度也轻。王婉茹等[21]研究发现华蟾素注射液辅助治疗晚期非小细胞肺癌（NSCLC）疗效确切，治疗后实验组的卡氏评分（KPS）、生活质量评分（QLQ-C30）、临床疗效均显著高于对照组，肿瘤标志物指标水平、不良反应发生率均低于对照组。

（16）治疗小儿厌食症[22]：干蟾蜍3 g，荆防3 g，薄荷3 g，七叶一枝花5 g，厚朴5 g，山楂3 g，内金3 g，贯众3 g，藿香5 g，苍术5 g，良姜5 g，焦槟榔5 g，川军3 g，上药研末，1～5 岁每次服1 g，6～10岁每次服3 g，每日早晚各1次，温水送服。配合西药口服葡萄糖酸锌口服液，1～5岁每次5 mL，每日1次；6～10岁每次10 mL，每日1次。

（17）治疗银屑病[23]：取活蟾蜍1只，去内脏后以清水煮沸约20 min，将蟾蜍（除骨）及汤一并服下。汤中可加调味品，不会影响疗效。隔日服1次，每2周为1个疗程。如尚未愈，则可在休息1周后继续下1个疗程，直至痊愈。如服5个疗程尚未见效，则应放弃本疗法。

（18）治疗顽固性湿疹、荨麻疹[24]：蟾蜍1个（大小按患者的身体强弱和年龄决定）。用砂锅将蟾蜍煮烂滤汁内服，1次服完，服后盖被发微汗为佳。服后第2日全身湿疹或荨麻疹会较前更多更密些，这是排毒外出的好现象，待1周后即恢复如常。经治疗80例，未见明显不良反应。《中华人民共和国药典》规定：蟾酥用量为0.015～0.03 g，在用蟾酥配药时一定要注意，在服金蟾汤时，一定要在医生指导下服用，以防发生中毒。在服用金蟾汤时，一定要根据患者身体强弱及年龄大小选用蟾蜍，孕妇慎用。7岁以下小儿肝肾功能尚未健全故不宜服用，7岁以上未成年者可用成人剂量一半，且只能服1次。原方讲只服1次湿疹即愈，临床上有的患者服用金蟾汤后有效但未愈者，想继续服用，为慎重起见，规定3个月后可再服1次，用后较前效果更佳。原方未讲服后发汗，因发汗对毒邪外排有利，经临床观察，服后发汗效果优于不发汗者。

参 考 文 献

［1］李景苏，蔡长春，成西霞，等．华蟾素药理研究及临床应用［J］．中华临床医药杂志，2002，3（8）：64．

［2］赵兴梅，陈晓明，杨祖贻，等．华蟾素注射液对人IL-2水平及LAK细胞活性的影响［J］．中药药理与临床，1999，15（6）：33-35．

［3］刘祥胜，刘开俊，杨业金．华蟾素对Hela细胞生长和小鼠脾淋巴细胞分泌IL-2的影响［J］．免疫学杂志，2005（21）：132-135．

［4］刘莉，蒋亚生，张士华，等．抗癌中药制剂局部注射对裸鼠人肝癌细胞核DNA含量的影响［J］．中国肿瘤临床，1993，20（2）：140-142．

［5］关钧，赵学海．华蟾素抗肿瘤作用机理的初步探讨［J］．蚌埠医学院学报，1993，18（2）：

78-81.

[6] MASUDA Y, KAWAZOE N, NAKAJO S, et al. Bufalin induces apoptosis and influences the expression of apoptosis related genes in human leukemia cells [J]. Leuk Res, 1995, 19 (8): 549-555.

[7] 杨海燕，朱宁希，洪用伟，等. 华蟾素诱导白血病细胞株HL-60凋亡的实验研究 [J]. 福建中医药，2002，33 (1)：43-44.

[8] WATABE M, KAWAZOE N, MASUDA Y, et al. Bcl-2 protein inhibits bufalin induced apoptosis through inhibition of mitogen activated protein kinase activation in human leukemia u937 cells [J]. Cancer Res, 1997, 57 (15): 3097-3100.

[9] 韩仲明，苏红星，黄晋生，等. 华蟾素对喉癌细胞凋亡的基础研究 [J]. 中国中西医结合耳鼻喉科杂志，2000，8 (3)：111-114.

[10] YAMADA K, HINO K, TOMOYASU S, et al. Enhancement by bufalin of retinoic acid induced diferentiation of acute promyelocytic leukemia cells in primary culture [J]. Leuk Res, 1998, 22 (7): 589-595.

[11] 韩仲明，苏红星，张敏燕，等. 华蟾素对喉癌细胞株的诱导分化研究 [J]. 中国中西医结合耳鼻咽喉科杂志，2004，12 (5)：241-243.

[12] BOLONTRADE M F, STERN M C, BINDER R L, et al. Angiogensis is an early event in the devlopment of chemically induced skintumors [J]. Carcinogenesis, 1998, 19 (12): 2107-2113.

[13] LEE D Y, YASUDA M, YAMAMOTO T, et al. Bufalin inhibits endothelial cell proliferation and angiogenesis in vitro [J]. Life Sci, 1997, 60 (2): 127-134.

[14] EFFERTH T, DAVEY M, OLBRICH A, et al. Activity of drugs from traditional Chinese medicine toward sensitive and MDRL or MRPL overexpression multidrug resistant human CCRF-CEM leukemia cells [J]. Blood Cells Molecules and Diseases, 2002, 28 (2): 160-168.

[15] 刘庄，傅希贤，张乃临，等. 复方华蟾素口服液抗乙型肝炎病毒体外实验研究 [J]. 中国中西医结合杂志，1996，16 (12)：738-740.

[16] 陈才法，缪进，李景辉，等. 蟾酥、蟾皮、蟾衣提取物对心肌细胞膜ATP酶的影响 [J]. 四川动物，2008 (3)：393-395.

[17] 刘宏杰，王文海，周荣耀，等. 华蟾素拮抗阿霉素心脏毒性及其作用机制 [J]. 上海中医药杂志，2008 (11)：75-77.

[18] 吴建东，陈洪江，邬密娟. 华蟾素对麻醉犬正常心脏血流动力学影响的初步观察 [J]. 徐州医学院学报，1997 (03)：66-68.

[19] 王晓莺，汤伟，危晓莉，等. 华蟾素对正常人外周血来源树突状细胞的影响 [J]. 南通大学学报，2007，27 (2)：98.

[20] 黄锦林，刘小华. 华蟾素注射液联合化疗治疗复发转移性结直肠癌的临床观察 [J]. 临床医学，2012，32 (12)：56.

[21] 王婉茹，洪滨，李康，等. 华蟾素注射液辅助治疗晚期NSCLC的疗效评估 [J]. 临床肺科杂志，2013，18 (2)：203.

[22] 张亭. 蟾蜍消疳散治疗小儿厌食症48例的临床观察 [J]. 中国城乡企业卫生，2008，(3)：87.

[23] 刘咏梅，范艳玲，陈月新，等. 蟾蜍治疗银屑病 [J]. 中国民间疗法，2003，11（6）：61-62.
[24] 王洪格，冯宝斋. 金蟾汤治疗顽固性湿疹、荨麻疹80例 [J]. 中国社区医师，2003，19（8）：41.

3.9 鼯 鼠 科

五灵脂

[基源] 为鼯鼠科动物橙足鼯鼠*Trogopterus Xanthipes* Milne-Edwards或飞鼠科动物小飞鼠*Pteromys volans* L. 的干燥粪便。

[别名] 药本、寒号虫粪、寒雀粪。原动物复齿鼯鼠又名盍旦、曷旦、渴鴠、（旱鸟）鴠、鹖鴠、侃旦、寒号虫、橙足鼯鼠。

[产地] 分布于河北、山西、河南、广西等地。

[性味功效] 味苦、甘，性温。活血止痛，消积解毒，化瘀止血。

[主治范围] 用于心腹血气诸痛，妇女经闭，产后瘀血腹痛；崩漏下血，小儿疳积，蛇、蝎、蜈蚣咬伤。

[用法用量] 内服：5～10 g，煎汤服或入丸、散服。外用：适量，研粉撒，或酒调敷。

[毒副反应及注意事项] 不宜与人参同用。孕妇慎服。

[现代药理研究]

（1）对免疫系统的影响：樊良卿[1]发现，五灵脂水煎液可明显提高正常NIH小鼠的T淋巴细胞转化功能；使免疫小鼠淋巴细胞血清引起的抑制性T细胞升高恢复正常，提高抗淋巴细胞血清造成的细胞免疫功能低下小鼠的免疫功能[2]。

（2）抗炎作用：王世久等[3]发现，五灵脂的乙酸乙酯提取物能明显降低炎症组织前列腺素E含量，但对血清皮质酮水平无显著影响，表明其抗炎作用可能与抑制前列腺素的合成与释放有关。

（3）抗溃疡作用：李庆明[4]报道，五灵脂对泥炭腐植酸对幽门结扎大白鼠胃黏膜有保护作用，可能机制是抑制胃液胃酸分泌，以及调节改善胃黏膜血流，增加胃黏膜的防御功能。五灵脂B1大剂量可以增加大鼠胃壁结合黏液量及促进胃黏膜前列腺素E_2的分泌[5]。

（4）对血液系统的作用：俞之杰[6]在对21种活血化瘀药和补气药的研究中发现，五灵脂等12种活血化瘀中药具有抗纤溶作用，能对抗尿激酶引起的纤维蛋白溶解。陈月开等[7]报道，五灵脂水煎剂在体外测定有抑制超氧阴离子自由基的作用，体内实验表明其可激活体内超氧化物歧化酶活力。卜淑敏等[8]报道，五灵脂水煎液能够显著延长不完全性脑缺血小鼠的存活时间，降低大鼠的脑含水量、脑指数，并且能够降低脑缺血组织丙二醛含量，提高超氧化物歧化酶活性，说明五灵脂具有一定的抗脑缺血作用。

[临床应用]

（1）治疗产妇血晕昏迷，上冲闷绝，不知人事：五灵脂100 g，一半炒熟，一半生用，捣罗为散。每服10 g，温熟水调下；如口噤者，以物斡开口灌之。《本草图经》独

胜散

（2）治疗血积心痛：五灵脂（去土，醋炒）、元胡索（醋炒）、香附（酒炒）、没药（箬上炙干）各等份。并为细末。每服15 g，热酒调下。血老者，用红花2.5 g，桃仁十粒，煎酒调下。《医学心悟》手拈散

（3）治疗急心痛，胃脘疼痛：五灵脂、玄胡索、莪术、当归、良姜各等份，上为细末。每服淡醋汤调10 g，食前服。《杏苑生春》愈痛散

（4）治疗一切心腹痛及小肠气：巴豆（去皮、膜，纸裹出尽油）、干姜（炮）、五灵脂（去沙石）各10 g。上药为细末，醋煮面糊为丸如粟米大。每服五丸，醋汤下。实者，每服十丸，不拘时候。《杨氏家藏方》灵脂丸

（5）治疗风冷气血闭，手足身体疼痛，冷麻：五灵脂100 g，没药50 g，乳香50 g，川乌头75 g（炮去皮）。同为末，滴水丸如弹子大。每用一丸，生姜温酒磨服。《本草衍义》

（6）治疗偏风，卒中：五灵脂、乌头（去皮、脐、尖，生用，各取净末）各等份。合研令匀，滴新水和入臼中，杵一千下，丸如弹子大，生绢袋子内盛之，悬透风处。每丸分四服，烂嚼温酒下，吃十服后，一丸分二服；更十日后，却一丸分四服，一月内必差。如不吃酒，薄荷茶下亦得，然不如酒服。《圣济总录》铁弹丸

（7）治疗妇人经血不止：五灵脂末，炒令过熟，出尽烟气。每服两钱（10 g），用当归两片，酒一中盏，与药末同煎至六分，去滓热服，连三五服。《证类本草·经效方》

（8）治疗消渴：五灵脂、黑豆（去皮、脐）。上等份为细末。每服15 g，冬瓜汤调下，无冬瓜，苗叶皆可，日二服，小渴二三服效，渴定不可服热药。《保命集》竹笼散

（9）治疗喘嗽浮肿：五灵脂25 g，马兜铃、槟榔（锉）各0.5 g。上三味，粗捣筛。每服5 g，蜜半匙，水一盏，煎至七分，去滓热服。《圣济总录》五灵脂汤

（10）治疗肺胀：五灵脂100 g（研），柏子仁50 g，胡桃八枚（去壳，研）。上三味研成膏，滴水为丸，如小豆大。煎木香、甘草汤下十五丸。《圣济总录》皱肺丸

（11）治疗骨折肿痛：五灵脂、白及各50 g，乳香、没药各15 g。为末，熟水同香油调涂患处。《乾坤秘韫》

（12）治疗毒蛇咬伤：五灵脂50 g，雄黄25 g。同为末，以酒调10 g灌之，药滓敷咬处。《本草衍义》

（13）治疗重舌，喉痹：五灵脂50 g。为细末，用米醋一大碗煎，旋噙漱口。《经验良方》

（14）治疗恶血牙痛：

①川五灵脂，以米醋煎汁含咽。《直指方》灵脂醋

②五灵脂50 g，川椒25 g。共末，擦患处。《疑难急症简方》

（15）治疗膝关节骨性关节炎[9]：龟胶15 g，鹿角胶15 g，威灵仙15 g，五灵脂15 g，枸杞子15 g，当归15 g，红花10 g，乌梅15 g，土鳖15 g，杜仲10 g，丹参20 g，制乳香、制没药各15 g。水煎服，每日1剂，早晚温服，4周为1个疗程。治疗1个疗程。

（16）治疗肋软骨炎[10]：丹参30 g，檀香10 g，砂仁10 g，五灵脂15 g，蒲黄15 g。

气滞者加青皮15 g，川楝子15 g；瘀血重者加三棱10 g，莪术10 g；胸阳不振者加薤白10 g，桂枝10 g；痰湿明显者加瓜蒌15 g，陈皮15 g。

（17）治疗颈椎病[11]：中药活血化瘀之身痛逐瘀汤加减，当归15 g，桃仁12 g，红花9 g，制没药12 g，川芎12 g，五灵脂9 g，秦艽12 g，羌活12 g，川牛膝18 g，制香附12 g，广地龙12 g，葛根30 g，荆三棱9 g，制莪术9 g，甘草9 g。气虚加生黄芪30 g，党参18 g，炒白术15 g，茯苓18 g；血虚加枸杞子30 g，鸡血藤30 g；肝阳上亢加天麻15 g，钩藤15 g；手指麻木、关节屈伸不利加全蝎3 g，蜈蚣2条；寒邪停滞，疼痛剧烈加制川草乌6 g，细辛6 g；心悸失眠加酸枣仁15 g，龙骨30 g；胸闷气短加瓜蒌壳15 g，薤白12 g。每日1剂，水煎取汁日服3次，15剂为1个疗程。

（18）治疗带下病[12]：丹参、当归、墓头回各15 g，桃仁、蒲黄、五灵脂、海螵蛸各12 g，红花9 g，茜草10 g，红藤20 g，败酱草30 g，川牛膝、柴胡各9 g。每日1剂，水煎分早晚两次服，3周为1个疗程，经期停服。带下色黄者加黄柏、椿树皮；带下色赤者加仙鹤草、鸡冠花；外阴瘙痒者加龙胆草、苦参、防风；精神疲倦、纳少便溏者加白术、山药；腰酸腿软者加杜仲、川续断、菟丝子。

（19）治疗急性腰扭伤[13]：秦艽9 g，川芎6 g，桃仁9 g，红花9 g，羌活6 g，当归15 g，没药9 g，五灵脂6 g，香附6 g，牛膝9 g，地龙6 g，青皮6 g，麻黄6 g，甘草6 g。疼痛剧烈者加延胡索9 g，三七9 g；腰膝酸软者加桑寄生9 g，杜仲9 g。加水400 mL，煎30 min，取汁200 mL，再加水200 mL，取汁100 mL，两煎相混，分3次温服，每日1剂。患者在治疗期间，要求卧硬板床休息，尽量减少腰部活动，均未辅助其他治疗。

（20）治疗小儿神经性尿频症[14]：炒小茴香2 g，炒干姜3 g，元胡3 g，川芎3 g，肉桂3 g，当归6 g，蒲黄6 g，赤芍10 g，炒五灵脂3 g，鹿角霜6 g。每日1剂，水煎100 mL，分3次服，6日为1个疗程。外敷用时，将上方研成细粉加葱白6颗打碎，用醋调糊，用丝绸布包敷于脐下丹田穴，每晚1次，连用6日，无过敏情况可用第2个疗程。

（21）治疗腰椎间盘突出症[15]：采用身痛逐瘀汤加味施治。方药组成为秦艽、川芎、桃仁各10 g，红花6 g，甘草3 g，羌活、没药、当归、五灵脂、香附、牛膝、地龙各10 g，杜仲、续断、巴戟天各15 g。每日取上方1剂，煎2次，混合取汁400 mL，分早、中、晚服，15日天为1个疗程。

（22）治疗子宫肌瘤[16]：桂枝45 g，茯苓65 g，益母草20 g，红参9 g，水蛭粉1 g（冲服），五灵脂10 g，土鳖虫10 g，甘草10 g，炙穿山甲6 g，牡蛎30 g。伴肝郁气滞者加醋柴胡10 g，香附15 g；伴气血虚弱者加黄芪30 g，白术15 g；兼见痰证加陈皮12 g，法半夏15 g；若带下量多且黏稠色黄，加白果6 g（碎），车前子15 g（包煎）；若带下量多且清稀色白，加炒山药30 g，炒白术15 g；若大便稀，去桃仁，加炒山药30 g，白术15 g；若心烦失眠，加酸枣仁30 g，远志15 g。1剂煎2次，将头煎和二煎混合后，分成2份，早晚各服1份，饭后温服。每日1剂，经期不停药。以上治疗均3个月为1个疗程。

（23）治疗骨质增生[17]：白芍45 g，甘草10 g，威灵仙15 g，木瓜15 g，黄芪30 g，五灵脂10 g，鸡血藤15 g，细辛5 g，补骨脂15 g，乌鞘蛇15 g，蜈蚣2条，当归15 g。颈椎增生加葛根15 g，姜黄10 g，桑枝10 g；腰椎增生加川续断15 g，狗脊15 g；膝关节增生加川牛膝15 g；跟骨增生加川牛膝15 g，淫羊藿15 g；阳虚加制川乌10 g，鹿角霜10 g；阴虚去细辛，加熟地黄15 g，枸杞子15 g。上药每日1剂，文火煎药2次，每次40～60 min，临睡前内服，药渣趁热外敷患处。

（24）治疗气虚血瘀型崩漏[18]：黄芪20 g，党参20 g，五灵脂15 g，炒蒲黄15 g，三七10 g，阿胶10 g（烊化），乌贼骨15 g，桑螵蛸15 g，益母草15 g，枳壳15 g，杜仲15 g，山茱萸15 g。每日1剂，水煎取汁300 mL，早晚分服，7日为1个疗程。

参考文献

[1] 樊良卿．20种活血化瘀药对正常小鼠免疫调节作用的影响［J］．浙江中医杂志，1992，27（3）：125-133.

[2] 樊良卿，杨锋，胡利平，等．丹皮等活血化瘀药对细胞免疫功能低下小鼠的免疫调节作用［J］．浙江中医杂志，1992，27（4）：180-182.

[3] 王世久，宋丽艳，刘玉兰，等．五灵脂乙酸乙酯提取物抗炎作用研究［J］．沈阳药学院学报，1994，11（1）：49-52.

[4] 李庆明．五灵脂对胃黏膜保护作用的临床与实验研究［J］．中国中西医结合杂志，1996，16（2）：90-92.

[5] 王雄文，刘文姿，黎成科，等．五灵脂B1对大鼠胃壁结合黏液量及胃黏膜前列腺素E_2的影响［J］．广东药学院学报，2004，20（5）：515-516.

[6] 俞之杰．21种中草药对体外纤维蛋白溶解作用的观察［J］．中西医结合杂志，1986，6（8）：484-485.

[7] 陈月开，王海雄，袁勤生，等．五灵脂对小鼠血液中超氧化物歧化酶活性的影响［J］．中国生化药物杂志，1994，15（3）：161-164.

[8] 卜淑敏，贾卯花，曲运波，等．五灵脂对小鼠和大鼠脑缺血的保护作用［J］．山西大学学报（自然科学版），2008，23（3）：257-259.

[9] 李慧．自拟骨痹汤治疗骨性关节炎32例［J］．中国民族民间医药，2009，18：104.

[10] 张先茂．丹参饮合失笑散治疗肋软骨炎40例［J］．中国社区医师，2009，25（9）：44.

[11] 文光彬，彭家全．活血化瘀法治疗椎动脉型颈椎病临床观察［J］．中国实用医药，2014，9（12）：150-151.

[12] 郝建平．活血化瘀法治疗带下病53例疗效观察［J］．山西中医，2010，26（7）：23.

[13] 白巨平，左大鹏，高宏杰，等．加味身痛逐瘀汤治疗急性腰扭伤120例［J］．中医药导报，2012，18（9）：118.

[14] 王亦专．少腹逐瘀汤内服外敷治疗小儿神经性尿频症32例［J］．中国中医药科技，2008，15（2）：114.

[15] 王拥军．身痛逐瘀汤加味治疗腰椎间盘突出症45例［J］．四川中医，2011，29（9）：101.

[16] 张志明．自拟消瘤汤治疗子宫肌瘤60例［J］．辽宁中医药大学学报，2009，11（3）：108-109.

[17] 彭力亚，王永凤．自拟骨痹汤治疗骨质增生120例临床观察［J］．中国中医基础医学杂志，2012，18（7）：807.

[18] 周金宵，丛慧芳．自拟参芪失笑止血汤治疗气虚血瘀型崩漏52例［J］．云南中医中药杂志，2014，35（2）：46.

4 矿物类药物

4.1 硫化物类

黄铁矿族——自然铜

[基源] 为硫化类铁矿族矿物黄铁矿*Pyrite*。

[别名] 石髓铅、方块铜。

[产地] 分布于辽宁、河北、江苏、安徽、湖北、湖南、广东、四川、云南等地。

[功效与主治] 味辛，性平，无毒。归肝、肾经。散瘀止痛，接骨续筋。

[主治范围] 主跌打损伤，筋断骨折，瘀滞肿痛。

[用法用量] 内服：10～15 g，煎汤服，或0.3 g，入散剂服。外用：适量，研末调敷。

[毒副反应及注意事项] 无毒。阴虚火旺，血虚无瘀者忌服。

[现代药理研究]

（1）对骨折模型的影响：赵利平等[1]研究煅自然铜对家兔骨痂中微量元素的影响，试验结果显示，自然铜能够明显提高家兔骨痂中微量元素铁、铜的含量，从而增加骨痂的生长，表现在光透视时，试验组家兔骨痂量显著多于对照组。认为这与自然铜煎汁中富含微量元素有关。何赞厚等[2]研究了含自然铜中药驳骨煎剂对骨折小鼠^{45}Ca和^{32}P水平的影响，结果表明骨折小鼠服用驳骨煎剂后，骨折组织^{45}Ca和^{32}P水平高于对照组。提示自然铜可能具有提高骨折组织钙、磷水平的作用。刘进等[3]研究自然铜煎液对大鼠的骨密度、骨矿物重量、骨体积等成骨效果的影响，试验表明自然铜具明显的成骨效果。张克勤等[4]则应用含有自然铜的七厘散，可使实验性骨折提前愈合，其骨痂中铜含量也比对照组中明显增加。

（2）抗真菌作用：把石膏样毛癣菌接种到豚鼠背部，造成豚鼠实验性癣模型，再在病灶部位外涂自然铜煎剂，铁步荣[5]报道自然铜对豚鼠实验性体癣也有一定的治疗效果。

（3）毒性：徐中显等[6]研究表明自然铜生品和炮制后水煎液中铁、铜和砷的煎出率相比发生了明显变化。醋淬后水溶性成分含量最高。自然铜煅淬品水溶性铁和铜均比生品高。而毒性成分砷却明显减少，说明传统的自然铜煅淬炮制是有科学道理的。铁步荣[5]报道，经过对11种煅品、生品自然铜中砷含量进行测定比较，结果表明砷含量生品比煅品高约10倍，在煅制过程中砷可随着温度升高而易挥发。因此自然铜通过煅淬可降低毒性。

[临床应用]

（1）治疗跌打损伤：自然铜（研极细，水飞过）、当归、没药各半钱（2.5 g）。

以酒调频服，仍以手摩痛处。《本草衍义》

（2）治疗跌仆骨断：自然铜（煅通红，醋淬七次，放湿土上，月余用）、乳香、没药、当归身、羌活各等份。为散，每服二钱（10 g），醇酒调，每日2次。骨伤用骨碎补半两（25 g），酒浸捣绞取汁冲服。《张氏医通》自然铜散

（3）治疗心痛：自然铜火煅醋淬九次，研末，醋调一字服。《卫生易简方》

（4）治疗头风疼痛至甚：黄柏（厚者）半两（25 g），自然铜半两（25 g），细辛（去叶、土）一分（0.5 g），胡椒四十九粒。上药为细末，每遇头痛头风发时，先含水一口，后用药0.5 g，搐鼻中，左疼左搐，右疼右搐，搐罢吐去水，口咬箸头，沥涎出为度。《杨氏家藏方》自然铜散

（5）治疗闪腰岔气，腰痛：煅自然铜、土鳖虫各一两（50 g），研末，每服五分（2.5 g），开水送下，日二。《山西中草药》

（6）治疗项下气瘿：自然铜贮水瓮中，逐日饮食，皆用此水，其瘿自消，或火烧烟气，久久吸之亦可。《仁斋直指方》

（7）治疗一切恶疮及火烧汤烫：自然铜、密陀僧（并煅研）各一两（50 g），甘草、黄檗（并为末）各二两（100 g）。上四味，一处研细，收密器中，水调涂或干敷。《圣济总录》自然铜散

（8）治疗急性软组织损伤：李桂贤[7]采用自拟活血镇痛散治疗。大黄150 g，姜黄150 g，桂枝150 g，三七60 g，栀子150 g，白芷100 g，自然铜100 g，乳香120 g，骨碎补150 g，红花120 g，防风100 g，木瓜120 g，续断120 g。将上药烘干研粉备用。使用时，取药散100 g，用27度的米酒20 mL调成糊状，平铺于大小适当的纱布上，厚度1～1.5 cm，将药敷于患处，用绷带包扎固定，每日1次，每次敷8 h，7日为1个疗程。结果治疗组210例，总有效率为98.6%。

（9）治疗腰椎间盘突出症[8]：当归10 g，水蛭3 g，骨碎补10 g，土鳖虫10 g，三七6～10 g，红花10 g，自然铜10 g，透骨草10 g。腰痛剧者加杜仲10 g，全蝎4 g；下肢麻木加丹参15 g；下肢发凉，脉沉细加熟附片6～10 g（先煎30 min）；气虚乏力加党参15 g，白术12 g，黄芪15 g；血虚加当归20 g，熟地黄10 g；气阴两虚加菟丝子10 g，龟甲15 g（先煎30 min）。每日1 剂，水煎分早、中、晚3 次服。

（10）治疗膝关节骨性关节炎[9]：五加皮30 g，川芎20 g，花椒10 g，荆芥12 g，独活12 g，川牛膝20 g，生南星12 g，土鳖虫30 g，桃仁20 g，红花20 g，当归20 g，生麻黄12 g，苍术12 g，伸筋草30 g，透骨草30 g，乳香12 g，没药12 g，威灵仙20 g，自然铜12 g 。研细粉，装入20 cm × 20 cm大小的布袋内，每袋300 g，每次用2袋，放入砂锅内，加入适量的水，煮沸10 min，再加入200 mL 的米醋，刚开始熏蒸患膝，温度适宜时，用药袋热敷膝关节，两袋交替，每次2 h，每日2次。两袋药物连续应用1周。14日为1个疗程，连续热敷治疗2～3个疗程。结果226例患者总有效率为92.04%。

（11）治疗跟痛症[10]：1号方，川芎10 g，乳香10 g，威灵仙10 g，细辛10 g，丁香10 g，花椒10 g，研粉备用。2号方，伸筋草15 g，透骨草15 g，海桐皮15 g，苏木15 g，自然铜15 g，白附子15 g，白芷15 g。取2号方药物，加水500 mL煎取药液约150 mL，趁热熏洗患足约30 min，据疼痛范围取适量1号方药粉加酒少许拌匀蒸热，待温度适宜时

外敷患处，外固定，保持药粉温热湿润，每日1次。每日温水熏洗患足，患侧鞋内放置海绵鞋垫，并在痛处削薄鞋垫，防止挤压患处，以行走舒适为度。若能配合患处揉捏，疗效更佳。

（12）治疗股骨头缺血性坏死[11]：乳香15 g，没药15 g，当归15 g，赤芍15 g，延胡索15 g，桃仁15 g，自然铜9 g，花椒12 g，白及15 g，百部15 g，白芷10 g，甘草6 g。水煎服，每日1剂，1个月为1个疗程。治疗结果显示治疗时间最短为3个疗程，最长为7个疗程，58例总有效率为93.1%。

参考文献

[1] 赵利平，房少新. 自然铜对家兔骨痂中微量元素的影响［J］. 中兽医医药杂志，2003（3）：39.

[2] 何赞厚，刘庆思. 中药驳骨煎剂对骨折小鼠^{45}Ca和^{32}P水平的影响［J］. 广州中医药大学学报，1998，15（4）：278.

[3] 刘进，张雪华. 氟化钠、自然铜、维生素C成骨效果的实验研究［J］. 临床口腔医学杂志，1997，13（4）：224.

[4] 张克勤，刘湘秀，李瑞宗. 七厘散对骨折愈合作用的初步实验研究［J］. 中华外科杂志，1962，10（5）：305.

[5] 铁步荣. 自然铜中砷含量的研究［J］. 中国中药杂志，1991，16（6）：341.

[6] 徐中显，王艳，王救山. 自然铜炮制条件与溶出成分的关系［J］. 安徽中医学院学报，1997，16（5）：47.

[7] 李桂贤. 自拟活血镇痛散治疗急性软组织损伤疗效观察［J］. 广西中医药大学学报，2013，16（2）：56-57.

[8] 张强. 腰痛灵汤治疗腰椎间盘突出症56例［J］. 实用中医药杂志，2011，27（11）：761.

[9] 郜中明. 骨康散热敷治疗膝关节骨性关节炎226例［J］. 河南中医，2012，32（10）：1345.

[10] 秦霞，付宝军. 川芎止痛散外敷治疗跟痛症78例［J］. 中医外治杂志，2011，20（5）：21.

[11] 梁东升，李云霞. 痹痛消治疗股骨头缺血性坏死58例［J］. 山东中医杂志，2011，30（9）：635-636.

4.2 化石样物类

古松科—— 琥珀

［基源］琥珀*Ambrum*是远古松科松属植物的树脂埋藏于地层，经过漫长岁月的演变而形成的化石。琥珀的形状多种多样，表面常保留着当初树脂流动时产生的纹路，内部经常可见气泡及古老昆虫或植物碎屑。

［别名］血琥珀、血珀、红琥珀、光珀。

［产地］分布于辽宁、河南、广西、贵州、云南等地。

［性味功效］味甘，性平。镇惊安神，散瘀止血，利水通淋，去翳明目。

［主治范围］主惊悸失眠，惊风癫痫，血淋血尿，血滞经闭，产后瘀滞腹痛，癥瘕

积聚，目生障翳，痈肿疮毒。

［**用法用量**］内服：1.6～3 g，多入丸、散剂服。

［**毒副反应及注意事项**］无毒，阴虚内热及无瘀滞者忌服。《本草经疏》：凡阴虚内热，火炎水涸，小便因少而不利者勿服琥珀以强利之，利之则愈损其阴。

［**现代药理研究**］

（1）对中枢神经的作用：琥珀安神胶囊（含琥珀、酸枣仁等）可减少小鼠的自发活动数，与阈下剂量的戊巴比妥有协同作用，可以使动物入睡，且具有量效关系，与阈剂量的戊巴比妥也有协同作用，可使小鼠睡眠时间延长，但较安定组的小鼠时间短。口服组给予琥珀安神胶囊，大鼠脑电图波形出现同步化高幅慢波，中间夹杂低幅慢波，若给予声音刺激，可出现惊醒反应。1 h后脑电信号峰顶至峰谷差升高，且琥珀安神胶囊大剂量组的大鼠频率减少，表明琥珀安神胶囊对中枢系统有一定的抑制作用[1]。

（2）抗溃疡：琥珀敛疮膏对皮肤慢性溃疡模型家兔的溃疡缩小作用和溃疡面平均愈合时间优于威期克组（阳性对照组）和生理盐水对照组（空白对照组）。4日后的病理切片提示，琥珀敛疮膏组溃疡处被大量肉芽组织填充，坏死细胞随机化，可见少量瘢痕形成，少量巨噬细胞，创伤表面可见有上皮细胞形成或增生，提示琥珀敛疮膏能减轻炎性细胞浸润，促进上皮细胞增生，从而使溃疡愈合时间缩短[2]。

［**临床应用**］

（1）治疗癫痫：韦远兴等[3]用琥珀散（琥珀12 g，硼砂30 g，朱砂6 g，分别研细混匀）治疗癫痫，1～5岁每次0.5 g，6～9岁每次1 g，10～15岁每次1.5 g，成人每次2 g，每日服2次，30日为1个疗程。

（2）治疗脑损伤症候群[4]：用琥珀末3 g，蜈蚣2条，川芎6 g，当归、地鳖虫、远志各9 g，钩藤、白芍、磁石、茯神各15 g，夜交藤、珍珠母各30 g，治疗90日以上仍遗有自主神经紊乱及精神症状者120例。6剂为1个疗程，最多用4个疗程。

（3）治疗急性泌尿道感染：琥珀导赤散含琥珀10 g（烊化），生地黄30 g，木通12 g，甘草6 g，竹叶15 g，治疗急性泌尿道感染。每日1剂，水煎服，12日为1个疗程[5]。用琥珀6 g，制大黄、神曲、瞿麦、萹蓄各12 g，黄柏、牡丹皮各9 g，白茅根30 g，萆薢、车前草、车前子各15 g，木通、甘草梢各5 g，治疗急性尿路感染[6]。

（4）治疗产后癃闭：三末饮含琥珀1.4～5 g，肉桂、沉香各1～2 g，共研细末，调服治疗产后癃闭。有热象者酌减肉桂，另用车前子20 g，泽泻15 g煎汤，冲服琥珀末、沉香末[7]。

（5）治疗肾挫伤[8]：用西琥珀3 g（冲），三七粉（吞）、生甘草各5 g，生蒲黄（包煎）、炒地榆、泽泻、酒延胡索、赤芍各10 g，白茅根、大蓟、小蓟各15 g。

（6）治疗蚕食性角膜溃疡[9]：用琥珀散（含琥珀、珊瑚、朱砂、白硇砂、马牙硝各15 g，乌贼骨3 g，珍珠30 g，研极细末）。每日于目翳处点3～5次，并滴1%阿托品，获痊愈。

（7）治疗肿瘤及关节疼痛[10]：琥珀止痛膏（由琥珀、马钱子、蟾蜍、樟脑、冰片、大茴香、丁香、山柰、石菖蒲、威灵仙、斑蝥、天南星、黄连等组成）外敷患处或穴位，对痰结瘰疬、风湿痹痛、癌肿疼痛等痛肿疾患，能通络止痛、消肿散结石。有效率达84.11%。

（8）治疗新生儿头颅血肿[11]：用珍珠末和琥珀粉以1：2的比例混合，用0.5～1.0 g，每日1次，直接用白开水冲服，一般用至血肿完全吸收。

（9）治疗烧伤[12]：八宝油膏用煅琥珀20 g，冰片15 g，海珊瑚20 g，红朱砂15 g，煅辰砂15 g，血竭炭20 g，炉甘石30 g，煅石膏20 g，诸药合研细末，过30目筛成粉入壶。经一定处理后，每日抹药4～6次。

（10）治疗腰椎骨质增生[13]：用琥珀软坚膏（由琥珀、乳香、没药、穿山甲、山慈菇、牙皂、全蝎、蜗牛、当归、牛膝、续断、熟地黄、生草乌、生川乌、独活、细辛、马钱子、大黄、三七、广丹、麻油、麝香、阿魏、樟脑、血竭等20余味中药配伍而成）贴敷患处或主要疼痛部位，经穴渗药；取鹿角胶、骨碎补、肉桂、鹿茸等研末，贴敷双肾俞、命门穴；伴下肢麻木、疼痛者再贴环跳、承山或委中穴。有效率为97.66%。

（11）治疗慢性前列腺炎[14]：辨证分型为湿热和肾虚两型。用琥珀胶囊（每颗胶囊内含琥珀末0.4 g）为基本方，每日2次，每次5粒。湿热者加服知柏地黄丸，每次6 g，每日2次；肾虚者加服骨宝丸（主要由杜仲、枸杞子、当归等组成），每次6 g，每日2次，21日为1个疗程。

（12）治疗皮肤慢性溃疡[15]：用生理盐水将渗液及坏死组织清除掉，再视疮面大小涂上薄薄的一层琥珀敛疮膏（由琥珀、藜芦、蓖麻油、蟾蜍、乳香、没药、白及、白芷、血竭等9味药物组成），每日1次。15日为1个疗程。

（13）治疗妇科急性痛症[16]：用琥珀散［三棱、莪术、牡丹皮、刘寄奴各15 g，乌药、延胡索、当归、生地黄各20 g，五灵脂20 g，琥珀5 g（另包冲服）］。每日1剂，水煎分早、中、晚3次服用。

（14）治疗术后腹痛[17]：用琥珀、三棱、莪术、刘寄奴、牡丹皮各15 g，延胡索、白芍、生地黄各20 g，官桂10 g。腹痛者加全蝎10 g，腹胀重者用加木香、厚朴，上腹部痛者加桃仁、红花。7日为1个疗程。治疗胃部切除术、胆囊切除术、腹部外伤小肠破裂吻合术、阑尾切除术等腹部术后腹痛。

（15）治疗慢性子宫颈炎[18]：用琥珀丸（含琥珀、牛膝、乳香、没药、苍术、黄柏、当归、生黄芪、党参、白术、柴胡、陈皮、炒山药、乌贼骨、肉桂、甘草），以土茯苓30 g煎汤送服。30日为1个疗程，若病未愈，停药3日，再续服1个疗程。

（16）治疗尿潴留[19]：用龟板、知母、黄柏各10 g，鹿角胶10 g，熟地黄10 g，白参6 g，当归10 g，牛膝12 g，菟丝子12 g，茯苓12 g，黄芪18 g。每日1剂，水煎服。另用蝼蛄7只（去头、翼、爪）焙干，加琥珀3 g研粉冲服。效果满意。

（17）治疗精神神经疾病[20]：以二木琥珀白芍汤［木蝴蝶15 g，黑木耳15 g，白芍30 g，僵蚕12 g，石菖蒲9 g，蔓荆子15 g，生甘草6 g，珍珠母30 g，琥珀3 g（研细吞服）］治疗癔症、夜游症、三叉神经病等精神神经疾病，有一定疗效。

参考文献

［1］陆茵，许慧琪，黄小平，等．琥珀安神胶囊的药效学研究［J］．南京中医药大学学报，1995，11（4）：34．

[2] 王建湘，欧阳恒，杨志波，等. 琥珀敛疮膏对皮肤慢性溃疡修复作用的实验研究 [J]. 湖南中医学院学报，1999，19（4）：25.
[3] 韦远兴，韦全义，何书珍. 琥珀散治疗癫痫13例 [J]. 河南中医，1989，9（4）：39.
[4] 田应德，徐邦琮. 中药治疗脑损伤症候群 [J]. 神经精神疾病杂志，1981，7（3）：186.
[5] 潘北桂. 琥珀导赤散治疗急性尿道感染100例 [J]. 广西中医药，1991，14（3）：104.
[6] 裘诗庭. 琥珀大黄煎治疗急性尿路感染32例 [J]. 湖北中医志，1984，6（4）：4.
[7] 杨鲁一. "三末饮"治疗产后癃闭 [J]. 黑龙江中医药，1989，25（4）：17.
[8] 宋贤武，徐品善. 消瘀利水法治疗肾挫伤 [J]. 浙江中医学院学报，1991，15（3）：27.
[9] 张健. 蚕食性角膜溃疡的审因论治 [J]. 江苏中医杂志，1987，8（11）：25-26.
[10] 周岱翰，谭开圣，张自励. 琥珀止痛膏临床研究——附外治107例疗效分析 [J]. 黑龙江中医药，1984，20（1）：52-53.
[11] 朱明华，龚荣. 珍珠琥珀散治疗新生儿头颅血肿 [J]. 蚌埠医学院学报，1995，20（6）：417-418.
[12] 林友谊. 八宝油膏治疗烧伤48例 [J]. 福建中医药，1998，29（2）：30.
[13] 王荣. 琥珀软坚膏处治腰椎骨质增生128例临床观察 [J]. 山西中医，1993，9（1）：31-32.
[14] 冯仰梁. 琥珀胶囊为主辨证治疗精浊72例疗效观察 [J]. 湖南中医杂志，2000，16（5）：17-18.
[15] 王建湘，欧阳恒，肖毅良，等. 琥珀敛疮膏治疗皮肤慢性溃疡 [J]. 中国中西医结合外科杂志，2000，6（4）：296.
[16] 任卫虹. 琥珀散治疗妇科急性痛症50例 [J]. 四川中医，1998，16（10）：47.
[17] 杨兆臣，胡玉书，李春晓，等. 琥珀散治疗腹部术后腹痛120例疗效观察 [J]. 中医药学报，2001，29（3）：26.
[18] 熊亮. 琥珀丸治疗慢性子宫颈炎30例临床观察 [J]. 湖北中医杂志，1988，10（2）：23.
[19] 孙海鸣，林锦泉，林邦忠，等. 中药汤剂加蝼蛄琥珀散治疗尿潴留8例 [J]. 中西医结合实用临床急救，1996，3（1）：32.
[20] 曹东，来圣吉. 二木琥珀白芍汤治疗精神神经疾病 [J]. 云南中医杂志，1997，18（4）：14-15.

主要参考书目

1. 广西壮族自治区革命委员会卫生局. 广西本草选编：上、下册［M］. 南宁：广西人民出版社，1975：5.
2. 国家中医药管理局《中华本草》编委会. 中华本草：上、下册［M］. 上海：上海科学技术出版社，1998：1.
3. 谢宗万. 全国中草药汇编［M］. 2版. 北京：人民卫生出版社，2006：12.
4. 陈蔚文，徐鸿华. 岭南道地药材研究［M］. 广州：广东科技出版社，2007：10.
5. 陈蔚文. 岭南本草：1［M］. 广州：广东科技出版社，2010：6.
6. 广西壮族自治区卫生厅. 广西中药材标准1990年版［M］. 南宁：广西科学技术出版社，1992.
7. 国家药典委员会. 中国药典［S］. 北京：化学工业出版社，2010.
8. 南京中医药大学. 中药大辞典［M］. 上海：上海人民出版社，2005.
9. 江西省中医药研究所. 江西民间草药［M］. 江西：江西人民出版社，1959.